Teedrogen

Teedrogen

Ein Handbuch für Apotheker und Ärzte

Herausgegeben von
Max Wichtl,
Marburg

Unter Mitarbeit von
Franz-Christian Czygan,
Würzburg
Dietrich Frohne, Kiel
Christoph Höltzel,
Reutlingen
Astrid Nagell,
Hamburg
Hans Jürgen Pfänder,
Kiel
Günter Willuhn,
Düsseldorf

155 vierfarbige Abbildungen
234 Schwarzweiß-Abbildungen
260 Formelzeichnungen

In Zusammenarbeit mit der APV

WVG

Wissenschaftliche Verlagsgesellschaft mbH Stuttgart 1984

Herausgeber: Prof. Dr. Max Wichtl
Institut für Pharmazeutische Biologie
der Philipps-Universität Marburg
Deutschhausstraße 17$^1/_2$,
D-3550 Marburg/L.

Autoren: Prof. Dr. Franz-Christian Czygan
Lehrstuhl für Pharmazeutische Biologie
Institut für Botanik und Pharmazeutische Biologie
der Universität Würzburg
Mittlerer Dallenbergweg 64,
D-8700 Würzburg

Prof. Dr. Dietrich Frohne
Institut für Pharmazeutische Biologie
der Christian-Albrechts-Universität Kiel
Grasweg 9,
D-2300 Kiel

Apotheker Dr. Christoph Höltzel
Rosen-Apotheke
Dresdnerplatz 1,
D-7410 Reutlingen

Apothekerin Dr. Astrid Nagell
Addipharma GmbH
Wandalenweg 24,
D-2000 Hamburg

Apotheker Dr. Hans Jürgen Pfänder
Institut für Pharmazeutische Biologie
der Christian-Albrechts-Universität Kiel
Grasweg 9,
D-2300 Kiel

Prof. Dr. Günter Willuhn
Institut für Pharmazeutische Biologie
der Universität Düsseldorf
Universitätsstraße 1,
D-4000 Düsseldorf

CIP-Kurztitelaufnahme der Deutschen Bibliothek

Teedrogen
e. Handbuch für Ärzte/hrsg. von Max Wichtl.
Unter Mitarb. von Franz-Christian Czygan …
in Zs.arbeit mit d. APV. – Stuttgart:
Wissenschaftliche Verlagsgesellschaft, 1984
   ISBN 3-8047-0792-0
NE: Wichtl, Max (Hrsg.); Czygan, Franz-Christian
(Mitverf.)

Alle Rechte, auch die des auszugsweisen Nachdrucks, der photomechanischen Wiedergabe (durch Photokopie, Mikrofilm oder irgendein anderes Verfahren) und der Übersetzung, vorbehalten.
© 1984 Wissenschaftliche Verlagsgesellschaft mbH
Birkenwaldstraße 44, 7 Stuttgart
Printed in Germany
Einbandgestaltung: Hans Hug, Stuttgart
Reproduktionen: time-scan, Leinfelden-Echterdingen
Satz, Druck und Bindung: Universitätsdruckerei
Stürtz, Würzburg

Vorwort

Die Kraft, das Weh im Leib zu stillen
verlieh der Schöpfer den Kamillen.

Sie blüh'n und warten unverzagt
auf jemand, den das Bauchweh plagt.

Der Mensch jedoch in seiner Pein
glaubt nicht an das, was allgemein

zu haben ist. Er schreit nach Pillen.
Verschont mich, sagt er, mit Kamillen,
um Gotteswillen!

K.H. Waggerl: „Heiteres Herbarium".

Diese beziehungsvollen Worte Waggerl's scheinen sich heute beinahe ins Gegenteil zu wenden: die Abkehr von Tabletten, Dragees und „Pillen", ausgelöst durch verschiedenste Ursachen und nicht immer begründet, ist verbunden mit dem Streben weiter Bevölkerungskreise, ihre Gesundheit mit „natürlichen Mitteln" zu erlangen oder zu erhalten. Und so erleben Pharmazeuten und Mediziner das Phänomen der „grünen Welle" auch auf dem Gebiet der Arzneimittel: die Nachfrage nach Teedrogen ist in den letzten Jahren stark angestiegen. Sind die Apotheker und Ärzte hierauf vorbereitet? Sind Sie ausgebildet für alle damit zusammenhängenden Fragen nach der Anwendung, den Inhaltsstoffen, den Indikationen und Nebenwirkungen, der Prüfung auf Verwechslungen und Verfälschungen?

Diese Fragen standen Pate bei der Überlegung, ein Buch über Teedrogen herauszugeben. Unmittelbarer Anstoß, diese Überlegung in die Tat umzusetzen, waren die mit außergewöhnlichem Interesse besuchten APV-Fortbildungskurse „Teedrogen in der Apotheke". Dabei wurde mir bewußt, daß Apotheker und Arzt zwar über Drogen mit stark wirksamen Inhaltsstoffen gut Bescheid wissen, über viele zur Herstellung von Tees verwendete Drogen während ihres Studiums aber nichts erfahren, obwohl solche Drogen in der täglichen Praxis eine große Rolle spielen. Nicht zuletzt die vielfältigen Anregungen von Kursteilnehmern führten schließlich zu dem Konzept für das vorliegende Teedrogen-Buch.

Auf der Basis einer sorgfältigen Durchsicht der Literatur strebten wir die Behandlung aller Aspekte des Themas an, also Inhaltsstoffe, Indikationen und Nebenwirkungen, Prüfung, Aufbewahrung, aber natürlich auch der Teebereitung, der Teepräparate und Phytopharmaka nach dem derzeitigen Kenntnisstand. Besonderes Augenmerk war bei den Indikationen darauf zu legen, zwischen medizinisch begründeter Anwendung und rein empirischem, volksmedizinischem Gebrauch klar zu unterscheiden. Drogen, bei denen Beweise für eine Wirksamkeit fehlen, sind im Buch deutlich als solche kenntlich gemacht, – ohne damit ein endgültig negatives Urteil fällen zu wollen. Das Bemühen um die Erforschung der Wirkstoffe wird zumindest angedeutet durch vielfache Verweise auf pharmakologische Prüfung isolierter Inhaltsstoffe; der Nachweis der Wirksamkeit eines Teegetränkes bei einer bestimmten Erkrankung des Menschen darf daraus freilich nicht (ohne weiteres) abgeleitet werden.

Desweiteren sollen mit diesem Buch dem Apotheker, der für Identität und

Vorwort

Qualität der von ihm abgegebenen Drogen gerade zu stehen hat, wichtige Hinweise für die Prüfung auch von Drogen, die nicht offizinell sind, gegeben werden.

Zu realisieren war dieses Vorhaben nur Dank der bereitwilligen Mitarbeit von Kollegen aus der Praxis und der Hochschule, die trotz der zuvor festgelegten „Arbeitsteilung" an der Gestaltung des Ganzen mitgewirkt haben. Jeder Mitarbeiter hat den gesamten Text gelesen und durch viele Hinweise die letztendlich vorliegende Fassung mitgestaltet. Als Herausgeber fiel mir dabei (neben meinem Anteil am Text) die Aufgabe zu, eine mittlere Linie zwischen zu ausführlichen und zu knappen Beiträgen der einzelnen Autoren (Prof. F.-C. Czygan, Prof. Dr. D. Frohne, Dr. A. Nagell, Prof. Dr. G. Willuhn) herzustellen. Frau Dr. A. Nagell hat die Angaben zur Herkunft der Drogen und zu den heute aktuellen Verfälschungen beigesteuert, Herr Dr. Chr. Höltzel lieferte die Beiträge zu den jeweiligen Abschnitten „Teebereitung" und „Teepräparate". Eine besonders wichtige Aufgabe hat Herr Dr. H.J. Pfänder übernommen mit der Herstellung der Farb- und Schwarzweiß-Aufnahmen, die entscheidend dazu beitragen, das Anliegen dieses Buches zu verwirklichen.

Für mannigfache Hilfe danken Autoren und Herausgeber Herrn H. Büttner (Würzburg), Frau Dr. R. Jaspersen-Schib (Zürich), Herrn Prof. Dr. K.-H. Kubeczka (Würzburg), Frau A. Krüger (Würzburg), Herrn Dr. W. Schier (Würzburg), Frau Chr. Schoor (Würzburg) und Frau S. Schubert (Hamburg).

Herzlich danken möchte ich meiner Frau für viele anregende Diskussionen und für die ausdauernde Mithilfe bei den Korrekturarbeiten.

Dem Verlag, besonders Herrn Dr. W. Wessinger und Herrn W. Studer, danke ich für die reibungslose Zusammenarbeit und die Bereitschaft, besondere Wünsche zu erfüllen. So konnte das Buch großzügig ausgestattet werden, es ist Platz für Notizen geblieben (und vielleicht auch Raum, um in einer Neuauflage etwa auftauchende Wünsche unterzubringen).

Herausgeber und Autoren sind für Anregungen, Kritik und Verbesserungsvorschläge schon jetzt dankbar.

Marburg, im August 1984

M. Wichtl

Inhaltsverzeichnis

Vorwort — V

Abkürzungsverzeichnis — XIII

Wichtige Hinweise für den Benutzer dieses Buches

Was finde ich in diesem Buch? — 2

Allgemeiner Teil

Grundsätzliches zu Teedrogen und Teepräparaten — 6

Einleitung — 6

Teedrogen und Teemischungen — 7

Indikationen und Therapiemöglichkeiten — 10

Teepräparate — 14

Teebereitung — 18

Aufbewahrung, Lagerung, Haltbarkeit — 22

Eingangskontrolle und Prüfung — 25

   Im Arzneipflanzen-Großhandel — 25

   In der Apotheke — 26

Rückstände auf pflanzlichen Drogen (Kontaminationsprobleme) — 28

   Mikrobielle Kontamination — 29

   Kontamination mit Schwermetallen — 30

   Kontamination mit Pflanzenbehandlungsmitteln — 31

Standardzulassungen — 33

Inhaltsverzeichnis

**Monographien-Teil:
Die einzelnen Teedrogen**

Alantwurzelstock	37
Alkannawurzel	40
Aloe	42
Ammi-visnaga-Früchte	45
Andornkraut	48
Angelikawurzel	50
Anis	53
Arnikablüten	56
Augentrostkraut	60
Bärentraubenblätter	62
Bärlappkraut	65
Baldrianwurzel	67
Beinwellwurzel	70
Bibernellwurzel	72
Birkenblätter	75
Bitterholz	77
Bockshornsamen	79
Bohnenhülsen	81
Boldoblätter	83
Brennesselkraut	85
Brennesselwurzel	87
Brombeerblätter	89
Bruchkraut	91
Condurangorinde	93
Eberwurz	95
Edelkastanienblätter	97
Ehrenpreiskraut	99
Eibischwurzel	101
Eichenrinde	103
Eisenkraut	105
Enzianwurzel	107
Erdbeerblätter	109
Eukalyptusblätter	111
Faulbaumrinde	113
Amerikanische Faulbaumrinde	116
Fenchel	119
Fieberkleeblätter	121
Frauenmantelkraut	123
Gänsefingerkraut	125
Galgantwurzel	127
Geißrautenkraut	129

Inhaltsverzeichnis

Javanische Gelbwurz	131	Johanniskraut	178
Gewürznelken	133	Kalmuswurzel	181
Ginseng	135	Kamillenblüten	183
Goldrutenkraut	138	Römische Kamille	186
Hagebutten	141	Kardobenediktenkraut	189
Hagebutten-Samen	143	Katzenpfötchenblüten	191
Hauhechelwurzel	144	Klettenwurzel	194
Heidelbeerblätter	146	Koriander	196
Heidelbeeren	148	Kreuzkraut	198
Hennablätter	150	Kümmel	201
Heublumen, Grasblüten	152	Kürbissamen	203
Hibiscusblüten	154	Kurkumawurzel	205
Himbeerblätter	156	Lavendelblüten	207
Hirtentäschelkraut	158	Leinsamen	209
Hohlzahnkraut	160	Liebstöckelwurzel	212
Holunderblüten	162	Lindenblüten	215
Hopfenzapfen, Hopfenzapfendrüsen	165	Löwenzahnkraut, Löwenzahnwurzel	217
Huflattichblätter	168	Lungenkraut	220
Ingwer	171	Maisgriffel	223
Ipecacuanhawurzel	173	Malvenblätter	225
Isländisches Moos	175	Malvenblüten	227

Inhaltsverzeichnis

Mariendistelfrüchte	229	Safran	280
Melissenblätter	232	Salbeiblätter	283
Mistelkraut	235	Dreilappiger Salbei	286
Myrrhe	238	Sandelholz	288
Odermennigkraut	240	Sassafrasholz	290
Orangenblüten	242	Schachtelhalmkraut	292
Orthosiphonblätter	244	Schafgarbenkraut	295
Passionsblumenkraut	247	Schneeballbaumrinde	298
Pestwurzblätter	249	Seifenrinde	300
Petersilienfrüchte	251	Seifenwurzel	302
Petersilienwurzel	253	Selleriefrüchte	304
Pfefferminzblätter	255	Senegawurzel	306
Pomeranzenschale	258	Senfsamen, schwarze	308
Pomeranzen, unreife	260	Sennesblätter	311
Primelblüten	261	Sennesfrüchte	315
Primelwurzel	263	Sonnentaukraut	317
Queckenwurzel	265	Spitzwegerichblätter, Spitzwegerichkraut	319
Quendel	267	Sternanis	323
Ratanhiawurzel	269	Stiefmütterchenkraut	325
Rhabarber	271	Süßholzwurzel	327
Ringelblumen	274	Taubnesselblüten, weiße	331
Rosmarinblätter	277		

Inhaltsverzeichnis

Tausendgüldenkraut	333	Walnußblätter	351
Teufelskralle	335	Weidenrinde	353
Thymian	337	Weidenröschenkraut	355
Tormentillwurzel	340	Weißdornblätter mit Blüten	358
Veilchenwurzel	342	Weißdornfrüchte	361
Vogelknöterichkraut	344	Wermutkraut	363
Wacholderbeeren	346	Wollblumen	366
Wacholderholz	349	Zimt	368

Verzeichnisse

Indikationsverzeichnis — 371

Literaturverzeichnis — 377

Stichwortverzeichnis — 379

Abkürzungsverzeichnis

2. AB-DDR	Arzneibuch der DDR, 2. Ausgabe, 6 Bände. Akademie-Verlag Berlin (Ost), 1975.
Berger	F. Berger, Handbuch der Drogenkunde, 7 Bände. Verlag W. Maudrich, Wien 1949–1967.
DAB 6	Deutsches Arzneibuch, 6. Ausgabe. R. v. Decker's Verlag, Berlin 1926.
DAB 7	Deutsches Arzneibuch, 7. Ausgabe. Deutscher Apotheker Verlag, Stuttgart, und Govi-Verlag GmbH, Frankfurt/M. 1968.
DAB 8	Deutsches Arzneibuch, 8. Ausgabe. Deutscher Apotheker Verlag, Stuttgart, und Govi-Verlag GmbH, Frankfurt/M. 1978; 1. Nachtrag 1980, 2. Nachtrag 1983.
DAC 1979	Deutscher Arzneimittel-Codex 1979 (Ergänzungsbuch zum Arzneibuch) einschl. 1.–4. Ergänzung (1981–1984). Govi-Verlag GmbH, Frankfurt/M., und Deutscher Apotheker Verlag, Stuttgart 1979.
DC	Dünnschichtchromatographie, dünnschichtchromatographisch.
Erg.B.6	Ergänzungsbuch zum Deutschen Arzneibuch (6. Ausgabe). Neudruck 1953. Deutscher Apotheker Verlag, Stuttgart 1953.
Fließmittel (80 + 18 + 2)	Die Angaben in Klammern bedeuten immer Volumenteile.
Hager	Hager's Handbuch der Pharmazeutischen Praxis. Herausgeber L. Hörhammer (†) und P.H. List, 4. Ausgabe, Bände 1–8. Springer Verlag, Berlin-Heidelberg-New York 1967–1980.
Kommentar DAB 8	H. Böhme und K. Hartke, Deutsches Arzneibuch 8. Ausgabe 1978, Kommentar, 2. Auflage. Wissenschaftliche Verlagsgesellschaft mbH, Stuttgart, und Govi-Verlag GmbH, Frankfurt/M., 1983.
Kommentar Ph. Eur. I/II	H. Böhme und K. Hartke, Europäisches Arzneibuch Band I und Band II, Kommentar. 3. Auflage. Wissenschaftliche Verlagsgesellschaft mbH, Stuttgart, und Govi-Verlag, Frankfurt/M., 1983.
Kommentar Ph. Eur. III	H. Böhme und K. Hartke, Europäisches Arzneibuch Band III, Kommentar. 2. Auflage. Wissenschaftliche Verlagsgesellschaft mbH, Stuttgart, und Govi-Verlag, Frankfurt/M., 1982.
ÖAB	Österreichisches Arzneibuch, 2 Bände, einschl. 1. Nachtrag 1983. Verlag der Österreichischen Staatsdruckerei, Wien 1981.
Ph. Helv. VI	Pharmacopoea Helvetica, Editio sexta. Verlag: Eidgenössische Drucksachen- und Materialzentrale, Bern 1971. Mit Corrigenda 1977, 1979 und 1981.
UV 254	Ultraviolettes Licht, 254 nm.
UV 365, 366	Ultraviolettes Licht, 365 bzw. 366 nm.

Wichtige Hinweise

für den Benutzer dieses Buches

Was finde ich in diesem Buch?

In diesem Buch sind 141 Drogen beschrieben, die (fast ausnahmslos) zur Herstellung von Tees oder als Bestandteil von Teemischungen verwendet werden; sie sind nach ihrer deutschen Bezeichnung in alphabetischer Reihenfolge geordnet. Die Auswahl erfolgte anhand einer Umfrage in 180 Apotheken [1]. Nicht aufgenommen wurden Drogen, die entweder nicht zur Teebereitung bestimmt sind (z.B. Schöllkraut) oder die in der Praxis kaum eine Rolle spielen. Das schließt natürlich keineswegs aus, daß der eine oder andere Leser doch bestimmte Drogen vermißt.

Neben dem deutschen Namen ist die in vielen Apotheken und in Rezepten noch gebräuchliche *„Alte lateinische Bezeichnung"* und – soweit üblich – auch die *„Neue lateinische Bezeichnung"* angegeben. Sofern die Droge im Europäischen oder Deutschen Arzneibuch als eigene Monographie zu finden ist, erscheint der entsprechende Hinweis im Balken, ferner sind – soweit zutreffend – die Drogennamen des 2. AB-DDR, ÖAB, der Ph. Helv. VI als der offizinellen Arzneibücher der deutschsprachigen Nachbarländer und des DAC 1979 einschl. seiner Ergänzungen, des DAB 7, DAB 6 und/oder Erg. B. 6 angeführt.

Der weitere Text ist folgendermaßen gegliedert:

Abbildung und Beschreibung: Jede Droge wird in geschnittener Form als Farbaufnahme vorgestellt. Der begleitende Text gibt die zur Erkennung der Droge typischen Merkmale an und nennt, soweit vorhanden, Geruch und Geschmack.

Stammpflanze: Angeführt sind der wissenschaftliche Name, wobei wir uns im wesentlichen an die Flora Europaea bzw. den Index Kewensis gehalten haben, der deutsche Name und die Pflanzenfamilie.

Synonyme: Hier sind die gebräuchlichen deutschen Drogenbezeichnungen, auch volkstümliche, angegeben, ferner lateinische, englische und französische Namen der betreffenden Droge.

Herkunft: In diesem Abschnitt findet man Angaben über die natürliche Verbreitung der Pflanze, Hinweise auf Kultivierung und Anbau sowie auf eventuell vorkommende Handelsformen der Droge. Die Exportländer sind entsprechend ihrer heutigen Bedeutung gereiht, das wichtigste Land wird zuerst genannt; es sei aber bemerkt, daß hier von Jahr zu Jahr Verschiebungen möglich sind.

Inhaltsstoffe: Es werden zunächst die für die Anwendung der Droge wesentlichen Stoffe genannt, anschließend Begleitstoffe. Soweit wie möglich sind dabei auch Mengenangaben gemacht worden; auf Forderungen der Arzneibücher wird hingewiesen. Die Zusammensetzung von Stoffgruppen (ätherisches Öl, Flavonoide, Saponine, Bitterstoffe) ist mehr oder weniger ausführlich angegeben: dies spiegelt meist den Stand unserer Kenntnisse, andererseits kommt hier auch die persönliche Einschätzung der Bedeutung solcher Fakten durch den jeweiligen Autor zum Ausdruck

Was finde ich in diesem Buch?

(der Herausgeber hat hier mitunter ausgleichend gewirkt).

Auf charakteristische Eigenschaften der Inhaltsstoffe (hämolytisch wirksam; leicht oxidierbar; Löslichkeit; Verteilung in der Droge) wird häufig hingewiesen.

Indikationen: Hier wurde besonderer Wert darauf gelegt, die klinisch oder pharmakologisch begründete therapeutische Anwendung der Droge deutlich vom volksmedizinischen, rein empirischen Gebrauch zu unterscheiden. Soweit wie möglich sind wichtigere Untersuchungen zur Wirksamkeit, bzw. Wirkung der Droge zitiert. Auf die Pharmakologie einzelner Inhaltsstoffe wird häufig hingewiesen, allerdings nur, um dem Apotheker und Arzt einen Einblick in den gegenwärtigen Stand der phytochemischen und medizinischen Forschung zu geben. Keineswegs darf aus diesen Angaben, die sich auf isolierte Inhaltsstoffe beziehen, ein Rückschluß auf eine entsprechende Wirksamkeit des aus der Droge hergestellten Teegetränkes gezogen werden, solange nicht der Beweis dafür geliefert wurde, daß die betreffenden Inhaltsstoffe in das Teegetränk übergehen und aus dem Magen-Darm-Trakt in ausreichender Menge resorbiert werden. (Gegen diesen Grundsatz wird von vielen Seiten verstoßen, von Kräuterbuchautoren, Journalisten der Laienpresse usw.; aktuelles Beispiel: ein Wochenblatt-Report „Safran hält die Adern sauber", obwohl nur über die blutlipidsenkende Wirkung eines isolierten Inhaltsstoffes [Crocetin] am Kaninchen berichtet wurde [2]).

Angaben zur *volksmedizinischen* Anwendung erfolgten eher zurückhaltend.

Nebenwirkungen: Auch bei der Anwendung von Teedrogen sind unerwünschte, ja sogar toxische Wirkungen möglich. Soweit solche bekannt sind, haben wir sie in dieser Rubrik beschrieben, auch dann, wenn sie bei bestimmungsgemäßem Gebrauch der Droge nicht zu erwarten sind.

Teebereitung: In dieser Rubrik findet man Einzeldosis (pro Teetasse = etwa 150 ml), Zerkleinerungsgrad der Droge und Zubereitungsart, ferner eine Umrechnung des Löffelmaßes in Gewicht. (Da die heute gebräuchlichen Löffel kleiner sind, entsprechen sie nicht den „Normal"-Löffelmaßen der Arzneibücher. Wir haben uns an der Praxis orientiert, Differenzen zu

Was finde ich in diesem Buch?

den Angaben in der Standardzulassungen sind daher möglich).

Standardzulassung: Soweit bereits verfügbar, ist der Text der Packungsbeilage angegeben; dieser Text ist für Fertigarzneimittel der jeweiligen Droge verbindlich (s. Seite 33).

Phytopharmaka: Um Apotheker und Arzt einen Hinweis zu geben, in welchem Umfang und in welchen Indikationsgruppen die Droge zur Herstellung von Fertigarzneimitteln gebraucht wird, sind hier häufig Zahlen angeführt und auch Präparate genannt. Es ist damit aber keinerlei Bewertung verbunden:
Erwähnung bestimmter Präparate (oder auch Unterlassung einer solchen) darf nicht als Werturteil angesehen werden. Eine Einflußnahme der Hersteller war weder vorgesehen noch ist eine solche erfolgt.

Prüfung: Diese Rubrik gibt Hinweise auf besondere Merkmale der Droge, die für eine sichere Identifizierung nötig sind. Neben der mikroskopischen Prüfung ist hier auch die DC in weitem Umfang berücksichtigt worden. Soweit wie möglich sind Hinweise auf Arzneibücher und auf leicht zugängliche Literatur erfolgt.

Verfälschungen: Hier wurde versucht, den aktuellen Stand zu berücksichtigen. Viele Angaben in Lehr- und Handbüchern entsprechen nicht mehr den tatsächlichen Verhältnissen. Angestrebt wurde, den Apotheker in die Lage zu versetzen, Verfälschungen mit Sicherheit erkennen zu können.

Aufbewahrung: Generell gilt, daß Drogen vor Licht und Feuchtigkeit geschützt aufzubewahren sind. Falls keine weiteren Angaben erforderlich waren, ist diese Rubrik weggeblieben. Man findet diesen Abschnitt deshalb nur bei den Teedrogen, bei denen zusätzliche Hinweise nötig waren; der Vollständigkeit wegen sind in diesen Fällen auch Licht- und Feuchtigkeitsausschluß erwähnt.

Literatur: Obwohl in erster Linie die dem Apotheker und Arzt leicht zugängliche Literatur Berücksichtigung fand, sind gelegentlich auch Publikationen in solchen Zeitschriften, die in der Apothekenbibliothek nicht a priori vorhanden sind, zitiert worden; es ging hier meist darum, dem Leser das Gefühl zu geben: diese Daten sind belegt und nachkontrollierbar.

[1] M. Wichtl, Dtsch. Apoth. Ztg. **124**, 60 (1984).
[2] F.-C. Czygan, Dtsch. Apoth. Ztg. **124**, 1069 (1984); die „Safran-Story".

Allgemeiner Teil

Grundsätzliches zu Teedrogen und Teepräparaten

Einleitung

Tagtäglich erscheinen in den Apotheken Patienten, die für einen bestimmten Indikationsbereich einen Tee verlangen. Auf die routinemäßige Frage des Apothekers, ob es ein „einfacher" Kräutertee sein soll, eine spezielle Teemischung, ein Filterbeutel oder ein tassenfertiger Instant-Tee, kommt meist die stereotype Antwort: „Herr Apotheker, Sie wissen doch, welcher der beste ist, geben Sie mir den!"

Dieses Vertrauen, das der Patient dem Apotheker entgegenbringt, soll nicht enttäuscht werden, aber – Hand aufs Herz – hat nicht doch hin und wieder der Apotheker Bedenken, das Richtige empfohlen zu haben?

Wer solche Zweifel beseitigen will, sucht Rat in der Literatur, aber in welcher? Die Lehrbücher der Pharmakognosie oder der Pharmazeutischen Biologie geben zwar über einige Teedrogen Auskunft (bes. G. Schneider, Pharmazeutische Biologie, B.I.-Wissenschaftsverlag, Mannheim-Wien-Zürich 1975), man erfährt dort aber nicht, wie ein Teegetränk richtig zubereitet werden muß. Hager's Handbuch der Pharmazeutischen Praxis, falls vorhanden, erweist sich zwar als Fundgrube, aber die Manuskripte für jene Drogen, deren Stammpflanzen mit A–G beginnen, sind vor etwa 15 Jahren abgeschlossen worden. Die Arzneibuch-Kommentare sind demgegenüber zwar auf einem aktuellen Stand, erfassen aber viele in der täglichen Praxis wichtige Teedrogen (Brennesselkraut, Schafgarbe, Mistelkraut u.a.) nicht. Und so bleibt häufig das Unbehagen bestehen, zumal auch viele Heilpflanzenbücher, von nur wenigen Berufenen (und vielen Unberufenen) geschrieben, nicht viel zu den aufgeworfenen Fragen beisteuern.

Das vorliegende Buch versucht, diese Informationslücken zu schließen und dem Apotheker und Arzt eine zusammenhängende Darstellung aller auf dem Gebiet der Teedrogen interessierenden Teilbereiche zu geben.

Im allgemeinen Teil werden zunächst das Angebot an Teedrogen und Teemischungen, die Indikationen und Therapiemöglichkeiten besprochen sowie die Teepräparate, Teebereitung, Lagerung und Prüfung erläutert. Kurze Kapitel sind den Standardzulassungen und der Belastung von Drogen durch Kontamination (mikrobiologischer Status, Pflanzenschutzmittel, Schwermetalle, Begasung) gewidmet.

Im Hauptteil sind 141 Drogen in Form von Monographien ausführlich dargestellt. Zum Aufbau dieser Monographien s. „Hinweise für den Benutzer", S. 3.

Teedrogen und Teemischungen

Die durch Trocknen von Pflanzenteilen erhaltenen Drogen können in verschiedener Weise arzneilich genutzt werden: sie können lediglich Rohstoff zur Gewinnung der Inhaltsstoffe sein (z.B. Digitalisblätter, Roßkastaniensamen), man kann aus ihnen Extrakte bereiten (z.B. Weißdornfrüchte, Mariendistelfrüchte) oder sie werden direkt zur Herstellung von Tees gebraucht. Nur von dieser letztgenannten Kategorie soll im folgenden die Rede sein: von den Teedrogen.

Ein wesentliches Merkmal dieser – in der Regel arzneilich genutzten – Pflanzenprodukte besteht, wie ihr Name sagt, darin, daß der Patient sie als sein eigener Arzneihersteller zur Bereitung eines Tees verwendet; der Tee ist gewöhnlich zum Trinken bestimmt, in seltenen Fällen wird er aber auch äußerlich, für Umschläge gebraucht, oder die Drogen finden als Kräuterkissen Anwendung. Nur solche Drogen sind als Teedrogen geeignet, die Inhaltsstoffe oder Wirkstoffe mit verhältnismäßig großer therapeutischer Breite aufweisen; andernfalls kämen sie für eine Selbstmedikation nicht in Betracht (z.B. Belladonnablätter, Rauwolfiawurzel u.a.). Ausnahmen wie z.B. Ipecacuanhawurzel bestätigen auch hier die Regel.

Teedrogen werden in grob- bis feingeschnittener Form angeboten, als Schnitt- oder „concis"-Droge; Blätter kommen häufig als Quadratschnitt in den Handel, Hölzer, Wurzeln und Rinden als Würfelschnitt, die meisten Früchte und Samen allerdings unzerkleinert als Ganz- oder „toto"-Droge, z.T. werden sie vor ihrer Verwendung gequetscht. Der Zerkleinerungsgrad spielt bei der Herstellung des Teegetränkes eine wichtige Rolle (s. unter Teebereitung).

Eine Reihe von Teedrogen wird allein, unvermischt gebraucht, man bezeichnet sie dann (sprachlich nicht sehr schön) als „Monodroge"; Beispiele sind Kamillenblüten, Pfefferminzblätter, Wermutkraut u.a. In diesem Buch sind 141 solcher „Monodrogen" beschrieben.

Neben diesen Einzel-Teedrogen, von denen einige wenige auch zur Einnahme in Pulverform bestimmt sein können (z.B. Kürbissamen, Ratanhiawurzel u.a.) spielen in der Praxis auch Teemischungen (lat. species) eine große Rolle. Es handelt sich dabei um entweder in der Apotheke oder in der Industrie hergestellte Gemische mehrerer Drogen, häufig derselben Indikationsgruppe, denen noch die Wirkung unterstützende

Teedrogen und Teemischungen

Drogen sowie als Geschmackskorrigentien verwendete hinzugefügt sein können. Im Rahmen der Standardzulassungen (s. den entspr. Abschnitt) sind auch mehrere Monographien von Teemischungen für verschiedene Indikationsgebiete vorgesehen [1]; dabei wird zwischen Leitdrogen (mit erster Relevanz für den Indikationsanspruch), Ergänzungsdrogen (nachgeordnete Relevanz für den Indikationsanspruch) und Hilfsdrogen (für Aroma und Geschmack wichtig, auch sog. Schmuckdrogen gehören hierher) unterschieden. Es gehört zu den guten pharmazeutischen Regeln, eine Teemischung aus nur wenigen, etwa 4–7 Drogen zusammenzustellen. Die Komposition einer Teemischung aus 20–30 Drogen, die manche Hersteller fertigbringen, stellt einen Therapieversuch mit vielen unterdosierten Drogen dar, der häufig nichts taugt. Gute Beispiele für zweckmäßig zusammengesetzte Teemischungen bieten einige Arzneibücher:

Species anticystiticae
= Blasentee (Ph. Helv. VI)

20 Teile Birkenblätter
40 Teile Bärentraubenblätter
25 Teile Süßholzwurzel
15 Teile Queckenwurzel

Species amaricantes
= Bittertee (ÖAB)

20 Teile Wermutkraut
20 Teile Tausengüldenkraut
20 Teile Pomeranzenschale
10 Teile Fieberkleeblätter
10 Teile Kalmuswurzel
10 Teile Enzianwurzel
10 Teile Zimtrinde (Ceylonzimt)

Species sedativae
= Beruhigender Tee (Ph. Helv. VI)

10 Teile Melissenblätter
10 Teile Pfefferminzblätter
25 Teile Baldrianwurzel
20 Teile Orangenblüten
15 Teile Anis
20 Teile Passionsblumenkraut

Teedrogen und Teemischungen

Species sedativae
= Nerventee (ÖAB)

10 Teile Melissenblätter
10 Teile Pfefferminzblätter
60 Teile Baldrianwurzel
10 Teile Orangenblüten
10 Teile Pomeranzenschale

Species carminativae
= Windtreibender Tee (ÖAB)

25 Teile Pfefferminzblätter
25 Teile Kamillenblüten
25 Teile Kalmuswurzel
25 Teile Kümmel (zerstoßen)

Manchmal sind in Teemischungen außer den Drogen noch anorganische oder organische, wasserlösliche Verbindungen enthalten. Diese werden zuerst in einem geeigneten, indifferenten Lösungsmittel (meist Wasser) gelöst; mit der erhaltenen Lösung durchfeuchtet (imprägniert) man bestimmte Bestandteile des Teegemisches und trocknet anschließend bei 30–40 °C. Zum Durchfeuchten sind nur solche Drogen zu wählen, bei denen es nicht zu einer Veränderung der Inhaltsstoffe kommen kann. Ein Beispiel hierfür wäre Species laxantes (ÖAB).

Species laxantes
= Abführender Tee (ÖAB)

50 Teile Sennesblätter
20 Teile Holunderblüten
 5 Teile Kamillenblüten
15 Teile Fenchel (zerstoßen)
 6 Teile Kalium-Natriumtartrat
 4 Teile Weinsäure

Außer diesen arzneilich verwendeten Teegemischen gibt es dann noch die sog. Haustees, die von coffeinempfindlichen Personen oder solchen, die keinen regelmäßigen Konsum coffeinhaltiger Getränke wünschen, bevorzugt werden. Haustees werden aus Drogen gemischt, die außer kleinen Mengen an Gerbstoff lediglich Aromastoffe und eventuell Pflanzensäuren enthalten: Brombeerblätter, Erdbeerblätter, Himbeerblätter, Hibiscusblüten, Hagebutten und Apfelschalen sind häufige Bestandteile solcher Haustees [2].

[1] R. Braun, in: „Qualität pflanzlicher Arzneimittel", Herausg. G. Hanke, Wiss. Verlagsgesellschaft, Stuttgart 1984.
[2] M. Pahlow, Dtsch. Apoth. Ztg. **124**, 1117 (1984).

Indikationen und Therapiemöglichkeiten

Zu den Besonderheiten der Teedrogen gehört es, daß ihre Indikationen zum überwiegenden Teil von Empirie bestimmt werden. Das ist leicht verständlich: die meisten Teedrogen werden seit sehr langer Zeit zur Linderung oder Heilung von Krankheiten, vor allem aber bei Befindensstörungen gebraucht. Ihre Einführung in die Therapie erfolgte zu einer Zeit, als Pharmakodynamik und Pharmakokinetik unbekannt waren, kein Arzneimittelgesetz forderte den Nachweis der Qualität, Wirksamkeit und Unbedenklichkeit einer Teedroge. Heute, wo bei der Einführung eines neuen Arzneimittels im Interesse der Arzneimittelsicherheit umfangreiche Untersuchungen vorgeschrieben sind, erscheint manchem die Forderung nach einem Wirksamkeitsnachweis etwa der Kamille als überzogen; und doch wird man als Vertreter einer naturwissenschaftlich orientierten Pharmazie bestrebt sein, die Teedrogen aus ihrem derzeitigen Niveau der reinen Empirie herauszuführen und durch Aufklärung von Wirkstoffen ihrer Anwendung eine sichere Basis zu geben.

Der fehlende Nachweis wirksamer Inhaltsstoffe belastet zweifellos das Ansehen vieler Teedrogen bei Ärzten (vor allem bei jungen Ärzten, die in ihrer Hochschulausbildung fast nichts darüber erfahren) und Pharmakologen (Teedrogen kommen in Pharmakologielehrbüchern nicht vor); verstärkt wird diese Tendenz auch dadurch, daß sich in der Anwendung der Teedrogen viele Ausdrücke aus der Vergangenheit erhalten haben, die heute wirklich unzeitgemäß sind, wie „zur Anregung des Stoffwechsels", „zur Blutreinigung", „zur Entschlackung", „bei Lungenleiden", „für die Nerven". Es sollte das gemeinsame Bemühen aller am Arzneimittel Interessierten sein, diesen unbefriedigenden Zustand zu ändern. Es ist zwar dem Patienten wenig damit geholfen, daß man ihm versichert, der molekulare Wirkungsmechanismus und der Metabolismus des von ihm eingenommenen Arzneimittels sei bekannt, während andererseits gleiches vom Nerventee einer bestimmten Zusammensetzung nicht behauptet werden könne. Entscheidend in der Therapie ist sicher der Erfolg; aber die bloße Aussage eines Patienten, „der Tee hat geholfen", genügt den heutigen wissenschaftlichen Ansprüchen eben nicht. Es wird notwendig sein, auch für die pharmakologisch weniger spektakulär wirksamen In-

Indikationen und Therapiemöglichkeiten

haltsstoffe der Teedrogen Methoden zu entwickeln, mit denen ihre Wirksamkeit exakter erfaßt werden kann. Eine andere Möglichkeit bietet das sog. wissenschaftliche Erkenntnismaterial, das bereits in vielen Fällen als ausreichender Beleg für Standardzulassungen Anerkennung gefunden hat. Vielleicht hängen manche Schwierigkeiten des Wirksamkeitsnachweises bei Teedrogen, wie er für Arzneimittel zu Recht gefordert wird, damit zusammen, daß man derzeit nur bei einem Teil der Teedrogen bekannte Inhaltsstoffe auch als direkte Wirkstoffe ansprechen kann, wie z.B. die Sennoside in Sennesblättern und -früchten. In diesen Fällen ist sowohl die Anwendung problemlos (rascher Wirkungseintritt, dosisabhängige Wirkung) als auch der Wirksamkeitsnachweis.

Indessen ist bei nicht wenigen Teedrogen dieses Prinzip kaum zutreffend; es besteht vielmehr die begründete Vermutung, daß bei ihnen die Steigerung körpereigener Reaktionen und Abwehrmechanismen (z.B. Immunstimulation) eine wesentliche Rolle [1] spielt. Solche Drogen entfalten ihre Wirksamkeit nur langsam und nur dann, wenn bestimmte physiologische Systeme intakt sind; sie sind nicht spezifisch Arzneimittel zur Therapie akuter Erkrankungen. Beispiele wären Ginsengwurzel und andere Saponindrogen, vermutlich auch einige Bitterstoffdrogen (z.B. Enzianwurzel) und kieselsäurehaltige Drogen (Lungenkraut, Schachtelhalmkraut). Für einige in diesem Buch nicht behandelte pflanzliche Drogen, z.B. *Echinacea*-Arten, sind in letzter Zeit immunstimulierende Wirkungen mit dem Gehalt an bestimmten Polysacchariden in Zusammenhang gebracht worden [2].

Schließlich kann auch damit gerechnet werden, daß einige Teedrogen im Sinne einer Psychotherapie Anwendung finden (können): schon die Bereitung des Teegetränkes, das Umrühren, das langsam schlürfende Trinken über den Tag verteilt kann eine Umstimmung der psychischen Verfassung eines Patienten bewirken. Damit kommt man nahe an eine Plazebowirkung heran, die ja von manchen Pharmazeuten oder Medizinern, die sich selbst als besonders kritisch eingestellt einschätzen, als „für Teedrogen typisch" hingestellt wird. Das mag im einen oder anderen Fall auch zutreffen, aber die Plazebowirkung ist keineswegs auf Teedrogen beschränkt: bei Testserien im Gebiet

Indikationen und Therapiemöglichkeiten

der Analgetika oder Sedativa werden für Plazebos hohe Wirksamkeitsraten beobachtet.

Es gibt über die verschiedenen Aspekte der Anwendung von Teedrogen und über die Vorstellungen ihrer Wirkweise bereits zahlreiche Publikationen, von denen einige zitiert seien [3–7].

Unbelastet durch theoretische Überlegungen wird man für Teedrogen einige Indikationsbereiche als geradezu charakteristisch ansprechen dürfen:

Störungen im Magen-Darmbereich: Teedrogen finden hier vielfältige Anwendung, sowohl zur Anregung der Magensaftsekretion und des Appetits (Bitterstoffdrogen), zur Beseitigung der Obstipation (quellfähige Drogen wie Leinsamen; anthraglykosidhaltige Drogen) ebenso wie zur Beeinflussung der Diarrhöen (Gerbstoffdrogen). Auch karminativ wirksame Drogen (mit ätherischem Öl) sowie spasmolytisch wirksame sind in dieser Indikationsgruppe häufig vertreten.

Psychische Störungen: Bei Nervosität, Einschlafstörungen und ähnlichen Symptomen finden Teedrogen häufig, und häufig zu Recht, Anwendung. Es ist auffallend, daß dabei meist aromatische Bestandteile (ätherisches Öl) als Inhaltsstoffe vorkommen.

Husten und Erkältungskrankheiten: Hierzu gehören zahlreiche sekretolytisch und sekretomotorisch wirksame Expektorantien, die Saponine und/oder ätherisches Öl enthalten, sowie die hustenreizlindernden Schleimdrogen.

Gallenwegserkrankungen: Die Zahl der hierfür zur Anwendung kommenden Drogen ist zwar ebenfalls groß, doch befinden sich darunter nur wenige mit gesicherter Wirksamkeit; eine kritische Einstellung gegenüber „Gallentees", die 15 oder mehr Drogen enthalten, ist angezeigt.

Nieren- und Blasenleiden: Teedrogen mit dieser Indikation kommen in der Regel nur für eine unterstützende Theapie in Frage, da die harndesinfizierende und diuretische Wirksamkeit meist gering ist, worauf bei den einzelnen Drogen hingewiesen wird.

Mit diesen fünf Indikationsgebieten läßt sich der größte Teil unserer arzneilich verwendeten Teedrogen erfassen. Relativ gering ist ihre Zahl in einigen weiteren Anwendungsberei-

Indikationen und Therapiemöglichkeiten

chen: man findet sie vereinzelt bei den Dermatika, Lebertherapeutika, Koronarmitteln, durchblutungsfördernden Mitteln und in anderen Arzneimittelgruppen.

Zusammenfassend kann man sagen, daß die Möglichkeiten, mit Teedrogen Therapie zu betreiben, aus verschiedenen Gründen beengt sind: bei einer Reihe von Erkrankungen wie schwere Herzinsuffizienz, Tumoren, Infektionskrankheiten, Diabetes u.a. sind Teedrogen keine adäquaten Arzneimittel, auch wenn dies in manchen Publikationen sträflicherweise behauptet wird. In einer Reihe von weiteren Fällen werden sie nur als unterstützende Maßnahme der eigentlichen medikamentösen Behandlung Anwendung finden, da aber von Wert sein.

Die Domäne der Teedrogen sind jedoch zweifellos die im Grenzbereich zwischen gesund und krank anzusiedelnden Befindlichkeitsstörungen; es wäre allerdings grundfalsch, daraus ein negatives Pauschalurteil über Teedrogen zu fällen: sie sind eine wichtige Ergänzung stark wirksamer Arzneimittel und ein Instrumentarium, um bei Bagatellkrankheiten (sofern diese eindeutig als solche erkannt sind!) den Einsatz risikobelasteter Arzneimittel zu verringern.

[1] R. Hänsel, Z. angew. Phytother. **2**, 172 (1981).
[2] H. Wagner, Dtsch. Apoth. Ztg. **123**, 821 (1983).
[3] R. Hänsel, Dtsch. Apoth. Ztg. **121**, 1315 (1981).
[4] R. Mohr, Österr. Apoth. Ztg. **36**, 472 (1982).
[5] H. Schilcher, Pharm. Ztg. **127**, 2174 (1982).
[6] R.F. Weiß, Z. Phytother. **4**, 573 (1983).
[7] H. Brüggemann, Z. Phytother. **4**, 577 (1983).

Teepräparate

Hierzu rechnen wir alle Zubereitungsformen, bei denen der Verbraucher entweder kein Abmessen der für eine Tasse bestimmten Drogenmenge vornehmen muß, also z.B. Teefilterbeutel, oder Produkte, die aus Teedrogen hergestellte, meist sofortlösliche Extrakte enthalten, wie man sie bei Instant-Tees und Tubentees antrifft.

Teefilterbeutel bieten manche Vorteile, weisen aber auch bestimmte Nachteile auf. Als vorteilhaft wird der Patient es zweifellos empfinden, daß er a priori die richtige Portion (= die richtige Dosis) zur Hand hat; weitere Vorteile liegen darin, daß infolge der bei Filterbeuteln stets notwendigen starken Zerkleinerung der Drogen meist eine bessere Extraktion der Inhaltsstoffe (Ausnahme: Drogen mit ätherischem Öl, s. nächster Absatz) erfolgt und daß die Entmischungstendenz, wie man sie beim Transport und Lagern von Teegemischen beobachtet, hier wegfällt.
Nachteile ergeben sich vor allem aus dem Zerkleinerungsgrad bei Drogen mit ätherischem Öl, weil durch Zerstören von Drüsenhaaren oder Ölräumen erhebliche Anteile Öl verloren gehen. Eigene Untersuchungen an Kamillen-, Fenchel- und Pfefferminz-Teeaufgußbeuteln haben gezeigt, daß diese besonders im Lebensmittelhandel teilweise einen Gehalt an ätherischem Öl aufweisen, der weit unter dem vom Arzneibuch geforderten Mindestgehalt liegt. Ein weiterer Nachteil von Aufgußbeuteln kann darin gesehen werden, daß in ihnen Fremdanteile (den Inhalt der Filterbeutel sieht der Verbraucher ja nicht!) in mehr oder minder bedeutendem Umfang vorkommen können. In umfangreichen Untersuchungen fanden Franz u. Mitarb. [1], daß in Kamille-Filterbeuteln nicht selten auch Kamillenkraut (statt nur Blüten), in Pfefferminz-Teeaufgußbeuteln auch Stengelanteile (statt nur Blätter) enthalten sein können. Dies ist im Lebensmittelhandel zulässig, da hier keine arzneiliche Anwendung vorgesehen ist und geschmackliche Wertungen eine große Rolle spielen (reine Kamillenblüten schmecken etwas bitter, Kamillenkraut würzig); der Tee ist entsprechend auch billiger. In der Apotheke muß auch der Inhalt der Filterbeutel den Anforderungen des Arzneibuches entsprechen, der Apotheker muß deshalb darauf achten, daß die Lieferfirma Arzneibuchqualität garantiert, und er wird sich stichprobenweise auch davon überzeugen.

Teepräparate

Ein in der Apotheke angebotenes Filterbeutelprogramm sollte folgenden Qualitätsnormen entsprechen:
- Ausgangsdroge mit Arzneibuchqualität
- nichtgeleimte Doppelkammerbeutel mit Faden und Kennzeichnung (damit eine Identifizierung auch der abgeteilten Arzneiform möglich ist)
- sicherer Aroma- und Feuchtigkeitsschutz, im Sonderfall Aromaschutz für den Einzelbeutel
- erkennbares Herstellungs- oder besser Verfallsdatum

Der höhere Preis für solche Filterbeutel rechtfertigt sich durch die höhere Qualität des Produkts. Das sollte dem Kunden auch klar gemacht werden können.

Instant-Tees besitzen den Vorteil der raschen Zubereitung – es genügt, das Produkt in heißem Wasser zu lösen, ein „Ziehenlassen" und Absehen entfällt – und weisen eine gleichmäßige und gleichbleibende Zusammensetzung auf.

Hergestellt werden Instant-Tees durch zumeist erschöpfende Extraktion von Drogen, wobei nicht nur Wasser, sondern auch Wasser-Ethanol-Mischungen eingesetzt werden, womit eine Anreicherung bestimmter Inhaltsstoffe oder Wirkstoffe erreichbar ist. Die industrielle Herstellung solcher Extraktlösungen erlaubt es, auch Drogenpartien einzusetzen, die nicht dem Arzneibuch entsprechen, weil man sie mit den Extrakten von Drogen höherer Qualität einstellen kann. Dieser Aspekt ist nicht nur wirtschaftlich von Interesse, sondern hat auch im Hinblick auf die mögliche Erschöpfung natürlicher Vorkommen (Artenschutz bei Pflanzen!) Bedeutung. Durch entsprechende Steuerung des Herstellungsprozesses kann im Endprodukt eine Standardisierung bestimmter Wirkstoffe oder Wirkstoffgruppen erfolgen.

Bei seiner Empfehlung muß der Apotheker berücksichtigen, daß ihm hauptsächlich zwei Typen von Instant-Tees angeboten werden, die sich nach ihren Herstellungsverfahren und dadurch bedingten Qualitätsmerkmalen grundsätzlich unterscheiden:

Sprühextrakt: Die im Sprühturm durch eine Düse versprühten Drogenextraktlösungen sinken in Form feiner Tröpfchen im warmen Luftstrom nach unten, verlieren dabei ihre Feuchtigkeit und gelangen als mit der Lupe erkennbare trockene Extrakt-

Teepräparate

Hohlkügelchen in den Abscheider. Der Sprühextrakt benötigt nicht viel an Trägersubstanzen, deshalb ist der Anteil an drogenfremden (und evtl. als Broteinheit zu berücksichtigenden) Kohlenhydraten relativ gering. Bei der Trocknung verlorengegangene ätherische Öle können als Wirkstoffe wieder zugesetzt werden, entweder durch einfaches Verreiben oder – besser – in mikroverkapselter Form. Das resultierende Produkt ist ein leicht wasserlösliches Pulver geringer Dichte; da es etwas hygroskopisch ist, kommt es hin und wieder zu Reklamationen wegen Verklumpung des Packungsinhalts, weil Patienten mit feuchtem Löffel Pulver entnehmen, bei der Teebereitung (Dampf!) das Gefäß längere Zeit offen stehen lassen oder nach Gebrauch nicht sorgfältig verschließen.

Granulat-Tee: Beim Granulations- oder Agglomerationsverfahren werden die flüssigen Drogenextrakte auf Trägermaterial (zumeist Saccharose oder andere Kohlenhydrate) aufgesprüht und in der Wärme getrocknet. Man zerkleinert die trockene Masse in geeigneten Mahlwerken zu korn- oder zylinderförmigen Aggregaten („Würstchen"). Diese Granulate mittlerer Dichte sind sehr leicht löslich in Wasser, bei nur geringer hygroskopischer Tendenz, Verklumpungen des Packungsinhaltes sind hier selten zu beobachten. Wegen seiner leichten Handhabung und seines von Anfang an süßen Geschmackes wird dieser Typ des Instant-Tees vom Patienten manchmal bevorzugt; der Apotheker muß aber bedenken, daß besonders Diabetiker auf die Beachtung der Broteinheiten hinzuweisen sind; in für Kinder bestimmten Tees wird die Saccharose (kariesfördernd!) bereits durch andere Trägerstoffe ersetzt.

Beim Vergleich des Gehaltes an Drogenextrakt im Endprodukt schneiden Granulattees meistens viel schlechter ab als Instant-Tees, die aus sprühgetrockneten Extrakten hergestellt wurden: Granulattees enthalten neben 97–98% Füll- und Trägerstoffen nur 2–3% Trockenextrakt, während im sprühgetrockneten Produkt fast die zehnfache Menge, nämlich durchschnittlich 20% Drogenextrakt, enthalten ist.

[1] Ch. Franz, D. Fritz und E. Ruhland, Planta Med. **42**, 132 (1981).

Teepräparate

Berücksichtigt man alle dargelegten Fakten, so dürfte der Patient mit dem klassischen Tee oder Teegemisch das vergleichsweise am wenigsten befriedigende Ergebnis erzielen, weil bei der Herstellung des Teegetränkes die größte Zahl an Unsicherheitsfaktoren zusammenkommt. Etwas bessere Ergebnisse lassen sich mit Filterbeuteln erwarten (außerhalb der Apotheken ist dies heute die Teeform mit dem weitaus höchsten Marktanteil), vorausgesetzt die Anforderungen an Qualität von Inhalt und Verpackung sind erfüllt. Der sprühgetrocknete Instant-Tee kommt den Idealvorstellungen der Anwendung von Tees für arzneiliche Zwecke am nächsten: besonders bei Drogen, in denen lipophile und hydrophile Wirkstoffe enthalten sind (Beispiel: Kamillenblüten), bei denen Wasser also nicht unbedingt das optimale Extraktionsmittel ist, können standardisierte Präparate der Teedroge überlegen sein – ein Gesichtspunkt, der bei der Kundenberatung in der Apotheke mehr Beachtung verdient.

Teebereitung

Die Herstellung eines Teegetränkes, auch für arzneiliche Zwecke, geschieht überwiegend nach Erfahrungsgrundsätzen, die sich an der Bereitung eines Aufgusses von Schwarzem Tee orientieren: die trockenen Teedrogen werden, in geschnittener Form, mit kochendem Wasser übergossen und nach 5–10 min langem „Ziehenlassen" abgeseiht.

Von dieser einfachen Vorschrift gibt es manche Abweichungen, die in Arzneibüchern als Decocta-Abkochungen, Infusa-Aufgüsse und Macerata-Mazerate (so z.B. in DAB 8, ÖAB) beschrieben sind und in kurzem (Infusa) oder längerem (Decocta) Erhitzen von Drogen mit Wasser bzw. Extraktion mit kaltem Wasser (Macerata) bestehen. Während im DAB 8 nähere Angaben zur Drogenextraktion nur bei Bärentraubenblättern, Eibischwurzel und Leinsamen gegeben werden, findet man im ÖAB unter der Rubrik „Dosierung" für alle Drogen, die zur Teebereitung in Frage kommen, entsprechende Hinweise (z.B. „Gebräuchliche Einzeldosis als Aufguß": 1,5 g auf 1 Teetasse [Baldrianwurzel] oder „Gebräuchliche Einzeldosis als Abkochung": 1 g auf 1 Teetasse [Faulbaumrinde]).

Es gibt einige allgemeine Regeln, welches dieser Verfahren anzuwenden ist, doch beruhen auch diese vorwiegend auf Empirie; selbst bei Drogen mit strukturell genau bekannten und pharmakologisch geprüften Inhaltsstoffen fehlen zumeist Untersuchungen, die eine Optimierung der Teebereitung zum Gegenstand haben; es überrascht daher nicht, daß vor allem in Büchern über Heilkräuter oder Arzneipflanzen für ein und dieselbe Droge recht differierende Angaben zur Teebereitung zu finden sind.

Bei der Herstellung eines Teegetränkes sollte man folgende Angaben beachten:
- Menge an Droge (Einzeldosis) und Menge an Flüssigkeit
- Zerkleinerungsgrad der Droge
- Art der Extraktion (Temperatur, Zeitdauer)

Menge an Droge und an Flüssigkeit

Die Einzeldosis einer Teedroge leitet sich zumeist aus der Erfahrung ab, nur bei wenigen Drogen läßt sie sich aus der Wirksamkeit der Inhaltsstoffe berechnen. Da aber sehr viele Teedrogen nur schwach wirksame und untoxische Substanzen enthalten, die therapeutische Breite also groß ist, spielen Überschreitungen der Dosierung häufig nur eine geringe Rolle; der Apotheker muß allerdings wissen, wo die Ausnahmen liegen: in diesem Buch wird in den Abschnitten Nebenwirkungen und Teebereitung auf solche Fälle speziell hingewiesen (z.B. Arnikablüten, Süßholzwurzel u.a.).

Für eine Teetasse (150 ml [ÖAB] bis 250 ml) wird die erforderliche Menge

Teebereitung

in g angegeben, oder – weil praktikabler – in Löffelmaßen (Normalmaße: 1 Teelöffel = etwa 5 ml, 1 Eßlöffel = etwa 15 ml; hier gibt es große Unterschiede! Die heute üblichen Löffel fassen meist erheblich weniger Volumen). In diesem Buch sind bei den Dosierungsangaben vor allem die Arzneibücher (ÖAB, Ph. Helv. VI, Erg. B 6) und Kommentare zu den Arzneibüchern berücksichtigt worden; bei anderen Drogen haben wir die Dosierungsangaben der Fachliteratur (Normdosentabelle von Haffner-Schultz, Stoffliste u.a.) entnommen. In nicht wenigen Heilpflanzenbüchern liegen die Dosierungsempfehlungen (Teelöffel oder Eßlöffel), wenn man auf das Drogengewicht umrechnet, erheblich über den Angaben in den Arzneibüchern.

Zerkleinerungsgrad der Droge

Auch hierfür gibt es einige empirische Regeln:
Blätter, Blüten und Kräuter sollen in grob bis fein geschnittener Form (Teilchengröße 8–4 mm)* zur Anwendung kommen, Hölzer, Rinden, Wurzeln und Isländisches Moos in fein zerschnittener oder grob gepulverter Form (3–2,8 mm Teilchengröße)*, Früchte und Samen in frisch zerquetschtem Zustand oder fein zerschnitten bzw. grob gepulvert, Teilchengröße etwa 2 mm). Für alkaloidhaltige Drogen (Ipecacuanhawurzel), saponinhaltige Drogen (Primelwurzel, Senegawurzel u.a.) sowie für Bärentraubenblätter wird empfohlen, die Droge in fein gepulverter Form (Teilchengröße 0,3–0,7 mm)* zu verwenden.

Es ist zu bedenken, daß beim Zerkleinern Öldrüsen und Ölräume verletzt werden, was das Verflüchtigen von ätherischem Öl (Pfefferminzblätter, Kamillenblüten, Fenchel, Anis, Pommeranzenschale u.a.) beschleunigt, auch werden Oxidationsprozesse (z.B. Bildung unlöslicher Phlobaphene aus Gerbstoffen) begünstigt. Andrerseits wird aus den meisten Apiaceenfrüchten, wie am Beispiel Fenchel gezeigt wird, das ätherische Öl aus der Ganzdroge nur sehr schlecht extrahiert, während man bei zerquetschten oder gepulverten Früchten ein Mehrfaches an ätherischem Öl im Teegetränk findet. Es ist zweckmäßig, solche Drogen in toto auf Vorrat zu halten und nur jeweils dem voraussichtlichen Verbrauch angepaßte Mengen zu zerkleinern. Ganz

---
* Diese Angaben differieren in den einzelnen Arzneibüchern.

Teebereitung

allgemein werden natürlich die Inhaltsstoffe aus stärker zerkleinerten Drogen besser extrahiert, so daß der Zerkleinerungsgrad immer ein Kompromiß zwischen den Parametern optimaler Wirkstoffgehalt (toto-Droge) und optimale Extraktion (stark zerkleinerte Droge) ist.

Art der Extraktion

Drei verschiedene Methoden kommen in Betracht, von denen der Aufguß (Infus) am häufigsten angewendet wird. Sofern keine begründeten Sondervorschriften zu beachten sind, kann man sich an folgenden allgemeinen Regeln orientieren.

Aufguß (Infus): Die vorgeschriebene Drogenmenge in einem feuerfesten Glas oder Porzellangefäß mit kochendem Wasser (150–250 ml) übergießen, das Gefäß abdecken, evtl. gelegentlich umrühren; wenn nichts anderes angegeben ist, nach 5–10 min abseihen. Dieses Verfahren kann bei den meisten Blatt-, Blüten- und Krautdrogen, aber auch bei manchen entsprechend zerkleinerten Rinden- und Wurzeldrogen angewendet werden.

Abkochung (Decoct): Die erforderliche Drogenmenge wird mit kaltem Wasser angesetzt und zum Sieden erhitzt, man läßt dann noch kurze Zeit (meist 5–10 min lang) kochen und seiht nach kurzem Stehen ab. Dieses Verfahren eignet sich besonders für Drogen mit harter bis sehr harter Konsistenz (Hölzer, Wurzeln, Rinden), besonders wenn diese Gerbstoffe enthalten (Ratanhiawurzel u.a.).

Kaltauszug (Mazerat): Die vorgeschriebene Drogenmenge wird mit der nötigen Menge kaltem Wasser übergossen und mehrere Stunden bei Raumtemperatur stehengelassen; anschließend gibt man durch ein Teesieb. Das Mazerat kann kalt getrunken werden oder man bringt es auf Trinkwärme. Diese Herstellungsart kommt ganz besonders für schleimhaltige Drogen in Frage (Eibischwurzel, Leinsamen, Isländisches Moos u.a.); auch bei einigen anderen Drogen wird das Mazerat zur Teebereitung bevorzugt, wenn es darum geht, unerwünschte Begleitstoffe fernzuhalten (Gerbstoffe in Bärentraubenblättern; Viscotoxine in Mistelkraut), die in kaltem Wasser weniger gut löslich sind; so enthält eine Abkochung aus Bärentraubenblättern 600 mg Gerb-

Teebereitung

stoff und 600 mg Arbutin, ein Kaltauszug aber nur 300 mg Gerbstoff und 800 mg Arbutin, dem Kaltauszug ist hier also der Vorzug zu geben [1].

Das Ergebnis auch dieser Teebereitungsmethode wird durch gelegentliches Umrühren oder Schütteln verbessert.

Gegen den Kaltauszug sind in letzter Zeit von seiten der Mikrobiologen mehrfach Bedenken geäußert worden: so hat z.B. Hameister [2] berichtet, daß eine Teezubereitung aus einer mikrobiell nicht einwandfreien Ausgangsdroge beim üblichen Überbrühen mit kochendem Wasser ein bakteriologisch unbedenkliches Teegetränk ergab; hingegen waren in Auszügen, die mit nur 60 °C warmem Wasser bereitet wurden, höhere, in Kaltauszügen aber sehr hohe Keimzahlen nachweisbar. Inzwischen haben auch mehrere Drogenimporteure und Vorlieferanten ihren gewerblichen Abnehmern nahegelegt, in Gebrauchsanweisungen für den Verbraucher grundsätzlich das Überbrühen der Droge mit kochendem Wasser in allen Fällen vorzuschreiben.

Das Resultat einer Berücksichtigung der drei genannten Faktoren Dosis-Zerkleinerungsgrad-Extraktionsverfahren sollte ein Teegetränk sein, das einen optimalen Gehalt an wirksamen Inhaltsstoffen aufweist. Es gibt aber kaum Untersuchungen, die Auskunft zu der häufig gestellten Frage geben: welcher Anteil der in der Droge enthaltenen Wirkstoffe geht in das Teegetränk über?

Bekannt ist bisher, daß bei üblicher Teebereitung in dem beim Abseihen anfallenden Drogenrückstand bei Fenchel noch etwa 70% des ätherischen Öles der Ausgangsdroge enthalten sind, bei Kamille immerhin auch 50–70% des ätherischen Öles (dabei 60–70% des Chamazulens), bei Pfefferminze sind etwa 30% des ätherischen Öles im Drogenrückstand. Auch wenn sich diese Angaben auf lipophile, schlecht wasserlösliche Inhaltsstoffe beziehen, so belegen sie doch, daß Wasser nicht immer das zur Teebereitung ideale Extraktionsmittel ist; gerade bei diesen Drogen ist zu überlegen, inwieweit standardisierten Teepräparaten der Vorzug zu geben ist (s. auch den Abschnitt Teepräparate).

[1] D. Frohne, Planta Med. **18**, 1 (1970).
[2] W. Hameister, in: „Qualität pflanzlicher Arzneimittel", Herausg. von G. Hanke, Wiss. Verlagsgesellschaft, Stuttgart 1984.

Aufbewahrung, Lagerung, Haltbarkeit

Geht man davon aus, daß Teedrogen arzneilich gebraucht werden, so wird man bei ihrer Aufbewahrung und Lagerung die gleiche Sorgfalt walten lassen wie bei anderen Arzneimitteln auch. In den Arzneibüchern sind nicht allzuviele Hinweise zu finden, wie Drogen zweckmäßig aufbewahrt werden.

Wesentliche Faktoren, die bei der Lagerhaltung von Drogen, aber auch bei der Aufbewahrung z.B. beim Patienten zu beachten sind, sind:
- Licht
- Temperatur
- Luftfeuchtigkeit
- Zerkleinerungsgrad

Nahezu für alle Drogen ist Lichtschutz erforderlich und in den meisten Arzneibüchern auch zwingend vorgeschrieben; diese Forderung ergibt sich zum einen aus dem Umstand, daß Blatt-, Blüten- und Krautdrogen im Licht rasch ausbleichen und unansehnlich werden; zum anderen katalysiert Licht den Ablauf zahlreicher chemischer Prozesse, die einen Abbau oder eine Veränderung der Drogeninhaltsstoffe bewirken können.

Für die Erhaltung der Drogenqualität ist die Temperatur ein weiterer wesentlicher Parameter. Nach einer aus der Thermodynamik abgeleiteten Faustregel bedeutet eine Temperaturerhöhung um 10 °C eine Verdoppelung der Reaktionsgeschwindigkeit, d.h. daß nicht nur durch Licht, sondern auch durch Erwärmen Veränderungen an Drogeninhaltsstoffen beschleunigt werden; der Gehalt an flüchtigen Inhaltsstoffen (ätherisches Öl) nimmt bei zunehmender Temperatur rascher ab. Daraus ergibt sich die Notwendigkeit, Drogen möglichst kühl aufzubewahren. Für die Lagerhaltung ist einem trockenen Kellerraum unbedingt der Vorzug zu geben vor einem (zwar auch trockenen) warmen bis heißen Dachboden; der früher so beliebte Kräuterboden sollte der Vergangenheit angehören!

Zu hohe Luftfeuchtigkeit wirkt sich in zweierlei Hinsicht nachteilig auf die Haltbarkeit der Drogen aus: zum einen kann durch Feuchtigkeit die Aktivität bestimmter Enzyme, vor allem der Glykosidasen, mobilisiert werden und damit ein Abbau von Inhaltsstoffen in Gang gesetzt werden, zum anderen bedeutet höhere Luftfeuchtigkeit eine erhöhte Gefahr des Befalles durch Schimmelpilze oder andere Mikroorganismen. Es ist darum angezeigt, Drogen trocken, d.h. bei einer

Aufbewahrung, Lagerung, Haltbarkeit

relativen Luftfeuchte unter 60% aufzubewahren bzw. zu lagern.

Letztendlich spielt auch der Zerkleinerungsgrad eine Rolle, wenn es um die möglichst werterhaltende Aufbewahrung geht: Zu starke Zerkleinerung bringt infolge Oberflächenvergrößerung die negativ wirkenden Faktoren stärker und rascher zur Geltung als dies bei der Ganz-Droge möglich ist. Dieser Umstand verdient vor allem Beachtung bei Drogen, die ätherisches Öl, Gerbstoffe und Bitterstoffe enthalten [1, 2]. Teedrogen mit diesen Wirkstoffen sollen nicht in gepulverter Form vorrätig gehalten werden.

Die Gefäße, in denen Drogen aufbewahrt werden oder auf Lager liegen, sollen die Erfüllung der eben genannten Forderungen gewährleisten. In manchen Arzneibüchern sind diesbezügliche Angaben genauer definiert, z.B. im ÖAB „In gut schließenden Gefäßen" = hinreichender Schutz gegen Verunreinigung oder Beeinflussung durch andere Stoffe; darüber hinausgehend „In dicht schließenden Gefäßen" = zusätzlicher Schutz vor einer Beeinträchtigung durch den Wassergehalt der Luft. Bei manchen Drogen kann der Zusatz „mit einem geeigneten Trocknungsmittel" angezeigt sein (z.B. bei Wollblumen), um Verfärbungen oder sonstige Veränderungen hintanzuhalten; es empfiehlt sich, Gefäße mit doppeltem Boden zu wählen, bei denen sich z.B. Blaugel im unteren Boden befindet und auf dem oberen, durchlöcherten Boden, über einer Lage Mull, die Droge. Bei einigen Wurzeldrogen findet man im ÖAB auch den Hinweis „Vor Insektenfraß geschützt", wobei die Droge zuvor mit Chloroformdämpfen begast und anschließend gut durchlüftet wird, ein Vorgehen, das auf manche Kritik stößt (wegen der Verwendung eines chlorierten Kohlenwasserstoffes), sich aber nur schwer durch andere Verfahren ersetzen läßt (s. dazu auch den Abschnitt Pflanzenbehandlungsmittel-Rückstände).

Als Vorratsgefäße sind Weißblechdosen in der Apothekenpraxis problemlos, sofern sie wirklich dicht schließen; für kleinere Drogenmengen sind (mit Ausnahme der Drogen mit ätherischem Öl) auch Kunststoffbehälter geeignet, ebenso dicht schließende Dosen aus Holz oder Hartkarton. Drogen, die ätherisches Öl enthalten, sind in kleineren Mengen optimal in braunen Glasgefäßen aufzubewahren, allenfalls auch in Polyamid- oder Hostalen®-Behältern, hingegen sind

Aufbewahrung, Lagerung, Haltbarkeit

Gefäße aus Polyethylen, Polypropylen oder Polyvinylchlorid ungeeignet, weil sie rasch ätherisches Öl absorbieren, auch aus dem über der Droge befindlichen Luftraum, der sich gewöhnlich rasch mit flüchtigen Stoffen sättigt.

Zur Abgabe von Teedrogen an den Patienten können Papierbeutel nicht uneingeschränkt empfohlen werden. Besser ist es, arzneilich verwendete Tees in Pergamin- oder Zellophanbeutel abzupacken, bei aromatischen Drogen sind die (etwas teureren) Beutel mit Aluminiumfolie ideal. Geeignet sind auch Teedosen aus Polyamid oder Hostalen®, wenn sie zwecks Lichtschutz entsprechend eingefärbt sind.

Zur Stabilität der Teedrogen liegen erst wenige Untersuchungen [3, 4, 5] vor, die alle Parameter (Licht, Temperatur, Luftfeuchte, Zerkleinerungsgrad, Material der Lagergefäße) berücksichtigen; aus ihnen lassen sich keine allgemeingültigen Angaben über die Verwendbarkeitsdauer der Drogen ableiten. Während im 2. AB-DDR für nahezu alle Drogen Aufbewahrungsfristen vorgeschrieben sind (3 Jahre oder auch nur 18 Monate, bei einigen Drogen im gepulverten Zustand 24 Std.), fehlen in der Ph. Eur., im DAB 8, ÖAB und der Ph. Helv. VI solche Hinweise, obwohl der Frage der Lagerdauer der Teedrogen mehr Aufmerksamkeit geschenkt werden muß, auch im Interesse der Arzneimittelsicherheit. Im Rahmen der Standardzulassungen sind für eine ganze Reihe von Drogen entsprechende Hinweise zur Haltbarkeit vorgesehen; bei Drogen mit ätherischem Öl kann aus dem Ausgangswert (Gehalt zum Zeitpunkt der Abpackung) und der (prozentuellen) Abnahme in der Zeiteinheit die Haltbarkeitsdauer berechnet werden, bei anderen Drogen wird die Haltbarkeit direkt in Jahren angegeben. Für den Apotheker ergibt sich daraus, nur Drogen der letzten Ernte einzukaufen (nicht alle Drogengroßhandlungen machen allerdings diesbezügliche Angaben) und auch nur solche Mengen auf Vorrat zu nehmen, die voraussichtlich bis zur nächsten Ernte abgegeben werden.

[1] H. Flück, Pharm. Acta Helv. **43**, 1 (1968).
[2] M. Wichtl, Pharmazie **25**, 692 (1970).
[3] D. Fehr und G. Stenzhorn, Pharm. Ztg. **124**, 2324 (1979).
[4] L. Kreutzig, Pharm. Ztg. **127**, 893 (1982).
[5] D. Fehr und G. Stenzhorn, Pharm. Ztg. **127**, 111 (1981).

Eingangskontrolle und Prüfung

Im Arzneipflanzen-Großhandel

Teedrogen werden aus den verschiedensten Teilen der Welt importiert, aus Übersee in Containern, aus osteuropäischen Ländern meist in LKW oder per Bahn, wobei neben toto-Droge auch concis-Ware in den unterschiedlichsten Behältern (Säcke aus Jute, Papier, Polypropylen etc.) angeliefert wird [1]. Die Eingangskontrolle der zuerst auf Quarantäne gelegten Drogenpartien erfaßt durch visuelle Prüfung, ob Übereinstimmung der Kennzeichnung von Gebinde und Lieferschein mit dem Inhalt besteht. Ferner wird auf Transportschäden, Insekten- und Pilzbefall sowie auf Gewicht geachtet. Nach einem bestimmten Plan werden aus jeder Charge Proben gezogen und diese makroskopisch, mikroskopisch und phytochemisch untersucht, wobei man sich möglichst an den Arzneibüchern orientiert; häufig prüft man auch auf mikrobielle Kontamination und auf Rückstände von Pflanzenbehandlungsmitteln.

Entspricht die Droge allen Anforderungen, so wird die Partie – nach Einbehalten eines Rückstellmusters – zum Verkauf freigegeben. Wenn nur einzelne Prüfpunkte zu Beanstandungen führen (Feuchtigkeit, Aschegehalt etc.) wird die Droge entweder nachbearbeitet (getrocknet, gereinigt) oder entsprechend gekennzeichnet z.B. für die industrielle Bearbeitung (Extraktion) freigegeben. Bietet ein Mindergehalt an Wirkstoff(en) Grund für eine Beanstandung, so wird je nach Erfahrung entschieden, ob die Droge für Extraktionszwecke freigegeben werden kann oder ob durch Vermischen mit Drogen höheren Gehaltes eine Standardisierung möglich ist.

Eingangskontrolle und Prüfung

In der Apotheke

Obwohl der Apotheker nach der Apothekenbetriebsordnung die Prüfung der Arzneimittel durch Einrichtungen außerhalb seiner Apotheke vornehmen lassen darf (z.B. durch das Zentrallaboratorium Deutscher Apotheker, das dann das sog. ZL-Zeichen vergibt [2]), entbindet ihn dies nicht von seiner persönlichen Verantwortung für die Qualität der Droge. Es muß deshalb immer die Kontrolle eingelieferter Drogen, auch wenn diese vorgeprüft sind, erfolgen, zumindest ist die Feststellung der Identität eine Tätigkeit der täglichen Praxis. Sehr häufig kann schon makroskopisch erkannt werden, ob die Droge in Ordnung ist: Leinsamen, Kamillenblüten, Pfefferminzblätter lassen sich bei einiger Erfahrung ohne besondere Hilfsmittel untersuchen, d.h. als unverfälscht und nicht verunreinigt beurteilen, sehr gute Dienste leistet hier auch eine Stereolupe.

Bei sehr vielen anderen Drogen ist es hingegen unerläßlich, zur sicheren Identifizierung, bzw. zum sicheren Ausschluß von Verfälschungen das Mikroskop zu Hilfe zu nehmen. In diesem Buch ist der mikroskopischen Prüfung ein hoher Stellenwert zugemessen worden, was sich auch in den vielen Bildern der entsprechenden Drogenmerkmale zeigt. Dabei haben wir auch den Größenangaben besondere Aufmerksamkeit geschenkt, weil sie für die Beurteilung nicht selten wesentlich sind (s. z.B. Salbei/Dreilappiger Salbei, Basalzellen der Gliederhaare); deshalb ist auch in allen mikroskopischen Aufnahmen ein Maßstab angegeben. Wo die Größenangaben einen Spielraum zulassen, kann anstelle der Eichung eines Meßokulars mittels Objektmikrometer auch der Zusatz von wenig Lycopodium als „Maßstab" (eine winzige Spatelspitze pro Präparat reicht aus) erfolgen: die Sporen haben einen Durchmesser von ziemlich genau 30 µm und können so als „Meßlatte" dienen.

Eingangskontrolle und Prüfung

Neben der Mikroskopie spielt die DC bei der Identifizierung und Qualitätsprüfung der Drogen eine sehr wichtige Rolle; sie läßt sich auch im Apothekenlaboratorium mit einfachsten Hilfsmitteln durchführen (z.B. leere, gut gereinigte Gläser von Baby-Nahrungsmitteln als „Trennkammer", Fertigfolien 4 × 8 cm, statt Besprühen Tauchen des entwickelten Chromatogramms in das verdünnte Reagens, Erhitzen auf einer mit Alufolie bedeckten Heizplatte) und liefert eine erstaunliche Fülle von Information bei minimalem Bedarf an Probenmaterial und Chemikalien [3]. Diese Methode wurde im Buch an vielen Stellen berücksichtigt, vor allem bei solchen Drogen, bei denen die mikroskopische Prüfung allein nicht ausreicht oder schwierig ist. Ein für die Bedürfnisse der Apothekenpraxis geschriebenes Buch zur DC liegt vor [4], ebenso eine Art Bilderatlas zur DC-Identifizierung von Drogen [5].

[1] A. Nagell, in: „Qualität pflanzlicher Arzneimittel", Hrsg. von G. Hanke; Wiss. Verlagsgesellschaft, Stuttgart 1984.
[2] N.N., Was ist eigentlich das ZL-Prüfzeichen? Pharm. Ztg. **128**, 2239 (1983).
[3] M. Wichtl, Prüfung von Drogen in Apotheken (Schriftenreihe der Bundesapothekerkammer, Davos 1984, Dokumentation der Vorträge).
[4] P. Pachaly, Dünnschichtchromatographie in der Apotheke, 2. Auflage, Wiss. Verlagsgesellschaft, Stuttgart 1983.
[5] H. Wagner, S. Bladt und E.M. Zgainski, Drogenanalyse. Dünnschichtchromatographische Analyse von Arzneidrogen. Springer-Verlag, Berlin, Heidelberg, New York 1983.

Rückstände auf pflanzlichen Drogen (Kontaminationsprobleme)

Pflanzen, auch arzneilich genützte, sind im Verlauf ihres Wachstums mannigfachen Umwelteinflüssen ausgesetzt, von denen uns im Hinblick auf Teedrogen folgende interessieren: Befall durch Mikroorganismen (Bakterien, Pilze), Kontamination mit Schwermetallen (z.B. Blei aus Motorabgasen) und Behandlung mit Pflanzenschutzmitteln (Pestizide), aber auch Begasungsrückstände.

Bei der Drogenherstellung durch Trocknen der Pflanzenteile können die genannten Umweltfaktoren als Rückstände auf den Teedrogen verbleiben, was aus hygienischen und toxikologischen Gründen unsere besondere Aufmerksamkeit erfordert. Während bei den Trocknungsvorgängen die Pflanzenbehandlungsmittel in Abhängigkeit von ihrer chemischen Struktur mindestens teilweise abgebaut werden und Schwermetalle als solche auf den Drogen verbleiben, kann die Zahl der Mikroorganismen je nach Art der Trocknung u.U. sehr stark zunehmen, so daß Drogen, die langsam und bei relativ hoher Luftfeuchte (z.B. in Scheunen während einer Regenperiode) getrocknet werden, eine höhere Keimzahl aufweisen können als die Frischpflanzen.

Mikrobiologische Kontamination ist nicht nur aus hygienischen Gründen, sondern wegen der Toxinbildung durch Pilze und Bakterien ebenso toxikologisch bedenklich wie das Vorhandensein von Schwermetall- und Pestizidrückständen.

Bei Lebensmitteln ist die gesamte Problematik seit langem bekannt und z.B. durch die sog. Pflanzenschutzmittel-Höchstmengenverordnung teilweise gesetzlich geregelt. Auf dem Gebiet pflanzlicher Drogen beschäftigt man sich hingegen mit diesen Fragen erst seit einigen Jahren. Ohne die hier anstehenden Probleme verniedlichen zu wollen, muß man natürlich bedenken, daß Lebensmittel vom Menschen regelmäßig zu sich genommen werden, Teedrogen-Aufgüsse aber nur hin und wieder, wenn man von kurmäßigem Gebrauch absieht; das Problem ist daher auf dem Lebensmittelsektor ungleich brennender gewesen.

Rückstände auf pflanzlichen Drogen

Mikrobielle Kontamination

Je nährstoffreicher ein Pflanzenteil ist und je langsamer der Trocknungsvorgang abläuft, um so höher werden die Keimzahlen der resultierenden Drogen ausfallen: Wurzeldrogen, die durch Bodenpartikel primär ohnehin stärker belastet sind, weisen daher stets höhere Zahlen an Mikroorganismen auf als z.B. Blüten, die von Bakterien und Pilzen weniger gut als Nährboden genützt werden können.

Die Gesamtkeimzahlen variieren von Droge zu Droge sehr stark [1, 2], sie liegen zwischen $10^2/g$ und $10^7/g$. Diese sind zunächst von geringerer Bedeutung, wichtig erscheint es hingegen, die Abwesenheit pathogener Keime sicherzustellen und die Zahl der Enterobakterien zu limitieren. Hierfür hat W. Hameister [1] einen Vorschlag unterbreitet, der in einer Arbeitsgruppensitzung auf dem APV-Seminar „Qualität pflanzlicher Arzneimittel" (Darmstadt 1982) auch zustimmend diskutiert wurde:

- Gesamtkeimzahl: Maximal 10^6 Keime/g
- Schimmelpilze: Maximal 500/g
- Coliforme Keime: Maximal 500/g
- *Escherichia coli*: Nicht nachweisbar in 1 g.

Zu beachten ist in diesem Zusammenhang, daß bei der Herstellung eines Aufgusses oder einer Abkochung eine sehr starke Reduktion der Keimzahl eintritt. Hingegen können Mazerate, also Kaltwasser-Drogenauszüge bei mehrstündigem Stehen sich so verändern, daß sie als hygienisch nicht mehr einwandfrei zu bezeichnen sind (s. auch den Abschnitt Teebereitung).

Eine Keimzahlreduktion kann (industriell) auch durch Behandlung mit Ethylenoxid erfolgen, gleichzeitig wird damit eine Vernichtung von Insekten (-eiern, -larven) erreicht.

Dieses Verfahren ist derzeit in einer sehr kontroversen Diskussion: einerseits führt es bei eingelagerten Dro-

Rückstände auf pflanzlichen Drogen

gen erwünschterweise zu einer drastischen Verminderung von Keimen, andererseits kann eine nicht sachgemäß durchgeführte Ethylenoxidbehandlung zu toxischen Rückständen (vor allem Ethylenchlorhydrin und das allerdings weniger gefährliche Ethylenglykol) führen.

Kontamination mit Schwermetallen

In den letzten Jahren sind Umweltbelastungen durch Blei, Cadmium und Quecksilber wiederholt festgestellt worden und Anlaß von z.T. übertriebenen Berichten gewesen.

Für Drogen liegen erst ganz wenige Untersuchungen vor. In einer umfangreichen Studie an 342 Proben fand Schilcher [2] zwar für einen erheblichen Anteil eine Überschreitung der von der ZEBS (Zentrale Erfassungs- und Bewertungsstelle für Umweltchemikalien) aufgestellten Richtwerte, er weist aber gleichzeitig darauf hin, daß von den Schwermetallen jeweils nur ein Bruchteil in das Teegetränk übergeht, was man bei der Beurteilung der Drogen berücksichtigen sollte.

Wegen der sehr geringen Konzentrationen lassen sich entsprechende Analysen nur mittels Atomabsorptionsspektroskopie, nach Aufschluß der Drogen mittels Perchlorsäure-Salpetersäure (und damit nicht im Apothekenlaboratorium), durchführen. Die von Schilcher [3] gefundenen Werte betrugen:
- für Blei 0,09–6,5 ppm* (Durchschnitt 0,2 ppm)
- für Cadmium 0–0,1 ppm
- für Quecksilber 0–0,94 ppm (Durchschnitt 0,01 ppm).

---

* 1 ppm = 1 part per million = 0,0001%

Rückstände auf pflanzlichen Drogen

Die Richtwerte bei Lebensmitteln liegen für
- Blei
  max. 0,5 ppm (Frucht- und Wurzelgemüse, Getreide)
  max. 1,2 ppm (Blattgemüse)
- Cadmium
  max. 0,1 ppm (Blatt- und Fruchtgemüse, Getreide)
  max. 0,05 ppm (Wurzelgemüse)
- Quecksilber max. 0,03 ppm (Getreide).

Kontamination mit Pflanzenbehandlungsmitteln

Wie im Nutzpflanzenanbau kommt man auch im Arzneipflanzenanbau ohne den Einsatz von Pflanzenschutzmitteln nicht aus: der sog. biologische Anbau kann aus Kostengründen nur im Kleinstbetrieb (Hausgarten) durchgeführt werden – oder man nimmt das Risiko schwerer bis schwerster Ausfälle durch Schädlinge in Kauf.

Während der Einsatz von Pflanzenbehandlungsmitteln für Nahrungspflanzen in vielen europäischen und überseeischen Ländern gesetzlich geregelt ist, fehlen entsprechende Bestimmungen in manchen Entwicklungsländern, bzw. werden dort in der Praxis nicht beachtet. Es kann demnach vorkommen, daß Drogen aus diesen Ländern noch Pestizide (z.B. DDT) enthalten, die bei uns längst verboten sind – ein Problem auch für den Analytiker, der ohnehin auf eine Palette unterschiedlichster Substanzen wie Thiophosphorsäureester, chlorierte Kohlenwasserstoffe, Carbamate u.v.a. zu prüfen hat.

Bei der Drogenuntersuchung nach Arzneibuch fallen Rückstände von Pflanzenbehandlungsmitteln in die Kategorie „ungewöhnliche Verunreinigungen"; man orientiert sich dabei an den Verordnungen über Rückstände an Pflanzenschutzmitteln bei Lebensmitteln. Zu beachten ist, daß man sowohl bei Lebensmitteln als

Rückstände auf pflanzlichen Drogen

auch bei Arzneipflanzen heute stets Rückstände findet, gleichgültig, ob die lebenden Pflanzen mit Pestiziden behandelt wurden oder nicht, weil sich diese Umweltchemikalien nahezu weltweit verbreitet haben. Wesentlich ist, ihre Menge in Grenzen zu halten, was man unter anderem durch Einhalten der Wartefristen (Abstand von letztem Behandlungsdatum bis Erntedatum) erreichen kann. In einer umfangreichen Studie an 2654 Proben hat Schilcher [2] gezeigt, daß ein Teil nicht der Höchstmengen-Verordnung entsprach. Auch hierbei ist aber zu bedenken, daß bei der Herstellung eines Teegetränkes nur Bruchteile des Pestizides in den Aufguß übergehen, nämlich nur etwa 10% [2].

Da für die Analytik unbedingt ein Gaschromatograph und/oder ein Hochdruckflüssigkeitschromatograph erforderlich ist, können die einschlägigen Untersuchungen nicht im Apothekenlaboratorium durchgeführt werden; die DC ist nur bei Einsatz unverhältnismäßig großer Probenmengen und auch da nur bei einigen wenigen Pestiziden (mit hoher Toleranzgrenze) brauchbar, scheidet in der Praxis also aus. Renommierte Teedrogengroßhandlungen untersuchen jedoch ihre Drogenpartien auf Rückstände oder lassen dies in entsprechenden Laboratorien durchführen.

Auf die Problematik der Rückstände von Ethylenoxid ist bereits im Abschnitt „Mikrobielle Kontamination" hingewiesen worden.

[1] W. Hameister, in: „Qualität pflanzlicher Arzneimittel", Herausg. von G. Hanke, Wiss. Verlagsgesellschaft, Stuttgart 1984.
[2] H. Schilcher, Planta Med. **44**, 65 (1982).
[3] H. Schilcher, Acta Horticulturae **73**, 339 (1978).

Standardzulassungen

In der Bundesrepublik Deutschland bedürfen aufgrund des am 1.1.1978 in Kraft getretenen Arzneimittelgesetzes (AMG 76) alle Fertigarzneimittel einer besonderen Zulassung; hiervon sind nur wenige, meist rezepturmäßig in begrenztem Umfang hergestellte Arzneimittel ausgenommen (§21 Abs. 2 Nr. 1).

Dies bedeutet, daß nun auch zahlreiche gleichartige oder sogar identische Handverkaufs-Arzneimittel, z.B. fertig abgepackte Teedrogen, einer Zulassung bedürfen. Der damit zusammenhängende Aufwand (Antrag und Unterlagen betreffend Qualität, Wirksamkeit und Unbedenklichkeit) wäre weder für das Bundesgesundheitsamt (BGA) als Zulassungsbehörde noch für die Apotheken zumutbar gewesen. Der Gesetzgeber hat deshalb den Ausweg der Standardzulassungen (§36 AMG) geschaffen: im Verordnungswege werden für die in Betracht kommenden Arzneimittel Monographien veröffentlicht, in denen die qualitativen und quantitativen Merkmale des Arzneimittels, die Kennzeichnung (nach §10 AMG) und die Angaben zur Packungsbeilage (nach §11 AMG) enthalten sind. In der Praxis wird eine solche Monographie über die eines Arzneibuches hinausgehen, weil sie zusätzliche Angaben zur Haltbarkeit und zum Behältnis enthalten muß. Im Zeitpunkt der Fertigstellung des Manuskriptes zum vorliegenden Buch (Mai 1984) lagen für 57 Drogen Entwürfe entsprechender Monographien zu Standardzulassungen vor, sie sind bei der Textabfassung weitgehend berücksichtigt worden, vor allem ist bei allen diesen Drogen der Text der Packungsbeilage gesondert angeführt. (Anmerkung: Knapp vor Drucklegung konnten noch für weitere 15 Drogen die Standardzulassungen berücksichtigt werden).

Die Standardzulassungen ermöglichen es dem Apotheker, diese 57 Drogen als Fertigarzneimittel (d.h. in gleichbleibender Zusammensetzung, im voraus hergestellte, zur direkten Abgabe an den Verbraucher bestimmte Packungen) herzustellen und abzugeben, ohne das langwierige Zulassungsverfahren für Fertigarzneimittel auf sich nehmen zu müssen: es ist lediglich nötig, die in der Monographie der Standardzulassung festgelegten Auflagen einzuhalten.

Eine ausführliche Diskussion sowie weiterführende Angaben finden sich in [1–4]. Hingewiesen sei auf die Textausgabe „Standardzulassungen" mit Kommentar [5].

[1] R. Braun, in: „Qualität pflanzlicher Arzneimittel", Herausg. G. Hanke, Wiss. Verlagsgesellschaft, Stuttgart 1984.
[2] R. Braun, Dtsch. Apoth. Ztg. **121**, 1595 (1981); **122**, 2605 (1982).
[3] O. May, Dtsch. Apoth. Ztg. **122**, 2232 (1982).
[4] H. Kassebaum, Dtsch. Apoth. Ztg. **122**, 2603 (1982).
[5] Standardzulassungen. Text und Kommentar, Hrsg. von R. Braun, Deutscher Apotheker Verlag, Stuttgart 1983.

Wichtl

Monographien-Teil

Alantwurzelstock   Helenii Rhizoma, Rhizoma Helenii

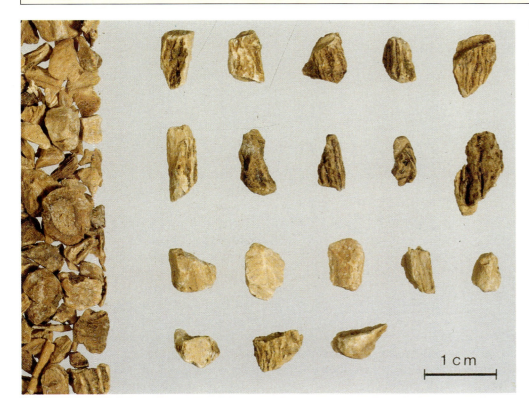

Abb. 1: Alantwurzel

Alantwurzel besteht aus den von 2–3jährigen, kultivierten Pflanzen gewonnenen, zerkleinerten Wurzeln, Rhizomen und Nebenwurzeln.

Beschreibung: Die Droge ist gekennzeichnet durch graubraune, außen fein längsrunzlige, harte, hornartige Stückchen, die auf dem nicht faserigen Querbruch eine dunkelbraune Kambiumlinie und ein harziges Glitzern durch die zahlreichen Exkretbehälter erkennen lassen.

<u>Geruch:</u> Eigenartig aromatisch.

<u>Geschmack:</u> Gewürzhaft bitter.

Erg. B. 6: Rhizoma Helenii

Stammpflanze: *Inula helenium* L. (Echter Alant), Asteraceae.

Synonyme: Radix Inulae, Radix Enulae, Donavarwurzel, Edelherzwurzel, Helenenkrautwurzel, Altwurzel, Oldwurzel, Fadenwurzel, Handwurzel, Umlenkwurzel, Odinskopfwurzel, Glockenwurzel, Aletwurzel, Darmwurz, Schlangenwurz, Brustalant, Großer Heinrich. Elfdock root (engl.). Rhizome d'aunée officinale, Racine d'aunée (franz.).

Herkunft: Heimisch in Süd- und Osteuropa, in Mitteleuropa, Vorderasien und Nordamerika eingebürgert. Die Droge stammt aus Kulturen, die Importe kommen heute vorwiegend aus China, UdSSR und Bulgarien.

Inhaltsstoffe: Sesquiterpenlactone (Bitterstoffe): Die Eudesmanolide Alantolacton (=Eudesma-4,11(13)-dien-8β,12-olid), Isoalantolacton, 11,13-Dihydroalantolacton, 11,13-Dihydroisoalantolacton, 4,5-Dihydro-5,6-dehydroalantolacton (=1-Desoxy-8-epi-ivangustin) und andere sowie das Germacren-D-lacton. Das Gemisch aus den Alantolactonen wird auch als Helenin oder Alantkampfer bezeichnet. Ca. 1–3% ätherisches Öl mit den Alantolactonen und deren Abbauprodukten (Alantol, Alantsäure) als Hauptkomponenten sowie Sesquiterpenkohlenwasserstoffe (u.a. β-Elemen). Polyacetylene, aliphatische Kohlenwasserstoffe (u.a. Nonacosan), 8,9-Epoxy-10-isobutyryloxy-thymol-isobutyrat. Triterpene: Friedelin, Dammarandienol und sein Acetat. Sterole: β-Sitosterol und sein Glucosid, Stigmasterol. Bis 44% Inulin sowie verschiedene Abbauprodukte.

Indikationen: Antiseptisch wirkendes Expektorans bei Bronchialkatarrhen, Keuchhusten (auch Reizhusten) und Bronchitis.

In der *Volksmedizin* wird die zu den Amara-Aromatica zählende Droge desweiteren als Stomachikum, Karminativum und Cholagogum (u.a. Bitterstoffwirkung) sowie Diuretikum, Anthelmintikum und bei Menstruationsbeschwerden verwendet. Äußerlich (Umschläge) auch bei Exanthemen und anderen Hauterkrankungen, insbesondere als antiseptisches Mittel.

Alantolacton

Isoalantolacton

Germacren-D-lacton

8,9-Epoxy-10-isobutyryloxy-thymolisobutyrat

Dammarandienol

Die Wirkung der Droge als Sekretolytikum, Choleretikum und Diuretikum ist experimentell und klinisch belegt [1, 2]. Die wesentlichen Wirkstoffe sind Alantolacton, Isoalantolacton und die anderen Sesquiterpenlactone. Sie besitzen die für verschiedene pharmakologische Wirkungen wichtige Exomethylengruppe am γ-Lactonring. Verbindungen dieses Typs wirken antiphlogistisch und antibiotisch [3, 4]. Für Alantolacton und Isoalantolacton wurde in vitro und in vivo eine antifungistische Aktivität nachgewiesen [5, 6]. Die minimale Hemmkonzentration gegenüber humanpathogenen Pilzen (Epidermophyton, Trichophyton-Arten) liegt bei 15–35 µg/ml.

Alantolacton wirkt noch in einer Verdünnung von 1:800000 tonisierend auf den Kaninchendünndarm und lähmt seine Spontankontraktion vollständig bei einer Verdünnung von 1:100000. Eine tonisierende Wirkung auf den Uterus, wie bei anderen Sesquiterpenlactonen, ist nicht auszuschließen. Gegenüber Schweineascariden konnte keine vermizide (wurmtötende) Wirkung nachgewiesen werden, wohl aber eine vermifuge (wurmvertreibende) Wirkung an Katzen (0,15–0,20 g Alantolactongemisch).

Nebenwirkungen: Die Alantolactone reizen die Schleimhäute. Sie wirken sensibilisierend und rufen allergene Kontaktdermatitiden hervor [u.a. 7, 8]. Experimentell wurde nachgewiesen, daß Alantolacton als Hapten an Hautproteine gebunden wird und auch das Alantolacton-Hautprotein-Addukt eine Hypersensibilität gegenüber Alantolacton und anderen α-Methylen-γ-Lacton-Systemen (Kreuzreaktion) induzieren kann [9]. Gegenüber Leukozyten zeigte Alantolacton in in-vitro-Kulturen (1 µg/ml) toxische Effekte [10]. Größere Gaben der Droge führen zu Erbrechen, Durchfall, Krämpfen und Lähmungserscheinungen.

Teebereitung: 1 g grobgepulverte Droge mit kochendem Wasser übergießen, nach 10–15 min durch ein Teesieb geben. Als Expektorans 3–4mal täglich 1 Tasse, evtl. mit Honig gesüßt.
1 Teelöffel = etwa 4 g.

Phytopharmaka: Alantwurzeln oder aus ihnen hergestellte Extrakte finden sich in Fertigarzneimitteln der Gruppe Antitussiva / Expectorantia z.B. Phytpulmon®, Cholagoga/Gallenwegstherapeutika, Diuretika, Gichtmittel, Laxantia, Magen-Darm-Mittel, Roborantia/Tonika, Umstimmungsmittel.

Prüfung: Makroskopisch (s. Beschreibung) und mikroskopisch. Charakteristisch ist das Fehlen von Stärke (Asteraceendroge). Im Querschnittsbild finden sich in der Rinde, in den Markstrahlen und im Mark zahlreiche bis 200 µm große, ovale bis runde Exkretbehälter, die häufig nadelförmige Kristalle von Alantolacton enthalten. In den Parenchymzellen liegen Inulin-Klumpen vor (histochemischer Nachweis mit 1-Naphthol-Schwefelsäure-Reagenz).

Verfälschungen: Diese sind recht selten. Als gefährliche Beimengung wurden gelegentlich Belladonnawurzeln beobachtet; diese enthalten keine Exkretgänge und sind an Kristallsandzellen zu erkennen. Eine gute Nachweismöglichkeit bietet die DC: 1 g gepulverte Droge wird mit 10 ml Methanol kurz aufgekocht; nach dem Abkühlen filtriert man und trägt von dem Filtrat 40 µl bandförmig (15 mm) auf eine Kieselgelschicht auf. Bei Kammersättigung entwickelt man mit Chloroform-Ethanol (98+2) 10 cm hoch. Nach Abdunsten des Fließmittels wird mit einer 10%igen Kaliumhydroxidlösung besprüht und anschließend unter UV 365 ausgewertet. Falls Radix Belladonnae vorlag, erscheint im Rf-Bereich von etwa 0,2 eine intensiv blaugrün fluoreszierende Zone; sie darf bei Alantwurzel nicht vorhanden sein. Mit dieser Methode lassen sich noch Beimengungen von 0,5% Belladonnawurzel nachweisen.

Aufbewahrung: Kühl, vor Licht und Feuchtigkeit geschützt. Nicht in Kunststoffbehältern (ätherisches Öl!)

Literatur:

[1] E. Schneider und H. Harms, Hippokrates **11**, 1061 (1940).
[2] H. Schindler, Arzneimittelforschg. **4**, 516 (1954).
[3] K.H. Lee, T. Ikuba, R.Y. Wu und T.A. Geisman, Phytochemistry **16**, 1177 (1977).
[4] I.H. Hall, K.H. Lee, C.O. Starnes, Y. Sumida, R.Y. Wu, T.G. Waddell, J.W. Cochran und K.G. Gerhart, J. Pharm. Sci. **68**, 537 (1979).
[5] W. Olechnowicz-Stepien und S. Stepien, Diss. Pharm. **15**, 17 (1963).
[6] A.K. Picman, Biochem. Syst. Ecol. **11**, 183 (1983).
[7] J.C. Mitchell, B. Fritig, B. Singh und C.H.N. Towers, J. invest. Derm. **54**, 233 (1970).
[8] J.L. Stumpf, C. Benezra, H. Geleick, K.H. Schulz und B. Hausen, Contact Dermatitis **8**, 16 (1982).
[9] G. Dupuis, C. Benezra, G. Schlewer und J.-L. Stumpf, Molecular Immunology **17**, 1045 (1980).
[10] G. Dupuis und J. Brisson, Chem. Biol. Interactions **15**, 205 (1976).

Willuhn

Alkannawurzel   Alkannae Radix, Radix Alkannae

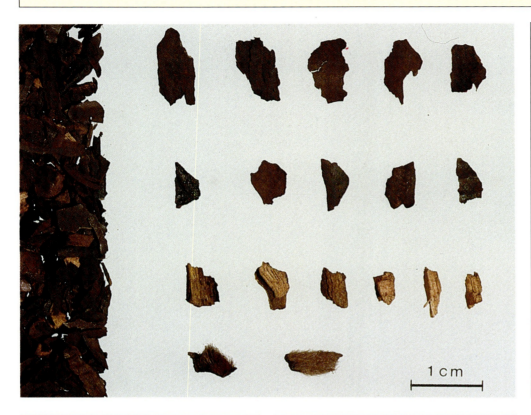

Abb. 2: Alkannawurzel

Beschreibung: Das walzenförmige, zerklüftete, außen von einer brüchigen, dunkelpurpurnen, leicht abblätternden Borke umgebene Rhizom trägt oberseits noch rauhbehaarte Blatt- und Stengelreste (Abb. 3). An Bruchstücken bzw. in der Schnittdroge erkennt man unter der Borke eine schmale weiße Rinde und einen unregelmäßig strahligen, helleren Holzkörper mit einem bräunlichen Mark.

Geschmack: Schleimig, etwas bitter.

Erg. B. 6: Radix Alkannae

Stammpflanze: *Alkanna tinctoria* (L.) Tausch. (Alkannawurzel), Boraginaceae.

Synonyme: Schminkwurzel, Alkermeswurzel, Färberkrautwurzel, Rotfärbewurzel, Rote Ochsenzungenwurzel, Radix Anchusae, Radix Anchusae tinctoriae, Radix Alkannae spuriae. Alkanna root, Dyer's Alkanet (engl.). Racine d'orcanette, Racine d'alcanna (franz.).

Herkunft: Heimisch in Südeuropa. Die Droge stammt aus Kulturen und wird aus der Türkei, Indien und Albanien eingeführt.

Inhaltsstoffe: Ein Gemisch roter Farbstoffe („Alkannarot"), das besonders in der Rinde (dort 5–6%) enthalten ist; es besteht im wesentlichen aus Alkannin und Estern des Alkannins. Alkannarot ist in vielen organischen Lösungsmitteln, in fetten Ölen und z.T. auch in ätherischen Ölen löslich (Anwendung in der Mikroskopie zum histochemischen Nachweis!). Als Phenole sind die einzelnen Komponenten des Alkannarot in Alkalihydroxidlösungen löslich, wobei Farbumschlag nach grün bzw. blau erfolgt.

Indikationen: Die Droge hat *keine medizinische Bedeutung* (sie ist früher als Adstringens verwendet worden), sondern spielt nur als Färbemittel eine, allerdings bescheidene Rolle. Da Alkanna zum Färben von Lebensmitteln in vielen Ländern nicht zugelassen ist, wird die Droge fast nur noch zur Färbung von Kosmetika gebraucht. Für einige Alkanninester sind antibiotische und wundheilende

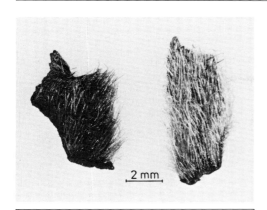

Abb. 3: Behaarte Blatt- und Stengelfragmente von *Alkanna tinctoria*

Effekte (z.B. bei Ulcus cruris) beschrieben worden [1, 2].

Prüfung: Diese kann sich auf die Bestimmung des Färbewertes beschränken: man extrahiert 2,5 g gepulverte Droge mit 100 ml Toluol-Ethanol (1 + 1) und verdünnt die erhaltene Lösung 1:25. Diese Verdünnung soll die gleiche Farbintensität aufweisen wie eine Mischung von 20 ml 0,01%iger $KMnO_4$-Lösung und 5 ml 0,1%iger $K_2Cr_2O_7$-Lösung.

Verfälschungen: Kommen heute praktisch nicht vor, obwohl solche früher in der Literatur vielfach beschrieben wurden. Zu achten ist allerdings darauf, daß die Droge nicht „entrindet" ist, da nur in den äußeren Partien Farbstoffe enthalten sind.

Literatur:
[1] V.P. Papageorgiu, Planta Med. **31**, 390 (1977).
[2] V.P. Papageorgiu, Experientia **34**, 1499 (1978).

Wichtl

Aloe

Aloe barbadensis (Ph. Eur. III), Curaçao-Aloe
Aloe capensis (Ph. Eur. III), Kap-Aloe

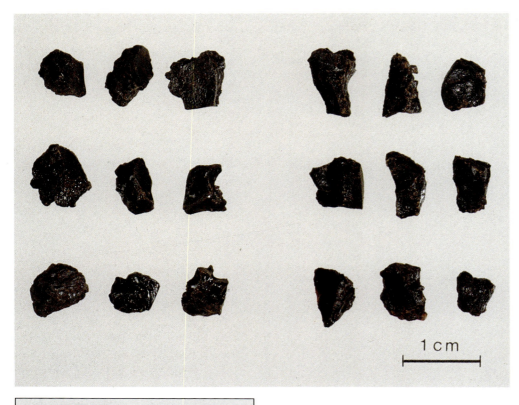

Abb. 4: Curaçao-Aloe (rechts) und Kap-Aloe (links)

Aloe barbadensis
Curaçao-Aloe

Beschreibung: Die Droge besteht aus dem zur Trockne eingedickten Saft aus den Exkretzellen der Aloe-Blätter. Sie stellt eine tiefbraune, schwach glänzende, undurchsichtige Masse mit muscheligen Bruchflächen dar. Das Pulver ist braun. Es ist in der Wärme löslich in Ethanol, teilweise löslich in siedendem Wasser, praktisch unlöslich in Ether und Chloroform. Der wäßrige Auszug färbt sich nach Zusatz von Laugen rot (Bornträger-Reaktion).

Geruch: Charakteristisch, stark.

Geschmack: Bitter, unangenehm.

Aloe capensis
Kap-Aloe

Beschreibung: Die Droge ist der zur Trockne eingedickte Saft aus den Exkretzellen der Aloe-Blätter. Sie stellt eine tiefbraune Masse mit grünlichem Schimmer und glänzenden muscheligen Bruchflächen dar. Das Pulver ist grünlichbraun. Es ist in der Wärme löslich in Ethanol, teilweise löslich in siedendem Wasser, praktisch unlöslich in Ether und Chloroform. Der wäßrige Auszug färbt sich nach Zusatz von Laugen rot (Bornträger-Reaktion).

Geruch: Charakteristisch, stark.

Geschmack: Bitter, unangenehm.

2. AB-DDR: Aloe
ÖAB: Aloe (= Aloe capensis)
ÖAB: Aloe barbadensis
Ph. Helv. VI: Aloe

Curaçao-Aloe

Stammpflanze: *Aloe barbadensis* MILLER, Liliaceae.

Synonyme: Venezuela-, Barbados-Aloe; Aloe (engl.); Aloès (franz.)

Herkunft: Heimisch in Afrika, nach Amerika eingeführt. Kulturen besonders auf den westindischen Inseln und in den Küstengebieten von Venezuela. Die Droge gelangt vor allem über Curaçao in den Export, ist in Mitteleuropa aber praktisch nicht im Handel.

Inhaltsstoffe: Hydroxyanthracen-Derivate: besonders 25–40% Aloin (10-C-Glucosid des Aloeemodinanthrons); keine Aloinoside (s. aber bei Kap-Aloe!). Außerdem weitere Anthracenderivate, Chromonderivate (sog. Aloesine) und Bitterstoffe (Aloenin) [1]. Die Ph. Eur. III fordert einen Mindestgehalt von 28% Hydroxyanthracen-Derivaten (berechnet als wasserfreies Barb-Aloin = Cap-Aloin = Aloin).

Indikationen: Aufgrund der Anthraderivate als stark wirkendes Dickdarmlaxans; Aloeemodinanthron, die Wirkform, entsteht im Dickdarm nach Spaltung des Aloins und nach Reduktion des oxidierten Aglykons

[Structures: Aloin (Barbaloin), Aloinosid B, Aloenin, Aloeemodin, Aloesin]

durch zelleigene Enzyme oder durch Bakterien. Die Anthrone reizen die Schleimhaut, die Schleimsekretion wird gesteigert und so die Peristaltik des Darms angeregt. Gleichzeitig wird die Rückresorption von Wasser und Elektrolyten gehemmt.

Nebenwirkungen: Der Wirkungsmechanismus bedingt bei chronischer Anwendung anthrachinonhaltiger Laxantien häufig Störungen des Elektrolythaushalts. Insbesondere kommt es zu einem Kaliumverlust. Gleichzeitig werden bedingt durch den Wasserverlust Natriumionen ausgespült. Die Kaliumverarmung führt schließlich zu Lähmungen der Darmmuskulatur und zum Wirkungsverlust der Laxantien. Die eingenommene Arzneimittelmenge muß, um den gleichen Effekt zu bewirken, zwangsläufig erhöht werden. Bei Patienten mit Herzerkrankungen kann der Kaliummangel Herzrhythmusstörungen hervorrufen. Außerdem führt die häufige Verwendung von Anthrachinonen zu Schädigungen der Membran des Oberflächenepithels und zu einer irreversiblen Schädigung der Muscularis mucosae. Es treten Darmtenesmen mit Abgang von Schleim auf. Dagegen ist die Braunfärbung der Schleimhaut harmlos. Sie ist bedingt durch die Einlagerung von Reduktionsprodukten verschiedener Anthrachinone. Hinzuweisen ist schließlich darauf, daß Aloe in höheren Dosen eine Blutfülle im kleinen Becken erzeugt. Außerdem wird über die Dickdarmreizung reflektorisch die Uterusmuskulatur angeregt, so daß es in der späteren Schwangerschaft zum Abort bzw. zur Frühgeburt kommen kann. In toxischen Dosen führt Aloe zu schweren hämorrhagischen Durchfällen und zu Nierenschädigungen, u.U. mit Todesfolge. Als tödliche Dosis wird die Einnahme von 1 g über mehrere Tage angegeben. Die Indikation bei der Anwendung von Aloe sollte streng gestellt werden: Akute Obstipation. Kontraindikationen: Gravidität, Menstruation, Nierenerkrankungen, Hämorrhoiden. Auf die Interferenz, die wegen Hypokaliämie zu Saliuretika besteht, muß geachtet werden. Anthrachinone sind bei unkontrolliertem Gebrauch nicht unbedenklich und daher zur Selbstmedikation nur unter Vorbehalt geeignet [1, 2].

Teebereitung: Entfällt.

Phytopharmaka: Aloe, die zu den stärksten Dickdarm-Laxantien aus der Gruppe der Anthrachinon-Präparate gehört, findet sich in vielen Abführmitteln häufig mit anderen Anthracen-Drogen oder mit Extractum Belladonnae, aber auch mit Extractum Chelidonii u.a.m. kombiniert, vor allem in Form von Dragees, Tabletten und Kapseln. Häufig wird statt Aloe Aloeextrakt DAB 8 (22–33% Hydroxyanthracenderivate), eine durch Umlösen gereinigte Aloe, eingesetzt. Der Vorteil: der Anteil der unwirksamen und gelegentlich zu Beschwerden der Patienten führenden amorphen Harze ist im Extrakt erniedrigt. Dosierung: einige Tage lang abends 0,1–0,2 g Aloe bzw. 0,05–0,1 g Aloeextrakt.

Prüfung: Makroskopisch, mikroskopisch und vor allem mittels DC nach Ph. Eur. III. Bei Curaçao-Aloe erhält man nach Besprühen mit 10%iger methanolischer Kalilauge und Erhitzen auf 110 °C (5 min) eine unmittelbar unterhalb der gelben Aloinzone

(Rf-Wert etwa 0,4 bis 0,5) liegende violette Zone, die dem 7-Hydroxyaloin entspricht [3]; Aloinoside (siehe Kap-Aloe) dürfen im Chromatogramm nicht auftreten.

Verfälschungen: Kommen heute praktisch nicht mehr vor. Verwechslungen mit anderen *Aloe*-Arten können mittels DC nach Ph. Eur. III erkannt werden.

Literatur:
[1] Kommentar Ph. Eur. III.
[2] E.O. Riecken u. H. Leonhardt, Internist. **22**, 733 (1981).
[3] H.W. Rauwald und R. Voetig, Arch. Pharm. **315**, 477 (1982).

Kap-Aloe

Stammpflanzen: *Aloe ferox* MILLER und Hybride; oft auch *Aloe perryi* BAKER, Liliaceae.

Synonyme: *A. ferox:* Afrikanische Aloe; *A. perryi:* Socotra-Aloe; Aloe (engl.); Aloès (franz.)

Herkunft: Heimisch in Afrika; angebaut in Süd- und Ostafrika; Einteilung der Handelssorten nach ihrer Herkunft: Südafrika: Kap-, Uganda-, Natal-Aloe; Ostafrika: Socotra-, Sansibar-, Mokka-Aloe.

Inhaltsstoffe: Hydroxyanthracen-Derivate: besonders 13–27% Aloin (10-C-Glucosid des Aloeemodinanthrons). Außerdem Aloinoside (z.B. Aloin-11-0-α-rhamnosid) in wechselnden Anteilen je nach Herkunft der Droge, dazu Chromonderivate, Bitterstoffe (Aloenin) [1]. Die Ph. Eur. III fordert einen Mindestgehalt von 18% Hydroxyanthracenderivaten (berechnet als wasserfreies Barb-Aloin = Cap-Aloin = Aloin).

Indikationen: s. Curaçao-Aloe.

Teebereitung: Entfällt. Die Droge wird heute in der Apotheke als Bestandteil von Schwedenkräuter-Mischungen (Ansetzen mit Alkohol) gebraucht.

Phytopharmaka: s. Curaçao-Aloe.

Prüfung: Makroskopisch (s. Beschreibung), mikroskopisch und quantitativ nach Ph. Eur. III. Zur dünnschichtchromatographischen Differenzierung von Curaçao-Aloe s. dort.

Teebereitung: Siehe Curaçao-Aloe.

Verfälschungen: Siehe Curaçao-Aloe.

Anmerkung zu Aloe, allgemein: Beim Fehlen besonderer Angaben ist immer Kap-Aloe zu verwenden und abzugeben!

Literatur:
[1] Kommentar Ph. Eur. III.

Czygan

Ammi-visnaga-Früchte

DAB 8, Ammeos visnagae fructus, Fructus Ammi visnagae

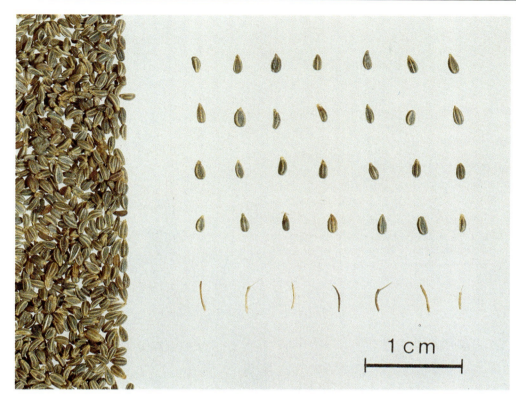

Abb. 5: Ammi-visnaga-Früchte

Beschreibung: Kleine, graubraune, elliptische, breiteiförmige bis birnenförmige Doppelachänen, meist in ihre Teilfrüchte zerfallen; diese sind ca. 1,5–3 mm lang und ca. 0,9 mm breit, eiförmig und an der Fugenfläche etwas abgeplattet. Sie sind unbehaart, tragen 5 hellere, erhabene Rippen und am oberen Ende ein bräunlich-gelbes Griffelpolster mit dem Griffelrest (Abb. 6).

Geschmack: Schwach bitter, etwas aromatisch.

Stammpflanze: *Ammi visnaga* (L.) LAM. (Zahnstocher-Ammei), Apiaceae.

Synonyme: Visnagafrüchte, Bischofskrautfrüchte, Zahnstocherammeifrüchte, Khella. Khella fruits (engl.). Fruit de Khella (franz.).

Herkunft: Heimisch im Mittelmeergebiet, in Argentinien, Chile, Mexiko und Nordamerika angebaut. Die Hauptdrogenmenge stammt aus dem Anbau in Marokko, Ägypten, Tunesien, neuerdings auch aus der UdSSR.

Inhaltsstoffe: Furanochromone (γ-Pyrone) (2–4%, DAB 8 mind. 1%): 0,3–1% Khellin (= Visammin), 0,05–0,1% Visnagin, 0,3–1% Khellol und sein Glucosid Khellenin, Khellinol, Ammiol, Visammiol, Khellinon, Visnaginon. 0,2–0,5% Pyranocumarine (Visnagane): Visnadin, Samidin und Dihydrosamidin. Flavonoide: Quercetin, Isorhamnetin und ihre 3-Sulfate, Kämpferol. 0,02–0,03% ätherisches Öl, u.a. mit Campher, Carvon, α-Terpineol, Terpinen-4-ol, Linalool sowie cis- und trans-Lina-

Abb. 6: Teilfrüchtchen (Achäne) von *Ammi visnaga*, z.T. mit anhaftendem Griffel

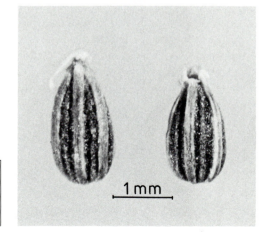

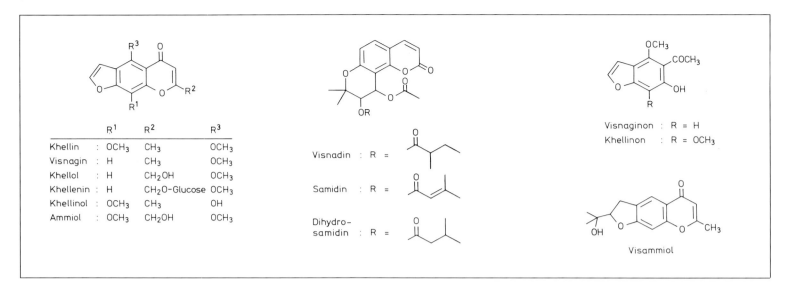

looloxid. 12–18% fettes Öl, 12–14% Proteine.

Abb. 7: Großzelliges Exokarp mit durchscheinendem Exkretgang (Ölstriemen)

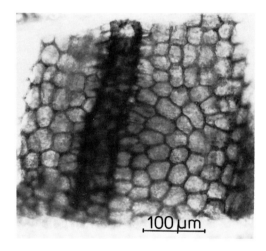

Indikationen: Die Droge wirkt muskulotrop spasmolytisch auf die Bronchialmuskulatur, die Muskulatur des Magen-Darm-Kanals, der Gallenwege, des Urogenitalbereichs und der Coronargefäße, desweiteren diuretisch. Die wesentlichen Wirkstoffe sind die Furanochromone (Khellin, Visnagin). Die Cumarinderivate (Visnadin, Samidin) sind an der Gesamtwirkung vor allem durch ihre spasmolytische, koronarerweiternde Wirkung beteiligt. Die Droge ist indiziert bei Keuchhusten, krampfartigen Erregungszuständen des Magen-Darm-Kanals, bei Gallenkoliken, schmerzhafter Menstruation, zur Entfernung kleiner Blasen- und Nierensteine, bei Angina pectoris und Asthma bronchiale. *Als Teedroge wird sie nur selten verwendet. Bevorzugt werden Fertigpräparate* mit Auszügen der Gesamtwirkstoffe oder mit den isolierten Reinsubstanzen Khellin oder Visnadin.

Visnadin wirkt koronarerweiternd und zeigt eine ausgeprägte Steigerung der Koronardurchblutung, weshalb visnadinhaltige Präparate (z.B. Carduben®) bei Herzerkrankungen mit Durchblutungsmangel des Herzmuskels verordnet werden.

Khellinhaltige Präparate werden vorzugsweise eingesetzt bei asthmatoider bzw. spastischer Bronchitis, bei Asthma bronchiale, Angina pectoris sowie bei Nieren-, Gallen- und Darmkoliken.

Nebenwirkungen: Als Nebenerscheinungen bei längerer Anwendung oder aber bei Überdosierung wurden Übelkeit, Schwindel, Obstipation, Appetitlosigkeit, Kopfschmerzen, allergische Erscheinungen (Juckreiz) und Schlafstörungen beobachtet. Bei der Prüfung *einzelner Inhaltsstoffe* auf chronische Toxizität an Hunden (10fache therapeutische Dosis [!] über 3 Monate [!]) ergaben sich besonders für Samidin toxische Effekte [1]. Auch schwache phototoxische Wirkungen wurden nachgewiesen [2].

Teebereitung: 0,5 g der Früchte werden zerstoßen, mit kochendem Wasser übergossen und nach 10–15 min durch ein Teesieb gegeben.
1 Teelöffel = etwa 2,5 g.

Phytopharmaka: Fertigarzneimittel mit Auszügen der Droge (Perkolate, Fluidextrakte, meist auf Visnadin oder Khellin standardisiert (z.B. Stenocrat®) oder mit isoliertem Visnadin (z.B. Carduben®) oder Khellin (z.B.

Keldrin®, Cardiopax® Herzsalbe) sowie Khellinderivate finden sich in der Gruppe der Kardiaka (14), Bronchospasmolytika (6), Spasmolytika (3), Urologika (4) und Koronarmittel (3).

Prüfung: Makroskopisch und mikroskopisch nach DAB 8. Charakteristisch sind u.a. das großzellige, nicht papillöse Exokarp mit durchscheinenden Exkretgängen (Abb. 7) sowie das Vorkommen von großen Interzellularräumen in den Rippen. Im DAB 8 findet man auch Identitäts- und Reinheitsprüfung durch Farbreaktion mit Schwefelsäure (Bildung der Oxoniumsalze der γ-Pyronderivate) und durch dünnschichtchromatographische Auftrennung der Furanochromone [3].

Verfälschungen: Selten; die makroskopisch sehr ähnlich aussehenden Früchte von *Ammi majus* L. (Große Knorpelmöhre) lassen sich im Querschnitt mikroskopisch durch das Fehlen großer Interzellularräume in den Rippen erkennen.

Literatur:
[1] A. Kandil und E.E. Galal, J. Drug Res. **7**, 109 (1975).
[2] O. Schimmer, R. Beck und U. Dietz, Planta Med. **40**, 68 (1980).
[3] Kommentar DAB 8.

Willuhn

Andornkraut   Marrubii Herba, Herba Marrubii

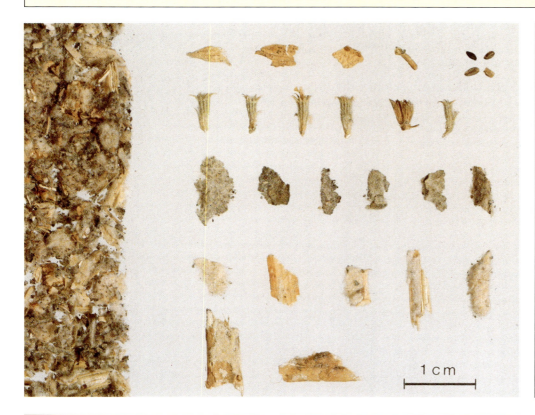

Abb. 8: Andornkraut

Beschreibung: Knäuelig zusammenhaftende, runzelige Blattstückchen, unterseits filzig behaart; vierkantige, weichwollig behaarte Stengelstücke. Teile der Blüte, insbesondere filzig behaarte Kelchblattstückchen mit hakig gekrümmten Zähnen (Abb. 10); gelegentlich dreikantige schwarze Nüßchen.

Geschmack: Bitter, etwas scharf.

ÖAB: Herba Marrubii
Erg.B.6.: Herba Marrubii

Stammpflanze: *Marrubium vulgare* L. (Andorn), Lamiaceae.

Synonyme: Weißer Andorn, Gemeiner Andorn, Weißer Dorant. White horehound (engl.). Herbe à la vierge (franz.).

Herkunft: Der Andorn ist in Mittel- und Nordeuropa heimisch. Die Droge stammt meist aus Südosteuropa, bzw. Marokko.

Inhaltsstoffe: Diterpen-Bitterstoffe mit dem Lacton Marrubiin als Hauptbestandteil (aus Prä-Marrubiin entstanden?); neben ubiquitären Stoffen familientypische Verbindungen wie Stachydrin und Kaffeesäure

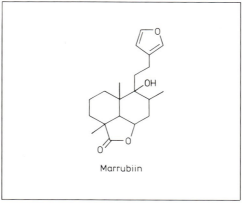

Marrubiin

sowie ätherisches Öl in geringer Menge; Lamiaceen-Gerbstoffe.

Indikationen: Als Amarum und Choleretikum bei Verdauungsbeschwerden und bei Störungen der Gallenproduktion. Die choleretische Wirkung kommt der bei Lactonspaltung des Marrubiins entstehenden Marrubiinsäure zu. Anwendung ferner bei Husten als schwach wirksames Expektorans.

In der *Volksmedizin* äußerlich bei Hautschäden, Geschwüren und Wunden.

Teebereitung: 1,5 g fein zerschnittene Droge mit kochendem Wasser übergießen und nach 5–10 min durch ein Teesieb geben. Als Choleretikum jeweils vor den Mahlzeiten 1 Tasse, als Expektorans mehrmals täglich 1 Tasse.

1 Teelöffel = etwa 1 g.

Phytopharmaka: Nur wenige Fertigpräparate in der Gruppe Antitussiva und Expektorantien (z.B. Neo-Codion® [Tropfen und Dragees]). Be-

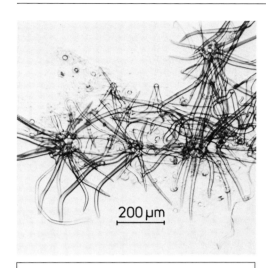

Abb. 9: Vielarmige Büschelhaare der Blattunterseite, oft peitschenförmig gewunden

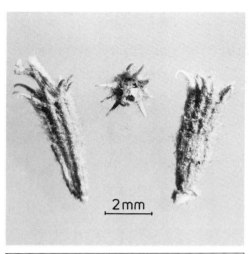

Abb. 10: Filzig behaarte Blütenkelche von *Marrubium vulgare* mit auswärts gebogenen Zähnchen

standteil von Leber-Galle-Tees, z.B. Species cholagogae (ÖAB).

Prüfung: Laubblätter mit charakteristischen Büschelhaaren (Abb. 9), Kelchblätter filzig behaart und mit nach auswärts gebogenen glänzenden Zähnchen (Abb. 10).

Verfälschungen: Selten, evtl. andere *Marrubium*-Arten, z.B. *M. candidissimum* mit dicht weißfilzig behaarten Blättern.

Frohne

Angelikawurzel   Angelicae radix, Radix Angelicae

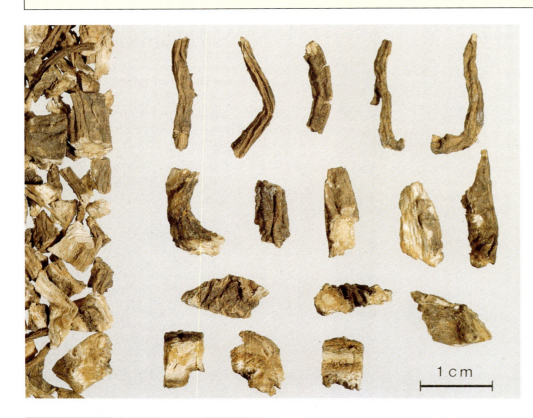

Abb. 11: Angelikawurzel

Beschreibung: Außen grau-, rötlich- oder schwarzbraune, längsgefurchte, oft auch dünne Wurzelstücke mit radial angeordneten Exkretgängen (Durchmesser 100–200 µm) in der Rinde und einem gelben, radial gestreiften Holzkörper. Daneben unregelmäßig gestaltete Fragmente des Rhizoms, ebenfalls mit Exkretgängen.

Geruch: Stark würzig.

Geschmack: Zunächst aromatisch, dann scharf, bitter und anhaltend brennend.

2. AB-DDR: Radix Angelicae
ÖAB: Radix Angelicae
DAC 1979: Angelikawurzel

Stammpflanze: *Angelica archangelica* L. (Engelwurz), Apiaceae.

Synonyme: Rad. Archangelicae, Rad. Angelicae sativae, Rad. Syriacae, Heiligenwurzel, Heiligengeistwurzel, Heiligenbitter, Geistwurzel, Erzengelwurzel, Theriakwurzel, Brustwurz, Waldbrustwurz, Giftwurz, Zahnwurzel, Glückenwurzel, Gartenangelika; Angelica root (engl.); Racine d'angélique (franz.).

Herkunft: Heimisch mit verschiedenen Unterarten und Varietäten in allen gemäßigten Zonen Europas und Asiens, vor allem in den nördlichen Regionen. Die Droge stammt fast ausschließlich aus Kulturen in Polen, Holland, der DDR, seltener aus Belgien, Italien oder der Tschechoslowakei.

Inhaltsstoffe: Ca. 0,35–1,3% ätherisches Öl (DAC mind. 0,3%), zu 80–90% aus Monoterpenkohlenwasserstoffen zusammengesetzt, mit β-Phellandren (13–28%), α-Phellandren (2–14%) und α-Pinen (14–31%) als Hauptkomponenten. Daneben u.a. β-Pinen, Sabinen, Δ3-Caren, Myrcen u.a.; Sesquiterpene wie β-Bisabolen, Bisabolol, β-Caryophyllen und die makrocyclischen Lactone Tri-, Penta-, Heptadecanolid sowie 12-Methyltridecanolid. Furocumarine: Bergapten, Isoimperatorin, Xanthotoxin, Angelicin, Archangelicin (= Kwannin) u.a.; Cumarine: Umbelliferon u.a.; Phenolcarbonsäuren: Kaffeesäure, Chlorogensäure; das Flavanon Archangelenon. Sitosterol; Fettsäuren (C_{14}–C_{18}); Gerbstoffe; Saccharose.

Indikationen: Die Angelikawurzel gehört zu den Amara-Aromatica (Bitterstoffe und ätherisches Öl), die die Magensaft- und Pankreassekretion anregen. Sie wird zur Appetitanregung, als Stomachikum bei Dyspepsien mit mangelhafter Magensaftsekretion sowie als spasmolytisch und antimikrobiell wirkendes Karminativum verwendet. Sie ist Rohstoff für die Gewinnung von Gewürzextrakten und zur Herstellung von Bitterschnäpsen und Kräuterlikören (u.a. Boonekamp, Benediktiner, Karthäuser, Chartreuse).

Phytopharmaka: Angelikawurzel oder aus ihr hergestellte Extrakte sind Bestandteil von Kombinationsarzneimitteln vor allem aus der Gruppe der Magen-Darm-Mittel (21) z.B. Aciphyt®, Euvitan®, Klosterfrau-Magentonikum, Digestivum-Hetterich®, Ventrimarin®, Iberogast®, Legastol®, Carvomin®, Gastritol® „Dr. Klein", Presselin® 214, Stovalid®, Purgocit®, Dr. Klinger's-Bergischer-Kräutertee und Magentee, Kneipp® Magen-Tee u.a., Roborantia/Tonika (3), Spasmolytika (2), Cholagoga/Gallenwegstherapeutika (2) und auch Hypnotika/Sedativa (2).

Prüfung: Makroskopisch und mikroskopisch nach DAC 1979. Größere Sicherheit bietet jedoch die DC: 3,0 g gepulverte Droge mit 30 ml Methanol 30 min unter Rückfluß zum Sieden erhitzen, nach dem Abkühlen filtrieren; Filtrat unter vermindertem Druck eindampfen, Rückstand in 9 ml Methanol lösen (= Untersuchungslösung). Auf eine Kieselgel F_{254}-Schicht 20 µl Untersuchungslösung (10–15 mm breit) und daneben 20 µl einer 0,025%igen methanolischen Umbelliferonlösung auftragen, mit Ether (mit 12%iger Essigsäure gesättigt) – Toluol (1+1) bei Kammersättigung 15 cm hoch entwickeln. Nach Abdunsten des Fließmittels erscheint unter UV 366 das Umbelliferon etwa bei Rf 0,4 als intensiv blau fluoreszierende Zone. Angelikawurzel läßt folgende charakteristische Zonen erkennen: direkt oberhalb der Umbelliferonzone eine intensiv leuchtend blau fluoreszierende Zone, darüber drei blau fluoreszierende Zonen; direkt unterhalb des Rf-Bereiches 0,4 eine bläulich und eine gelbbraun fluoreszierende Zone (letztere zeigt intensive Fluoreszenzminderung unter UV 254); direkt oberhalb des Startbandes erscheint noch eine gelbbraun fluoreszierende Zone.

In der *Volksheilkunde* wird sie gelegentlich auch als antiseptisch wirkendes Expektorans, als Diuretikum, Emmenagogum und bei nervöser Schlaflosigkeit verwendet (ätherisches Öl).

Neben der Droge kommt die Tinktur, das abgetrennte ätherische Öl (Oleum Angelicae) und der Spiritus Angelicae compositus zur Anwendung, hier vielfach auch äußerlich als mildes Hautreizmittel bei Neuralgien und rheumatischen Beschwerden. In größeren Dosen (bei Ratten 1,87 mg/kg) ist das ätherische Öl toxisch [1].

Nebenwirkungen: Die Furocumarine verursachen Photodermatosen [2]. Sie wirken in Verbindung mit UV-A-Licht phototoxisch, photomutagen und cancerogen [3, 4]. Unter anderem auch wegen der geringen Wasserlöslichkeit sind bei der Teebereitung diesbezüglich jedoch keine Risiken gegeben [4].

Teebereitung: 1,5 g der fein zerschnittenen oder grob gepulverten Droge mit kaltem Wasser ansetzen und kurz aufkochen oder mit kochendem Wasser überbrühen (bedecktes Gefäß). Jeweils 30 min vor den Mahlzeiten 1 Tasse ungesüßt.
1 Teelöffel = etwa 1,5 g.

Wortlaut der für die Standardzulassung vorgesehenen Packungsbeilage:

7.1 Anwendungsgebiete

Beschwerden wie Völlegefühl, Blähungen und leichte, krampfartige Magen-Darm-Störungen; Magenbeschwerden, z.B. durch mangelnde Magensaftbildung.

7.2 Gegenanzeigen

Magen- und Darmgeschwüre.

7.3 Dosierungsanleitung und Art der Anwendung

Ein Teelöffel (2–4 g) voll **Angelikawurzel** wird mit siedendem Wasser (ca. 150 ml) übergossen und nach etwa 10 min durch ein Teesieb gegeben. Der Tee kann auch durch eine kurze Abkochung bereitet werden.

Soweit nicht anders verordnet, wird mehrmals täglich eine Tasse Teeaufguß mäßig warm eine halbe Stunde vor den Mahlzeiten getrunken.

Hinweis: Für die Dauer der Anwendung von Angelikawurzelzubereitungen sollte auf längere Sonnenbäder oder intensive UV-Bestrahlung verzichtet werden.

7.4 Hinweise

Vor Licht und Feuchtigkeit geschützt aufbewahren.

Abweichende Chromatogrammbilder weisen auf Verfälschung durch andere Apiaceenwurzeln hin (siehe Abb. 194, S. 213).

Verfälschungen: Vor allem in der Schnittdroge möglich; in Betracht kommen Wurzeln anderer Apiaceen besonders *Levisticum officinale*, *Pimpinella*-Arten und *Heracleum sphondylium*. Erkennung mittels DC, siehe Prüfung.

Aufbewahrung: Dicht verschlossen, vor Licht geschützt. Nicht in Kunststoffbehältern (ätherisches Öl!).

Literatur:
[1] G. Brownlee, Quart. J. Pharmacy **13**, 130 (1940).
[2] K.W. Glombitza, Dtsch. Apoth. Ztg. **112**, 1593 (1972).
[3] O. Schimmer, R. Beck und U. Dietz, Planta Med. **40**, 68 (1980).
[4] O. Schimmer, Planta Med. **47**, 79 (1983).
[5] O.B. Genius, Dtsch. Apoth. Ztg. **121**, 386 (1981).

Willuhn

Anis   Anisi fructus (Ph. Eur. III), Fructus Anisi

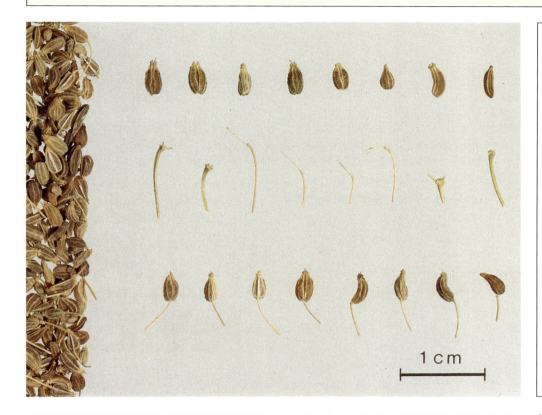

Abb. 12: Anisfrüchte (mittlere Reihe Stengelteile und Reste des Karpophors).

Beschreibung: Die Droge besteht aus den graugrünen bis graubraunen, verkehrt birnenförmigen, etwa 2 mm langen, feingerippten, an der Seite etwas zusammengedrückten, fein behaarten, (s. Abb. 13) gestielten Spaltfrüchten (Doppelachäne). Die Teilfrüchte haben fünf gerade Rippen.

Geruch: An Anethol erinnernd.

Geschmack: Süßlich, aromatisch (anisartig).

ÖAB: Fructus Anisi
Ph. Helv. VI: Fructus anisi

Stammpflanze: *Pimpinella anisum* L. (Anis), Apiaceae (= Umbelliferae).

Synonyme: Kleiner Anis, Süßer Kümmel; auch Semen Anisi bzw. Semen Absinthii dulcis. Anise seed (engl.). Anis vert (franz.).

Herkunft: Heimat vermutlich östliches Mittelmeergebiet, West-Asien; angebaut in Südeuropa, Mediterrangebiet, Vorderer Orient, Indien, UdSSR; Importe aus der Türkei, Ägypten und Spanien.

Inhaltsstoffe: Hauptbestandteil 1,5–5% Ätherisches Öl (Anisi aetheroleum DAB 8) (die Ph. Eur. III verlangt einen Mindestgehalt von 2,0% äther. Öl) mit trans-Anethol (80–90% des Öls) als Geschmacks- und Geruchsträger. Daneben das mit dem Anethol isomere Methylchavicol (= Estragol) (1–2%), das zwar anisartig riecht, aber nicht süß schmeckt und Anisaldehyd (unter 1%); außerdem Sesquiterpenkohlenwasserstoffe und weniger als 1% Monoterpenkohlenwasserstoffe (Unterschied zu Aetherol. Anisi stellati!) [1, 2, 3]. Die in der Literatur immer wieder erwähnten Dimeren des Anethols (Dianethol) und des Anisaldehyds (Dianisoin) in alter Droge, die für ihre östrogene Wirkung verantwortlich sein sollen, konnten in eingehenden Untersuchungen nicht gefunden werden [4].

– Im Unterschied zu Sternanisöl enthält echtes Anisöl bis zu 5% 2-Methylbuttersäureester des 4-Methoxy-2-(1-propenyl)-phenols [2, 3]. – Außerdem Fette, Cumarine [5].

Indikationen: Wegen der sekretolytischen, spasmolytischen und sekretomotorischen Wirkung des Ätherischen Öls als Expektorans und Karminativum, ähnlich wie Fenchel oft in der Pädiatrie [1, 6, 7]. In hohen Dosen auch antispastisch und antiseptisch.

In der *Volksmedizin* außerdem als Emmenagogum, Laktagogum (östrogene Wirkung?), Aphrodisiakum. Das Ätherische Öl wird äußerlich (in fettem Öl oder Salbengrundlagen) zu reizenden Einreibungen und gegen Ungeziefer eingesetzt. – Ansonsten werden Anis und Anisöl als Geschmackskorrigens in der Lebensmittel- und Getränkeindustrie verwendet (z.B. griechischer Anisschnaps: Ouzo; französischer Anislikör: Pernod, Pastis, Anisette; Bestandteil von Boonekamp, Benediktiner, Goldwasser).

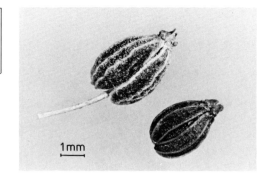

Abb. 13: **Behaarte Frucht von** *Pimpinella anisum* **(links) und kleinere, glatte Frucht von** *Petroselinum crispum* **(rechts; mögliche Verunreinigung)**

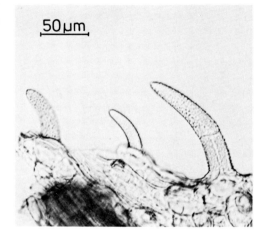

Abb. 14: **1- bis 2-zellige, dickwandige, gebogene Haare mit warziger Kutikula von** *Pimpinella anisum*

Teebereitung: 1–5 g der möglichst kurz vor Gebrauch zerstoßenen oder grob gepulverten Früchte mit kochendem Wasser übergießen und in bedecktem Gefäß 10–15 min ziehen lassen.
1 Teelöffel = etwa 3,5 g.

Teepräparate: Mehrere Teeaufgußpulver, die wäßrige Extrakte aus Anis enthalten (z.B. Husten-Tee Bronchiflux®, Knufinke Broncholind® Husten- und Brust-Tee) oder Tubentees (Husten-Tee Bronchiflux®); einige Präparate mit mikroverkapseltem Anisöl (z.B. Solubifix®).

Phytopharmaka: Als Bestandteil zahlreicher hustenstillender Mittel (Antitussiva, Expektorantia), Magen- und Darmmittel (Karminativa, Laxantia), besonders auch in der Pädiatrie, in Form von Tees, Tee-Extrakten, Dragees und Bonbons; oft zusammen mit anderen Ätherisch-Öl-Drogen, wie z.B. Fenchel.

Prüfung: Makroskopisch (s. Beschreibung), mikroskopisch (s. Abb. 14), quantitativ nach [1]; dünnschichtchromatographisch nach [1, 8].

Verfälschungen: Siehe [1]. Gelegentlich werden in einzelnen Anischargen (früher häufiger, heute sehr selten) die wegen ihres Coniingehaltes sehr giftigen Schierlingsfrüchte (Fructus Conii) angetroffen. Morphologisch sind die Schierlingsfrüchte an den gewellten Rippen (besonders im oberen Teil der Frucht) kenntlich. Beim Befeuch-

---

Wortlaut der für die Standardzulassung vorgesehenen Packungsbeilage:

6.1 Anwendungsgebiete
Förderung der Schleimlösung bei Katarrhen der Atemwege; Blähungen und krampfartige Beschwerden im Magen-Darmbereich, besonders bei Säuglingen und Kleinkindern.

6.2 Dosierungsanleitung und Art der Anwendung
1–2 Teelöffel **Anis** werden gequetscht und mit siedendem Wasser (ca. 150 ml) aufgegossen und nach 10–15 min durch ein Teesieb gegeben.

Soweit nicht anders verordnet, werden zur Förderung der Schleimlösung morgens und/oder abends vor dem Schlafengehen eine Tasse frisch bereiteter Tee getrunken.
Bei Magen- und Darmbeschwerden werden mehrmals 1 Eßlöffel voll Tee, Säuglinge und Kleinkinder 1 Teelöffel voll evtl. in die Flasche gegeben, eingenommen.

6.3 Hinweise
Vor Licht und Feuchtigkeit geschützt aufbewahren.

ten der zerquetschten Früchte mit Kalilauge darf kein Geruch nach Mäuseharn (Coniin) auftreten. – Verwechslungen mit Petersilienfrüchten sind bereits an der geringeren Größe und dem Fehlen der Behaarung (Abb. 13) feststellbar. – Fast alle derzeit gehandelten Anisfrüchte sind bis zu 1% mit Korianderfrüchten verunreinigt. – Anisöle des Großhandels bestehen zur Zeit entweder aus Sternanisöl oder (meistens) aus trans-Anethol-Präparationen.

Aufbewahrung: Vor Feuchtigkeit und Licht geschützt in Glas- oder Blechgefäßen, keinesfalls in Kunststoffbehältern (äther. Öl!).

Literatur:
[1] Kommentar Ph. Eur. III.
[2] K.-H. Kubeczka: Acta Horticulturae **73**, 85 (1978).
V. Formáček und K.-H. Kubeczka, Essential Oils Analysis by Capillary Gas Chromatography and Carbon-13-NMR Spectroscopy. John Wiley & Sons. Chichester etc. 1982.
[3] K.-H. Kubeczka, F. v. Massow, V. Formáček und M.A.R. Smith, Z. Naturforsch. **31 b**, 283 (1976).
[4] A. Kraus und F.J. Hammerschmidt, Dragoco Report **27**, 31 (1980).
[5] Th. Kartnig und H. Scholz, Fette, Seifen **71**, 276 (1969).
[6] H. Braun, Heilpflanzenlexikon für Ärzte und Apotheker. Gustav Fischer Verlag. Stuttgart/New York. 1981.
[7] E.M Boyd, Pharmacol. Rev. **6**, 521 (1954).
[8] P. Pachaly, Dünnschichtchromatographie in der Apotheke, Wissenschaftl. Verlagsges.m.b.H., 2. Aufl., Stuttgart 1983.

Czygan

Arnikablüten   DAB 8, Arnicae flos, Flores Arnicae

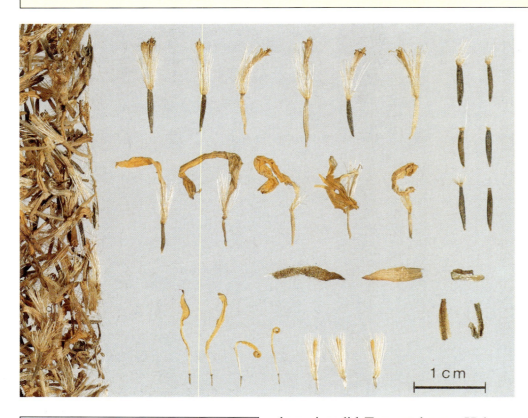

Abb. 15: Arnikablüten (die unterste Reihe zeigt Zungen- und Röhrenblüten der Verfälschung „mexikanische Arnika", *Heterotheca inuloides* Cass.)

Beschreibung: Die Droge besteht aus den getrockneten, ganzen, meist jedoch zerfallenen Blütenkörbchen oder auch aus den von Hüllkelch und Blütenstandsboden befreiten einzelnen Zungen- und Röhrenblüten (Flores Arnicae sine calycibus oder receptaculis, s. ÖAB). Sie hat einen schwach aromatischen Geruch und leicht bitteren, würzigen Geschmack. Charakteristisch sind die grauweißen, borstigen Pappushaare, die kranzförmig am oberen Ende des langen, schlanken, braunen Fruchtknotens (die spätere Achäne) der Zungen- und Röhrenblüten ansitzen und das grauweiße Aussehen der Droge bedingen. Die vom Pappus umgebene goldgelbe Krone der Zungenblüten ist stark geschrumpft, die der Röhrenblüten wenig auffallend. Daneben finden sich einzelne von Blüten befreite, oberseitig nur schwach gewölbte Blütenstandsböden mit Hüllkelchblättern.

Geruch: Schwach aromatisch.

Geschmack: Leicht bitter, etwas scharf.

> 2. AB-DDR: Flores Arnicae
> ÖAB: Flos Arnicae
> Ph. Helv. VI: Flos arnicae

Stammpflanze: *Arnica montana* L. (Arnika), Asteraceae; im 2. AB-DDR auch *Arnica chamissonis* Less.

Synonyme: Bergwohlverleih, Wundkraut, Fallkraut, Kraftwurz, Engelkraut. (*A. chamissonis* = Nordamerikanische Wiesenarnika).
Arnica flowers (engl.). Fleurs d'arnica (franz.).

Herkunft: Aus Wildvorkommen in Europa bis Südrußland. Hauptlieferländer derzeit Jugoslawien, Spanien, Italien und Schweiz. *A. chamissonis* in Rußland und der DDR kultiviert.

Inhaltsstoffe: Etwa 0,2% Sesquiterpenlactone (Bitterstoffe) vom Pseudoguaianolid-Typ, und zwar Helenalin und 11,13-Dihydrohelenalin sowie Ester dieser beiden Verbindungen (Essigsäure-, Isobuttersäure-, Isovaleriansäure-, 2-Methylbuttersäure-, α-Methacrylsäure- und Tiglinsäureester); 0,4–0,6% Flavonoide (u.a. Isoquercitrin, Astragalin, Luteolin-7-glucosid); 0,23–0,35% ätherisches Öl (zu ca. 50% aus Fettsäuren und Alkanen bestehend, desweiteren Thymol, Thymolether und -ester, Sesquiterpene); Zimtsäuren und Derivate (u.a. Chlorogensäure, Cynarin, Kaffee-

R = H (Helenalin)	R = H (11,13-Dihydrohelenalin)
R = Acetyl	R = Acetyl
R = Isobutyroyl	R = Isobutyroyl
R = α-Methacryloyl	R = α-Methacryloyl
R = Tigloyl	R = Tigloyl
R = Isovaleroyl	R = Isovaleroyl
R = 2-Methylbutyroyl	

Abb. 16: Zungenblüten von *Heterotheca inuloides* (links) und *Arnica montana* (rechts)

Abb. 17: Pappushaar von *Arnica montana*

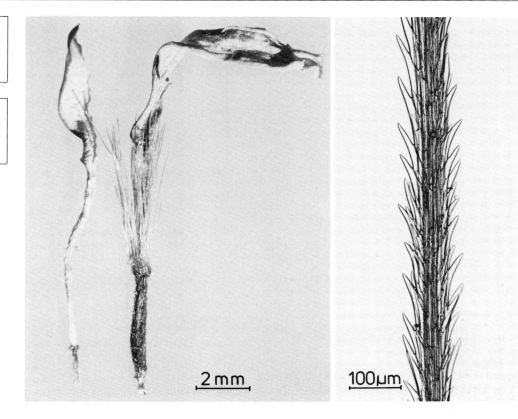

säure); Cumarine (Umbelliferon, Scopoletin); Polyacetylene; 0,1% Cholin; Xanthophylle.

Indikationen: Wundheilmittel, Wundantiseptikum, Antiphlogistikum, Antirheumatikum, Antineuralgikum, Antisklerotikum. Anwendung bei Verletzungs- und Unfallfolgen (Distorsionen, Prellungen, Quetschungen, Hämatome, Frakturödeme), bei Phlebitis und Thrombosen, bei Arthralgien und rheumatischen Gelenkbeschwerden, bei Furunkulose und Entzündungen von Insektenstichen, bei Entzündungen der Schleimhäute, vor allem des Mundes. Zur Anwendung als Herztonikum und Analeptikum siehe Nebenwirkungen.

Das wesentliche Wirkprinzip sind die Sesquiterpenlactone, deren starke antimikrobielle [1, 2], antiphlogistische, antirheumatische, antiarthritische [3, 4], antihyperlipidämische [5] und atemanaleptische [6, 7] Wirkung nachgewiesen worden ist. Sie beeinflussen auch Herz und Kreislauf [6, 7, 8, 9]. Flavonoide, ätherisches Öl, Xanthophylle und Polyacetylene können bei einzelnen Wirkungen mitbeteiligt sein.

Desweiteren sind für die Droge cholagoge und diuretische Wirkungen (Sesquiterpenlactone, Flavonoide, Chlorogensäure, Cynarin, Kaffeesäure) sowie die Reflextätigkeit modellierende Wirkungen auf das Zentralnervensystem beschrieben worden.

Häufigste Anwendungsform ist die aus 1 Teil Droge und 10 Teilen 70%igem Ethanol nach DAB 8 hergestellte Tinktur.

Volksmedizinisch wurde die Droge vielfach als Abortivum benutzt, was durch die nachgewiesene Uteruswirksamkeit ihrer Sesquiterpenlactone ebenfalls eine stoffliche Erklärung gefunden hat.

Nebenwirkungen: Wegen der toxischen Wirkung der Sesquiterpenlactone muß die orale Applikation kritisch gehandhabt werden, da Untersuchungen zur Pharmakokinetik und therapeutischen Breite dieser stark wirksamen Substanzen fast vollständig fehlen. Bei zu hoher Dosierung treten gastroenteritische Beschwerden auf [10, 11, 12]. Bei extrem hoher Dosierung kann es unter Dyspnoe zum Tod durch Herzstillstand kommen. Die Anwendung als Herztonikum sollte vorläufig unterbleiben, da noch nicht geklärt ist, ob es sich hierbei um ein therapeutisch sinnvolles Prinzip handelt. Schädigende Wirkungen der Helenanolide auf das Herz sind bekannt. Bei längerer und häufigerer äußerer Anwendung können ödematöse Dermatitiden mit Bläschenbildung auftreten. Dabei handelt es sich um allergene Kontaktdermatitiden. Als sensibilisierende und allergen wirksame Substanzen sind Helenalin und seine

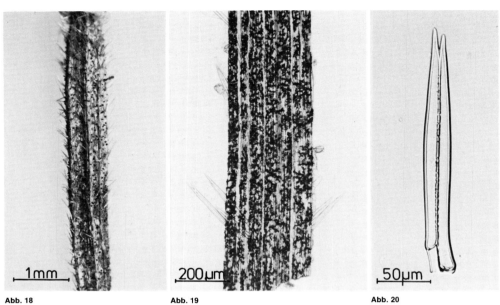

Abb. 18: Fruchtknoten mit Zwillingshaaren und Drüsenschuppen (dunkle Punktierung)

Abb. 19: Phytomelaneinlagerungen in der Fruchtwand

Abb. 20: Zwillingshaar

Abb. 18 Abb. 19 Abb. 20

Ester nachgewiesen worden [13, 14, 15].

Teebereitung: 0,2 g Arnikablüten werden mit kochendem Wasser übergebrüht und nach 5–10 min durch ein Teesieb gegeben. Hinweis: Nicht zum Dauergebrauch, innerliche Anwendung problematisch (siehe Standardzulassung), Nebenwirkungen beachten! Äußerlich als Infus (2%) oder die (verdünnte) Tinktur.
1 Teelöffel = etwa 0,5 g.

Phytopharmaka: Mit 271 Präparaten führt die Arnika die Rangliste der Phytotherapeutika an [16]. In der Roten Liste® finden sich 200 Spezialitäten (insgesamt 26 Indikationsgebiete), die Auszüge aus Arnikablüten enthalten, von denen über die Hälfte auf den allopathischen Bereich, der Rest auf den homöopathischen Bereich entfällt. Hauptindikationsgebiete sind Kardiaka (33), Analgetika-Antirheumatika (31) und Venenmittel (30). Etwa die Hälfte der Präparate dient der äußerlichen Anwendung.

Prüfung: Makroskopisch und mikroskopisch nach DAB 8. Charakteristische Merkmale sind vor allem die bei Zungen- *und* Röhrenblüten vorkommenden Pappushaare (siehe Verfälschungen) Abb. 16 und 17. Der Fruchtknoten echter Arnikablüten ist lang und schmal, läßt deutliche Phytomelaneinlagerungen (Abb. 19), Zwillingshaare (Abb. 18 und 20) und Drüsenhaare erkennen (Abb. 18). Die DC-Prüfung auf Flavonoide nach DAB 8 ist für den Ausschluß von Verfälschungen nicht ausreichend, Verbesserungsvorschläge und DC der Sesquiterpenlactone bei [17].

Verfälschungen: Relativ häufig, da *Arnica montana* in vielen Ländern unter Naturschutz steht und daher echte Droge nicht immer ausreichend verfügbar ist. Die am meisten anzutreffende Verfälschung ist die „Mexikanische Arnika", die Blütenkörbchen von *Heterotheca inuloides* Cass. (Asteraceae). Sie kann an folgenden Merkmalen erkannt werden: Zungenblüten ohne Pappus, Röhrenblüten mit zweireihigem Pappus (äußerer Kreis kürzer), Narben V-förmig

---

Wortlaut der für die Standardzulassung vorgesehenen Packungsbeilage:

5.1 Anwendungsgebiete
Zur Unterstützung bei der Therapie von Zerrungen, Prellungen, Verstauchungen, Muskel- und Gelenkschmerzen, Schwellungen infolge von Quetschungen und stumpfen Verletzungen; Förderung der Resorption von Blutergüssen und der Wundheilung.
Hinweis: nicht zur inneren Anwendung.

5.2 Gegenanzeigen
Bekannte Überempfindlichkeit gegenüber Korbblütlern, wie z.B. Kamillenblüten, Ringelblume oder Schafgarbe.

5.3 Nebenwirkungen
Bei der Anwendung von Zubereitungen aus Arnikablüten können Überempfindlichkeiten (Allergien) in Form von schmerzhaften, juckenden und entzündlichen Hautveränderungen auftreten. Die Behandlung ist dann abzubrechen und ein Arzt aufzusuchen.

5.4 Dosierungsanleitung und Art der Anwendung
Etwa 1–2 Teelöffel (2–3 g) voll **Arnikablüten** werden mit heißem Wasser (ca. 150 ml) übergossen und nach 10 Minuten durch ein Teesieb gegeben.
Soweit nicht anders verordnet, wird Leinen, Zellstoff oder ein ähnliches Material mit dem Aufguß durchtränkt und auf die entsprechenden Körperpartien aufgelegt. Die Umschläge werden mehrmals täglich gewechselt.

5.5 Hinweise
Vor Licht und Feuchtigkeit geschützt aufbewahren.

(Narbenschenkel nicht wie bei *Arnica montana* herabgebogen), Früchte ohne Phytomelan, kurz eiförmig (bei *Arnica montana* sehr schlank, lang und mit Phytomelan), Zwillingshaare des Fruchtknotens sehr lang und sehr schmal; Sesquiterpenlactone fehlen. Eine eingehende Beschreibung findet man in [18].

Die derzeit noch als Verfälschung geltenden Blütenkörbchen von *Arnica chamissonis* LESS. sind (zumindest die ssp. *foliosa* (NUTT.) MAGUIRE) als Ersatzdroge anzusehen (Aufnahme in das DAB 9 steht zur Diskussion); eine Unterscheidung von *Arnica montana* ist nur mit großem Aufwand möglich [7].

Andere Verfälschungen, z.B. mit den Blüten von *Calendula officinalis* (siehe Ringelblumen) oder mit *Doronicum*-Arten kommen in der Praxis kaum vor und werden bei der mikroskopischen Prüfung leicht erkannt.

Literatur:

[1] K.H. Lee, T. Ikuba, R.Y. Wu und T.A. Geissman, Phytochemistry **16**, 1177 (1977).
[2] G. Willuhn, P.-M. Röttger und W. Quack, Pharm. Ztg. **127**, 2183 (1982).
[3] I.H. Hall, K.H. Lee, C.O. Starnes, Y. Sumida, R.Y. Wu, T.G. Waddell, J.W. Cochran und K.G. Gerhart, J. Pharm. Sci. **68**, 537 (1979).
[4] I.H. Hall, C.O. Starnes, K.H. Lee und T.G. Waddell, J. Pharm. Sci. **69**, 537 (1980).
[5] I.H. Hall, K.H. Lee, C.O. Starnes, O. Muraoka, Y. Sumida und T.G. Waddell, J. Pharm. Sci. **69**, 694 (1980).
[6] P.H. List und B. Friebel, Arzneim. Forschg. **24**, 148 (1974).
[7] G. Willuhn, Pharmazie in uns. Zeit **10**, 1 (1981).
[8] G. Willuhn und P.-M. Röttger, Planta Med. **45**, 131 (1982).
[9] K. Takeya, M. Itoigawa und H. Furukawa, Chem. Pharm. Bull. **31**, 1719 (1983).
[10] H. Schulz, Wirkung und Anwendung der Deutschen Arzneipflanzen, 2. Aufl., Leipzig 1929.
[11] K. Stuhlfauth, Hippokrates (D) **9**, 1131 (1938).
[12] Arzneimittelkommission der Deutschen Apotheker, Pharm. Ztg. **126**, 2082 (1981).
[13] H.-D. Herrmann, G. Willuhn und B.M. Hausen, Planta Med. **34**, 299 (1978).
[14] B.M. Hausen, H.-D. Herrmann und G. Willuhn, Contact Dermatitis **4**, 3 (1978).
[15] B.M. Hausen, Hautarzt **31**, 10 (1980).
[16] Statistik. Verbrauchszahlen für Drogen im Jahr 1982, Dtsch. Apoth. Ztg. **123**, 1653 (1983).
[17] G. Willuhn, J. Kresken und I. Merfort, Dtsch. Apoth. Ztg. **123**, 2431 (1983).
[18] J. Saukel, Sci. Pharm. **52**, 35 (1984).

Willuhn

Augentrostkraut Euphrasiae herba, Herba Euphrasiae

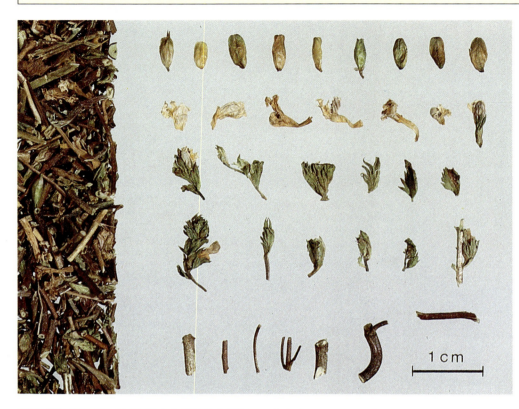

Abb. 21: Augentrostkraut; Einzelbestandteile: Blütenkronen, Kelche, Blätter, Stengelstücke

Beschreibung: Die Schnittdroge ist gekennzeichnet durch die kleinen, wellig runzeligen, spröden, eiförmigen, hell- bis dunkelgrünen, mit 7–10 langen, spitzen Blattrandzähnen versehenen Blätter, die vielfach zu mehreren in dichten Blattknäueln zusammensitzend auftreten, durch einzelne bis 10 mm lange, bräunlichweiße Blüten mit purpurroten Strichen und einem gelben Fleck am Schlunde, durch dünne, runde, blauviolette leicht behaarte Stengelteile und durch vereinzelte bis 5 mm lange, hellbraune, zweifächrige Fruchtkapseln mit zahlreichen, braunen, eiförmigen Samen (Abb. 22).

Geruch: Uncharakteristisch.

Geschmack: Etwas bitter.

Erg. B. 6: Herba Euphrasiae

Stammpflanzen: Verschiedene *Euphrasia*-Arten, besonders aus der *E. rostkoviana*- und *E. stricta*-Gruppe, sowie ihre Bastarde, Scrophulariaceae. Die Einteilung der Gattung *Euphrasia* ist in der Literatur sehr unterschiedlich und z.T. widersprüchlich. Hier wurde den Angaben der Flora Europaea gefolgt.

Synonyme: Gemeiner Augentrost. Euphrasy herb, Eyebright herb (engl.). Herbe d'euphraise (franz.).

Herkunft: Aus europäischen Wildvorkommen (besondere Standorte: Halbtrocken- und Magerwiesen, Heiden, aber auch Fettwiesen); Importe aus Bulgarien, Ungarn und Jugoslawien.

Inhaltsstoffe: Iridoidglykoside wie Euphrosid, Aucubin, Catalpol, Ixorosid u.a. [1]; Dehydroconiferylalkohol-4-glucosid; Gerbstoffe, wenig ätherisches Öl.

Indikationen: Ausschließlich in der *Volksmedizin*, äußerlich bei Blepharitis und Konjunktivitis, auch für Umschläge beim Gerstenkorn; allgemein zur Behandlung von Ermüdungserscheinungen des Auges, bei funktionellen Sehstörungen muskulärer und nervöser Genese. Außerdem innerlich bei Husten und Heiserkeit [2, 3, 4].

Teebereitung: 2–3 g fein zerschnittene Droge mit kochendem Wasser übergießen oder mit kaltem Wasser ansetzen und kurz aufkochen, nach 5–10 min durch ein Teesieb geben.

Aucubin

Euphrosid

Augentrostkraut

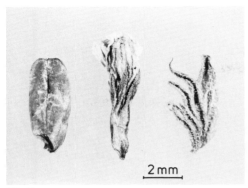
Abb. 22

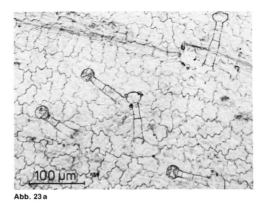
Abb. 23a

Abb. 22: 2-fächrige Fruchtkapsel (links), Blüte (Bildmitte) und deutlich gezähntes Blättchen (rechts) von *Euphrasia*-Arten

Abb. 23a (rechts): Zahlreiche, langgestielte Drüsenhaare mit rundem Köpfchen

Zum äußerlichen Gebrauch als 2%iges Dekokt 3–4mal täglich (für Augenspülungen).
1 Teelöffel = etwa 1,7 g.

Phytopharmaka: In einigen Augentropfen (Ophthalmika) als Extrakt; zusammen mit anderen Komponenten als Teedroge zur Waschung (als Aufguß 2%ig); nach [3] beim Gerstenkorn als heißen Umschlag zusammen mit Kamille: 5 Eßlöffel eines Gemisches von gleichen Teilen Herba Euphrasiae und Flores Chamomillae mit $1/4$ Liter kochendem Wasser übergießen, 10 min ziehen lassen. Den Brei in Mull so heiß wie möglich auf das Gerstenkorn legen.

Prüfung: Makroskopisch (s. Beschreibung) und mikroskopisch: Die graugrüne Pulverdroge ist gekennzeichnet durch 1- bis 2-zellige, dickwandige, grob kutikulargekörnte, etwas gekrümmte Haare (Abb. 23b), durch Drüsenhaare mit 2- bis 3-zelligem Stiel und einer Köpfchenzelle (Abb. 23a), durch sehr lange, 1-zellige, peitschenförmig gewundene Haare und durch sehr kurze, eckzahnförmige Blattrandhaare. Epidermisfetzen der Blätter zeigen welligbuchtige (Abb. 23b) und Epidermisstückchen der Kronblätter stark papillöse Zellen. Antherenbruchstückchen färben sich im Chloralhydratpräparat rot und tragen einzelne lange, grob kutikulargekörnte Buckelhaare. Die kugeligen Pollenkörner sind bis 40 µm groß und mit 3 Austrittsstellen versehen.

Verfälschungen: Kommen praktisch kaum vor.

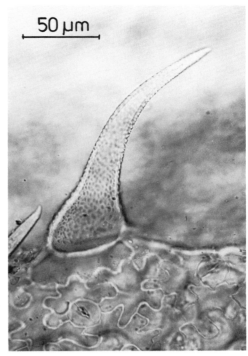

Abb. 23b: Großes Borstenhaar mit kugeliger Basis und rauher Kutikula der Blattunterseite

Literatur:
[1] O. Sticher und O. Salama, Planta Med. **39**, 269 (1980) und Helvetica Chimica Acta **64**, 78 (1981).
[2] Hager, Band 4, Seite 886 (1973).
[3] H. Braun, Heilpflanzenlexikon für Ärzte und Apotheker. Gustav Fischer Verlag, Stuttgart/New York 1981.
[4] R.F. Weiß, Lehrbuch der Phytotherapie. Hippokrates Verlag, Stuttgart 1982.

Czygan

Bärentraubenblätter DAB 8, Uvae ursi folium, Folia Uvae ursi

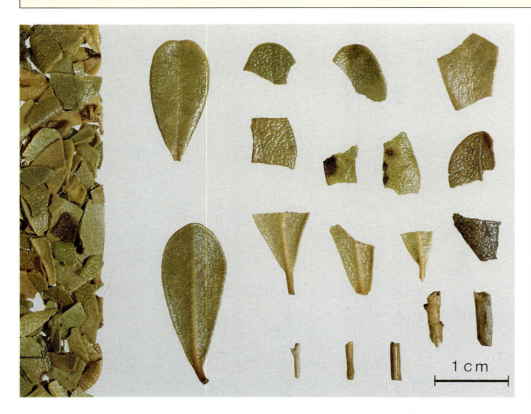

Abb. 24: Bärentraubenblätter

Beschreibung: Spatelige, dicklederige, ganzrandige, unbehaarte, an der Oberseite glänzend-grüne Blättchen; der Blattrand ist zum Teil zurückgebogen, die Nervatur deutlich feinnetzig.

Geschmack: Zusammenziehend, schwach bitter.

ÖAB: Folium Uvae-ursi
Ph. Helv. VI: Folium uvae-ursi

Stammpflanze: *Arctostaphylos uva-ursi* (L.) SPRENG. (Bärentraube), Ericaceae.

Synonyme: Bärentraube, Wolfsbeere, Sandbeere, Wilder Buchs. Common Bearberry, Bearsgrape, Redberry leaves (engl). Feuille de raisin d'ours (franz).

Herkunft: Über die nördliche Hemisphäre verbreiteter niedriger Strauch. Die Droge stammt ausschließlich von wildwachsenden Pflanzen aus Spanien, den Balkanländern, Italien und der UdSSR.

Inhaltsstoffe: Hydrochinonderivate, darunter als Hauptkomponente das Hydrochinonmonoglukosid Arbutin (Arbutosid) – mindestens 6% nach DAB 8 –; in wechselnden, meist geringen Mengen Methylarbutin, ferner reichlich Gerbstoffe (etwa 15–20%) vom Gallotannin- und Catechintyp, Flavonoide und Triterpene [1, 2, 3] sowie das Iridoidglykosid Monotropein [7].

Arbutin : R=H
Methylarbutin : R=CH$_3$

Indikationen: Als Harndesinfiziens bei leichteren entzündlichen Erkrankungen der ableitenden Harnwege und der Blase. Der antibakterielle Effekt kommt nicht dem Arbutin zu, sondern dem aus den Ausscheidungsprodukten – Hydrochinonglukuronid und Hydrochinonschwefelsäureester – im Harn freigesetzten Hydrochinon [4, 5]. Die dafür erforderliche schwach alkalische Reaktion des Harns, die nur bei Infektionen mit *Proteus vulgaris* gegeben wäre, kann – wenn auch nur kurzfristig – durch Gabe von Natriumhydrogencarbonat hergestellt werden.

Bärentraubenblättertee ist nach R.F. Weiß [6] eine Zubereitung, von der „auch derjenige Arzt, der sonst kaum pflanzliche Therapie treibt, glaubt, mit der Verordnung dieses bekannten Tees das Richtige zu tun". Eine diuretische Wirkung kommt der Droge nicht zu.

Abb. 25: Blattbruchstücke von *Arctostaphylos uva-ursi* **(links) und** *Vaccinium vitis-idaea* **(rechts)**

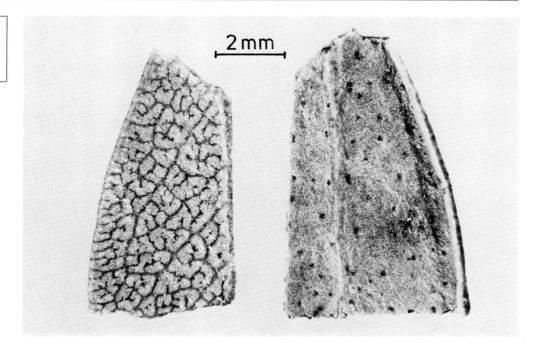

Nebenwirkungen: Infolge des hohen Gerbstoffgehalts der Blätter schmeckt der Teeaufguß bitter-zusammenziehend und kann bei Patienten mit empfindlicher Magenschleimhaut zu Übelkeit und Erbrechen führen.

Teebereitung: 1,5–2,5 g der fein zerschnittenen oder besser grob gepulverten Droge mit kochendem Wasser übergießen oder mit kaltem Wasser ansetzen und kurz aufkochen, nach 15 min abseihen.
Das Kaltwasser-Mazerat (6–12 Std) enthält weniger Gerbstoffe!
1 Teelöffel = etwa 2,5 g.

Teepräparate: Von der Droge sind Teeaufgußbeutel im Handel. Die Droge ist Bestandteil zahlreicher Blasen- und Nierentees, die z.T. als Teeaufgußpulver (z.B. Solvefort®, Uroflux®) oder Tubentees angeboten werden.

Phytopharmaka: Ein Monopräparat (Uvalysat®-Tropfen), im übrigen zahlreiche Kombinationspräparate mit anderen pflanzlichen oder auch synthetischen Bestandteilen in der Gruppe der Urologika (z.B. Arctuvan®, Buccosperin®, Nephronorm®, Uraton® u.a.).

Prüfung: Makroskopisch, mikroskopisch und mittels DC nach DAB 8. Braun verfärbte Blätter deuten auf niedrige Arbutingehalte hin.

Wortlaut der für die Standardzulassung vorgesehenen Packungsbeilage:

Anwendungsgebiete
Zur Unterstützung bei der Therapie von Blasen- und Nierenbeckenkatarrhen.

5.2 Nebenwirkungen
Bei Magenempfindlichkeit und bei Kindern können Übelkeit und Erbrechen auftreten.
Hinweis: Bei langdauernder Anwendung oder bei Überdosierung sind Leberschäden möglich (Hydrochinonvergiftung).

5.3 Wechselwirkungen mit anderen Mitteln
Bärentraubenblätterzubereitungen sollen nicht zusammen mit Mitteln gegeben werden, die zur Bildung eines sauren Harns führen.

5.4 Dosierungsanleitung und Art der Anwendung
Etwa ein knapper Teelöffel (ca. 2 g) voll **Bärentraubenblätter**pulver wird mit kochendem Wasser (ca. 150 ml) übergossen und nach etwa 15 min durch ein Teesieb gegeben.
Der Tee kann auch durch Ansetzen mit kaltem Wasser und mehrstündigem Ziehen bereitet werden.
Soweit nicht anders verordnet, werden 3–4mal täglich 1 Tasse getrunken.
Hinweis: Durch reichliche, pflanzliche Nahrung soll dafür Sorge getragen werden, daß ein alkalischer Harn gebildet wird. Die zusätzliche Einnahme von Natriumhydrogencarbonat ist möglich.

5.5 Dauer der Anwendung
Tee aus Bärentraubenblättern soll ohne Rücksprache mit dem Arzt nicht langfristig angewendet werden.

5.6 Hinweise
Vor Licht und Feuchtigkeit geschützt aufbewahren.

Verfälschungen: Verwechslungen mit anderen Ericaceen-Blättern, insbesondere mit den – ebenfalls arbutinhaltigen – Preiselbeerblättern (Fol. Vitis ideae) können vorkommen; sie lassen sich meist schon am Fehlen der feinnetzigen Nervatur erkennen (Abb. 25). Preiselbeerblätter zeigen auf der Blattunterseite paracytische Spaltöffnungen (Bärentraubenblätter anomocytische). Beimengungen lassen sich auch mittels DC nach DAB 8 erfassen: nach dem Besprühen mit Aluminiumchloridlösung weist das Chromatogramm, wenn Preiselbeerblätter beigemischt waren, im mittleren und oberen Rf-Bereich gelbgrüne, grünblau und blau fluoreszierende Zonen auf, die bei Bärentraubenblättern fehlen.

Die in Ph. Helv. VI erwähnte Verfälschung mit Buchsbaumblättern (von *Buxus sempervirens* L.) kommt in der Praxis kaum vor.

Literatur:
[1] G. Britton und E. Haslam, J. Chem. Soc. (London), 7312 (1965).
[2] K. Herrmann, Arch. Pharm. **286**, 515 (1953).
[3] Ch. Wähner, J. Schönert und H. Friedrich, Pharmazie **29**, 616 (1974).
[4] D. Frohne, Planta Med. **18**, 1 (1970).
[5] B. Kedzia, T. Wrocinski, K. Mrugasiewicz, P. Gorecki und H. Grezwinska, Med. Dosw. Mikrobiol. **27**, 305 (1975).
[6] R.F. Weiss, Lehrbuch der Phytotherapie, 5. Aufl., Hippokrates Verl. (1982).
[7] L. Jahodar, I. Leifertova und M. Lisa, Pharmazie **33**, 536 (1978).

Frohne

Bärlappkraut   Lycopodii herba, Herba Lycopodii

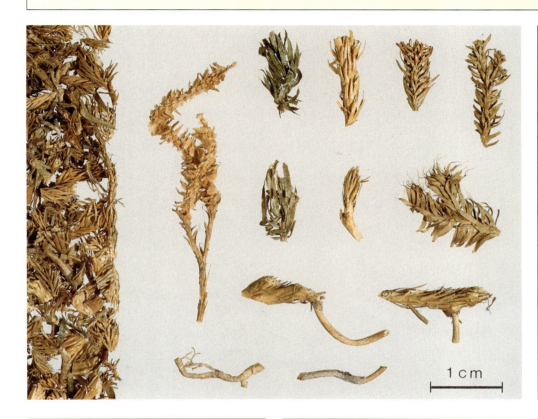

Abb. 26: Bärlappkraut (in der Bildmitte links ein brauner Sporophyllstand, den man in der Droge aber nur selten findet).

Beschreibung: Der dünne, stielrunde Stengel ist dicht besetzt mit 3–5 mm langen, hell gelblichgrünen, pfriemförmigen, sitzenden Blättern. Diese sind ganzrandig, steif, in eine weiße haarförmige Spitze auslaufend und sehr dicht wirtelig oder spiralig angeordnet (Abb. 27). In der Ganzdroge sind wiederholt gabelige Verzweigungen des Stengels zu sehen, weniger häufig kommen walzenrunde Sporophyllstände vor (Abb. 26 Mitte links).

Geschmack: Süßlich bitter.

Erg. B. 6: Herba Lycopodii

Stammpflanze: *Lycopodium clavatum* L. (Keulen-Bärlapp), Lycopodiaceae.

Synonyme: Kolben-Bärlapp, Drudenkraut, Drudenfuß, Schlangenmoos, Hexenkraut, Gürtelkraut, Wolfsklaue, Wolfsraute, Moosfarn. Club moss, stags horn, witch meal, wolfs claw (engl.). Herbe de lycopode (franz.).

Herkunft: Allgemein verbreitet in gemäßigten und kälteren Klimazonen; in Deutschland teilweise unter Naturschutz gestellt. Die Droge stammt aus Wildsammlungen vor allem osteuropäischer Länder und China's.

Inhaltsstoffe: Etwa 0,2% Alkaloide, darunter das Hauptalkaloid Lycopodin sowie mehr als 50, in ihrer Struktur bekannte Nebenalkaloide (Lycodolin, Flabelliformin, u.a.) [1]. Kleine Mengen an Flavonoiden (Chrysoeriol, Luteolin, Apigenin-4′-glucosid u.a.) und Triterpenen.

	R^1	R^2
Lycopodin	–H	–H
Lycodolin	–OH	–H
Flabelliformin	–H	–OH

Indikationen: Praktisch nur in der *Volksmedizin* als Diuretikum und bei Nieren- und Blasenleiden. Worauf die Wirkung zurückzuführen ist, ist derzeit nicht bekannt. Für die meisten Alkaloide (deren Isolierung im Zusammenhang mit der Klärung taxonomischer Fragen innerhalb der Lycopodiaceae erfolgte) ergab die pharmakologische Prüfung eine beachtliche Toxizität, wobei auch emetische und stark laxierende Effekte beobachtet wurden. Auch Reizwirkungen an Schleimhäuten sind von vielen Alkaloiden bekannt; sie spielen vielleicht für die diuretische Wirkung der Droge, neben den Flavonoiden, eine Rolle.

Nebenwirkungen: Vor allem bei längerem Gebrauch ist mit Reizwirkungen der doch recht toxischen Alkaloide zu rechnen.

Bärlappkraut

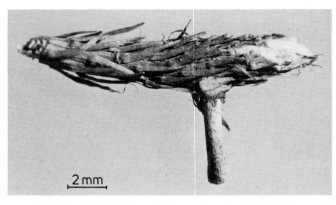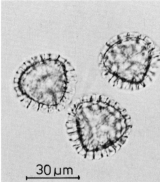

Abb. 27: Stengelfragment von *Lycopodium clavatum* mit ansitzendem Wurzeltrieb

Abb. 28: Typische Sporen von *Lycopodium* mit mehrschichtigem, netzförmig verdicktem Exospor

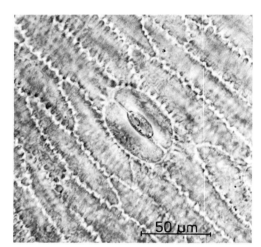

Abb. 29: Spaltöffnung und wellig verzahnte Epidermis der Blattunterseite

Teebereitung: 1,5 g fein zerschnittene Droge werden mit kochendem Wasser übergossen; nach 5 bis 10 min durch ein Teesieb geben. 2–3mal täglich 1 Tasse. Nicht über längere Zeit anwenden, Nebenwirkungen beachten!
1 Teelöffel = etwa 1 g.

Phytopharmaka: Keine.

Prüfung: Makroskopisch (siehe Beschreibung) und mikroskopisch. Charakteristisch sind die wellig verzahnten langgestreckten Epidermiszellen der Blättchen (Abb. 29); Spaltöffnungen auf der Blattunterseite. Sehr typisch auch die Sporen, im mikroskopischen Bild dreiseitige, abgerundete Pyramiden von 30–35 µm Durchmesser, deren Oberfläche von einem Netzwerk von Leisten bedeckt ist, die 5-eckige oder 6-eckige Maschen bilden (Abb. 28).

Verfälschungen: Heute im Drogenhandel nicht mehr vorkommend. Früher waren Verwechslungen mit *Lycopodium annotinum* (Schlangen-Bärlapp) vorgekommen; dieser besitzt keine haarförmig zugespitzten Blätter.

Literatur:
[1] J.C. Braekman, I. Nyembo und J.J. Symoens, Phytochemistry **19**, 803 (1980).

Wichtl

Baldrianwurzel   Valerianae radix (Ph. Eur. III), Radix Valerianae

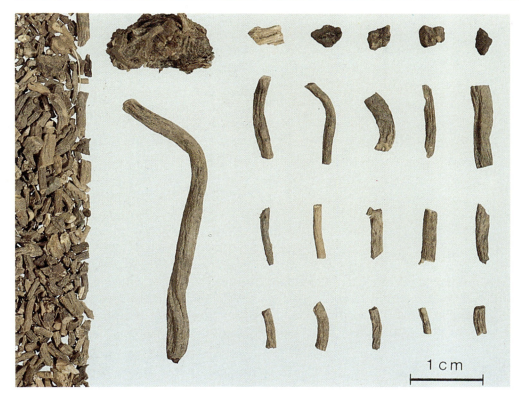

Abb. 30: Baldrianwurzel

Die Droge besteht aus Rhizom, Wurzeln und Ausläufern.

Beschreibung: Das eiförmig-zylindrische, hell graubraune Rhizom hat etwa die Größe einer Fingerkuppe und trägt zahlreiche lange Wurzeln. Diese sind hell bis mittel graubraun, 1–3 mm dick und mehrere cm lang, z.T. grob längsrunzelig.
Ausläufer kommen in der Droge nur selten vor, sie sind hell graubraun und schwach knotig verdickt.

Geruch: Charakteristisch, an Valeriansäure erinnernd.

Geschmack: Süßlich-würzig, etwas bitter.

2. AB-DDR: Radix Valerianae
ÖAB: Radix Valerianae
Ph. Helv. VI: Rhizoma valerianae

Stammpflanze: *Valeriana officinalis* L. s.l. (Echter Baldrian), Valerianaceae.

Synonyme: Katzenwurzel, Balderbrackenwurzel, fälschlich auch Speikwurzel. Valerian root (engl.). Racine de valériane (franz.).

Herkunft: Heimisch in Europa und Asien, eingebürgert im nordöstlichen Amerika. Die Droge stammt aus Kulturen in England, Belgien, Osteuropa und zum kleineren Teil in Deutschland.

Inhaltsstoffe: Schonend getrocknete Droge (d.h. unterhalb 40 °C, Arzneibuchvorschrift!) enthält 0,5–2% Valepotriate, d.s. Monoterpene, Valeriana-Epoxy-Triester (hauptsächlich Valtrat, daneben etwas Acevaltrat, wenig Didrovaltrat, IVHD-Valtrat und andere); Trocknen bei höherer Temperatur liefert Drogen, die nur wenig Valepotriate (unter 0,3%) enthalten. Die Droge enthält 0,4–0,6% ätherisches Öl, hauptsächlich aus Estern des (−)-Borneols (-formiat, -acetat, -isovalerianat) bestehend. Charakteristische Inhaltsstoffe der offizinellen Droge (Leitsubstanzen) sind die Sesquiterpene: Valerensäure, Acetoxyvalerensäure und Valerenal (insgesamt etwa 80–300 mg/100 g). Baldrian enthält sehr kleine Mengen (0,01–0,05%) an Alkaloiden, z.B. Actinidin.

Indikationen: Es sollte streng getrennt werden zwischen Anwendung der Droge zur Teebereitung oder zur Tinkturherstellung – die entsprechenden Zubereitungen enthalten keine Valepotriate, werden aber als Sedativa viel gebraucht – und den isolierten Valepotriaten (z.B. die Fertigarzneimittel Valmane®, Baldrisedon® u.a.), die als Psychostimulantien angewendet werden. Baldriantee oder Baldriantinktur enthalten keine Valepotriate, wohl aber verschiedene Abbauprodukte (sog. Baldrinale), deren pharmakologische Wirkungen erst in den letzten Jahren untersucht wurden und noch werden; man mißt ihnen mindestens einen Teil der sedierenden Wirkung zu [1]. Auch dem ätherischen Öl ist sehr wahrscheinlich ein sedierender Effekt zuzumessen [2],

Valerensäure

Baldrinal

Valtrat R¹, R² = Isovalerianoyl
R³ = Acetyl

Didrovaltrat R¹, R³ = Isovalerianoyl
R² = Acetyl

während für die Valerensäure und ihre Derivate spasmolytische, muskelrelaxierende Wirkungen festgestellt wurden [3], auch hemmen diese Sesquiterpene den Abbau der im ZNS als Überträger bedeutsamen γ-Aminobuttersäure [4].

Wortlaut der für die Standardzulassung vorgesehenen Packungsbeilage:

5.1 Anwendungsgebiete

Nervöse Erregungszustände; Einschlafstörungen; nervös bedingte, krampfartige Schmerzen im Magen- und Darm-Bereich.

5.2 Art der Anwendung und Dosierungsanleitung

Ein Teelöffel **Baldrianwurzeln** (3–5 g) wird mit heißem Wasser (ca. 150 ml) übergossen und nach 10–15 min durch ein Teesieb gegeben.
Soweit nicht anders verordnet, 2–3mal täglich und vor dem Schlafengehen eine Tasse frisch bereiteten Teeaufguß trinken.

5.3 Hinweis

Vor Licht geschützt aufbewahren.

Man nimmt heute aus guten Gründen an, daß die sedierende Wirkung valepotriatfreier Baldriantinktur oder Baldrian-Teezubereitungen auf dem Zusammenwirken der eben erwähnten verschiedenen Inhaltsstoffe und Abbauprodukte beruht [5].

Baldrianwurzel zur Teebereitung und Baldriantinktur werden als Sedativum bei allgemeiner Nervosität, Unruhe, Einschlafstörungen (nur schlafanstoßend, kein Schlafmittel!), auch bei Angst- und Spannungszuständen verwendet.

Hingegen setzt man Valepotriate oder Extrakte, die auf einen definierten Valepotriatgehalt eingestellt sind (meist 50 mg pro Dosis) als Tranquillantien (wirksam sind dabei die einfach ungesättigten Valepotriate, z.B. Didrovaltrat) und Thymoleptika (wirksam die Diene, z.B. Valtrat oder Acevaltrat) ein. Solche Präparate, die immer Gemische verschiedener Valepotriate enthalten, werden meist nicht aus *Valeriana officinalis*, sondern aus anderen *Valeriana*-Arten (z.B. *Valeriana edulis, ssp. procera,* Mexikanischer Baldrian; *Valeriana wallichii,* Indischer Baldrian) hergestellt; sie enthalten relativ viel Didrovaltrat und Isovaltrat.

Solche Präparate werden bei psychischer und motorischer Unruhe, bei Konzentrationsschwäche, vegetativen Regulationsstörungen sowie bei Angst- und Spannungszuständen gebraucht.

Teebereitung: 3–5 g möglichst fein geschnittene Droge werden mit kochendem Wasser übergossen und 10–15 min bedeckt stehen gelassen, anschließend durch ein Teesieb geben.
1 Teelöffel = etwa 2,5 g

Teepräparate: Filterbeutel der Droge sind im Handel (meist 2 g). Die Droge ist Bestandteil zahlreicher Beruhigungs- und Nerven-Tees (Species sedativae ÖAB); wäßrige Drogenextrakte sind in tassenfertigen Präparaten enthalten (z.B. Beruhigungs-Tee Nervoflux®, Tenerval® u.a.).

Phytopharmaka: Zahlreiche Fertigarzneimittel in der Gruppe Hypnotika/Sedativa (etwa 60) und einige wenige in der Gruppe Psychopharmaka. Man sollte unterscheiden zwischen den auf einen Valepotriatgehalt eingestellten, eher im Sinne eines Tranquillans wirksamen Präparaten und den (meist valepotriatfreien) Präparaten, die alkoholische Auszüge oder sprühgetrocknete, wäßrig-alkoholische Extrakte enthalten und die als Sedativa eingesetzt werden. Valepotriat-Präparate sind z.B. Nervipan®, Orasedon®, Valmane® (Dragees oder Kapseln), während valepotriatfreie Präparate (meist nicht ausdrücklich als solche gekennzeichnet) häufig noch Auszüge aus anderen sedativ wirksamen Pflanzen enthalten (Beispiele: Hovaletten®, herz plus nerven®, Plantival® u.a.).

Prüfung: Makroskopisch (siehe Beschreibung) und mikroskopisch nach

Abb. 31: DC-Prüfung von Baldrianwurzel auf Beimengungen anderer *Valeriana*-Arten. Links *Valeriana officinalis* (Rf etwa 0,5 = Valerensäure, Rf etwa 0,2 = Hydroxyvalerensäure), rechts Valerensäure (Vergleichssubstanz)

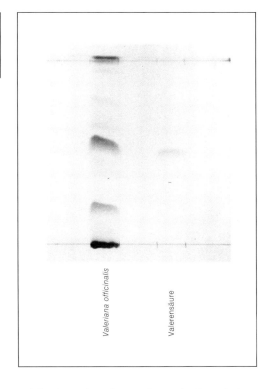

Ph. Eur. III. Um die Wurzeln anderer *Valeriana*-Arten sicher ausschließen zu können (in stark zerkleinertem Zustand durch Mikroskopie nur schwierig festzustellen), verwendet man am besten den DC-Nachweis von Valerensäure [6]: 2 g gepulverte Droge werden mit 10 ml 70%igem Ethanol 1–2 min im Wasserbad erhitzt. Nach dem Abkühlen wird filtriert. 5 ml Filtrat (bzw. 5 ml zu prüfende Baldriantinktur) engt man auf 2 ml ein, versetzt mit 3 ml einer 10%igen KOH-Lösung und schüttelt mit zweimal 5 ml CH_2Cl_2 aus; die organische Phase wird verworfen. Man erwärmt die wäßrige Phase 10 min auf 40 °C, kühlt ab, säuert mit 10%iger Salzsäure an und schüttelt wieder zweimal mit 5 ml CH_2Cl_2 aus. Die organische Phase wird über Na_2SO_4 filtriert, zur Trockne eingeengt und der Rückstand in 1 ml CH_2Cl_2 gelöst. 20 µl dieser Untersuchungslösung werden auf eine Kieselgel F_{254}-Schicht aufgetragen, daneben trägt man 20 µl einer Lösung von je 1 mg Vanillinsäure und 2 mg Anisaldehyd in 10 ml Methanol auf. DC über 10 cm mit dem Fließmittel Hexan-Ethylacetat-Essigsäure (65+35+0,5). Man markiert anschließend unter UV 254 die fluoreszenzmindernden Zonen der Vergleichssubstanzen Vanillinsäure (Rf etwa 0,10) und Anisaldehyd (Rf etwa 0,36). Nach dem Besprühen mit Anisaldehydschwefelsäure und Erhitzen auf 100–105 °C (5–10 min) erkennt man, falls offizineller Baldrian vorlag, die stark violette Zone der Valerensäure bei Rf etwa 0,4–0,5 (knapp über Anisaldehyd) und die intensiv blaue Zone der Hydroxyvalerensäure bei Rf etwa 0,07–0,12 (etwas unterhalb der Vanillinsäure). Bei Wurzeln anderer *Valeriana*-Arten fehlen diese Zonen.

Die Untersuchungslösung läßt sich auch einfacher herstellen: man schüttelt 0,1 g gepulverte Droge mit 2,5 ml CH_2Cl_2 5 min, filtriert und wäscht mit etwas CH_2Cl_2 nach. Das Filtrat wird schonend zur Trockne gebracht, der Rückstand in 0,1 ml Methanol gelöst.

Abb. 31 zeigt das DC nach Detektion mit Anisaldehyd, rechts Valerensäure als Vergleichssubstanz.

Verfälschungen: Mit den Wurzeln anderer *Valeriana*-Arten, z.T. ungesicherter Herkunft, besonders in der Schnittdroge schwer erkennbar, bei der toto-Droge leichter, oft schon makroskopisch feststellbar (siehe Beschreibung). Sicherer Nachweis mittels DC (siehe Prüfung).

Aufbewahrung: Vor Licht geschützt, kühl, nicht in Kunststoffbehältern (ätherisches Öl!).

Literatur:
[1] G. Schneider und M. Willems, Arch. Pharm. **315**, 691 (1982).
[2] H. Becker und J. Reichling, Dtsch. Apoth. Ztg. **121**, 1185 (1981).
[3] H. Hendriks, R. Bos, D.P. Allerma und Th. M. Malingre, Planta Med. **42**, 62 (1981).
[4] E. Riedel, R. Hänsel und G. Ehrke, Planta Med. **46**, 219 (1982).
[5] G. Rücker, Pharmazie in unserer Zeit **8**, 78 (1979).
[6] R. Hänsel, J. Schulz und E. Stahl, Arch. Pharm. **316**, 646 (1983).

Wichtl

Beinwellwurzel Symphyti radix, Radix Symphyti

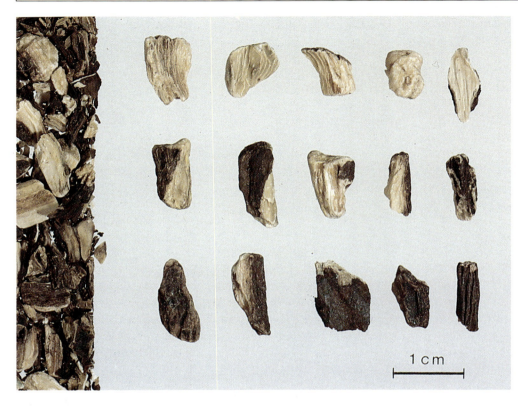

Abb. 32: Beinwellwurzel

Beschreibung: Außen längsrunzlige schwarze bis schwarzbraune Wurzelstücke mit ebenem Bruch. Das Querschnittsbild zeigt eine dünne, helle Rinde und einen weißlichen bis schwach bräunlichen, strahligen Holzkörper mit breiten Markstrahlen. Mit der Lupe können innerhalb der Holzparenchymstrahlen zerstreut einzelne oder in Gruppen von 2–3 zusammenliegende, weite Gefäße ausgemacht werden. Einzelne Rhizomstücke mit Mark kommen vor.

Geschmack: Schleimig, etwas süßlich und schwach adstringierend.

DAC 1979: Beinwellwurzel

Stammpflanze: *Symphytum officinale* L. (Beinwell), Boraginaceae.

Synonyme: Radix Consolidae, Wallwurz, Waldwurz, Schwarzwurz (nicht zu verwechseln mit Schwarzwurzel, einem Gemüse von *Scorzonera hispanica* L., Asteraceae), Wundallheil, Beinwurzel, Beinbruchwurzel, Heilwurzel, Schadheilwurzel, Wundwurzel, Milchwurzel, Schneewurzel, Schmeerwurz (Verwechslungsgefahr, da auch Wurzeln anderer Pflanzen [*Tamus communis, Sedum maximum*] als Schmeerwurz bzw. Schmerwurz bezeichnet werden). Comfrey root, Black root, Consoud root (engl.). Racine de (grand) consoude (franz.).

Herkunft: Heimisch in fast ganz Europa, im Osten bis Sibirien reichend, aus Kulturen in Nordamerika verwildert. Die Droge stammt aus dem Anbau. Als Futter- und Düngepflanzen werden weitere *Symphytum*-Arten kultiviert (*S. asperum, S. uplandicum*), als Gemüsepflanze *S. peregrinum*. Importe der Droge aus Bulgarien, Polen, Rumänien und Ungarn.

Inhaltsstoffe: Ca. 0,6–0,8% Allantoin; ca. 0,02–0,07% Pyrrolizidin-Alkaloide: Intermedin, Acetylintermedin, Lycopsamin, Acetyllycopsamin, Symphytin, bei manchen Herkünften auch Echimidin, alle in der Droge zum Teil auch als N-Oxide vorliegend; ca. 4–6% Gerbstoffe; reichlich Schleime; Stärke; Triterpene (Isobauerenol) und Sterole (Sitosterol);

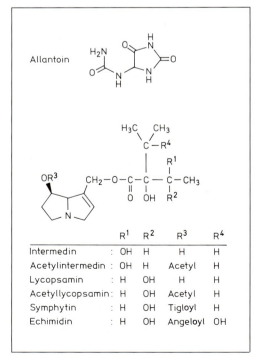

	R^1	R^2	R^3	R^4
Intermedin	OH	H	H	H
Acetylintermedin	OH	H	Acetyl	H
Lycopsamin	H	OH	H	H
Acetyllycopsamin	H	OH	Acetyl	H
Symphytin	H	OH	Tigloyl	H
Echimidin	H	OH	Angeloyl	OH

Depside der Dehydrokaffeesäure (="Lithospermsäure"); ca. 1–3% Asparagin; Aminosäuren (u.a. γ-Aminobuttersäure).

Indikationen: Äußerlich in Form von Umschlägen und Pasten als entzündungshemmendes Mittel bei Knochenhautreizungen, Gelenkentzündungen, Gichtknoten, zur Förderung der Kallusbildung bei Knochenbrüchen, bei Sehnenscheidenentzündungen, Arthritis, Distorsionen, Kontusionen, Hämatomen, bei Thrombophlebitis, Phlebitis, Mastitis, Parotitis und Drüsenschwellungen sowie zur Behandlung schlecht heilender Wunden und Furunkel. Dekokte als Mund- und Gurgelwasser bei Parodontose, Pharyngitis und Angina (u.a. muzilaginose Wirkung der Schleimstoffe, adstringierende Gerbstoffwirkung). Innerlich bei Gastritis und Magen- und Darmgeschwüren (siehe Nebenwirkungen!).

In der *Volksheilkunde* wird die Droge darüber hinaus bei Rheuma, Bronchitis, Pleuritis und auch als Antidiarrhoikum (Gerbsstoffe, Schleime) verwendet.

Ein Wirkprinzip der Droge ist Allantoin, das die Granulation und Gewebsregeneration fördert. Vereinzelte Berichte über antitumorale Effekte speziell hergestellter Extrakte [1] oder über die Wirksamkeit dieser Extrakte bei Leberzirrhose [2] sind (zumindest derzeit) ohne Relevanz für die Therapie und bedürfen wohl der Bestätigung durch ausgedehntere Untersuchungen.

Auch aus dem nach Verfüttern der Droge an Ratten beobachteten Anstieg der Aminopyrin-N-Demethylase-Aktivität [3] lassen sich noch keine Schlüsse auf eine therapeutische Eignung der Droge ziehen.

Nebenwirkungen: Die Pyrrolizidinalkaloide der Droge haben sich *in Langzeituntersuchungen* an Ratten als hepatotoxisch, kanzerogen und mutagen erwiesen [4, 5, dort weitere Literatur, s. auch bei Kreuzkraut]. Die Droge ist deshalb als potentiell genotoxisches Kanzerogen für den Menschen einzustufen.

Eine normale Tasse Tee kann bis zu 8,5 mg Alkaloide enthalten [6]. Vor einer innerlichen Anwendung *über längere Zeiträume* ist abzuraten, da mögliche schädigende Wirkungen dann nicht auszuschließen sind. Bei der äußerlichen Anwendung findet nur eine geringe Resorption statt. Nach Auftragen eines alkoholischen Extrakts, entsprechend einer Dosis von 194 mg Alkaloidgemisch N-oxid/kg Körpergewicht, wurden bei Ratten zwischen 0,1–0,4% überwiegend als N-oxide im Harn ausgeschieden. Die orale Applikation führte innerhalb dieses Zeitraumes zu einer 20- bis 50fach höheren Exkretion im Urin [7].

Teebereitung: 5–10 g der feinzerschnittenen oder grob gepulverten Droge mit kochendem Wasser übergießen und nach 10–15 min durch ein Teesieb geben. 2–3mal täglich 1 Tasse, nicht über längere Zeit.
Zur äußerlichen Anwendung – sofern nicht der Brei frischer Wurzeln verwendet wird – dient eine Abkochung 1:10.
1 Teelöffel = etwa 4 g.

Teepräparate: Keine. Der Wurzelbrei ist als Umschlagpaste unter verschiedenen Markenbezeichnungen im Handel (siehe auch Phytopharmaka).

Phytopharmaka: Beinwellwurzeln oder aus ihnen hergestellte Extrakte sind in mehreren Fertigarzneimitteln enthalten, die vor allem in der Gruppe Analgetika-Antirheumatika (10) und Antiphlogistika (3) zu finden sind, desweiteren bei Antitussiva-Expektorantia (1), Dermatika (1), Venenmittel (1), durchblutungsfördernde Mittel (1) und Umstimmungsmittel (1). Bekannte Präparate sind die Kytta-Spezialitäten (vor allem Kytta-Plasma®-Umschlagpaste, Kytta-Salbe®, ferner die Umschlag-Paste U-Paste/Neu Fink und Consoliplast®-Paste.

Prüfung: Makroskopisch und mikroskopisch nach DAC 1979; dort auch DC-Nachweis des Allantoins: 1,0 g gepulverte Droge mit 25 ml 70%igem Ethanol 30 min unter Rückfluß extrahieren, nach Abkühlen filtrieren. 10 µl des Filtrates und 10 µl einer Lösung von 50 mg Allantoin in 25 ml 70%igem Ethanol auf eine Kieselgelschicht auftragen. 10 cm hoch mit Methanol entwickeln, nach Verdunsten des Fließmittels mit 4-Dimethylaminobenzaldehydlösung (1 g in 20 ml konz. Salzsäure, mit Äthanol ad 100 ml) besprühen; im oberen Drittel des DC werden nach Aufblasen warmer Luft (Fön) die gelben Allantoinzonen sichtbar.

Quellungszahl mindestens 8 (ein Ausschluß von Wurzeln anderer, ebenfalls kultivierter *Symphytum*-Arten ist hierüber jedoch nicht möglich).

Verfälschungen: Kommen praktisch nicht vor.

Literatur:
[1] K. Hirosaki, C.A. **89**, 186068n (1978).
[2] K. Hirosaki, C.A. **90**, 76557r (1979).
[3] J.B. Garret, P.R. Cheeke, C.L. Mirinda, D.E. Goeger und D.R. Buhler, Toxicol. Letters **10**, 183 (1982).
[4] E. Röder, Dtsch. Apoth. Ztg. **122**, 2081 (1982).
[5] P. Stengel, H. Wiedenfeld und E. Röder, Dtsch. Apoth. Ztg. **122**, 851 (1982).
[6] J.N. Roitman, Lancet 1 (8226) 944 (1981); C.A. **95**, 92071m (1981).
[7] J. Brauchli, J. Luethy, U. Zweifel und C. Schlatter, Experientia **38**, 1085 (1982).

Willuhn

Bibernellwurzel   Pimpinellae radix, Radix Pimpinellae

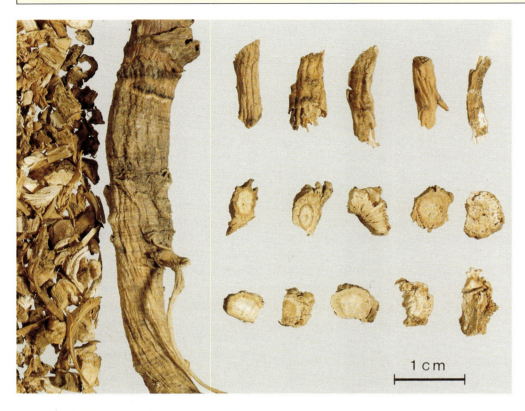

Abb. 33: Bibernellwurzel

Beschreibung: Wurzelstücke mit gelbbrauner bis graugelber, fein längsrunzeliger aber auch quergeringelter Oberfläche. Das Querschnittsbild zeigt ein hellgelbes Periderm, eine breite, bräunlichweiße, nach außen etwas schwammig-zerklüftete Rinde mit zahlreichen, sehr kleinen, braungelben Exkretgängen (mit der Lupe gerade noch erkennbar, Abb. 34). Der im Vergleich zur Rinde schmale Holzkörper innerhalb der dunkelbraunen Kambiumzone ist gelb und radial gestreift (Lupe!), bei Rhizomstücken auch Mark. Der Bruch kann schwach faserig sein.

Geruch: Aromatisch-würzig.

Geschmack: Zunächst würzig, dann brennend scharf, jedoch nicht bitter (Name Pfefferwurzel!).

Ph. Helv. VI: Radix pimpinellae
DAB 6: Radix Pimpinellae

Stammpflanzen: *Pimpinella major* (L.) HUDSON und *Pimpinella saxifraga* L. (Große und Kleine Bibernelle), Apiaceae.
(Cave! Nicht zu verwechseln mit *Sanguisorba minor*, Rosaceae, die als Bibernelle oder Pimpernelle als bekanntes Salatgewürz verwendet wird.)

Synonyme: Radix Pimpernellae albae, hircinae, saxifragae, majoris oder minoris, Rhizoma Pimpernellae, Pimpernellwurzel, Bockwurzel, Bockwurz (Geruch nach Ziegenbock!), Pfefferwurzel, Deutsche Theriakwurzel. Pimpernell root (engl.), Racine de boucage (franz.).

Herkunft: Heimisch in fast ganz Europa und Westasien, nach Nordamerika eingeschleppt und eingebürgert. Die Droge stammt überwiegend aus Wildvorkommen, deshalb überaus häufig verwechselt oder verfälscht (s. Verfälschungen); Hauptimporte aus Jugoslawien.

Inhaltsstoffe: Ca. 0,4–0,6% ätherisches Öl u.a. mit Isoeugenol-epoxyestern sowie Isoeugenol-(2-methyl)-propionsäureester; Polyacetylene; Cumarine und Furocumarine: Umbelliferon, Bergapten, Xanthotoxin (Formeln s. Angelikawurzel), Scopoletin, Sphondin, Isobergapten, Pimpinellin und Isopimpinellin (besonders die Furocumarine meist nur in Spuren). Desweiteren Sitosterol, Kaffeesäure, Chinasäure, Chlorogensäure. Ca. 1% Saponine (?), Gerbstoffe.

Indikationen: Bibernellwurzeln finden als hustenlinderndes Mittel und als mildes Expektorans bei Bronchitis (Sekretomotorikum und Sekretolytikum) sowie bei Affektionen der oberen Luftwege (Heiserkeit, Pharyngitis, Tracheitis, Angina) Verwendung. Die Wirkung wird dem ätherischen Öl und den bisher nicht identifizierten Saponinen zugeschrieben, ohne daß mit diesen Inhaltsstoffen der Droge Untersuchungen durchgeführt worden sind. Aufgüsse der Droge oder auch die daraus hergestellte Tinktur (Tinctura Pimpinellae) werden als Gurgelmittel bei entzündlichen Erkrankungen der Mund- und Rachenhöhle benutzt.

In der *Volksheilkunde* wird die Droge darüber hinaus gelegentlich auch als Stomachikum und Diuretikum ver-

Isoeugenolepoxyester

R = Methylpropionyl, Methylbutyroyl, Isovalerianoyl u.a.

Scopoletin

Sphondin : R¹ = OCH₃, R² = H
Isobergapten : R¹ = H, R² = OCH₃
Pimpinellin : R¹ = OCH₃, R² = OCH₃

Isopimpinellin

wendet. Sie wird zur Herstellung von Bitterschnäpsen herangezogen. Alkoholische Auszüge sind Bestandteil einiger Mundpflegemittel.

Teebereitung: 3–10 g der möglichst fein geschnittenen Droge werden mit kochendem Wasser übergossen; auch Ansetzen mit kaltem Wasser und kurzes Aufkochen sind üblich; als Hustentee 3–4mal täglich 1 Tasse, mit Honig gesüßt.
1 Teelöffel = etwa 2,5 g.

Phytopharmaka: Bibernellwurzeln oder daraus hergestellte Auszüge sind Bestandteil von Fertigarzneimitteln in der Gruppe Bronchialtherapeutika (z.B. Melrosum®, Makatussin® u.a.), Gichtmittel (z.B. Vitanurid®) und bei Durchblutungsstörungen angewendeter Präparate (z.B. Befelka®-Tinktur, Icorsit®-Tabletten).

Prüfung: Makroskopisch, einschließlich Geruchs- und Geschmacksprobe (s. Beschreibung) sowie mikroskopisch: Ca. 4–8 µm große, runde Stärkekörner, Durchmesser der Exkretgänge unter 120 µm. Ein sicherer Ausschluß von Verfälschungen ist durch die DC-Auftrennung der Cumarine möglich (z.B. nach Pharm. Helv. VI). Eine modifizierte Vorschrift findet sich bei [1]; nachstehend die Durchführung: 1 g gepulverte Droge wird mit 10 ml Methanol 30 min lang auf dem Wasserbad extrahiert und das klare Filtrat auf ca. 1 ml eingeengt. Zur DC werden 20 µl auf Kieselgel 60 F_{254}-Fertigplatten aufgetragen. Laufmittel: Toluol-Ether (1 + 1), gesättigt mit Essigsäure (50 ml Toluol, 50 ml Ether und 50 ml 10%ige Essigsäure werden im Schütteltrichter kräftig gemischt, die obere Phase wird verwendet). Detektion: Direktauswertung im UV-Licht (365 nm). Im Chromatogramm erscheinen eine stark blau fluoreszierende Startzone und 5 (höchstens 8) weitere, schwächer blau oder auch blaugrün fluoreszierende Zonen im Rf-Bereich 0,1–0,55, von denen 2 stärker hervortreten. Oberhalb von Rf 0,55 dürfen keine stärker fluoreszierenden Zonen auftreten (Rad. Heraclei!). Als Bezugssubstanz kann Methylrot dienen (Rf ca. 0,4). Weitere für die Droge beschriebene Cumarine treten erst bei wesentlich stär-

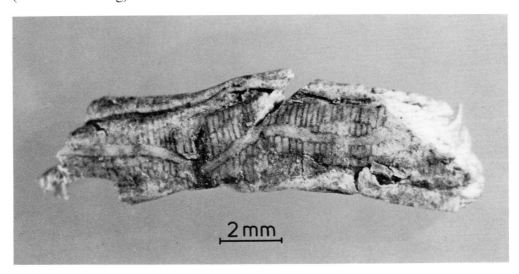

Abb. 34: Wurzelbruchstück mit durchscheinenden, gelbbraunen Exkretgängen von *Pimpinella major*

ker angereicherten Extrakten auf. Angaben zur Dünnschichtchromatographie der Cumarine von Apiaceenwurzeln finden sich auch bei [2, 3].

Verfälschungen: Überaus häufig, zeitweilig ist echte Droge gar nicht zu beschaffen. Im wesentlichen verfälscht mit Bärenklauwurzel (von *Heracleum sphondylium* L.), diese als Radix Pimpinellae franconiae im Handel, mit Pastinakwurzel (von *Pastinaca sativa* L.) und mit den Wurzeln anderer *Pimpinella*-Arten. In den letzten Jahren wird vor allem im süddeutschen Raum vermehrt *Pimpinella peregrina* L. angebaut und als Radix Pimpinellae DAB 6 angeboten. Nach Untersuchungen von K.-H. Kubeczka (Würzburg) sind die Zusammensetzung des ätherischen Öles und der Cumarine von *P. peregrina* und *P. saxifraga* sowie *P. major* außerordentlich ähnlich; eine Entscheidung darüber, welche Art vorliegt, kann nur mittels Gaschromatographie des ätherischen Öles getroffen werden.

Die Wurzeln von *Pimpinella peregrina* besitzen eine weißliche bis hellbraune Rinde (*P. saxifraga:* dunkelbraune Rinde), der obere Teil voll entwickelter Wurzeln hat einen Durchmesser von über 2 cm (*P. saxifraga* und *P. major* höchstens 1,5 cm). Nachweis der Verfälschungen makroskopisch und mikroskopisch [4] sowie zusätzlich mittels DC (siehe Prüfung). Siehe dazu auch Abb. 194 bei Liebstöckelwurzel, S. 213.

Aufbewahrung: Vor Licht geschützt, in gut verschlossenen Behältern (keine Kunststoffgefäße, ätherisches Öl!). Die Droge wird leicht von Insekten befallen.

Literatur:
[1] H. Wagner, S. Bladt und E.M. Zgainski, Drogenanalyse. Dünnschichtchromatographische Analyse von Arzneidrogen. Springer-Verlag, Berlin, Heidelberg, New York 1983.
[2] L. Hörhammer, H. Wagner und D. Kraemer-Heydweiller, Dtsch. Apoth. Ztg. **106**, 267 (1966).
[3] O.-B. Genius, Dtsch. Apoth. Ztg. **121**, 386 (1981).
[4] Berger, Band **5**, 332 (1960).

Willuhn

Birkenblätter DAB 8, Betulae folium, Folia Betulae

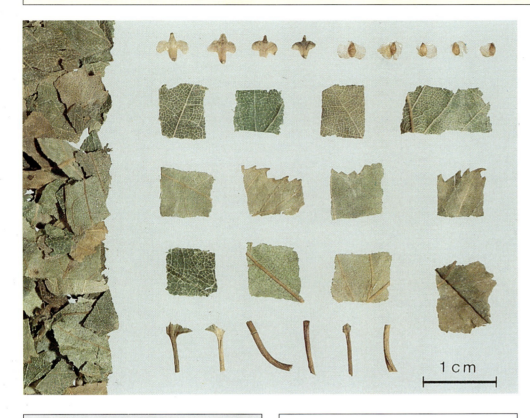

Abb. 35: Birkenblätter, obere Reihe: Fruchtschuppen und Früchte.

Beschreibung: Die Blätter von *Betula pendula* sind etwa 3–7 cm lang und etwa 2–4 cm breit, dreieckig bis rautenförmig, lang zugespitzt, am Rande scharf doppelt gesägt, unbehaart und beiderseits dicht drüsig punktiert. Die Blätter von *Betula pubescens* sind etwa 2,5–5 cm lang und etwa 1,8–4 cm breit, eiförmig bis abgerundet dreieckig und am Rande grob gesägt. Sie tragen nur wenige Drüsen und sind beiderseits schwach behaart. Auf der Unterseite befinden sich in den Aderwinkeln kleine gelblich-graue Haarbüschel. Die Oberseite der Blätter ist dunkelgrün, die Unterseite heller. Die hellen Blattnerven treten besonders auf der Unterseite deutlich hervor. Häufig sind zwischen den Blättern dreilappige Fruchtschuppen und geflügelte Früchte zu finden (s. Abb. 36).

Geruch: Schwach aromatisch

Geschmack: Etwas bitter.

2. AB-DDR: Folia Betulae
ÖAB: Folium Betulae
Ph. Helv. VI: Folium betulae

Stammpflanzen: *Betula pendula* ROTH (Hänge-Birke; syn. *Betula verrucosa* EHRH.) und *Betula pubescens* EHRH. (Moor-Birke), Betulaceae.

Synonyme: Für *Betula pendula*: Rauhbirke, Weißbirke, Sandbirke, Warzenbirke; für *Betula pubescens*: Behaarte Birke, Besenbirke. Birch leaves (engl.). Feuilles de bouleau (franz.).

Herkunft: Heimat gemäßigtes Eurasien. Drogenimporte aus China, UdSSR und den Balkanländern.

Inhaltsstoffe: Bis 3% Flavonoide (insbes. Hyperosid, Quercitrin, Myricetingalaktosid); das DAB 8 fordert mind. 1,5% Gesamtflavonoide (ber. als Hyperosid); außerdem u.a. bis 0,1% ätherisches Öl, Gerbstoffe (Leucoanthocyanidine), bis 0,5% Ascorbinsäure, Chlorogensäure, Harze unbekannter Zusammensetzung, Triterpenalkohole (Dammarantyp); hämolytisch wirkende Substanzen (Saponine) fraglich [1, 2, 3].

Indikationen: Als *Diuretikum* ohne (?) Reizwirkung auf das Nierenparenchym [4], das besonders die Durchströmung der Harnwege steigert. Es kommt zur vermehrten Wasser- und Elektrolytausscheidung. Das ist vor allem von Bedeutung bei Bakteriurie [1]. Neuere Untersuchungen bestätigten die diuretische und saluretische Wirkung der Droge im Tierver-

76 Birkenblätter

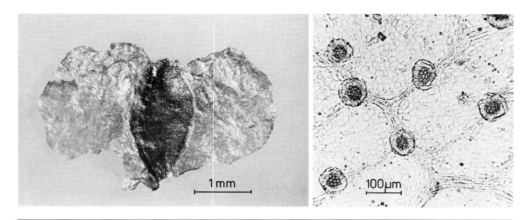

Abb. 36: Gelbbraunes, geflügeltes Nüßchen
Abb. 37: Braune, vielzellige Drüsenschuppen der Blattunterseite von *Betula pendula*

such [5], die möglicherweise durch den relativ hohen Ascorbinsäuregehalt unterstützt wird [2].

In der *Volksmedizin* werden Birkenblätter u.a. auch bei Gicht und Rheuma, zur sog. „Blutreinigung" in Frühjahrskuren, bei Haarausfall und Hautausschlag angewendet (vgl. auch [3]).

Teebereitung: 1,5–2 g feingeschnittene Droge werden mit kochendem Wasser übergossen und nach 10–15 min durch ein Teesieb gegeben. 1 Teelöffel = etwa 1 g, 1 Eßlöffel = etwa 2 g.

Man beachte die abweichenden Angaben der Standardzulassung!

Teepräparate: Die Droge wird auch in Filterbeuteln (meist 1,8 g) angeboten. Wäßrige Extrakte sind Bestandteil von tassenfertigen Tees, z.B. Solubitrat®, Uroflux®, Solvefort®, Nieron®, NB-tee Siegfried, Harntee 400® u.a.

Phytopharmaka: Als harntreibende Präparate (Diuretika) und Harnweginfektionstherapeutika (Urologika) zusammen mit anderen Drogen (z.B. Folia Orthosiphonis, Herba Equiseti, Fructus Juniperi, Radix Petroselini) in Form von Teegemischen, Extrakten, Tropfen, Kapseln, Dragees.

Prüfung: Makroskopisch (s. Beschreibung) und mikroskopisch nach DAB 8. Besonders zu beachten: auf beiden Blattseiten bei *Betula pendula* zahlreiche, bei *Betula pubescens* vereinzelte, bis 100 µm große Drüsenschuppen (s. Abb. 37), deren innerste kleine, verkorkte Zellen von einem flachen Schild aus großen, dünnwandigen Zellen bedeckt werden. *Betula pubescens* besitzt außerdem auf beiden Blattseiten einzellige, dickwandige, zugespitzte, häufig über der Basis umgebogene Deckhaare von etwa 80–600 µm, meist etwa 100–200 µm, in den Aderwinkeln bis etwa 1000 µm Länge, zuweilen mit einer Spirallinie in der Wand.) Dünnschichtchromatographische Prüfung nach DAB 8 bzw. nach [6]. Quantitative Bestimmung der Gesamtflavonoide nach DAB 8.

Verfälschungen: Kommen in der Praxis kaum vor.

Literatur:
[1] Kommentar DAB 8
Kommentar 2.AB–DDR
[2] R. Hänsel und H. Haas, Therapie mit Phytopharmaka. Springer, Berlin/New York 1983.
[3] G. Harnischfeger und H. Stolze, Bewährte Pflanzendrogen in Wissenschaft und Medizin. notamed. Bad Homburg/Melsungen 1983.
[4] G. Madaus, Lehrbuch der biologischen Heilmittel Bd. I, 710–721. G. Thieme, Leipzig. 1938.
[5] H. Schilcher, zitiert nach [2].
[6] P. Pachaly, Dünnschichtchromatographie in der Apotheke. Wissenschaftl. Verlagsges.mbH., 2. Aufl., Stuttgart 1983.

Czygan

Wortlaut der für die Standardzulassung vorgesehenen Packungsbeilage:

5.1 Anwendungsgebiete
Zur Förderung der Harnbildung sowie der Behandlung von Erkrankungen, bei denen eine erhöhte Harnbildung erwünscht ist (Harngrieß, zur Vorbeugung von Harnsteinen).

5.2 Gegenanzeigen
Wasseransammlungen (Ödeme) infolge eingeschränkter Herz- und Nierentätigkeit.

5.3 Dosierungsanleitung und Art der Anwendung
1–2 Eßlöffel (5–10 g) voll **Birkenblätter** werden mit heißem Wasser (ca. 150 ml) übergossen und nach etwa 15 min durch ein Teesieb gegeben.
Soweit nicht anders verordnet, werden 3–4mal täglich 1 Tasse frisch bereiteter Tee zwischen den Mahlzeiten getrunken.

5.4 Hinweise
Vor Licht und Feuchtigkeit geschützt aufbewahren.

Bitterholz   Quassiae lignum, Lignum Quassiae

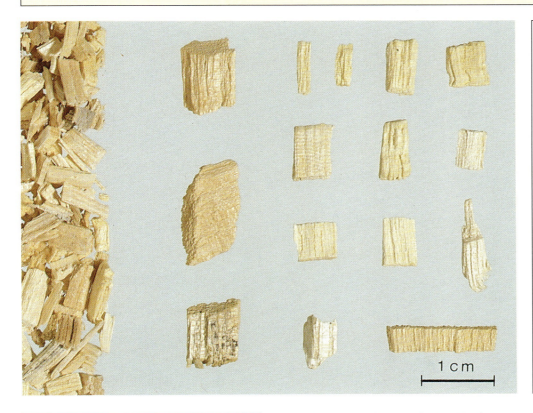

Abb. 38: Bitterholz

<u>Beschreibung:</u> Hellgelbe, ziemlich leichte, leicht spaltbare Holzstückchen.
<u>Geschmack:</u> Intensiv bitter.

DAB 6: Lignum Quassiae

Stammpflanzen: *Quassia amara* L. (Surinam-Bitterholz), Simaroubaceae und *Picrasma excelsa* (SWARTZ) PLANCH. (Jamaika-Bitterholz), Simaroubaceae.

Synonyme: Quassiaholz, Fliegenholz. Bitter wood, Quassia wood (engl.). Bois de quassia, Bois amer (franz.).

Herkunft: Surinam-Bitterholz aus Guayana, Kolumbien, Panama und Argentinien. Jamaika-Bitterholz von den Kleinen Antillen, den Karibischen Inseln und Nord-Venezuela.

Inhaltsstoffe: 0,05 bis über 0,2% Bitterstoffe vom Typ der Seco-Triterpene, Hauptbestandteile sind Quassin, Neoquassin und 18-Hydroxyquassin [1].

Indikationen: Nur noch selten gebrauchtes Amarum, zur Anregung des Appetits und als verdauungsförderndes Mittel. Die Anwendung als Anthelmintikum und als Insektizid gilt als obsolet [1].

Nebenwirkungen: Größere Mengen an Bitterholz reizen die Magenschleimhaut und können zum Erbrechen führen.
Der Bitterstoff Quassin ist *parenteral* verabreicht toxisch, er führt zur Senkung der Herzfrequenz, zu Muskelzittern und zu Lähmungen.

Teebereitung: 0,5 g feingeschnittenes oder gepulvertes Bitterholz werden mit kochendem Wasser übergossen und nach 10–15 min abgeseiht; etwa 30 min vor den Mahlzeiten 1 Tasse. Nicht während der Schwangerschaft anwenden (evtl. Brechreiz fördernd!). 1 Teelöffel = etwa 2,5 g.

Phytopharmaka: Nur ein Präparat mit *Quassia amara* Urtinktur (Stropheupas®-forte, ein Umstimmungsmittel).

Prüfung: Mikroskopisch an falschen Jahresringen (Parenchymbinden) kenntlich. Surinam-Bitterholz enthält 1–2 Zellreihen breite und 20–25 Zellreihen hohe Markstrahlen, Oxalatkristalle fehlen fast ganz. Jamaika-Bitterholz hat 2–5 Zellreihen breite Markstrahlen, Einzelkristalle oder Kristallsand kommen vor (Abb. 39 und 40), DC nach [2] ist möglich. Zur Gehaltsbestimmung siehe [3].

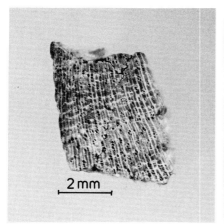 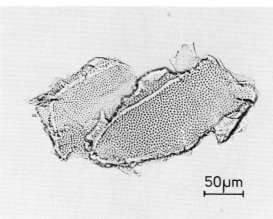

Abb. 39: Querbruch des Holzes von *Quassia amara* mit hellen, schmalen Markstrahlen und zerstreutporiger Anordnung der Gefäße

Abb. 40: Typisches, feingetüpfeltes Gefäßwandbruchstück

Verfälschungen: Kommen in der Praxis nicht vor.

Literatur:
[1] Hager, Band **6A**, 1000 (1977).
[2] H. Wagner, S. Bladt und E.M. Zgainski, Drogenanalyse, Springer Verl. Berlin, Heidelberg, New York, 1983.
[3] Th. Nestler, Neue Inhaltsstoffe von Lignum Quassiae und eine neue Gehaltsbestimmung der Quassia-Bitterstoffe, Dissertation München 1979.

Frohne

Bockshornsamen
Foenugraeci semen, Semen Foenugraeci

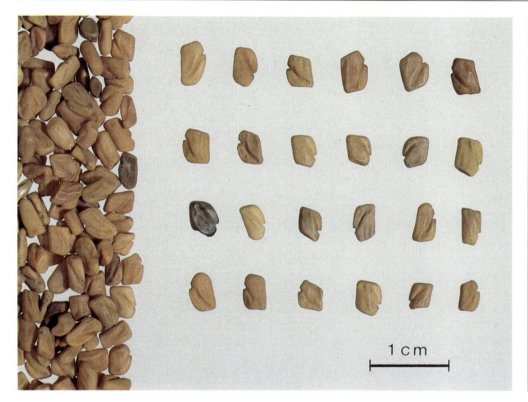

Abb. 41: Bockshornsamen

Beschreibung: Rhombisch vierseitige oder flach rautenförmige, unregelmäßig gerundete, 3–5 mm lange, 2–3 mm breite und dicke, sehr harte, hellbraune oder rötlich- bis gelblichgraue Samen. Etwa in der Mitte der einen langen Schmalseite findet sich etwas vertieft liegend der helle Nabel (Lupe! Abb. 42). Von diesem geht eine flache, diagonal verlaufende Furche aus, die den Samen äußerlich in zwei ungleich große Abschnitte teilt; im kleineren ist die Radicula, im größeren Abschnitt sind die Keimblätter des gekrümmten Embryos lokalisiert. In Wasser gelegt quellen die Samen schnell auf, wobei die Samenschale gesprengt wird und sich leicht vom Endosperm trennen läßt.

Geruch: Eigenartig und gewürzhaft.

Geschmack: Etwas bitter, beim Kauen schleimig.

ÖAB: Semen Foenugraeci
Ph. Helv. VI: Semen foenugraeci

Stammpflanze: *Trigonella foenumgraecum* L. (Bockshornklee), Fabaceae.

Synonyme: Semen Trigonellae, Griechische Heusamen, Kuhhornsamen, Kuhbohnen, Rehkörner, Ziegensamen, Ziegenhornkleesamen. Greek hay seed (engl.). Graine de fenugrec (franz.).

Herkunft: Heimisch im Mittelmeergebiet, Ukraine, Indien, China, in diesen Gebieten als Kulturpflanze vielfach angebaut. Die Droge stammt ausschließlich aus Kulturen. Hauptlieferländer sind vor allem Indien, Marokko, China und die Türkei.

Inhaltsstoffe: Ca. 20–45% Schleim, als Zellwandschleim im Endosperm vorliegend (Mannogalaktane: 1,4β-glykosidisch gebundene Mannoseketten mit 1,6a-glykosidisch gebundenen Galaktoseseitenketten; ein geringer Anteil an Xylose wurde gefunden). Ca. 27% Proteine und 6–10% fettes Öl (im Embryo). Mehrere Steroidsaponine, nativ als 3,26-Bisglykoside mit Δ^5-Furosten- und 5a-Furostanstruktur vorliegend (z.B. Trigonellosid), nach Abspaltung der Glucose an C-26 in Spirostanolglykoside übergehend (u.a. Dioscin, die Graecunine H bis N), nach Hydrolyse Diosgenin und Yamogenin (0,1–2,2%), Tigogenin, Neotigogenin und Gitogenin lie-

Foenugraecin

Trigonellin

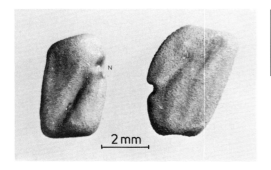

Abb. 42: Von schräger Furche durchzogene Samen mit feinpunktierter Oberfläche und weißlichem Nabel (N)

fernd. Die Furostanolglykoside schmecken bitter und dürften das bittere Prinzip der Droge sein. Foenugraecin, ein 3-Peptidester von Diosgenin. Sterole: u.a. Cholesterol und Sitosterol. Flavonoide: die C-Glykosylflavone Vitexin, Saponaretin, Homoorientin u.a.; 0,36% Trigonellin (= Coffearin, das N-Methylbetain der Nicotinsäure); Spuren von Nicotinsäureamid; ca. 0,015% ätherisches Öl mit dem typischen Bockshornkleegeruch.

Indikationen: Äußerlich als Emolliens in Form von Kataplasmen zur Behandlung von Furunkeln, Geschwüren, entzündlichen Verhärtungen und Ekzemen.

In der *Volksheilkunde* innerlich als Muzilaginosum bei Katarrhen der oberen Luftwege sowie, eßlöffelweise als Pulver mehrmals täglich genommen, als Roborans. Desweiteren wird der Droge *in der Volksmedizin* eine blutzuckersenkende, eine laktationsfördernde und eine Antipellagra-Wirkung zugesprochen, Belege für eine Wirksamkeit fehlen aber.

Über die roborierende Wirkung liegen unterschiedliche Untersuchungsergebnisse vor. Bei normalen und hypercholesterinämisch gemachten Ratten, deren Nahrung zur Hälfte aus Bockshornsamen bestand, wurde der Serumcholesterinspiegel auf die Hälfte gesenkt [1]. Während für den Samen keine hypoglykämischen Wirkungen nachgewiesen werden konnten [2], soll Foenugraecin neben virustatischen, antiphlogistischen und kardiotonen Eigenschaften auch hypoglykämisch wirken [3]. Auch Steroidsaponine wirken antiphlogistisch [u.a. 4] und antimikrobiell [5]. Für wäßrige Extrakte des Samens wurde eine stimulierende Wirkung auf den Uterus und den Darm sowie eine positiv chronotrope Wirkung auf das Herz nachgewiesen [6]. Der Nicotinsäureamidgehalt ist für eine Antipellagra-Wirkung zu gering; ein Provitamincharakter von Trigonellin ist wenig wahrscheinlich und wird unterschiedlich bewertet. Bockshornsamen haben als möglicher Rohstoff zur Diosgeningewinnung für die Produktion von Steroidhormonen Interesse erlangt.

Teebereitung: Üblicherweise wird die Droge nur äußerlich angewendet. Dazu rührt man die gepulverten Samen mit heißem Wasser zu einem pastösen Brei an und verwendet diesen zu Umschlägen. Für die innerliche Anwendung werden 0,5 g Droge 3 Std mit kaltem Wasser stehen gelassen, anschließend gibt man durch ein Teesieb. Mehrmals täglich 1 Tasse, kann mit Honig gesüßt werden.
1 Teelöffel = etwa 4,5 g.

Phytopharmaka: Die Droge ist selten Bestandteil von Fertigarzneimitteln der Gruppen Magen-Darm-Mittel, Bronchialtherapeutika und Cholagoga.

Prüfung: Makroskopisch (siehe Beschreibung) und mikroskopisch: Charakteristisch ist das Querschnittsbild der Samenschale mit radial palisadenartig gestreckten Epidermiszellen mit verdickten Außen- und Seitenwänden und flaschenförmigen Lumina. In ihrer äußeren Hälfte ist eine über alle Epidermiszellen verlaufende Lichtlinie zu erkennen. Unterhalb der Epidermis liegt eine Schicht aus säulenfußartig sich nach außen verjüngenden Zellen mit herablaufenden Verdickungsleisten, die zwischen sich große Interzellularen aussparen (Trägerzellschicht). Darauf folgen 2 bis 4 Reihen dünnwandiger, leicht tangential gestreckter Zellen, oft zusammengedrückt. Endosperm großzellig mit dicken, geschichteten, schleimhaltigen Wänden. Der Embryo aus zartwandigen Zellen bestehend, Öltropfen, Aleuron und wenig Stärke (ca. 5 μm) führend. Die gepulverte Droge ist ebenfalls an diesen Merkmalen zu identifizieren. Mit $FeCl_3$ färben sich die Keimblätter des Embryos rot, mit KOH gelb (Trigonellin-Reaktion).

Verfälschungen: Werden in der Praxis nicht beobachtet.

Literatur:
[1] P.C. Singhal, R.K. Gupta und L.D. Joshi, Indian Curr. Sci. **51**, 136 (1982).
[2] S.R. Jain und S.N. Sharma, Planta Med. **12**, 439 (1967).
[3] S. Ghosal, S. Srivastava, D.C. Chatterjee und S.K. Dutta, Phytochemistry **13**, 2247 (1974).
[4] S.K. Bhattacharya, A.K. Parikh, N.C. Neogy, R. Lal, P.K. Debnath und V.B. Pandey, Rheumatism **6**, 1 (1971).
[5] R. Tschesche und G. Wulff, Z. Naturforsch. **20b**, 543 (1965).
[6] M.S. Abdo und A.A. Al-Kafawi, Planta Med. **17**, 14 (1969).

Willuhn

Bohnenhülsen Phaseoli pericarpium, Fructus Phaseoli sine Semine

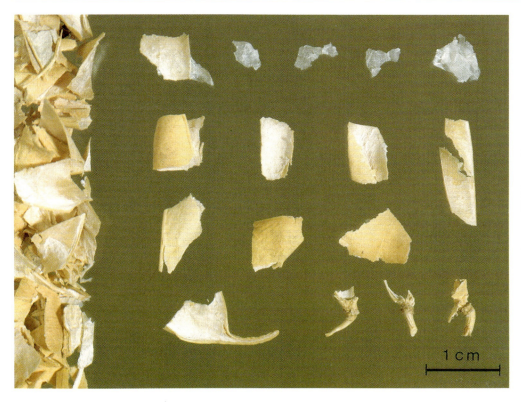

Abb. 43: Bohnenhülsen

Die Droge besteht aus den von den Samen befreiten Fruchtwänden.

<u>Beschreibung</u>: Gelblich-weiße, etwas nach innen eingedrehte, dünne Stückchen der bis 15 cm langen Fruchtwände. Außen hellgelb, Oberfläche schwach gerunzelt; Innenseite mit weißlich glänzendem Häutchen (Endokarp + innere Mesokarpschichten). Vereinzelt findet man gelbe Stückchen des Fruchtstiels.

<u>Geschmack</u>: Schwach schleimig.

DAC 1979: Bohnenhülsen

Stammpflanze: *Phaseolus vulgaris* L. (Gartenbohne), Fabaceae.

Synonyme: Schminkbohne. Bean, Kidney-bean (engl.). Gousses d'haricot (franz.).

Herkunft: Alte Kulturpflanze. Die Droge stammt ausschließlich aus Kulturen verschiedener europäischer Länder (Bulgarien, Ungarn, UdSSR, Jugoslawien).

Inhaltsstoffe: Es werden in der Literatur zahlreiche ubiquitär vorkommende Substanzen erwähnt, von denen man Arginin und Kieselsäure für die eventuell vorhandene antidiabetische Wirkung diskutiert [1].

Indikationen: Anwendung *nur in der Volksmedizin* als Diuretikum und schwaches Antidiabetikum. Für beide Indikationen können trotz älterer Angaben über angeblich vorhandene Glukokinine keine ernstzunehmenden Wirkstoffe benannt werden [1]. So bleibt die Verwendung der Droge in den zahlreichen Teemischungen und Phytopharmaka aus der Sicht moderner Arzneipflanzenforschung problematisch; dies gilt vor allem für den Gebrauch als sogenanntes Antidiabetikum.

Teebereitung: 2,5 g der Droge werden mit kochendem Wasser übergossen und 10–15 min bedeckt stehen gelassen, anschließend durch ein Sieb gegeben.
1 Teelöffel = etwa 1,5 g, 1 Eßlöffel = etwa 2,5 g.

Wortlaut der für die Standardzulassung vorgesehenen Packungsbeilage:

6.1 Anwendungsgebiete
Zur Förderung der Harnbildung.

6.2 Dosierungsanleitung und Art der Anwendung
Etwa 1 Eßlöffel (ca. 5 g) voll samenfreier **Gartenbohnenhülsen** werden mit Wasser (ca. 150 ml) kurz aufgekocht und nach etwa 15 min durch ein Teesieb gegeben. Soweit nicht anders verordnet, werden 2–3mal täglich 1 Tasse frisch bereiteter Teeaufguß zwischen den Mahlzeiten getrunken.

6.3 Hinweise
Vor Feuchtigkeit geschützt aufbewahren.

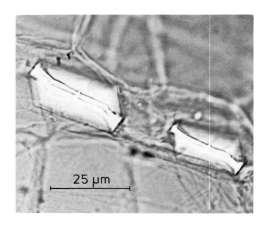

Abb. 44: Calciumoxalatprismen mit charakteristischen Diagonalstrukturen aus der innersten Mesokarpschicht (Silberhäutchen) von *Phaseolus*

schreibung) und mikroskopisch. Exokarp mit stark runzeliger Kutikula, rundlichen Spaltöffnungen und Haarnarben. Mesokarp in den äußeren Schichten aus kurzen, spindelförmigen, verdickten Zellen bestehend. Auffällig sind die in den inneren Mesokarpschichten liegenden Kristalle (Abb. 44).

Verfälschungen: Kommen praktisch nicht vor.

Teepräparate: Die Droge wird auch in Filterbeuteln (meist 2 g) angeboten.

Phytopharmaka: In der Gruppe der Antidiabetika (z.B. Diabetylin® [Tabletten], Syamplex® [Tropfen], Tumulka® [Mixtur] u.a.), auch in der Gruppe der Diuretika in zahlreichen Teemischungen.

Prüfung: Makroskopisch (siehe Be-

Literatur:
[1] Lj. Kraus und G. Reher, Dtsch. Apoth. Ztg. **122**, 2357 (1982).

Frohne

Boldoblätter   Boldo folium, Folia Boldo

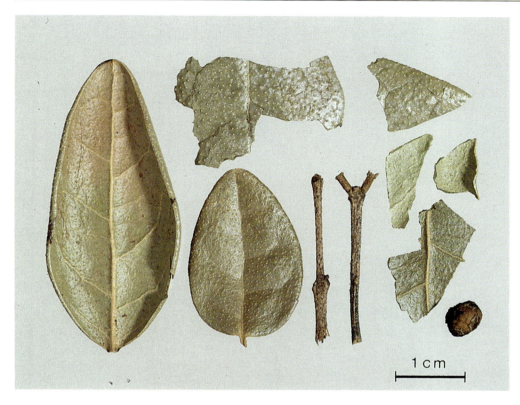

Abb. 45: Boldoblätter

Beschreibung: Ledrig-steife, elliptisch-eiförmige, ganzrandige, brüchige Blätter, meist nach unten leicht eingerollt. Typisch die auf der Oberseite deutlich sichtbaren hellen Höckerchen; auf der Unterseite der starke Hauptnerv und die bogenläufigen Seitennerven hervortretend. Vereinzelt findet man in der Schnittdroge rotbraune Zweigstückchen mit hellen, strichförmigen Lentizellen und braune, ovale, harte Samen (Abb. 45 rechts unten).

Geruch: Stark würzig, eigenartig.

Geschmack: Brennend würzig, etwas bitter.

Ph. Helv. VI: Folium boldo
DAC 1979: Boldoblätter

Stammpflanze: *Peumus boldus* MOL., Monimiaceae.

Synonyme: Boldiblätter, Boldublätter. Boldo leaves (engl.). Feuilles de boldo (franz.).

Herkunft: Chile. Typischer Strauch oder kleiner Baum der Trockenvegetation.

Inhaltsstoffe: 0,25–0,50% Aporphinalkaloide (Ph. Helv. VI mindestens 0,1%, DAC 1979 mindestens 0,1%) mit Boldin als Hauptalkaloid; 2–3% ätherisches Öl (Ph. Helv. VI mindestens 2%, DAC 1979 mindestens 2%), das p-Cymol, Cineol, Ascaridol und andere Monoterpene enthält; kleine Mengen an Flavonoiden.

Indikationen: Hauptsächlich als Choleretikum aufgrund des Gehaltes an Boldin; Boldoblätter und daraus hergestellte Zubereitungen wirken stimulierend auf die Bildung der Gallenflüssigkeit, auf die Gallensekretion aus der Blase und auf die Magensaftsekretion. Für Boldin sind leicht diuretische, harnsäureausscheidende und schwach hypnotische Effekte nachgewiesen worden [1].

Boldin

Volksmedizinisch werden Boldoblätter auch als Diuretikum, Stomachikum und Sedativum verwendet. In Chile werden die Blätter auch als Anthelmintikum (Ascaridolgehalt des ätherischen Öles!) benutzt [2].

Teebereitung: 1–2 g fein zerschnittene Droge werden mit kochendem Wasser übergossen; nach 10 min gibt man durch ein Teesieb. Als Choleretikum 2–3mal täglich 1 Tasse.
1 Teelöffel = etwa 1,5 g.

Teepräparate: Einige tassenfertige Tees enthalten Extrakte aus Boldoblättern (z.B. Solu-Hepar® u.a.).

Phytopharmaka: In mehreren Fertigarzneimitteln der Gruppe Cholagoga und Gallenwegstherapeutika (z.B. Geratol, Losapan® [Pulver, Granu-

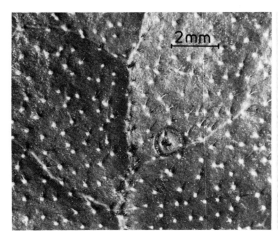
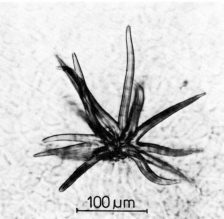

Abb. 46: Blattoberseite von *Peumus boldus* mit zahlreichen weißen, behaarten Höckerchen
Abb. 47: Vielarmiges, sternförmiges Haarbüschel der Blattunterseite

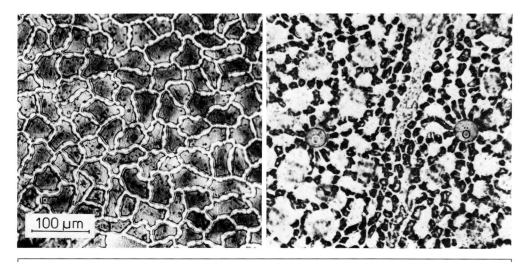

Abb. 48: Knotig verdickte Epidermis der Blattoberseite
Abb. 49: Ölzellen (Ö) im interzellularenreichen Schwammparenchym

lat], Pankreaticum, Gallemolan® [Dragees, Tropfen], Galenavowen® [Dragees], Ullus® Leber-Galle-Tee u.a.).

Prüfung: Makroskopisch (siehe Beschreibung) und mikroskopisch. Schon bei mäßiger Vergrößerung sind auf der Blattoberseite zahlreiche behaarte, weiße Höckerchen (Abb. 46) zu sehen; bei stärkerer Vergrößerung sind die charakteristischen Büschelhaare zu erkennen, die auch auf der Unterseite der Blätter vorkommen, dort allerdings ohne Höcker in die Epidermis eingefügt (Abb. 47). Die Epidermiszellen sind knotig verdickt (Abb. 48), auch das darunter liegende Hypoderm weist verdickte Zellwände auf. Im Mesophyll liegen kugelige Exkretzellen mit ätherischem Öl (Abb. 49).

DC-Prüfung auf Boldin (modifiziert nach DAC 1979):
1 g gepulverte Droge wird mit 50 ml 1%iger Salzsäure 10 min geschüttelt; anschließend wird filtriert. Man versetzt 30 ml Filtrat mit 1,5 ml verd. Ammoniaklösung und 0,6 g $NaHCO_3$ und schüttelt dreimal mit je 50 ml Chloroform-Isopropanol (3 + 1) aus. Die vereinigten organischen Phasen trocknet man mit 10 g Na_2SO_4, filtriert und bringt im Vakuum zur Trockne. Der Rückstand wird in 1,00 ml Methanol gelöst; von der Lösung trägt man 40 µl bandförmig auf eine Kieselgel-Schicht, daneben 40 µl einer Lösung von 1 mg Boldin in 1,00 ml Methanol auf. Man entwickelt mit Toluol-Methanol-Diethylamin (10 + 1 + 1) auf 12 cm Laufstrecke und besprüht nach dem Trocknen mit Jodlösung oder Dragendorffs Reagens. Boldin liegt im unteren Drittel, die Boldinzone der Probe muß mit der der Vergleichssubstanz übereinstimmen.

Verfälschungen: Vor allem mit den sehr ähnlich riechenden Blättern von *Cryptocarya peumus* NEES, (Lauraceae), einem Baum, der im gleichen Verbreitungsgebiet wie *Peumus boldus* vorkommt. Diese Blätter sind etwas größer, der stets wellig verbogene Blattrand ist kaum nach unten gerollt. Höcker und Büschelhaare fehlen, hingegen sind Exkretzellen mit ätherischem Öl wie bei Boldoblättern vorhanden.

Aufbewahrung: Vor Licht geschützt, dicht verschlossen, kühl, nicht in Kunststoffbehältern (ätherisches Öl!).

Literatur:
[1] H. Schindler, Arzneim. Forsch. **7**, 747 (1957).
[2] Hager, Band **6A**, 555 (1977).

Wichtl

Brennesselkraut Urticae herba, Herba Urticae

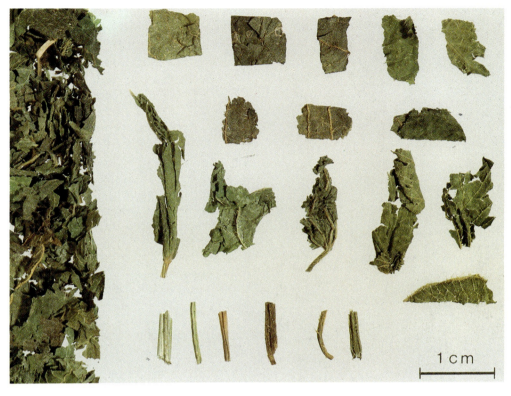

Abb. 50: Brennesselkraut

Beschreibung: Die Droge besteht aus den während der Blüte gesammelten und getrockneten oberirdischen Teilen mit höchstens 3 mm dicken Stengeln. Schnittdroge: Stark geschrumpfte, vielfach knäuelig eingerollte, oberseits schwarzgrüne, unterseits hellgrüne Blattstückchen mit großen, verstreut stehenden (Abb. 51) Brennhaaren und zahlreichen kleinen Borstenhaaren. Blatteile mit grobgesägtem Rand. Nervatur unterseits deutlich hervortretend. Stengelteile vierkantig, meist breitgedrückt, grün bis braun, stark gefurcht. Vereinzelt Teile der grünen Blütenrispen.

Geruch: Nicht charakteristisch.

Geschmack: Nicht charakteristisch.

DAC 1979: Brennesselkraut

Stammpflanzen: Meist *Urtica dioica* L. (Große Brennessel), gelegentlich auch *U. urens* L. (Kleine Brennessel), Urticaceae.

Synonyme: Nesselkraut, Haarnesselkraut, Hanfnesselkraut. Nettle wort, Nettle leaves (engl.). Herbe d'ortie (franz.).

Herkunft: Vorkommen fast kosmopolitisch als Ruderalpflanzen; Droge aus Wildvorkommen in Mittel- und Osteuropa (UdSSR, Bulgarien, Jugoslawien, DDR).

Inhaltsstoffe: Bisher wurden im Brennesselkraut keine Inhaltsstoffe gefunden, die die Wirkungen, die dieser Droge zugeschrieben werden, erklären könnten. Neben den für jede grüne Pflanze charakteristischen Chlorophyllen (Chlorophyll a und b), Chlorophyll-Abbauprodukten und Carotinoiden (u.a. β-Carotin und Xanthophylle), Vitaminen (u.a. C, B-Gruppe, K_1), Triterpenen und Sterolen (u.a. β-Sitosterol), Mineralsalzen (u.a. Kieselsäure, Kaliumsalze) kommen weitere ubiquitäre Pflanzenstoffe (z.B. Ameisen-, Essig-, Zitronen- u.a. Säuren) vor. Der Nachweis der immer wieder für die „antidiabetische" Wirkung verantwortlich gemachten „Glukokinine" ist umstritten; das gilt auch für die Identifizierung von Flavonoiden. Besonders die Brennhaare enthalten Amine (u.a. Histamin, Serotonin, Cholin) [1, 2].

Indikationen: Klinische und pharmakologisch abgesicherte Ergebnisse zur Wirkung und Wirksamkeit liegen nur vereinzelt zum Diureseeffekt vor. So soll Brennesselkraut eine günstige diuretische Wirkung, die einhergeht mit beträchtlicher Ausscheidung von Chloriden und Harnstoff, haben [nach 2]. Neuere Untersuchungen [3] bestätigen die leicht diuretische Wirkung von Brennessel-Frischpflanzensaft. Es kam im Verlauf einer 14-tägigen Therapie zu einer Steigerung des Harnvolumens, zur Senkung des Körpergewichts sowie zu einer geringfügigen Senkung des systolischen Blutdrucks.

In der *Volksmedizin* wird Brennesselkraut als Teedroge oder als Frischpflanzenpreßsaft in vielfältiger Weise genutzt [2]. Innerlich als „blutbildendes" Mittel, als Diuretikum bei Ar-

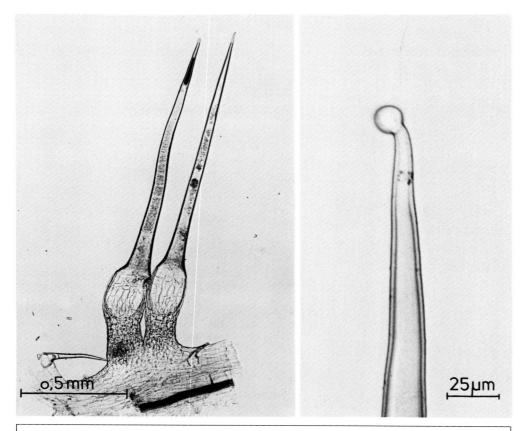

Abb. 51: Typische Brennhaare (Emergenzen) von *Urtica dioica*
Abb. 52: Unversehrte, kugelförmige Spitze des Brennhaares

thritis, Gelenk- und Muskelrheumatismus, zur „Erhöhung der Enzymproduktion" der Bauchspeicheldrüsen, als Bestandteil von „antidiabetischen" Tees (vor deren Anwendung allerdings ärztlicherseits gewarnt wird [4]), zur Förderung der Wundheilung, bei Gallenwegserkrankungen, äußerlich zur Pflege der Kopfhaut und Haare gegen Kopfschuppen und zu fettes Haar. (Weitere volksmedizinische Indikationen, vor allem auch in den osteuropäischen Ländern bei [2]). Die Vielzahl der zum Teil sehr ungenau und weitgefaßten Indikationen für Brennesselkraut [2] und die bisher nur in sehr geringem Ausmaß durchgeführten pharmakologischen Prüfungen sollten Grund sein, die Therapie mit dieser Droge kritisch zu verfolgen. Als *leichtes Diuretikum* kann man sie sicherlich empfehlen [4].

Nebenwirkungen: Gelegentlich (selten) sind nach Einnahme von Brennesseltee Allergien (Hautaffektionen, Ödeme, Oligurie, Magenreizung) beobachtet worden.

Teebereitung: 1,5 g fein geschnittenes Kraut werden mit kaltem Wasser angesetzt, kurz aufgekocht oder direkt mit kochendem Wasser übergossen und nach 10 min abgeseiht. Als Diuretikum mehrmals täglich 1 Tasse.
1 Teelöffel = etwa 0,8 g. 1 Eßlöffel = etwa 2,2 g.

Teepräparate: Die Droge wird auch in Filterbeuteln (1,0–1,8 g) angeboten.

Phytopharmaka: Als Bestandteil von „harntreibenden" Teegemischen (Species diureticae) und sog. „Blutreinigungstees"; als Frischpflanzensäfte zur „Frühjahrskur".

Prüfung: Makroskopisch und mikroskopisch nach DAC 1979. Typisch sind die Brennhaare (Abb. 51 und 52) sowie im Mesophyll liegende, bis 70 µm große Cystolithen.

Verfälschungen: Als solche werden Blätter von *Lamium album* L. (Weiße Taubnessel) beobachtet. Sie besitzen einen ungleich gesägten Blattrand, es fehlen die bei Brennesselkraut vorhandenen Cystolithen und Brennhaare, dafür kommen zweizellige Gliederhaare und kurze Haare mit einzelligem Köpfchen vor.

Literatur:
[1] Hager, Band **6c**, 361, (1979).
[2] J. Lutomski und H. Speichert, Pharmazie in unserer Zeit **12**, 181 (1983).
[3] H.W. Kirchhoff, Z. Phytotherapie **4**, 621 (1983).
[4] R.F. Weiß, Lehrbuch der Phytotherapie. Hippokrates. Stuttgart 1982.

Czygan

Wortlaut der für die Standardzulassung vorgesehenen Packungsbeilage:

6.1 Anwendungsgebiete
Zur Förderung einer erhöhten Harnbildung; zur Unterstützung der Behandlung von Beschwerden beim Wasserlassen.

6.2 Gegenanzeigen
Wasseransammlungen (Ödeme) infolge eingeschränkter Herz- und Nierentätigkeit.

6.3 Dosierungsanleitung und Art der Anwendung
Etwa 3–4 Teelöffel (ca. 4 g) voll **Brennesselkraut** werden mit heißem Wasser (ca. 150 ml) übergossen und nach etwa 10 min durch ein Teesieb gegeben. Soweit nicht anders verordnet, werden 3–4mal täglich eine Tasse frisch bereiteter Tee getrunken.

6.4 Hinweise
Vor Licht und Feuchtigkeit geschützt aufbewahren.

Brennesselwurzel
Urticae radix, Radix Urticae

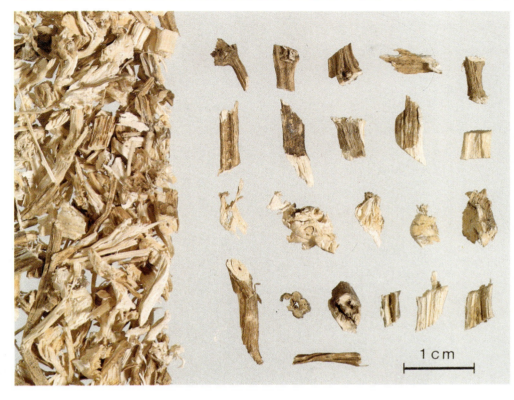

Abb. 53: Brennesselwurzel

Beschreibung: Unregelmäßig zusammengebogene, etwa 5 mm dicke, graubraune, mit deutlichen Längsfurchen versehene Wurzelstücke. Im Querschnitt ist die Wurzel hohl, die Schnittfläche weiß, im Bruch zähfaserig.

Geruch: Ohne charakteristischen Geruch.

Geschmack: Ohne charakteristischen Geschmack.

Stammpflanzen: Meist *Urtica dioica* L. (Große Brennessel), gelegentlich auch *Urtica urens* L. (Kleine Brennessel), Urticaceae.

Synonyme: Nesselwurzel, Haarnesselwurzel, Hanfnesselwurzel; Rhizoma Urticae. Netle root (engl.). Racine d'ortie (franz.) (s. auch Brennesselkraut).

Herkunft: Vorkommen fast kosmopolitisch als Ruderalpflanze; als Droge aus Wildvorkommen in Mittel- und Osteuropa (Jugoslawien, Bulgarien).

Inhaltsstoffe: Keine eingehenden phytochemischen Untersuchungen bekannt; Hinweise auf das ubiquitäre β-Sitosterol [1, 2] und auf Gerbstoffe [3].

Indikationen: In der *Volksmedizin* ähnlich wie Brennesselkraut, z.B. als Diuretikum, aber auch wegen des Gerbstoffgehalts als Adstringens und Gurgelmittel. – Neuerdings wird die Anwendung eines Extraktes von Radix Urticae bei benignen Prostataerkrankungen empfohlen, vor allem zur Behandlung von Kongestionen und damit von Miktionsbeschwerden, im Frühstadium bzw. den Stadien I–IIa der benignen Prostatahyperplasie. Der Wirkstoff für diesen möglichen Effekt ist noch unbekannt. Inwieweit dieser Effekt über eine Senkung der Konzentration an bindungsfähigem SHBG (sexual-hormonbindendes Globulin) verläuft, die verbunden ist mit einer Steigerung an freiem Androgen, wird derzeit erörtert [2, 4–7]. Als Folge davon soll der kompensatorisch erhöhte Stoffwechsel im Adenomgewebe der Prostata gesenkt werden, was die Beseitigung von Kongestionen und die Eröffnung von Urethra-Obstruktionen zur Folge hat [2]. Immerhin wurden Reaktionseffekte durch Brennesselwurzel-Extrakte im menschlichen Prostatagewebe nachgewiesen [8]. Allerdings sollte man diesen Ergebnissen kritisch gegenüberstehen. So wurden in einer randomisierten Studie mit Extractum Radicis Urticae [10] die objektiv meßbaren Parameter nicht signifikant gebessert. Es kam zwar zu einer Linderung der adenombedingten Beschwerden (vgl. auch die Untersuchungen zum Nachweis der Abnahme der wöchentlichen Nykturiefrequenz nach Applikation eines standardisierten Extr. Rad. Urticae [9]), sie war jedoch auch in der Plazebo-Gruppe zu finden. Nicht objektivierbare, psychische Faktoren lassen sich hier nicht ausschließen.

Teebereitung: 1,5 mg grob gepulverte Droge mit kaltem Wasser ansetzen, zum Sieden erhitzen und etwa 1 min im Sieden halten, anschließend 10 min bedeckt stehen lassen, dann abseihen.
1 Teelöffel = etwa 1,3 g.

Phytopharmaka: In Teemischungen als Species diureticae; als Mono-Tee; in Kapseln als Extrakt frischer Wurzeln (Extractum Radicis Urticae = ERU, z.B. Bazoton®-Kapseln).

Prüfung: Makroskopisch (s. Beschreibung) und mikroskopisch [1].

Verfälschungen: Sind im Drogenhandel bisher nicht beobachtet worden.

Literatur:
[1] F. Berger, Band **5**, 487 (1960).
[2] R. Hänsel und H. Haas, Therapie mit Phytopharmaka. Springer. Berlin/New York, 1983.
[3] Hager, Band **6c**, 363 (1979).
[4] H. Ziegler, Fortschritte d. Med. **100**, 1832 (1982).
[5] U. Tosch und H. Müssiggang, euromed **23**, 334 (1983).
[6] H. Ziegler, Fortschritte d. Med. **101**, 2112 (1983).
[7] J. Djulepa, Mediz. Welt Nr. 48, 49–52 (1983).
[8] U. Dunzendorfer, Z. Phytotherapie **5**, 800 (1984).
[9] H.-P. Stahl, Z. Allg. Med. **60**, 128–132 (1984).
[10] G. Schönefeld, R. Tauber, U. Rattenhuber und H. Barth, Klin. u. Experiment. Urologie **4**, 179 (1982).

Czygan

Brombeerblätter Rubi fruticosi folium, Folia Rubi fruticosi

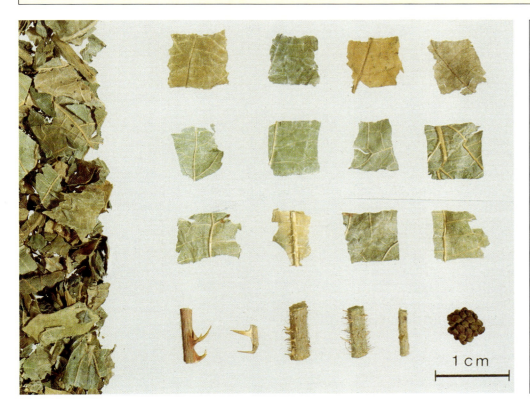

Abb. 54: Brombeerblätter

Beschreibung: 3–5 zählige Blätter, das Einzelblatt bis 7 cm lang, eiförmig, mit gesägtem Rand. Die Schnittdroge besteht aus Blattstückchen, die am unterseits hervortretenden Mittelnerv feine weißliche Stacheln erkennen lassen (Abb. 55). An dickeren Blattstiel- oder Sproßachsenstückchen (manchmal ist auch die Herba-Droge im Handel anzutreffen) sind die Stacheln deutlicher. Blatt oberseits grün, unterseits meist nur schwach behaart.

Geschmack: Adstringierend.

Erg. B. 6: Folia Rubi fruticosi

Stammpflanze: *Rubus fruticosus* L. s.l. (Brombeere), Rosaceae.

Synonyme: Brohmbeere, Kratzbeere. Blackberry, Bramble leaves (engl.), Feuilles de ronce (franz.).

Herkunft: Europa; Sammeldroge. Importe aus UdSSR, Jugoslawien, Bulgarien, Albanien und Ungarn.

Inhaltsstoffe: 8 (−14?) % hydrolysierbare Gerbstoffe = Gallotannine [1], Pflanzensäuren, darunter Citronen- und Isocitronensäure [2], Flavonoide.

Indikationen: Auf Grund des Gerbstoffgehalts ist eine Verwendung als Adstringens und Antidiarrhoikum möglich.

Brombeerblätter sind aber vor allem als „Deutscher Haustee", „Frühstückstee" (allein oder in Mischungen mit anderen Drogen) im Gebrauch. Um einen dem Schwarzen Tee ähnlichen Geschmack zu erreichen, werden die Blätter auch fermentiert und nehmen dabei eine schwärzliche Färbung an. Ausführliche Angaben zur Fermentation und zur Verwendung der Droge als Haustee findet man bei Koch [3].

Teebereitung: 1,5 g Droge (fein zerschnitten) werden mit kochendem Wasser übergossen und nach 10–15 min durch ein Teesieb gegeben. 1 Teelöffel = etwa 0,6 g.

Teepräparate: Wässerige Extrakte der fermentierten Droge sind u.a. Bestandteil von tassenfertigen Tees (z.B. Solu-Vetan®).

Phytopharmaka: Einige wenige Präparate.

Prüfung: Wichtige Merkmale zur Identitätsprüfung sind die Stacheln (siehe Beschreibung). Neben den vereinzelten dickwandigen Borstenhaaren, die sich auf der Oberseite des Blattes vor allem über den Nerven befinden und die durch sich kreuzende Spirallinien charakterisiert sind (bei vielen Rosaceen zu finden), sind die mehrstrahligen Büschelhaare der Blattunterseite charakteristisch. Drüsenhaare mit mehrzelligem Stiel sind sehr selten. Im Mesophyll findet man – auch dies bei Rosaceen häufig – Oxalatdrusen.

Wortlaut der für die Standardzulassung vorgesehenen Packungsbeilage:

6.1 Anwendungsgebiete

Leichte, unspezifische Durchfallerkrankungen.

6.2 Dosierungsanleitung und Art der Anwendung

Etwa 2 Teelöffel (3–4 g) voll **Brombeerblätter** werden mit kochendem Wasser (ca. 150 ml) übergossen und nach ca. 10 min durch ein Teesieb gegeben.

Soweit nicht anders verordnet, wird mehrmals täglich eine Tasse frisch bereiteter Teeaufguß zwischen den Mahlzeiten getrunken.

6.3 Dauer der Anwendung

Sollten die Durchfälle länger als 3–4 Tage anhalten, ist ein Arzt aufzusuchen.

6.4 Hinweise

Vor Licht und Feuchtigkeit geschützt aufbewahren.

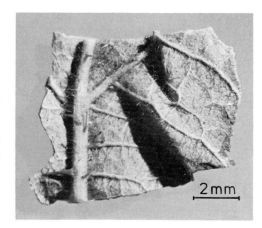

Abb. 55: Behaarte Blattunterseite von *Rubus fruticosus* mit feinen Stacheln am Mittelnerv

Verfälschungen: Die sehr ähnlichen Blätter der Himbeere, Folia Rubi idaei, sind auf der Blattunterseite stärker behaart, siehe S. 156; im Gegensatz zu den Brombeerblättern handelt es sich um peitschenförmig gewundene Haare.

Gelegentlich tauchen im Handel Chargen von Brombeerblättern auf, die von stachellosen Sorten („Amerikanische Brombeere") stammen.

Literatur:
[1] G. Marczal, Pharm. Zentralh. **100**, 181 (1961).
[2] Chr. Wollmann, R. Pohloudek-Fabini und H. Wollmann, Pharmazie **19**, 456 (1964).
[3] K. Koch, Pharmazie **3**, 29 (1948).

Frohne

Bruchkraut   Herniariae herba, Herba Herniariae

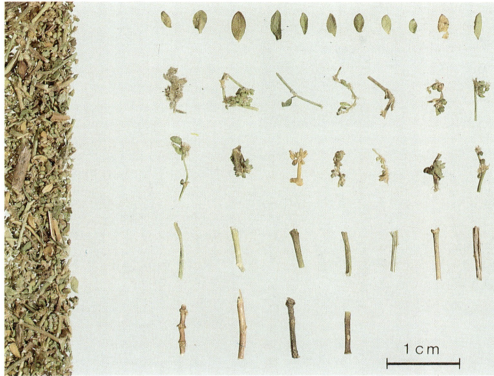

Abb. 56: Bruchkraut

Beschreibung: Alle Organe sehr klein. Der stielrunde, bis 2 mm dicke, stark verzweigte Stengel trägt verkehrt eiförmige, fast sitzende, bis 7 mm lange, dickliche, am Rande spärlich gewimperte Blätter und trockenhäutige Nebenblätter. Die kleinen fünfzähligen Blüten bilden blattwinkelständige Knäuel. Sehr kleine, vom Kelch umgebene Schließfrüchte kommen vor. Bei *Herniaria hirsuta* sind Stengel, Blätter und Blüten graugrün und stark behaart, bei *Herniaria glabra* hellgrün und fast unbehaart (Abb. 57).

Geruch: Angenehm, an Cumarin erinnernd.

Geschmack: Etwas kratzend.

ÖAB: Herba Herniariae
Erg. B. 6: Herba Herniariae

Stammpflanzen: *Herniaria glabra* L. (Kahles Bruchkraut) und *Herniaria hirsuta* L. (Behaartes Bruchkraut), Caryophyllaceae.

Synonyme: Harnkraut, Jungfernkraut, Dürrkraut, Tausendkorn. Herniary, Flax Weed herb, Rupturewort (engl.). Herbe d'herniaire (franz.).

Herkunft: *Herniaria glabra* im gemäßigten Europa und Asien, *Herniaria hirsuta* im Mittelmeergebiet, Nordafrika, aber auch in Teilen Mitteleuropas. Die Droge stammt meist aus Wildsammlungen.

Inhaltsstoffe: 3–9% Saponine, hauptsächlich Derivate der Medicagensäure, Gypsogensäure und 16α-Hydroxymedicagensäure [1]; 0,2–1,2% Flavonoide (Isorhamnetin- und Quercetinderivate); 0,1–0,4% Cumarine (Umbelliferon, Herniarin u.a.); kleine Mengen an Gerbstoff.

Aglykone der Saponine des Bruchkrautes

	R^1	R^2
Medicagensäure	$-OH$	$-H$
Gypsogensäure	$-H$	$-H$
16-Hydroxymedicagensäure	$-OH$	$-OH$

| Herniarin | $R = -CH_3$ |
| Umbelliferon | $R = -H$ |

Indikationen: Aufgrund des Saponin- und Flavonoidgehaltes als Diuretikum; bei chronischer Zystitis, Urethritis sowie bei Blasentenesmen [2]. Pharmakologische Befunde über einzelne Inhaltsstoffe stehen noch aus.

Teebereitung: 1,5 g fein geschnittene Droge werden mit kaltem Wasser versetzt und kurz aufgekocht; nach 5 min durch ein Teesieb geben. Als Diuretikum 2–3mal täglich 1 Tasse. 1 Teelöffel = etwa 1,4 g.

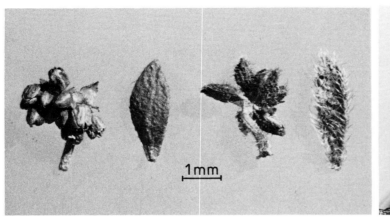

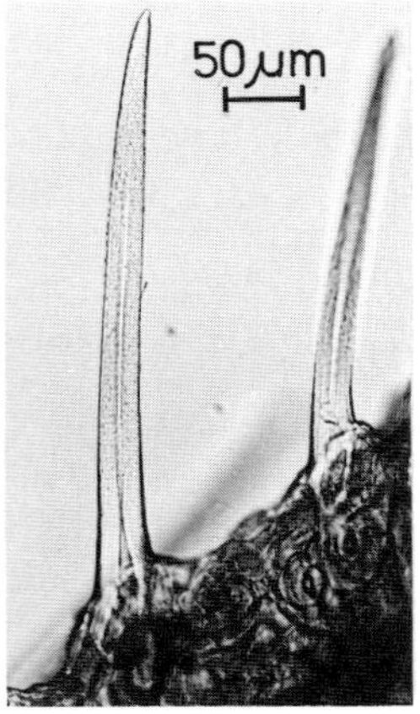

Abb. 57: Blütenstand und Blatt von *Herniaria glabra* (links; unbehaart) und *H. hirsuta* (rechts; stark behaart)

Abb. 58: Einzelliges Borstenhaar mit körniger Kutikula von *H. hirsuta* (ganz rechts)

Phytopharmaka: Einige Fertigpräparate in der Gruppe Urologika (z.B. Dr. med. Bahnholzer's Herniol® [Tropfen], Nephri-Dolan [Tropfen], Nephrisol® [Tropfen], Nieral® [Dragees], Blasen- und Nierentee Stada®, Nephronorm®-Tee, Nieron®-Tee u.a.).

Prüfung: Makroskopisch (siehe Beschreibung) und mikroskopisch. Die Epidermiszellen der Blätter sind wellig; besonders bei *Herniaria hirsuta* einzellige, bis 250 µm lange, dickwandige, zugespitzte Haare mit körniger Kutikula (Abb. 58), am Blattrand säbelförmig gebogen. Schwammparenchym mit Kristallzellen, die eine bis 40 µm große Oxalatdruse enthalten. Kelchblätter den Laubblättern recht ähnlich. Die Pollenkörner sind klein, glatt, mit 3 schlitzförmigen Austrittsspalten. Im Stengel verdickte Fasern, Oxalatdrusen und in der Epidermis Haare wie auf den Blättern.

Wird 1 g gepulverte Droge mit 15 ml Wasser kräftig geschüttelt, so entsteht ein beständiger Schaum.

Bei der Mikrosublimation bei 100 °C läßt sich Herniarin (Fp. 116–117 °C) gewinnen. Löst man das Sublimat in etwas Wasser und fügt einen Tropfen verdünnte NH_3-Lösung hinzu, so tritt unter UV-Licht eine deutliche blaue Fluoreszenz auf.

Hämolytischer Index nach ÖAB mindestens 1500.

Verfälschungen: Kommen praktisch nicht mehr vor.

Literatur:
[1] G. Klein, J. Jurenitsch und W. Kubelka, Sci. Pharm. **50**, 216 (1982).
[2] G. Vogel, Planta Med. **11**, 362 (1963).

Wichtl

Condurangorinde

Condurango cortex, Cortex Condurango

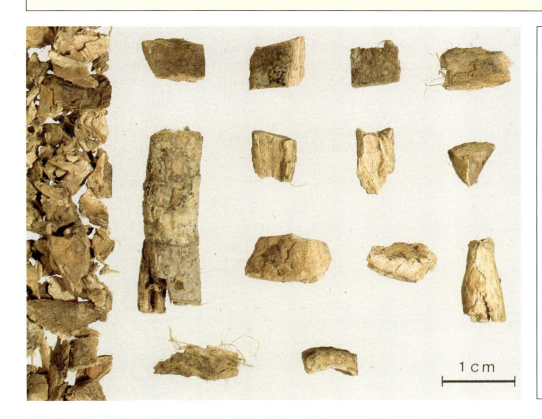

Abb. 59: Condurangorinde

Beschreibung: Bis 5 mm dicke, röhrenförmige Rindenstücke, außen mit grauem Periderm; große, quergestellte Lenticellen, gelegentlich auch Borke. Innenseite graubraun, Bruch faserig (primäre unverholzte Fasern unter dem Periderm), Steinzellnester in der sekundären Rinde schon bei Lupenbetrachtung erkennbar.
Geschmack: Schwach bitter, kratzend.

ÖAB: Cortex Condurango
Ph. Helv. VI: Cortex condurango
DAC 1979: Condurangorinde

Stammpflanze: *Marsdenia cundurango* REICHB. fil., Asclepiadaceae.

Synonyme: Kondorliane, Cortex Condorango. Condurango bark, Eagle-vine bark (engl.). Ecorce de condurango (franz.).

Herkunft: In den Anden von Ekuador, Peru und Kolumbien vorkommende Liane.

Inhaltsstoffe: Glykoside, deren Aglyka mit Zimtsäure veresterte Pregnanderivate sind. Im Zuckeranteil kommen neben Glukose auch seltenere Zucker wie Oleandrose, Cymarose und 6-Desoxy-3-O-methylallose

Condurangoglykosid A_1
R^1 = Cinnamoyl
R^2 = Pentasaccharid

vor [1, 2]. Die Condurango-Inhaltsstoffe können als Bitterstoffe mit Saponincharakter bezeichnet werden; ihre Löslichkeit in Wasser nimmt eigenartigerweise beim Erwärmen ab (Dekokt kalt filtrieren!). Weitere Inhaltsstoffe: Chlorogen- und Kaffeesäure, der Cyclit Conduritol, verschiedene Flavonoide und Cumarinderivate sowie Vanillin [3].

Indikationen: Als Amarum wie andere Bittermittel zur Steigerung der Magensaftsekretion und zur Appetitanregung.
Früher (und in manchen *volkstümlichen Kräuterbüchern* auch heute noch) als Mittel gegen Magenkrebs empfohlen. Für die von einer japanischen Arbeitsgruppe gefundene Antitumor-Aktivität – Prüfung am Ehrlich-Karzinom- und Sarkom-180 System – wurden isolierte Reinglykoside der Condurangorinde eingesetzt [4]. Aus diesen Versuchen eine kanzerostatische Wirkung der Droge ableiten zu wollen, dürfte sicherlich verfrüht sein, zumal Prüfungen von Drogenex-

trakten zu keinem positiven Ergebnis geführt haben (zitiert nach [5]).

Teebereitung: 1,5 g der fein zerschnittenen oder grob gepulverten Droge werden mit kaltem Wasser angesetzt, kurz zum Sieden erhitzt und nach vollständigem Erkalten abgeseiht (nach ÖAB als Mazerat zu bereiten).
Gebräuchlich ist auch das Ansetzen der Droge mit Wein über mehrere Tage (50–100 g Droge pro Liter). Als Amarum jeweils 30 min vor den Mahlzeiten 1 Tasse Tee oder 1 Likörglas Weinansatz.
1 Teelöffel = etwa 3 g.

Phytopharmaka: Nur wenige Fertigarzneimittel in der Gruppe Magen-Darm-Mittel, z.B. Nervogastrol®, Pankreaplex® (Tropfen, Dragees) u.a.

Prüfung: Makroskopisch (siehe Beschreibung) und mikroskopisch. Dazu empfiehlt es sich, von den Drogenstückchen etwas Material abzuschaben und als Pulverpräparat zu untersuchen. Auffällig sind vor allem die Steinzellen mit stark verdickter, etwas gelblicher Wand (einzeln oder in Nestern), Bruchstücke unverholzter(!) Fasern und die zahlreichen, bis 45 µm großen Calciumoxalatdrusen. Neben kleinkörniger Stärke findet man gelegentlich auch Stücke des Rindenparenchyms mit Milchröhren (und dem oft daraus hervortretenden körnigen Inhalt), ferner Stücke des Periderms (mit Einzelkristallen).
Condurango-Glykoside sind in kaltem Wasser besser löslich als in heißem: läßt man 2,0 g gepulverte Droge mit 10 ml Wasser 2 Std. unter häufigem Umschütteln stehen, so trübt sich das Filtrat beim Erhitzen auf 80 °C und wird beim Abkühlen wieder klar (DAC 1979).
Die DC-Prüfung nach DAC 1979 erscheint wenig aussagekräftig, da nur die fluoreszenzmindernde Startzone (!) bestimmt wird.
Eine spektrophotometrische Bestimmung der Condurangoglykoside ist möglich [6, 7].

Verfälschungen: Selten, eventuell Rinden von *Asclepias umbellata* oder von *Elcomarrhiza amylacea* [5].

Literatur:
[1] R. Tschesche, H. Kohl und P. Welzel, Tetrahedron **23**, 1461 (1967).
[2] R. Tschesche und H. Kohl, Tetrahedron **24**, 4359 (1968).
[3] H. Koch und E. Steinegger, Pharm. Act. Helv. **56**, 244 (1981) und **57**, 211 (1982).
[4] K. Hayashi, K. Wada, H. Mitsuhashi, H. Bando u.a., Chem. Pharm. Bull. **28**, 1954 (1980) und **29**, 2725 (1981).
[5] G. Harnischfeger und H. Stolze, notabene medici **13**, 45 (1983).
[6] H. Koch und E. Steinegger, Pharm. Act. Helv. **53**, 56 (1978).
[7] E. Steinegger und P. Brunner, Pharm. Act. Helv. **52**, 139 (1977).

Frohne

Eberwurz   Carlinae radix, Radix Carlinae

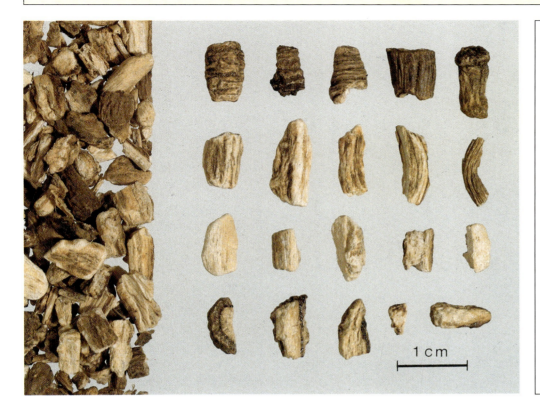

Abb. 60: Eberwurz

Beschreibung: Große, oft schraubig gedrehte, kurze Wurzelstücke mit grau- bis hellbrauner, grob längsrunzeliger Außenseite. Der Bruch ist hornartig, nicht faserig. Die Querschnittsansicht zeigt eine schmale, braune, nach innen zu etwas heller gefärbte, manchmal harzig glänzende Rinde und einen breiten, hellgelben, durch bräunliche Markstrahlen radial gestreiften Holzkörper. Dieser ist in charakteristischer Weise auffallend zerklüftet, bedingt durch Lösen der Markstrahlen von den Gefäßgruppen beim Trocknungsprozeß. In der schmalen Rinde und im Markstrahlgewebe sind braunrote Exkretbehälter sichtbar (Lupe! Abb. 61).

Geruch: Schwach aromatisch.

Geschmack: Anfangs süßlich-bitter, dann brennend scharf.

Erg. B. 6: Radix Carlinae

Stammpflanze: *Carlina acaulis* L. (Stengellose Eberwurz), Asteraceae.

Synonyme: Radix Cardopatiae, Radix Chamaeleontis albae. Silberdistel-, Wetterdistel-, Sonnendistel-, Sanddistel-, Bergdistel-, Zwergdistel-, Karlsdistelwurzel oder -wurz, Kraftwurzel, Weiße Roßwurzel, Pferdewurzel, Amberwurzel, Erdwurzel, Spechtwurzel. Stemless carlina root (engl.). Racine de carline acaule (franz.).

Herkunft: Heimisch in den Gebirgen Mittel- und Südeuropas, in den Balkanländern und in Südrußland. Die Droge stammt ausschließlich aus Wildvorkommen. In Deutschland besteht keine Sammelerlaubnis, da die Pflanze unter Naturschutz gestellt ist. Importe aus Jugoslawien und Bulgarien.

Inhaltsstoffe: Die Wurzeln sind chemisch unzureichend untersucht; es liegen nur einige wenige ältere Angaben vor. Danach führt die Droge 1,5–2% ätherisches Öl (Erg. B. 6 mind. 1%), das zu ca. 80% aus Carlinaoxid (= Benzyl-2-furyl-acetylen) und ca. 15% Carilen ($C_{15}H_{24}$) besteht, sowie ein Phenol und Palmitinsäure enthält. Desweiteren enthält die Droge Gerbstoffe, Harze und 18–22% Inulin.

Carlinaoxid

Indikationen: Die Droge ist kaum noch im Gebrauch. Sie wird nur noch selten *in der Volksheilkunde* als Diuretikum, Diaphoretikum und Stomachikum, gelegentlich auch als Gurgelmittel bei Katarrhen verwendet. Äußerlich wurden essigsaure Wurzelauszüge zum Waschen von Flechten, bakteriell bedingten eitrigen Ausschlägen (Pyodermien) und anderen Hauterkrankungen sowie auch gegen Zahnschmerzen verwendet. Mit Wein und Wasser hergestellte Auszüge gelten *in der Volksmedizin* als gutes Mittel zum Auswaschen von Wunden und Geschwüren. Der Acetonextrakt,

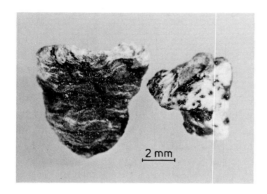

Abb. 61: Zahlreiche braunrote Exkretbehälter in der heller gefärbten Wurzelrinde von *Carlina acaulis*

das ätherische Öl und Carlinaoxid besitzen eine starke antibakterielle Wirkung, nicht jedoch der Wasserextrakt [1, 2]. Getestet wurden u.a. Staphylokokken, Enterokokken, Salmonellen und Shigellen.

Teebereitung: 1,5 g der fein geschnittenen oder grob gepulverten Droge mit kaltem Wasser ansetzen und nach kurzem Aufkochen durch ein Teesieb geben. 1–3mal täglich 1 Tasse.
1 Teelöffel = etwa 2,8 g.

Phytopharmaka: Auszüge der Eberwurz sind Bestandteil des Kombinationspräparates Infi®-tract-Tropfen, die bei Cholezystophathien, Verdauungsinsuffizienzen und Spasmen im Verdauungsbereich Anwendung finden. Die Droge ist eine Komponente des Schwedentrunks (Magen-Darm-Mittel).

Prüfung: Makroskopisch (s. Beschreibung) und mikroskopisch: Schizogene Exkretbehälter in der Rinde und in den Markstrahlen; Holzkörper aus breiten Markstrahlen und schmalen, hellgelben Zellsträngen mit in Gruppen zusammenliegenden, dickwandigen Gefäßen bestehend; das Parenchym enthält Inulinschollen (Rotfärbung mit α-Naphthol-Schwefelsäure-Reagenz) und Calciumoxalatkristalle in Form von kleinen prismatischen Einzel- und Zwillingskristallen.

Verfälschungen: Sehr selten. Wurzeln anderer *Carlina*-Arten können an abweichenden mikroskopischen Merkmalen erkannt werden. So besitzt Radix Carlinae silvestris keine Exkretbehälter; die der echten Droge sehr ähnliche Radix Carlinae gummiferae enthält im Phloem Milchsaftröhren und im Holzkörper viele Fasern.

Aufbewahrung: Vor Licht und Feuchtigkeit geschützt in gut verschlossenen Gefäßen (keine Kunststoffbehälter, ätherisches Öl!).

Literatur:
[1] J. Schmidt-Thomé, Z. Naturforsch. **5b**, 409 (1950).
[2] H.D. Stachel, Dtsch. Apoth. Ztg. **101**, 1233 (1960).

Willuhn

Edelkastanienblätter Castaneae folium, Folia Castaneae

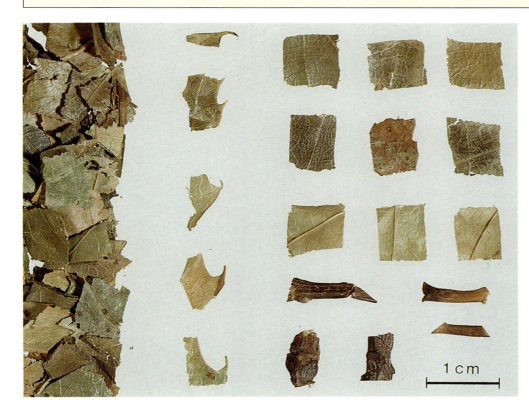

Abb. 62: Edelkastanienblätter

Beschreibung: Die im September/Oktober geernteten Blätter sind bis 20 cm lang und bis 7 cm breit, mit deutlich gesägtem, stachelspitzigem, unterseits wulstig verdicktem Blattrand. In jede Stachelspitze, die oftmals einwärts gekrümmt ist, läuft einer der parallel zueinander liegenden Seitennerven. Im Gegensatz zu jungen Blättern sind die älteren nur schwach behaart (Abb. 63). Die Schnittdroge besteht überwiegend aus zählederigen, oberseits grünen Blattstücken; Mittelnerv und Seitennerven treten an der Unterseite deutlich hervor. Gelegentlich finden sich Teile des Blattstieles.

Geschmack: Zusammenziehend.

Stammpflanze: *Castanea sativa* MILL., syn. *Castanea vesca* GAERTN., *Castanea vulgaris* LAM. (Echte Kastanie), Fagaceae.

Synonyme: Edelkastanie, Eßkastanie. Chestnut leaves (engl.). Feuilles de châtaigner (franz.)

Herkunft: Zier- und Nutzbaum im Mittelmeerraum und in Südosteuropa. Die Droge stammt meist aus Kulturen und wird aus der UdSSR, Jugoslawien und Ungarn eingeführt.

Inhaltsstoffe: Ca. 9% Gerbstoffe nicht genau bekannter Natur (sowohl Gallussäure als auch Ellagsäure wurden nachgewiesen), Flavonoide; ansonsten ubiqitäre Stoffe [1].

Indikationen: Edelkastanienblätter können wie andere Gerbstoffdrogen als Adstringens verwendet werden. Für den aus der *Volksheilkunde* abgeleiteten Gebrauch als Expektorans und Keuchhustenmittel fehlt bisher der Nachweis entsprechender Wirkstoffe. Wie die zahlreichen im Handel befindlichen Phytopharmaka zeigen, scheint diese Tatsache für den Einsatz der Droge (als Extrakt) kein Hinderungsgrund zu sein.

Teebereitung: 2–5 g fein geschnittene Blätter werden entweder mit kochendem Wasser übergossen und nach kurzem Stehen durch ein Sieb gege-

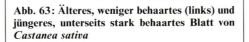

Abb. 63: Älteres, weniger behaartes (links) und jüngeres, unterseits stark behaartes Blatt von *Castanea sativa*

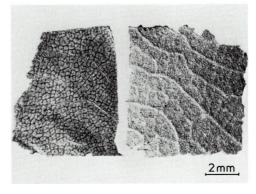

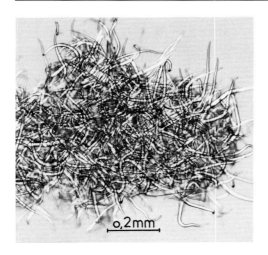

Abb. 64: Haarfilz der Blattunterseite

ben oder mit kaltem Wasser angesetzt, kurz aufgekocht und dann abgeseiht.

1 Teelöffel = etwa 1,0 g.

Phytopharmaka: Über 30 Kombinationspräparate besonders in der Gruppe Antitussiva/Expektorantia, die den Extrakt oder den Fluidextrakt der Droge enthalten, darunter z.B. Tussamag® (Tropfen, Hustensaft, Zäpfchen), Tussedat®-Tropfen, Guakalin® (Hustensaft, Tropfen), Mirfusot® (Hustensirup, Hustentropfen), Eupatal® (Tropfen, Sirup), Thymusyl® (Hustensaft), Stas®-Hustentropfen, Equisil® (Saft) u.a.

Prüfung: Abgesehen von den makroskopischen Merkmalen sind mikroskopisch die regelmäßig auf der Blattunterseite anzutreffenden dickwandigen Borstenhaare (Abb. 64) zu beobachten. Epidermiszellen hier wellig-buchtig verzahnt, auf der Oberseite dagegen vieleckig, getüpfelt. Im Mesophyll bis 60 µm große Calciumoxalatdrusen.

Verfälschungen: Kommen praktisch nicht vor.

Literatur:
[1] Hager, Band **3**, 761 (1972).

Frohne

Ehrenpreiskraut   Veronicae herba, Herba Veronicae

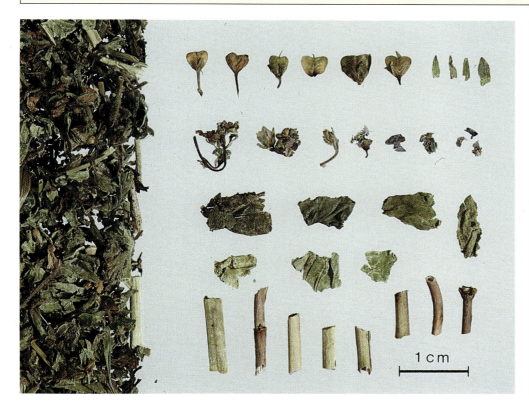

Abb. 65: Ehrenpreiskraut

Beschreibung: Dünne, stielrunde, braune Stengelstücke mit 1–2,5 cm langen, verkehrt eiförmigen bis lanzettlichen, kurz und rauh behaarten Blättern mit gesägtem Rand. Kleine, bis 5 mm lange Blüten in blattachselständigen, gedrungenen, vielblütigen Trauben. Früchte flach, herzförmig (obere Reihe Abb. 65; Abb. 66).

Geruch: Sehr schwach aromatisch.

Geschmack: Schwach bitter, etwas adstringierend.

Erg. B. 6: Herba Veronicae

Stammpflanze: *Veronica officinalis* L. (Wald-Ehrenpreis), Scrophulariaceae.

Synonyme: Wundkraut, Grundheilkraut, Herba Betonicae albae. Male speedwell wort (engl.). Herbe de véronique, Herbe aux ladres (franz.).

Herkunft: In lichten Wäldern, besonders der Gebirge Europas, Vorderasiens und Nordamerikas. Drogenimporte kommen aus Bulgarien, Jugoslawien und Ungarn.

Inhaltsstoffe: Etwa 0,5–1% Iridoidglykoside (Catalpol, Veronicosid [=6-Benzoylcatalpol], Verprosid, Ladrosid u.a. [1, 2, 3]); Flavonoide (hauptsächlich Derivate des Luteolins); Mannit; Chlorogensäure, Kaffeesäure u.a.; β-Sitosterol; alle diese Stoffe nur in kleinen Mengen.

Indikationen: Nur in der *Volksmedizin* als Expektorans bei Bronchitis und Asthma bronchiale. Als Tee auch bei Gicht und bei rheumatischen Beschwerden. Pharmakologische oder klinische Belege für diese Indikationen fehlen.

Teebereitung: 1,5 g fein zerschnittene Droge werden mit kochendem Wasser übergossen und nach 10 min abgeseiht. Als Expektorans 2–3mal täglich 1 Tasse.
1 Teelöffel = etwa 1 g.

Catalpol	R = H
Veronicosid	R = Benzoyl
Verprosid	R = Protocatechusäurerest

Mussaenosid	R = H
Ladrosid	R = Caffeoyl

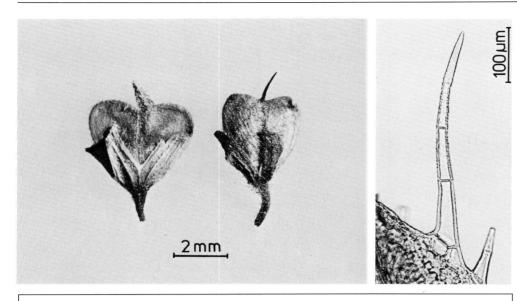

Abb. 66: Flache, herzförmige Fruchtkapseln mit schmallanzettlichen Kelchblättern von *Veronica officinalis*

Abb. 67: Mehrzelliges, dickwandiges Gliederhaar des Laubblattes mit rauher Kutikula

Phytopharmaka: Die Droge ist sehr selten Bestandteil von Teemischungen in den Gruppen Hustenmittel und Gallenmittel.

Prüfung: Makroskopisch (siehe Beschreibung) und mikroskopisch. Auf Blättern und Stengeln kommen zahlreiche Gliederhaare mit rauher Kutikula (Abb. 67) und Köpfchenhaare (einzelliger Stiel, zweizelliges, längliches Köpfchen) vor.

Verfälschungen: Kommen in der Praxis kaum vor.

Literatur:
[1] O. Sticher und F.Ü. Afifi-Yazar, Helv. Chim. Acta **62**, 530 und 535 (1979).
[2] F.Ü. Afifi-Yazar und O. Sticher, Helv. Chim. Acta **63**, 1905 (1980).
[3] F.Ü. Afifi-Yazar, O. Sticher, S. Useato, K. Nagajima und H. Inouye, Helv. Chim. Acta **64**, 16 (1981).

Wichtl

Eibischwurzel DAB 8, Althaeae radix, Radix Althaeae

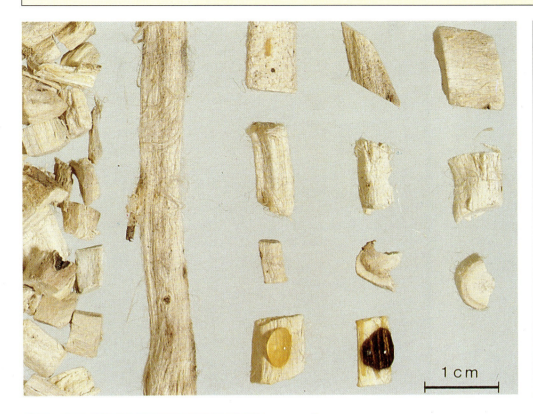

Abb. 68: Eibischwurzel

Beschreibung: Meist durch Schälen von den äußeren Rindenschichten befreite Wurzelstücke. Diese sind hell gelblich-weiß, fast zylindrisch und zeigen auf der Außenseite dunkle Narben, die von Seitenwurzeln herrühren, sowie kleine, sich ablösende Bastfasergruppen. Der im äußeren Teil faserige, im Inneren glatte Bruch ist weiß und zeigt eine dunkle Kambiumlinie. Mit der Lupe ist die konzentrische Schichtung des Rindenteiles, besonders nach Aufweichen in Wasser, deutlich erkennbar.
Beim Betupfen mit Ammoniaklösung färbt sich die Droge gelb (untere Reihe, links), mit Jodlösung blau (untere Reihe, rechts).

<u>Geruch:</u> Schwach, eigenartig, etwas mehlig.
<u>Geschmack:</u> Schleimig und etwas süß.

2. AB-DDR: Radix Althaeae
ÖAB: Radix Althaeae
Ph. Helv. VI: Radix althaeae

Stammpflanze: *Althaea officinalis* L. (Echter Eibisch), Malvaceae.

Synonyme: Weißwurzel, Schleimwurzel, Schleimtee. Marshmallow root (engl.). Racine d'althée, Racine de guimauve (franz.).

Herkunft: Heimisch in Europa und Westasien. Die Droge stammt aus Kulturen in Bulgarien, Jugoslawien, UdSSR, Ungarn und Belgien; die Produktion in Deutschland ist nicht mehr kostendeckend.

Inhaltsstoffe: 5–10% Schleim (stark abhängig vom Erntezeitpunkt und von der weiteren Verarbeitung!), dessen Zusammensetzung nicht genau bekannt ist [1]. Kleine Mengen an Sterolen.

Indikationen: Als Antitussivum, besonders bei Reizhusten und bei katarrhalischen Entzündungen im Rachenraum, *nicht* als Expektorans! Weniger häufig auch bei Gastroenteritis, selten als Kataplasma bei Entzündungen oder Verbrennungen der Haut. Anwendung auch als Klysma (2- bis 3-prozentiges Mazerat) bei Proktitis (Entzündungen im Enddarm).
In der *Volksmedizin* gelegentlich bei Diarrhöe, Zystitis und Fluor albus, in allen diesen Fällen ohne rechte Begründung.

Teebereitung: 1,5–3 g der fein zerschnittenen Droge werden mit kaltem Wasser angesetzt und bei Raumtemperatur 30 min lang mazeriert (öfter umrühren!); anschließend wird durch ein Teesieb oder ein feines Tuch koliert (Vorschrift des DAB 8; kein Heißwasserauszug!). Eine gebräuchliche Zubereitung ist auch der Eibischsirup (z.B. Sirupus Althaeae ÖAB).
1 Teelöffel = etwa 3 g.

Beachte: Der Text der Standardzulassung weicht vom DAB 8 deutlich ab!

Teepräparate: Einige tassenfertige Hustentees enthalten Auszüge aus Eibischwurzel (z.B. Bronchostad®, Solubifix®, Broncholind®, Bronchialtee 400 u.a.).

Phytopharmaka: Zahlreiche Fertigarzneimittel, die fein gepulverte

> *Wortlaut der für die Standardzulassung vorgesehenen Packungsbeilage:*
>
> **5.1 Anwendungsgebiete**
> Zur Reizlinderung bei Schleimhautentzündungen im Mund- und Rachenraum, der oberen Luftwege sowie im Magen-Darm-Kanal.
>
> **5.2 Dosierungsanleitung und Art der Anwendung**
> Etwa 1 Eßlöffel (15 g) voll **Eibischwurzel**, wird mit kaltem Wasser (ca. 150 ml) übergossen, unter öfterem Umrühren $1^1/_2$ Std stehen gelassen und durch ein Teesieb gegeben.
> Soweit nicht anders verordnet, wird mehrmals täglich 1 Tasse Tee getrunken. Der Tee kann vor dem Trinken leicht erwärmt werden und soll jeweils frisch bereitet werden.
>
> **5.3 Hinweise**
> Vor Licht und Feuchtigkeit geschützt lagern.

Droge oder Extrakte enthalten, z.B. Bronchangin® (Tropfen), Thymitussin® (Dragees), Bronchitussin® (Tabletten), Angibona® (Bonbons), Risinetten® (Lutschpastillen) u.a.

Prüfung: Makroskopisch (siehe Beschreibung) und mikroskopisch nach DAB 8. Quellungszahl, bestimmt mit gepulverter Droge, mindestens 10. Braune Stücke dürfen bei geschälter Droge nicht vorhanden sein. Prüfung auf Schönungsmittel (künstlich gebleichte Droge) nach DAB 8.

Verfälschungen: Wurzeln von *Althaea rosea* (L.) Cav. (Stockmalve, schwarze Malve) sind gelegentlich beobachtet worden. Sie sind grobfaserig, stark holzig und im Querschnitt deutlich gelblich. Die in der Literatur beschriebenen Verfälschungen mit Wurzeln von *Atropa belladonna* L. kommen in der Praxis nicht vor; sie würden sich durch Kristallsandzellen (anstatt Oxalatdrusen) leicht erkennen lassen.

Literatur:
[1] Kommentar DAB 8.

Wichtl

Eichenrinde Quercus cortex, Cortex Quercus

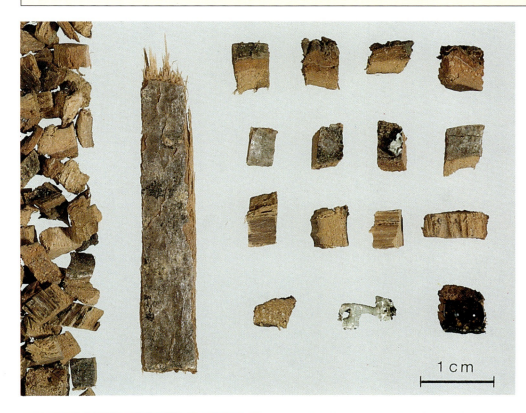

Abb. 69: Eichenrinde

Beschreibung: Die Rinde jüngerer Zweige und Stockausschläge; bis 4 mm dick, außen graubraun, oft schon mit geringen Anteilen von Borke (Abb. 70). Die nur bis 2 mm dicke, sog. „Spiegelrinde" mit glänzender Oberfläche ist kaum noch im Handel anzutreffen. Eichenrinde ist innen braunrot, mit hervortretenden Längsleisten, im Querschnitt Steinzellgruppen mit der Lupe erkennbar. Bruch grobfaserig.

Geruch: Loheartig, besonders nach dem Anfeuchten.

Geschmack: Leicht bitter und stark adstringierend.

2. AB-DDR: Cortex Quercus
ÖAB: Cortex Quercus
Ph. Helv. VI: Cortex quercus
DAC 1979: Eichenrinde

Stammpflanzen: *Quercus robur* L. syn. *Qu. pedunculata* EHRH. (Stiel-Eiche, Sommer-Eiche) und *Quercus petraea* (MATT.) LIEBL. syn. *Qu. sessiliflora* SAL. (Trauben-Eiche, Winter-Eiche), Fagaceae.

Synonyme: Eichenlohe. Oak bark (engl.). Ecorce de chêne (franz.).

Herkunft: Europa; Sammeldroge, früher von sog. „Eichen-Schälwäldern" gewonnen; Import aus O- und SO-Europa (UdSSR, Ungarn, DDR, Jugoslawien).

Inhaltsstoffe: Kondensierte Gerbstoffe: Catechine und z.T. Ellagitannine [1]. Gehalt in Abhängigkeit vom Erntezeitpunkt und Alter der Zweige sehr unterschiedlich: 8–20%, wobei die Werte auch je nach Bestimmungsmethodik verschieden ausfallen [2; 3].

Indikationen: Adstringens, vornehmlich für die äußere Anwendung (Bäder, Umschläge bei Frostbeulen, Mundpinselungen). Innerlich gelegentlich in kleinen Dosen als Stomachikum; siehe Phytopharmaka.

Teebereitung: 1 g der fein zerschnittenen oder grob gepulverten Droge wird mit kaltem Wasser angesetzt, kurz aufgekocht und nach einigen min durch ein Teesieb gegeben. Zur äußerlichen Anwendung: 10%ige Abkochung.

1 Teelöffel = etwa 3 g, 1 Eßlöffel = etwa 6 g.

Phytopharmaka: Einige Fertigarzneimittel in der Gruppe Magen-Darm-Mittel, z.B. entero-sanol® (Dragees, Kapseln, Saft) u.a.

Prüfung: Makroskopisch (siehe Beschreibung). Zur mikroskopischen Untersuchung empfiehlt es sich, von den Drogenstückchen etwas Material abzuschaben und als Pulverpräparat zu prüfen. Auffälligstes Merkmal sind die gelblich gefärbten, von Kristallzellreihen begleiteten Faserbündel, ferner Steinzellen mit dicker, verholzter Wand, einzeln oder in Gruppen. Neben Calciumoxalatdrusen (häufig) kommen auch Einzelkristalle sowie kleinkörnige Stärke in geringer Menge vor. Gelegentlich sind

Wortlaut der für die Standardzulassung vorgesehenen Packungsbeilage:

6.1 Anwendungsgebiete

Entzündungen von Zahnfleisch und Mundschleimhaut; vermehrte Fußschweißsekretion; ergänzende Behandlung bei Frostbeulen und Analfissuren.

6.2 Dosierungsanleitung und Art der Anwendung

Zur Bereitung von Spül- und Gurgellösungen werden 2 Eßlöffel voll **Eichenrinde** in 500 ml Wasser, zum Bereiten eines Teilbades 500 g Eichenrinde in 4–5 Liter Wasser, 15–20 min gekocht und anschließend abgegossen.

Soweit nicht anders verordnet, wird bei Entzündungen im Mund- und Rachenraum mehrmals täglich mit dem unverdünnten Aufguß gegurgelt. Als Sitz- oder Fußbad soll die Abkochung bei Körpertemperatur 15–20 min lang zweimal täglich angewendet werden.

6.3 Hinweise

Vor Licht und Feuchtigkeit geschützt aufbewahren.

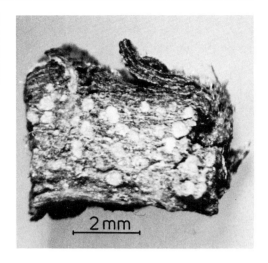

Abb. 70: Querbruch der Rinde von *Quercus robur* mit Schuppenborke und weißlichen Steinzellnestern

Peridermfetzen zu finden. Das Pulver, aber auch die Schnittdroge färbt sich mit $FeCl_3$-Lösung dunkel (Gerbstoffe) und mit Vanillin/HCl rötlich (Ellaggerbstoffe).

Verfälschungen: Als Droge sind häufig geschnittene dünne Zweige im Handel [4]; wegen des geringen Gerbstoffgehalts des Holzkörpers minderwertig. Das gleiche gilt für die Rinde älterer Stämme; die Droge besteht dann zum überwiegenden Teil aus Borke. Beides makro- und mikroskopisch zu erkennen.

Aufbewahrung: Vor Licht und Feuchtigkeit geschützt. Der Gehalt an extrahierbaren Gerbstoffen nimmt bei der Lagerung ab [5].

Literatur:
[1] B.Z. Ahn und F. Gstirner, Arch. Pharm. **304**, 666 (1971).
[2] H. Glasl, Dtsch. Apoth. Ztg. **123**, 1979 (1983).
[3] M. Luckner, O. Bessler und P. Schröder, Pharmazie **19**, 748 und 751 (1964).
[4] W. Schier, Dtsch. Apoth. Ztg. **121**, 323 (1981).
[5] C.H. Brieskorn, Pharmazie **2**, 489 (1947).

Frohne

Eisenkraut   Verbenae herba, Herba Verbenae

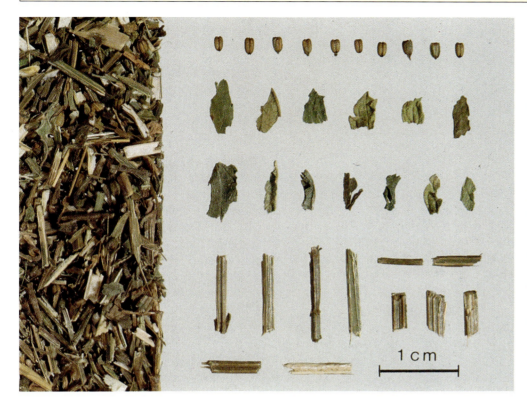

Abb. 71: Eisenkraut

Beschreibung: Der vierkantige, rauhe Stengel trägt kurzgestielte bis sitzende, eilängliche Blätter mit grob eingeschnittenen, gesägten Zipfeln. Die Blüten stehen in Ähren oder Rispen; sie haben einen 4- bis 5-spaltigen Kelch und eine undeutlich zweilippige, 5-spaltige, blaßlila gefärbte Blumenkrone. Die Spaltfrüchtchen sind braun und zerfallen leicht in 4 Nüßchen (Abb. 72).

Geschmack: Bitter und herb.

Erg. B. 6: Herba Verbenae

Stammpflanze: *Verbena officinalis* L. (Echtes Eisenkraut), Verbenaceae.

Synonyme: Taubenkraut, Katzenblutkraut, Sagenkraut. Shop vervain wort (engl.). Herbe de vervaine officinale, Herbe à tous les maux (franz.).

Herkunft: Weit verbreitetes Unkraut in allen gemäßigten Zonen der Erde. Droge aus Wildsammlungen in Südosteuropa.

Inhaltsstoffe: 0,2–0,5% Iridoidglykoside (Verbenalin, Hastatosid); Spuren an ätherischem Öl; Bitterstoffe (?, möglicherweise identisch mit den Iridoiden); etwas Schleim.

Indikationen: Praktisch ausschließlich in der *Volksmedizin* als Diuretikum, als Adstringens bei schlecht heilenden Wunden und bei Fieber, als Galaktagogum, als Expektorans bei chronischer Bronchitis und als Antirheumatikum. Für die Droge liegen (bis auf eine Ausnahme, siehe nächster Absatz) keine pharmakologischen oder klinischen Befunde vor, hingegen sind die Iridoide an Versuchstieren geprüft worden, wo sie sich als antiphlogistisch, analgetisch und schwach parasympathomimetisch wirksam erwiesen haben.

Am Peking Medical College wurde festgestellt, daß Herba Verbenae einen synergistischen Effekt zu Prostaglandin E_2 besitzt. Man hat dort erwogen, Eisenkraut bei der Abortauslösung einzusetzen (C.A. **82**, 149650 [1975]).

Teebereitung: 1,5 g getrocknetes Eisenkraut werden mit kochendem

106 Eisenkraut

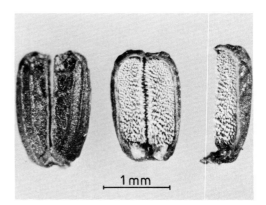

Abb. 72: In vier Nüßchen zerfallende Spaltfrüchte

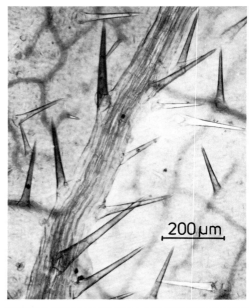

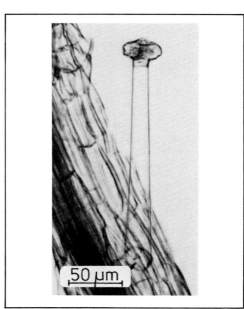

Abb. 73: Steife, borstige Behaarung beider Blattseiten
Abb. 74: Längere Zwiebelturmhaare vor allem auf den Blattnerven

Wasser übergossen und nach 5 bis 10 min abgeseiht.
1 Teelöffel = etwa 1,4 g.

Teepräparate: Die Droge wird auch in Filterbeuteln (1,5 g) angeboten; eine Prüfung auf richtigen Inhalt ist manchmal angezeigt.

Phytopharmaka: Die Droge ist Bestandteil von Teemischungen mit sehr unterschiedlichen Indikationen, wie sie der *volksmedizinischen* Anwendung entsprechen.

Prüfung: Makroskopisch (siehe Beschreibung) und mikroskopisch. Charakteristisch sind bis 500 µm lange, einzellige, dickwandige Haare (Abb. 73), die besonders am Blattrand und auf der Nervatur der Blattunterseite zu finden sind; sie sind an ihrer Basis von einem einreihigen Kranz kugelartig aufgewölbter Epidermiszellen umgeben. Weitere Haartypen sind etwa 200 µm lange Köpfchenhaare (Abb. 74, sog. „Zwiebelturmhaare") und kurzgestielte Drüsenhaare mit vierzelligem Köpfchen.

Verfälschungen: Im Drogenhandel nicht festgestellt.

Wichtl

Enzianwurzel

Gentianae radix (Ph. Eur. I), Radix Gentianae

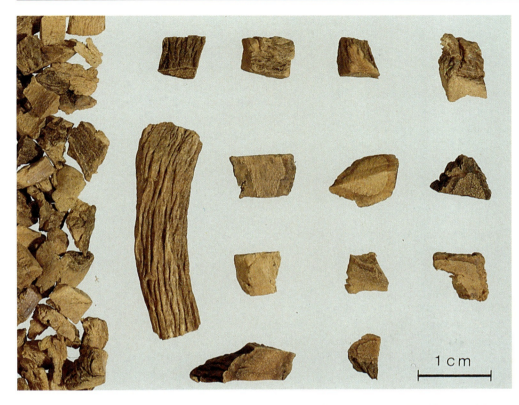

Abb. 75: Enzianwurzel

Beschreibung: Bräunliche, rötlichbraune oder kräftig braune, bis mehrere cm dicke Wurzeln und oftmals auch Anteile des an der Oberfläche quergerunzelten Rhizoms; Wurzeln längsgefurcht. Bei geschnittener Droge im Querschnitt eine relativ schmale Rinde zu erkennen (mit grobrunzeligem Kork), als Grenze zum Holzkörper ein deutlich erkennbarer Kambiumring (Abb. 76).

Geruch: Schwach eigentümlich süßlich, an getrocknete Feigen erinnernd.

Geschmack: Zunächst süßlich, dann anhaltend und intensiv bitter.

2. AB-DDR: Rad. Gentianae
ÖAB: Radix Gentianae
Ph. Helv. VI: Radix gentianae

Stammpflanze: *Gentiana lutea* L. (Gelber Enzian), Gentianaceae. Im 2. AB-DDR sind noch andere *Gentiana*-Arten zugelassen: *G. asclepiadea* L. (Schwalbenwurz-Enzian), *G. pannonica* SCOP. (Ungarischer Enzian), *G. punctata* L. (Tüpfel-Enzian) und *G. purpurea* L. (Purpur-Enzian).

Synonyme: Großer Enzian, Bitterwurz, Fieberwurzel, Bergfieberwurzel, Hochwurzel. Yellow gentian (engl.). Racine de gentiane (franz.).

Herkunft: Frankreich, Spanien, Balkanländer (Wurzeldroge von wildwachsenden Pflanzen); Anbau in kleinem Umfang in Frankreich und in der Bundesrepublik Deutschland (Pflanze hier vollkommen unter Naturschutz gestellt!).

Inhaltsstoffe: Secoiridoid-Bitterstoffe, darunter mit 2–3% Gentiopikrosid (Gentiopikrin) mengenmäßig vorherrschend. Mit 0,05% das Acylglykosid Amarogentin in geringer Menge, wegen des hohen Bitterwerts (58 000 000) aber die wertbestimmende Komponente.

Weitere Inhaltsstoffe: Als gelbe Farbstoffe Xanthonderivate, z.B. Gentisin; neben Saccharose und dem Trisaccharid Gentianose die bitterschmeckende Gentiobiose (5–8%); ferner Phytosterole, Inulin und Pektin oder ähnliche, gelbildende Stoffe, die für das starke Quellen der Droge

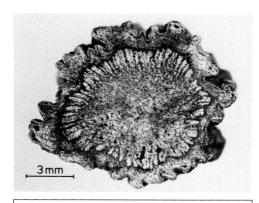

Abb. 76: Querbruch einer Wurzel von *Gentiana lutea* mit dunkler Kambiumlinie und lockerem, parenchymreichem Holzkörper

beim Befeuchten verantwortlich sein dürften. Stärke fehlt!

Indikationen: Kräftiges Bittermittel (Amarum purum) zur Appetitanre-

---

Wortlaut der für die Standardzulassung vorgesehenen Packungsbeilage:

5.1 Anwendungsgebiete
Bei Magenbeschwerden, wie z.B. durch mangelnde Magensaftbildung; zur Appetitanregung.

5.2 Gegenanzeigen
Magen- und Darmgeschwüre

5.3 Nebenwirkungen
Gelegentlich können bei bitterstoffempfindlichen Personen nach Anwendung von Enzianzubereitungen Kopfschmerzen ausgelöst werden.

5.4 Dosierungsanleitung und Art der Anwendung
Ein halber Teelöffel (1–2 g) voll **Enzianwurzel** wird mit siedendem Wasser (ca. 150 ml) übergossen und nach etwa 5–10 min durch ein Teesieb gegeben. Der Tee kann auch durch Ansetzen mit kaltem Wasser und durch mehrstündiges Ziehen bereitet werden.
Soweit nicht anders verordnet, wird mehrmals täglich eine Tasse Tee kalt oder mäßig warm $1/2$ Std vor den Mahlzeiten getrunken.

5.5 Hinweise
Vor Licht und Feuchtigkeit geschützt aufbewahren.

---

gung, auch als Roborans und Tonikum. Reflektorische Förderung der Magensaft- (und Speichel-) Produktion durch Erregung der Geschmacksnerven und Beeinflussung vor allem der enzephalischen Phase der Sekretion [1].

Teebereitung: 1–2 g der fein geschnittenen oder grob gepulverten Droge werden mit kochendem Wasser übergossen und nach 5 min durch ein Teesieb gegeben; die Droge kann auch mit kaltem Wasser angesetzt und kurz aufgekocht werden. Auch ein Kaltansatz (Mazerat, allerdings 8–10 Std) kommt in Frage.
1 Teelöffel = etwa 3,5 g.

Teepräparate: Drogenextrakte sind in tassenfertigen Tees enthalten, z.B. Dr. Klinger's Bergischer Kräutertee, Magentee u.a.

Phytopharmaka: In mindestens 40 Fertigarzneimitteln als gepulverte Droge oder Extrakt, Tinktur, Perkolat o.ä. enthalten, vornehmlich in der Gruppe der Magen-Darm-Mittel (z.B. Aciphyt® (Tropfen), Gastricard® (Tabletten, Tropfen), Gastripan® (Tabletten), Magentee Stada®, Ventrodigest® (Tabletten) u.a.), aber auch bei den Cholagoga (Choldestal®, Mletzko-Tropfen® u.v.a.) oder Roborantia und Tonika.

Prüfung: Makroskopisch (siehe Beschreibung) und mikroskopisch nach Ph. Eur. I. In der gepulverten Droge finden sich nur wenige Bruchstücke derbwandiger Netz- und Treppengefäße, daneben farbloses Parenchym mit gelegentlich sehr feinen Calciumoxalatnädelchen und Öltröpfchen. Die Prüfung auf Abwesenheit von Stärke kann sowohl mit dem Pulver als auch durch Betupfen der Schnittdroge mit Jodlösung durchgeführt werden.
DC: 1 g gepulverte Droge wird mit 10 ml Methanol bei 60 °C extrahiert (10 min); Filtrat auf 2 ml einengen und 40 µl auftragen (Kieselgelschicht). Fließmittel: Ethylacetat-Methanol-Wasser (77 + 15 + 8). Detektion: Mit Vanillin/Schwefelsäurereagenz, im Rf-Bereich 0,45 der braunviolette Hauptfleck des Gentiopikrosids; mit Echtrotsalzreagenz (+ KOH) der orangerote Fleck des Amarogentins bei Rf 0,8. Zur DC der Enzianwurzel (von verschiedenen Stammpflanzen) siehe auch [2]; eine quantitative Bestimmung des Amarogentingehalts findet man bei [3]. Der Bitterwert (in der Pharmakopöe nicht erwähnt) soll mindestens 10 000 betragen. Extraktgehalt nach Ph.Eur. I mind. 33%; geringere Werte lassen auf fermentierte Wurzeln (Schnapsherstellung!) und damit minderwertige Arzneidroge schließen.
Enzianwurzel gibt bei der Mikrosublimation gelbliche Kristalle (Gentisin), die sich mit KOH gelb färben.

Verfälschungen: Wurzeln anderer *Gentiana*-Arten sind nach Ph. Eur. nicht zugelassen, können jedoch makro- und mikroskopisch nicht erkannt werden. Durch DC-Identifizierung weiterer Acylglykoside – Amaropanin und Amaroswerin – ergeben sich Hinweise auf derartige Beimengungen [2, 3]. Wurzeln anderer Pflanzen geben sich meist – die Enzianwurzel ist wie erwähnt stärkefrei – durch den positiven Ausfall der Jodreaktion zu erkennen. Gelegentlich vorkommende Verfälschungen mit *Rumex alpinus* L. (Alpenampfer), Polygonaceae, können bei der Mikrosublimation erkannt werden: das Sublimat färbt sich mit Kalilauge rot (Bornträger-Reaktion).

Literatur:
[1] W. Schmid, Planta Med. **14**, Suppl., 34 (1966).
[2] H. Wagner und K. Vasirian, Dtsch. Apoth. Ztg. **114**, 1245 (1974).
[3] H. Wagner und K. Münzing-Vasirian, Dtsch. Apoth. Ztg. **115**, 1233 (1975).

Frohne

Erdbeerblätter   Fragariae folium, Folia Fragariae

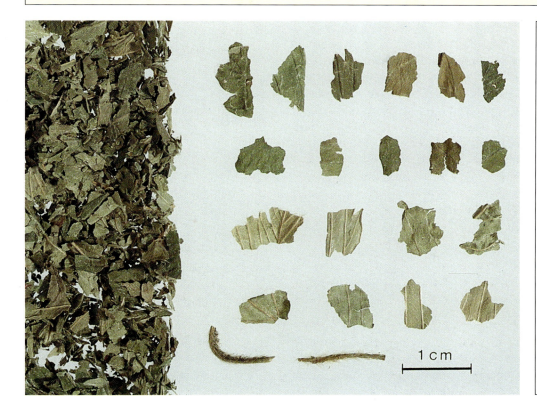

Abb. 77: Erdbeerblätter

Beschreibung: Blattstückchen mit unterseits dichter, seidig glänzender Behaarung, nicht selten der scharf gesägte Blattrand erkennbar, Seitennerven zueinander parallel verlaufend; vereinzelt gelblich-weiße Blütenteile und dichtbehaarte (grüne oder blauviolette) Stengelstückchen.

Geschmack: Etwas schleimig-bitter.

Erg. B. 6: Folia Fragariae

Stammpflanze: *Fragaria vesca* L. (Wald-Erdbeere), Rosaceae.

Synonyme: Walderdbeerblätter, Walderdbeerkraut, Rotbeerkraut, Erbelkraut. Wild strawberry leaves (engl.). Feuilles de fraisier (franz.).

Herkunft: Verbreitet in den gemäßigten Zonen Europas und Asiens. Drogeneinfuhr aus Jugoslawien, Bulgarien und der DDR.

Inhaltsstoffe: Kondensierte Gerbstoffe (vom Ellagsäuretyp?); Flavonoide und Leukoanthocyane; wenig Ascorbinsäure (?); sehr geringe Mengen ätherisches Öl [1, 2].

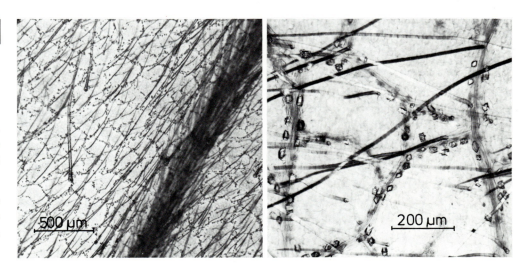

Abb. 78: Dichte, seidig glänzende Behaarung der Unterseite jüngerer Blätter
Abb. 79: Oxalatprismen und -drusen begleiten die Blattnerven

Indikationen: In der *Volksmedizin* innerlich als mildes Adstringens bei Diarrhöen. Die jüngeren Blätter werden auch als Ersatz von Schwarzem Tee verwendet [3].

Teebereitung: 1 g fein zerschnittene Droge mit kochendem Wasser übergießen, nach 5–10 min abseihen. Als Antidiarrhoikum mehrmals täglich 1 Tasse.
1 Teelöffel = etwa 1 g.

Phytopharmaka: Die Droge ist in zahlreichen Teemischungen enthalten, die aber meist nur als „Haustee" verwendet werden. Echte Indikationen kommen kaum vor (Magentee, Venentee).

Prüfung: Abgesehen von den beschriebenen makroskopischen Merkmalen bietet die mikroskopische Untersuchung weitere Identifizierungshilfen: Calciumoxalatdrusen und vereinzelt Einzelkristalle längs der Nerven (Abb. 79), Haare einzellig, dickwandig, der Blattoberfläche anliegend (Abb. 78). Drüsenhaare mit einzelligem Köpfchen und wenigzelligem Stiel (selten).

Verfälschungen: Blätter anderer *Fragaria*-Arten, auch von Kulturformen (Gartenerdbeeren) kommen vor, gelten aber als gleichwertig.

Literatur:
[1] Hager Band **4**, 1046 (1973).
[2] K. Herrmann, Pharm. Zentralh. **88**, 374 (1949).
[3] K. Koch, Pharmazie **3**, 35 (1948).

Frohne

Eukalyptusblätter   Eucalypti folium, Folia Eucalypti

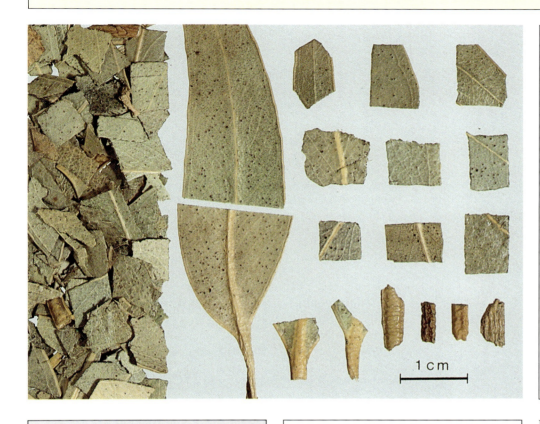

Abb. 80: Eukalyptusblätter

Die Droge besteht nur aus den Folgeblättern, nicht aus den ovalen Primärblättern.

Beschreibung: Schwach sichelförmig gebogene, dicke, graugrüne, bis 25 cm lange, gestielte Blätter mit besonders auf der Unterseite deutlich erkennbarem Hauptnerv. Der Rand ist glatt und etwas verdickt. Die Schnittdroge enthält derbe, lederige, brüchige Teile der Blattspreite mit zahlreichen braunen bis dunkelbraunen Korkwarzen (Abb. 81); im durchscheinenden Licht erkennt man viele Exkretbehälter als drüsige Punktierung (Abb. 81) und bei Betrachtung mit der Lupe zahlreiche weiße Pünktchen, die den Spaltöffnungen entsprechen (Abb. 82).

Geruch: Besonders beim Zerreiben kräftig aromatisch, an Kampfer erinnernd.

Geschmack: Etwas bitter, adstringierend.

Erg. B. 6: Folia Eucalypti

Stammpflanze: *Eucalyptus globulus* LABILL., Myrtaceae (bes. cineolreiche Rassen).

Synonyme: Fieberbaumblätter, Blaugummibaumblätter. Eucalyptus leaves, Fever tree leaves, Blue gum leaves (engl.). Feuilles d'eucalyptus (franz.).

Herkunft: Die in Australien heimischen *Eucalyptus*-Arten werden heute weltweit in subtropischen und mediterranen Klimazonen angepflanzt. Drogenimporte hauptsächlich aus Spanien, Marokko und z.T. aus der UdSSR.

Inhaltsstoffe: 1,5–3,5% ätherisches Öl, als Eucalypti Aetheroleum (Ph. Eur. III) offizinell; dessen Hauptbestandteil ist mit 70–95% Cineol (= 1,8-Cineol, Eucalyptol), daneben kommen kleine Mengen an Monoterpenen (α-Pinen, p-Cymen u.a.) vor [1]. Die Droge enthält reichlich Gerbstoffe (Tannine, Ellaggerbstoff), etwa 2–4% Triterpene (Ursolsäurederivate) und Flavonoide.

Cineol (= Eucalyptol)

Indikationen: Während das ätherische Öl noch häufig gebraucht wird, spielt die Blattdroge in der Therapie von Erkältungskrankheiten keine große Rolle mehr. Aus Eukalyptusblättern bereiteter Tee wird bei Bronchitis und Rachenentzündungen angewendet. Das ätherische Öl wird nach Resorption zum Teil über die Lunge ausgeschieden; es wirkt antiseptisch, expektorierend (vorwiegend sekretolytisch aber auch sekretomotorisch), desodorierend und kühlend. Eukalyptusöl wird auch in Präparaten eingesetzt, die zur perkutanen Resorption bestimmt sind oder zur Inhalationstherapie. Beim langsamen Trinken von Eukalyptustee ist sicher auch mit der adstringierenden Wirkung der Gerbstoffe auf die entzündete Rachenschleimhaut zu rechnen.

Volksmedizinisch auch als Magen-Darmmittel sowie bei Blasenerkrankungen.

112 Eukalyptusblätter

Wortlaut der für die Standardzulassung vorgesehenen Packungsbeilage:

7.1 Anwendungsgebiete
Erkältungskrankheiten der oberen Luftwege; Bronchitis.

Hinweis: Nicht bei Kindern unter 2 Jahren zur Inhalation anwenden

7.2 Gegenanzeigen
Zubereitungen aus Eucalyptusblättern sollen nicht eingenommen werden bei entzündlichen Erkrankungen im Magen-Darm-Bereich sowie der Gallenwege und bei schweren Lebererkrankungen.

7.3 Nebenwirkungen
In seltenen Fällen sowie bei empfindlichen Patienten können nach Einnahme von Zubereitungen aus Eucalyptusblättern Übelkeit, Erbrechen und Durchfall auftreten.

7.4 Dosierungsanleitung und Art der Anwendung
Etwa $^1/_2$ Teelöffel (2–3 g) voll **Eucalyptusblätter** wird mit heißem Wasser (ca. 150 ml) übergossen und nach etwa 10 min durch ein Teesieb gegeben. Soweit nicht anders verordnet, wird 3mal täglich 1 Tasse frisch bereiteter Aufguß langsam getrunken. Zur Inhalation werden die Dämpfe des noch heißen Teeaufgusses tief eingeatmet.

Hinweis: Nicht bei Kindern unter 2 Jahren anwenden.

7.5 Hinweise
Vor Licht und Feuchtigkeit geschützt aufbewahren.

Nebenwirkungen: Nur bei Überdosierung zu befürchten; es kann zu Übelkeit, Erbrechen, Durchfall kommen [2].

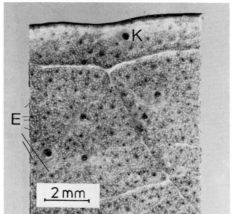 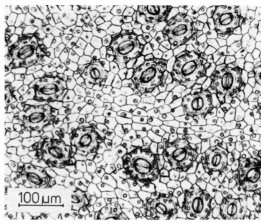

Abb. 81: Blattoberseite von *Eucalyptus globulus* mit dunkelbraunen Korkwarzen (K), durchscheinenden Exkretbehältern (E) und zahlreichen Spaltöffnungen (weißliche Punktierung)

Abb. 82: Spaltöffnungen und Epidermis der Blattoberseite

Teebereitung: 1,5–2 g fein zerschnittene Droge werden mit kochendem Wasser übergossen, 5–10 min bedeckt stehen gelassen und dann abgeseiht. 1 Teelöffel = etwa 1,8 g.

Phytopharmaka: Die Droge ist ziemlich selten Bestandteil von Hustentee-Mischungen, hingegen wird das ätherische Öl viel verwendet.

Prüfung: Makroskopisch (siehe Beschreibung) und mikroskopisch. Wesentliche Merkmale sind der äquifaziale Blattbau, die großen Ölräume, die aus 10 oder mehr Zellagen bestehenden Korkwarzen, sowie die sehr kleinen Epidermiszellen mit großen Spaltöffnungen (Abb. 82); Oxalatdrusen und Einzelkristalle kommen vor.

Verfälschungen: Kommen in der Praxis kaum vor. Jugendblätter dürfen nicht vorhanden sein: diese sind dünn, herz- oder eiförmig, im durchscheinenden Licht sehr stark punktiert und zeigen im Querschnitt einen dorsiventralen Bau.

Literatur
[1] V. Formáček und K.-H. Kubeczka, Essential Oils Analysis by Capillary Gas Chromatography and Carbon-13-NMR Spectroscopy. John Wiley & Sons, Chicester etc. 1982.
[2] Kommentar Ph. Eur. III: Eucalypti Aetheroleum.

Wichtl

Faulbaumrinde Frangulae cortex (Ph. Eur. II), Cortex Frangulae

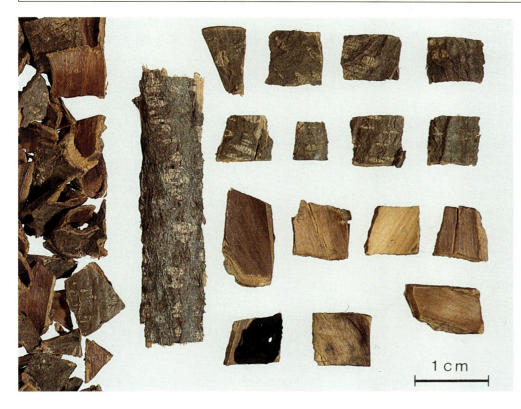

Abb. 83: Faulbaumrinde

Beschreibung: Die Droge besteht aus der getrockneten Rinde der Stämme und Zweige. Es handelt sich um Röhren, Doppelröhren und flache Stücke verschiedener Länge von höchstens 2 mm Dicke. Die Schnittdroge besteht aus flachen oder nach innen gebogenen Stücken. Die Außenseite ist braunrot bis graubraun, glänzend bis matt, glatt bis zartrissig, nicht borkig, mit zahlreichen quergestreckten weißlichen Lentizellen. Bei vorsichtigem Abkratzen wird rot gefärbtes Gewebe sichtbar. Die Innenseite ist orangegelb bis bräunlich, deutlich längsgestreift. Bruch unregelmäßig, außen körnig, innen kurz- und feinfaserig (Abb. 84). Betupft man die Innenseite mit 6 N-Ammoniaklösung, so färbt sie sich rot (Bornträger-Reaktion).

Geruch: Eigenartig.

Geschmack: Schleimig-süßlich, etwas bitter und adstringierend.

2. AB-DDR: Cortex Frangulae
ÖAB: Cortex Frangulae
Ph. Helv. VI: Cortex frangulae

Stammpflanze: *Frangula alnus* MILL. syn. *Rhamnus frangula* L. (Faulbaum), Rhamnaceae.

Synonyme: Gelbholz-, Pulverholz-, Wegdorn-, Grindtholz-, Amselbaum-, Zweckenbaumrinde; Cortex Rhamni frangulae, Cortex Avorni, Cortex Alni nigri. Frangula bark, Buckthorn bark, Black alder bark, Dog wood bark. (engl.). Ecorce de bourdaine, Ecorce de frangule, Ecorce d'aune noir (franz.).

Herkunft: Beheimatet in Europa, Mittelmeergebiet, Nordwestasien; die Droge stammt aus Wildvorkommen. Importe aus UdSSR, Jugoslawien und Polen.

Inhaltsstoffe: Vor allem Anthrachinon-Glykoside (nach Ph. Eur. II mindestens 6% Hydroxyanthracen-Derivate berechnet als wasserfreies Glucofrangulin), insbesondere Glucofrangulin A und B bzw. die um eine Glucose ärmeren Franguline A und B. – In der frischen Droge liegen die Glucofranguline hauptsächlich genuin als reduzierte Glykoside (Anthron-Glykoside etc.) vor. Durch die vom Arzneibuch geforderte Lagerung (mindestens 1 Jahr) oder künstliche Alterung (z.B. Erhitzen der Droge im Luftstrom) werden sie in die oxidierte Form überführt. Gleichzeitig werden die Glucofranguline zu den Frangulinen und weiter zu den Aglykonen (z.B. Frangula-Emodin) abgebaut. Außerdem Physcion und Chrysophanol, sowie weitere Anthrachinone in freier und glykosidischer Form. Vermutlich in der frischen Droge auch dimere Dianthronglykoside, als Ausgangsform der monomeren Glucofranguline. In geringen Mengen Peptidalkaloide (Frangulanin u.a.). Das Vorkommen von Gerbstoffen, Bitterstoffen und Saponinen ist umstritten [1, 2].

Indikationen: Als dickdarmwirksames Laxans bei Obstipation und allen Erkrankungen, bei denen eine leichte Defäkation mit weichem Stuhl erwünscht ist (z.B. Analfissuren, Hämorrhoiden, nach rektalanalen operativen Eingriffen). Die Wirkung der Droge setzt 6–8 Std. nach Einnahme

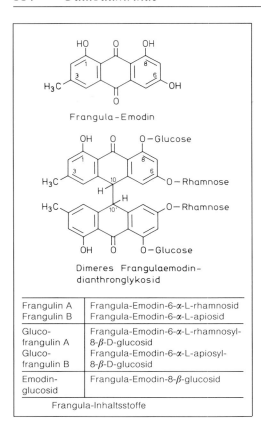

Frangulin A	Frangula-Emodin-6-α-L-rhamnosid
Frangulin B	Frangula-Emodin-6-α-L-apiosid
Gluco-frangulin A	Frangula-Emodin-6-α-L-rhamnosyl-8-β-D-glucosid
Gluco-frangulin B	Frangula-Emodin-6-α-L-apiosyl-8-β-D-glucosid
Emodin-glucosid	Frangula-Emodin-8-β-glucosid

Frangula-Inhaltsstoffe

Droge zugelassen ist, da die Anthrone der frischen Rinde starkes Erbrechen, Koliken und blutige Diarrhöen hervorrufen sollen [? vgl. 2].

Teebereitung: 2 g feingeschnittene Droge mit kochendem Wasser übergießen und nach 10–15 min durch ein Teesieb geben. Auch Kaltwasseransatz (12 Std. bei Raumtemperatur) wird verschiedentlich empfohlen.
1 Teelöffel = etwa 2,4 g.

Phytopharmaka: Eine Vielzahl von dickdarmwirksamen Laxantien in Form von Tees, Teegemischen, Trockenextrakten für Aufgüsse, Kaltmazerate, sowie in festen und flüssigen Darreichungsformen.

Prüfung: Makroskopisch (s. Beschreibung), mikroskopisch nach [1] (Pulver färbt sich mit Alkalihydroxid-Lösung rot; Steinzellen müssen fehlen im Gegensatz zu Cortex Rhamni purshianae!), dünnschichtchromatographisch nach [1] bzw. nach [3]. Tüpfelprobe auf das Vorliegen frischer (nicht zugelassener!) Rinde nach DAB 7: 50 mg gepulverte Droge werden mit 1,0 ml Methanol 1 min lang im Reagenzglas geschüttelt. 0,05 ml des Filtrats werden tropfenweise auf Filterpapier aufgetragen. Nach dem Trocknen soll der Fleckendurchmesser höchstens 2 cm betragen. Nach dem Besprühen mit 4-Nitrosodimethylanilin-Lösung (0,1% in Pyridin; Vorsicht, cancerogen) zeigt eine blauviolette Färbung größere Mengen Anthronderivate an. Prüfung auf Verunreinigung durch Rinde von *Rhamnus fallax* mit Hilfe des Tauböck-Tests nach DAB 7: 1,0 g gepulverte Droge wird mit 20 ml Methanol unter Rückfluß 10 min lang erhitzt. 1,0 ml des Filtrats wird zusammen mit 5–10 mg Borsäure und Oxalsäure eingedampft und der Rückstand mit 10 ml Ether extrahiert. Die filtrierte Etherlösung darf

ein. Zum Wirkungsmechanismus der Anthrachinone vgl. die Angaben bei Aloe.

Nebenwirkungen: Auch Frangulae cortex sollte nicht über einen längeren Zeitraum als Laxans eingenommen werden. Sie ist kontraindiziert bei Schwangerschaft, während der Stillzeit und bei Ileus jeder Genese. Bei chronischem Gebrauch oder Mißbrauch kommt es zu Elektrolyt-, insbesondere zu Kalium-Verlusten. Dadurch kann die Herzglykosidwirkung verstärkt werden. – Allerdings fehlen – anders als bei Aloe – stärkere Reizwirkungen mit Übergreifen auf das kleine Becken. – Anthrachinonglykoside und entsprechende Drogen sind nicht geeignet zur schnellen Entleerung des gesamten Darmtrakts, wie es z.B. bei Vergiftungen notwendig werden kann [1]. – Es ist weiter zu beachten, daß nur gealterte (s. oben)

Wortlaut der für die Standardzulassung vorgesehenen Packungsbeilage:

6.1 Anwendungsgebiete
Verstopfung: alle Erkrankungen, bei denen eine leichte Darmentleerung mit weichem Stuhl erwünscht ist, wie z.B. bei Analfissuren, Hämorrhoiden und nach rektalanalen operativen Eingriffen.

6.2 Gegenanzeigen
Faulbaumrindezubereitungen sind nicht anzuwenden bei Vorliegen von Darmverschluß sowie während der Schwangerschaft und der Stillzeit.

6.3 Nebenwirkungen
Bei bestimmungsgemäßem Gebrauch nicht bekannt.
Bei häufiger und langdauernder Anwendung oder bei Überdosierung ist ein erhöhter Verlust von Wasser und Salzen, insbesondere von Kaliumsalzen möglich. Weiterhin kann es zur Pigmenteinlagerung in der Darmschleimhaut (Melanosis coli) kommen.

6.4 Wechselwirkungen mit anderen Mitteln
Aufgrund erhöhter Kaliumverluste kann die Wirkung von Herzglykosiden verstärkt werden.

6.5 Dosierungsanleitung und Art der Anwendung
Etwa ein halber Teelöffel voll **Faulbaumrinde** wird mit heißem Wasser (ca. 150 ml) übergossen und nach etwa 10–15 min durch ein Teesieb gegeben.
Soweit nicht anders verordnet, wird morgens und/oder abends vor dem Schlafengehen eine Tasse frisch bereiteter Tee getrunken.

6.6 Dauer der Anwendung
Tee aus Faulbaumrinde soll ohne Rücksprache mit dem Arzt nur kurzfristig eingenommen werden.

6.7 Hinweise
Vor Licht und Feuchtigkeit geschützt aufbewahren.

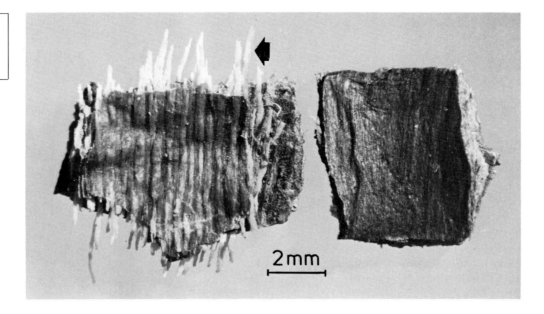

Abb. 84: Feingestreifte Innenseite der Rinde von *Frangula alnus* (rechts). Langfaseriger Bruch (Pfeil) der Rinde von *Rhamnus fallax* (links)

im Tageslicht nicht grün fluoreszieren. Eine entsprechende Fluoreszenz weist auf das Flavonolglykosid Xanthorhamnin von *Rhamnus fallax* hin, das mit Borsäure einen Komplex bildet.

Verfälschungen: Als solche werden gelegentlich Rinden von *Oreoherzogia fallax* (BOISS.) W. VENT = *Rhamnus fallax* (BOISS.) MAIRE et PETITM. (Alpenkreuzdorn), von *Rhamnus catharticus* L. (Kreuzdorn), von *Rhamnus purshiana* DC. (Amerikanischer Faulbaum), von *Prunus padus* L. (Traubenkirsche) und von *Alnus glutinosa* (L.) GAERTN. (Schwarz-Erle) beobachtet. Sie besitzen oft schon äußerlich andere Merkmale, besitzen z.T. Steinzellen oder große Einzelkristalle und enthalten z.T. keine Anthraderivate, so daß ihre Erkennung keine Schwierigkeiten bereitet (siehe auch Prüfung).

Aufbewahrung: Vor Feuchtigkeit und Licht geschützt. Vor der Verwendung muß die Droge „gealtert" sein (künstliche Alterung oder mindestens 1 Jahr lagern; s. unter Prüfung).

Literatur:
[1] Kommentar Ph. Eur. II
[2] Hager, Band **6b**, 72 (1979).
[3] P. Pachaly, Dünnschichtchromatographie in der Apotheke. Wissenschaftl. Verlagsges.mbH, 2. Aufl., Stuttgart 1983.

Czygan

Amerikanische Faulbaumrinde

Rhamni purshianae cortex (Ph. Eur. II)
Cortex Rhamni purshianae

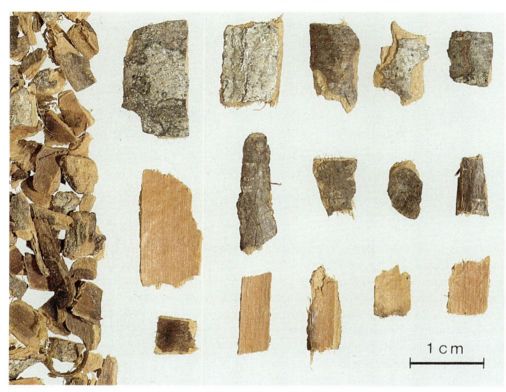

Abb. 85: Amerikanische Faulbaumrinde

Beschreibung: Die Droge besteht aus eingerollten Röhren, rinnenförmigen oder fast flachen Stücken von 1–5 mm Dicke und variierender Länge und Breite. Die Außenseite ist grau bis graubraun, ziemlich glatt, meist schwach glänzend mit spärlichen quergestreckten Lentizellen versehen, oft von Flechten und epiphytischen Moosen bedeckt (Abb. 86). Bei vorsichtigem Abkratzen wird rot gefärbtes Gewebe sichtbar. Die Innenseite ist gelbbraun, zimt- bis schwarzbraun, fein längsstreifig. Betupft man die Innenseite mit 6 N-Ammoniaklösung, so färbt sie sich rot (Bornträger-Reaktion). Der Bruch ist im äußeren Teil kurz und körnig, im inneren etwas faserig.

Geruch: Charakteristisch, aber wenig ausgeprägt.

Geschmack: Bitter, Brechreiz erregend.

ÖAB: Cortex Rhamni purshianae
Ph. Helv. VI: Cortex rhamni purshianae

Stammpflanze: *Rhamnus purshiana* DC., syn. *Frangula purshiana* (DC.) A. GRAY ex J.C. COOPER (Amerikanischer Faulbaum), Rhamnaceae.

Synonyme: Amerikanische Kreuzdornrinde, Sagradarinde, Cortex Rhamni americanae, Cortex Cascarae sagradae. Purshiana bark, Sagrada bark, Sacred bark, Bitter bark, Yellow bark, Dogwood bark (engl.). Ecorce de cascara, Cascara sagrada (franz.).

Herkunft: An der Pazifikküste von Nordamerika beheimatet; Droge aus Kulturen der US-Staaten Washington, Oregon u.a.

Inhaltsstoffe: Komplexes Gemisch verschiedener Hydroxyanthracenderivate, darunter u.a. 10–20% O-Glykoside (z.B. Frangulaemodinglucosid) und ihre Aglykone, 80–90% C-Glykoside (= Glykosyle), hier handelt es sich um Aloin-Derivate (z.B. Aloin und 11-Desoxyaloin) und um Cascaroside (= gemischte O- und C-Glykoside: z.B. Cascarosid A + B). Die Ph. Eur. II fordert einen Mindestgehalt von 8% Hydroxyanthracenderivaten, von denen mindestens 60% Cascaroside (ber. als Cascarosid A) sein müssen. Weiter geringe Mengen an Iso- und Heterodianthronen. – Außerdem enthält die Droge noch Bitterstoffe, Lipide und Methylhydrocotoin [1, 2]. – Durch Lagerung (mindestens 1 Jahr) oder Erhitzen im Luftstrom soll der Gehalt an Anthronen, der genuinen Form der Anthracen-Derivate, vermindert werden (s. Prüfung und die Angaben bei Faulbaumrinde, s. dort).

Indikationen: Als dickdarmwirksames Laxans wie Faulbaumrinde.

Teebereitung: 2 g feingeschnittene Droge werden mit kochendem Wasser übergossen und nach 10 min durch ein Teesieb gegeben.
1 Teelöffel = etwa 2,5 g.

Phytopharmaka: In einigen Präparaten zusammen mit anderen Laxantien als Tee, Trockenextrakt für Aufgüsse, sowie in festen und flüssigen Darreichungsformen.

Prüfung: Makroskopisch (s. Beschreibung), mikroskopisch nach [2]: das Pulver färbt sich mit Alkalihydroxid-

Wortlaut der für die Standardzulassung vorgesehenen Packungsbeilage:

6.1 Anwendungsgebiete
Verstopfung: alle Erkrankungen, bei denen eine leichte Darmentleerung mit weichem Stuhl erwünscht ist, wie z.B. bei Analfissuren, Hämorrhoiden und nach rektalanalen operativen Eingriffen.

6.2 Gegenanzeigen
Amerikanische Faulbaumrindenzubereitungen sind nicht anzuwenden bei Vorliegen von Darmverschluß sowie während der Schwangerschaft und der Stillzeit.

6.3 Nebenwirkungen
Bei bestimmungsgemäßem Gebrauch nicht bekannt. Bei häufiger und langdauernder Anwendung oder bei Überdosierung ist ein erhöhter Verlust von Wasser und Salzen, insbesondere von Kaliumsalzen möglich. Weiterhin kann es zu Pigmenteinlagerungen in der Darmschleimhaut (Melanosis coli) kommen.

6.4 Wechselwirkung mit anderen Mitteln
Aufgrund erhöhter Kaliumverluste kann die Wirkung von Herzglykosiden (Digitalis, Strophanthus) verstärkt werden.

6.5 Dosierungsanleitung und Art der Anwendung
Etwa ein halber Teelöffel voll **Amerikanische Faulbaumrinde** wird mit heißem Wasser (ca. 150 ml) übergossen und nach etwa 10–15 min durch ein Teesieb gegeben.
Soweit nicht anders verordnet, werden morgens und/oder abends vor dem Schlafengehen eine Tasse frisch bereiteter Tee getrunken.

6.6 Dauer der Anwendung
Tee aus Amerikanischer Faulbaumrinde soll ohne Rücksprache mit dem Arzt nur kurzfristig eingenommen werden.

6.7 Hinweise
Vor Licht und Feuchtigkeit geschützt aufbewahren.

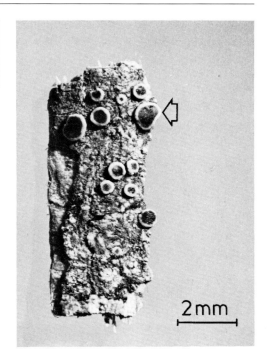

Abb. 86: Mit Flechtenapothecien (Pfeil) überzogene Korkschicht von *Rhamnus purshiana*

Aloin

11-Desoxyaloin

Cascarosid A,B

Cascarosid C,D

Lösung rot; beachte im Pulver: Steinzellennester und Faserbündel, die von kristallführenden Zellreihen umgeben sind!, DC nach [2] bzw. nach [3]. Prüfung auf das Vorliegen frischer (nicht zugelassener!) Rinde und Prüfung auf Verfälschung durch *Rhamnus fallax* (Tauböcktest DAB 7) wie bei Faulbaumrinde.

Verfälschungen: Kommen gelegentlich vor mit Rinden anderer *Rhamnus*-Arten; siehe unter Faulbaumrinde.

Aufbewahrung: Vor Feuchtigkeit und Licht geschützt. Vor der Verwendung muß die Droge „gealtert" sein (künstliche Alterung oder mindestens 1 Jahr lagern; s. unter Prüfung).

Literatur:
[1] Hager, Band **6b**, 83 (1979),
[2] Kommentar **Ph. Eur.** II.
[3] H. Wagner, S. Bladt und E.M. Zgainski, Drogenanalyse. Springer, Berlin etc. 1983.

Czygan

Fenchel   DAB 8, Foeniculi fructus, Fructus Foeniculi

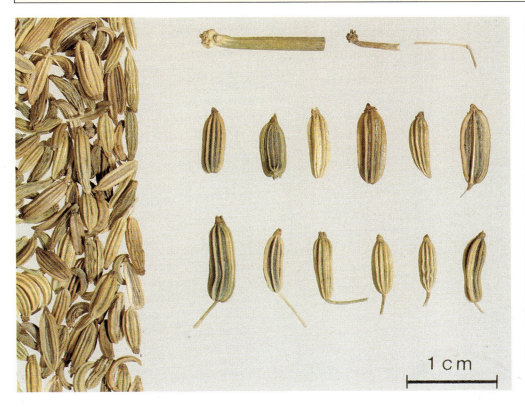

Abb. 87: Fenchel

Beschreibung: Die Droge besteht aus den 3–12 mm langen und 2–4 mm breiten gelblichgrünen bis gelbbraunen Teil- oder Spaltfrüchten. Gelegentlich hängen die Teilfrüchte noch zusammen. Am oberen Ende der Griffelpolster häufig abgebrochene Griffelreste. Jede Teilfrucht mit 5 geraden, vorspringenden Rippen, die an der Fugenfläche besonders stark ausgebildet sind (Abb. 88).

Geruch: Stark würzig.

Geschmack: Würzig aromatisch, etwas scharf.

---

2. AB-DDR: Fructus Foeniculi
ÖAB: Fructus Foeniculi
Ph. Helv. VI: Fructus foeniculi

Stammpflanze: Nach DAB 8 *Foeniculum vulgare* MILLER var. *vulgare* (MILL.) THELL. (Fenchel), Apiaceae. Nach Ph.Helv.VI sind nur Früchte der var. *dulce* (MILL.) THELL. (Süß- oder Gewürzfenchel) zugelassen, nach ÖAB können die Früchte beider Varietäten verwendet werden.

Synonyme: Bitterfenchel; Semen Foeniculi germanici (majoris). Fennel fruit (engl.). Fruit de fenouil, für Süßfenchel auch Aneth doux (franz.).

Herkunft: Ursprünglich im Mittelmeergebiet beheimatet; heute in Europa, Asien, Teilen Afrikas und Südamerikas angebaut. Importe aus China, Ägypten, Bulgarien, Ungarn und Rumänien.

Inhaltsstoffe: 2–6% (nach DAB 8 mindestens 4%) ätherisches Öl, das zu 50–70% aus dem süßlichen trans-Anethol und zu etwa 20% aus dem bitter und kampferartig schmeckenden (+)-Fenchon zusammengesetzt ist. Daneben finden sich Methylchavicol, Anisaldehyd und einige Terpenkohlenwasserstoffe (z.B. α-Pinen,

Limonen). Außerdem enthalten die Früchte fettes Öl, Proteine, organische Säuren u. Flavonoide [1, 2]. – Zum Vorkommen der Östrogene Dianethol und Dianisoin vgl. die Angaben beim Anis.

Indikationen: Als sekretomotorisches, sekretolytisches und antiseptisches Expektorans, als Spasmolytikum und Karminativum bei leichten Verdauungsstörungen [1, 3, 4]; besonders gerne genutzt in der Pädiatrie. Das reine ätherische Öl wirkt entzündungsverstärkend und besitzt eine gewisse erregende Wirkung auf die Darmmuskulatur (daher oft als Zusatz zu Laxantien, um den dabei leicht auftretenden Krämpfen entgegenzuwirken); außerdem wirkt das Öl kapillarerweiternd und hyperämisierend auf die Beckenorgane [nach 1].
In der *Volksmedizin* außerdem als Galaktagogum bei stillenden Frauen und äußerlich als Augenwasser (Dekoktum) bei Ermüdungserscheinungen des Auges und bei funktionellen Sehstörungen [4]. Als Geschmackskorrigens.

Wortlaut der für die Standardzulassung vorgesehenen Packungsbeilage:

6.1 **Anwendungsgebiete**
Blähungen und krampfartige Beschwerden im Magen-Darmbereich, besonders bei Säuglingen und Kleinkindern sowie zur Schleimlösung in den Atemwegen.

6.2 **Dosierungsanleitung und Art der Anwendung**
1–3 Teelöffel **Fenchel** werden gequetscht und mit siedendem Wasser (ca. 150 ml) aufgegossen und nach 5–10 min durch ein Teesieb gefiltert.
Soweit nicht anders verordnet, wird bei Erkrankungen im Magen-Darmbereich 2–4mal täglich eine Tasse frisch bereiteter Teeaufguß warm zwischen den Mahlzeiten getrunken. Bei Säuglingen und Kleinkindern kann der Teeaufguß auch zum Verdünnen von Milch oder Breinahrung verwendet werden.

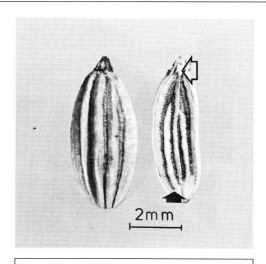

Abb. 88: Teilfrucht (links Außen-, rechts Innenseite) von *Foeniculum vulgare* mit dunklen Exkretgängen (dunkler Pfeil) und Fruchtständer (Karpophor; heller Pfeil)

Teebereitung: 1–5 g der unmittelbar vor Gebrauch zerquetschten oder angestoßenen Droge werden mit kochendem Wasser übergossen und 10–15 min bedeckt stehen gelassen; anschließend durch ein Teesieb geben.
1 Teelöffel = etwa 2,5 g.

Teepräparate: Die Droge wird in Filterbeuteln (meist 2 g) angeboten: unzweckmäßig, weil aus der nicht angequetschten Droge nur sehr wenig ätherisches Öl extrahiert wird! Andererseits verliert angestoßene Droge (auch in Filterbeuteln) rasch ätherisches Öl.
Fenchel wird auch in Form von sofortlöslichen Tees von verschiedenen Herstellern angeboten.

Phytopharmaka: Als Bestandteil von hustenstillenden Mitteln (Antitussiva, Expektorantia), Magen- und Darmmitteln (Karminativa, Laxantia), besonders auch in der Pädiatrie, in Form von Tees, Tee-Extrakten, Dragees, Bonbons, Sirupen und Säften; oft zusammen mit anderen Ätherisch-Öl-Drogen, wie z.B. Anis.

Prüfung: Makroskopisch (s. Beschreibung) und mikroskopisch nach [1]. Besonders zu beachten: die Mesokarpzellen mit netzförmig verdickten, verholzten Wänden (=„Fensterzellen", „Netzparenchymzellen") und die 4–8 µm breiten und bis 100 µm langen „Parkettzellen" des Endokarps. DC-Prüfung nach [1] bzw. nach [5]. Dabei ist im Chromatogramm auf die deutlich blau gefärbte Zone des Fenchons zu achten. Hier ist die Möglichkeit gegeben, die offizinelle Droge mit einem Fenchongehalt von 10–20% von dem im DAB 8 nicht zugelassenen Süßfenchel mit etwa 1% Fenchon zu differenzieren. Quantitative Bestimmung des Ätherischen Öls nach [1].

Verfälschungen: Kommen praktisch nicht vor. In letzter Zeit sind Fenchel-Importe mit Verunreinigungen durch Fremdsaaten beobachtet worden (Hirse [*Sorghum*-Arten], Weizen u.a.).

Aufbewahrung: Vor Feuchtigkeit und Licht geschützt in Glas- oder Blechgefäßen, nicht in Kunststoffbehältern (ätherisches Öl!)

Literatur:
[1] Kommentar DAB 8
[2] V. Formáček und K.-H. Kubeczka, Essential Oils Analysis by Capillary Gas Chromatography and Carbon-13 NMR Spectroscopy. John Wiley & Sons. Chichester etc. 1982.
[3] R. Hänsel und H. Haas, Therapie mit Phytopharmaka. Springer. Berlin/New York. 1983.
[4] H. Braun, Heilpflanzenlexikon für Ärzte und Apotheker. Gustav Fischer. Stuttgart/New York. 1981.
[5] P. Pachaly, Dünnschichtchromatographie in der Apotheke. Wissenschaft. Verlagsges. mbH., 2. Aufl. Stuttgart. 1983.

Czygan

Fieberkleeblätter   Trifolii fibrini folium, Folia Trifolii fibrini

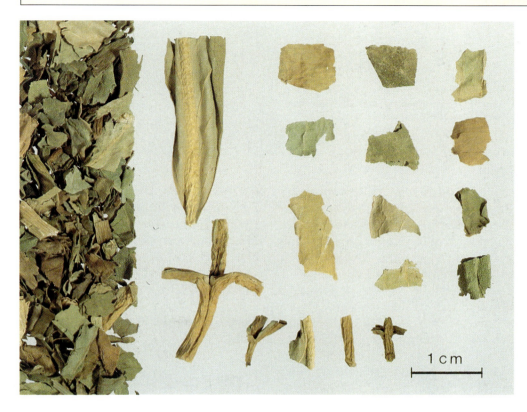

Abb. 89: Fieberkleeblätter

Beschreibung: Blätter dreizählig („Klee") mit etwa 10 cm langem Blattstiel; die Einzelblättchen 5–10 cm lang, elliptisch, glattrandig, unbehaart. Blattstückchen der Schnittdroge graugrün, z.T. mit den runzeligen, bräunlich verfärbten Blattnerven. Bruchstücke der dickeren Blattstiele infolge starker Schrumpfung des Aerenchyms beim Trocknen runzelig-längsrinnig. Nur sehr selten Stielstückchen mit den Ansatzstellen der 3 Blättchen erkennbar.

Geschmack: Sehr bitter.

ÖAB: Folium Menyanthis
Ph. Helv. VI: Folium menyanthidis
DAC 1979: Bitterkleeblätter

Stammpflanze: *Menyanthes trifoliata* L. (Dreiblättriger Fieberklee), Menyanthaceae.

Synonyme: Bitterkleeblätter, Folia Trifolii aquatici. March trefoil leaves, Buckbean leaves (engl.). Feuilles de menyanthe, Feuilles de trèfle des marais (franz.).

Herkunft: Feuchte Standorte der nördlichen gemäßigten Zone. Die Droge stammt von Importen aus UdSSR, Polen, Jugoslawien und Ungarn.

Inhaltsstoffe: Als Bitterstoffe die Secoiridoidglykoside Foliamenthin, Menthiafolin (und die entsprechende 7′,8′-Dihydroverbindung) sowie Swerosid; das Iridoidglykosid Loganin. Die beschriebenen Monoterpenalkaloide Gentianin und Gentianidin sind möglicherweise Isolierungs-Artefakte. Geringe Mengen Gerbstoff; ferner sind eine Reihe ubiquitärer Substanzen beschrieben.

Indikationen: Die Droge wird wie Enzianwurzel oder Tausendgüldenkraut als appetitanregendes, die Magensaftsekretion förderndes Amarum (purum) angewendet.
Die im Namen „Fieberklee" noch dokumentierte frühere Indikation für diese und andere Bitterdrogen ist obsolet, eine antipyretische Wirkung ist nicht vorhanden.

Teebereitung: 0,5–1 g fein zerschnittene Droge werden mit kochendem Wasser übergossen oder mit kaltem Wasser angesetzt und kurz aufgekocht; nach 5–10 min durch ein Tee-

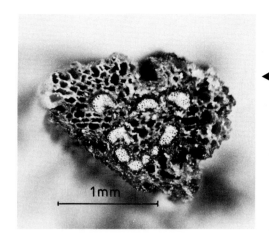

Abb. 90: Querbruch eines Blattstengels mit weißlichen Leitbündeln und schwammigem Aerenchym

Abb. 91: Spaltöffnungen der Blattunterseite von *Menyanthes trifoliata*

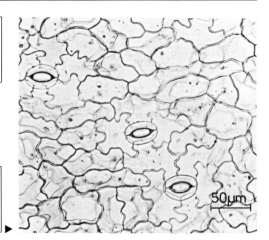

sieb geben. Verschiedentlich wird auch das mehrstündige Ansetzen mit Wasser bei Raumtemperatur empfohlen. Jeweils $^1/_2$ Stunde vor den Mahlzeiten 1 Tasse ungesüßt.
1 Teelöffel = etwa 0,9 g.

Phytopharmaka: Einige Präparate in der Gruppe Cholagoga, z.B. Gallemolan®, Gallexier® u.a. sowie Geriatrika, z.B. Vitasana®-Lebenstropfen u.a.

Prüfung: Makroskopisch (siehe Beschreibung) und mikroskopisch. Abgesehen von einer feinen Kutikularstreifung und von dem charakteristischen Aerenchym (sowohl der Blattspreite als auch des Blattstiels) finden sich mikroskopisch nur wenig auffällige Merkmale (Abb. 90 und 91). Die Identitäts- und Reinheitsprüfung mittels DC kann in folgender Weise durchgeführt werden [1]: 1 g gepulverte Droge mit 10 ml Methanol bei 60 °C 10 min lang extrahieren, Filtrat auf 2 ml einengen, 40 µl auftragen (Kieselgelschicht). Fließmittel Ethylacetat-Methanol-Wasser (77 + 15 + 8); Detektion mit Vanillin/Schwefelsäurereagenz. Dunkelblaue Zonen im Rf-Bereich 0,6 (eine) und 0,8–0,85 (zwei), die den Bitterstoffen Foliamenthin, Menthiafolin und Dihydrofoliamenthin entsprechen.
Der Bitterwert soll mindestens 3000 (DAC, bestimmt nach Vorschrift des DAB 8), 4000 (ÖAB) bzw. 10000 (nach Ph. Helv. VI) betragen.

Verfälschungen: Kommen praktisch nicht vor.

Literatur:
[1] Wagner, H., S. Bladt und E.M. Zgainski, Drogenanalyse, Springer, Berlin, Heidelberg, New York (1983).

Frohne

Frauenmantelkraut

Alchemillae herba, Herba Alchemillae

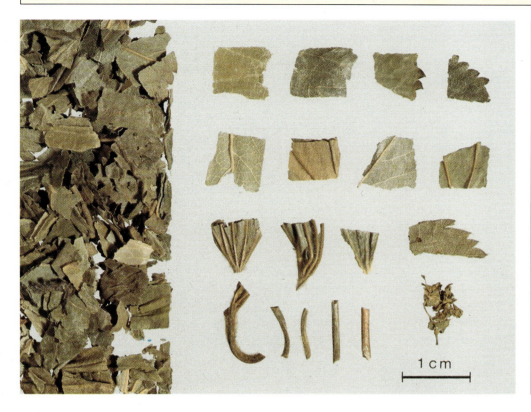

Abb. 92: Frauenmantelkraut

Beschreibung: Blätter bis 8 cm im Durchmesser, nierenförmig, sieben- bis neunlappig, infolge starker Behaarung weiß-silbrig glänzend; in der Droge sind auch weniger stark behaarte Stücke älterer Blätter anzutreffen (Abb. 93). Blattrand grob gezähnt (Abb. 94), Hauptnerv unterseits hervortretend; behaarte Stengelstückchen; gelblichgrüne Blütenknäuel.

Geschmack: Leicht bitter und adstringierend.

Erg. B. 6: Herba Alchemillae

Stammpflanze: *Alchemilla xanthochlora* ROTHM. = *Alchemilla vulgaris auct.* (Gemeiner Frauenmantel), Rosaceae.

Synonyme: Marienmantel, Taumantel, Tauschüsselchen, Sinau, Löwenfuß, Alchimistenkraut, Silberkraut, Herba Leontopodii. Common ladies mantle (engl.). Feuilles d'alchemille (franz.).

Herkunft: Verbreitet in Europa, Nordamerika und Asien. Die Droge wird aus Polen, CSSR, Bulgarien und Ungarn eingeführt.

Inhaltsstoffe: 6–8% Gerbstoffe, wohl Gallotannine (auch Ellagsäuregerbstoff?). Sonstige Angaben beziehen sich nur auf ubiquitäre Stoffe.

Indikationen: Auf Grund des Gerbstoffgehalts als Adstringens gegen Blutungen und Diarrhoe, als Wundheilmittel(?). Gynäkologische Indikationen – bei Menorrhagie oder bei „Erschlaffungszuständen des Unterleibs" –, wie sie sich auch durch die Verwendung der Droge in einigen Phytopharmaka (siehe dort) manifestieren, gehen auf *volkstümliche*, wissenschaftlich nicht gesicherte Vorstellungen [Signaturenlehre(?): *Frauenmantel*] zurück.

Teebereitung: 1–2 g Droge werden mit heißem Wasser übergossen und 10 min lang stehen gelassen; anschließend gibt man durch ein Teesieb. Auch das Ansetzen mit kaltem Wasser und mehrstündiges Stehenlassen bei Raumtemperatur wird empfohlen.
1 Teelöffel = etwa 0,9 g.

Teepräparate: Die Droge wird auch als Filterbeutel (0,9–1,6 g) angeboten.

Phytopharmaka: Einige Fertigarzneimittel in der Gruppe Gynäkologika, z.B. Cefakliman® (Tropfen), Menstrualin® (Tabletten) u.a., aufgrund des Gerbstoffgehaltes wohl auch in der Gruppe Mund- und Rachentherapeutika, z.B. Salviathymol® u.a.

Prüfung: Abgesehen von den makroskopisch erkennbaren Merkmalen sind als wesentliche mikroskopische Identifizierungshilfe die einzelligen, langen, z.T. gewundenen Borstenhaare mit verdickter Wand zu nen-

Frauenmantelkraut

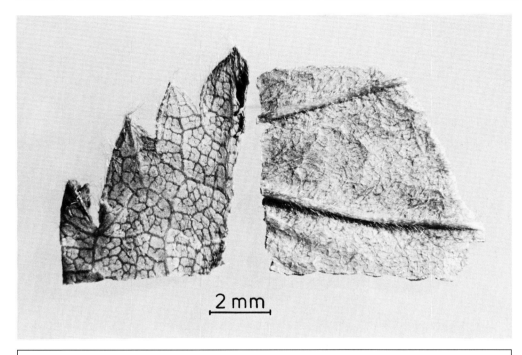

Abb. 93: Älteres, wenig behaartes Blatt (links) mit feinmaschigem, dunklem Nervennetz und seidig behaarte Unterseite eines jungen Blattes (rechts)

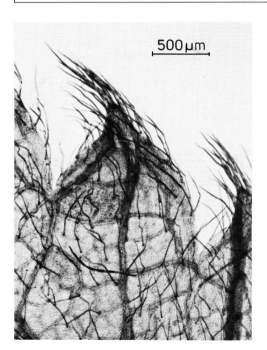

Abb. 94: Grobgezähnter und fein gewimperter Blattrand von *Alchemilla xanthochlora*

Wortlaut der für die Standardzulassung vorgesehenen Packungsbeilage:

6.1 Anwendungsgebiete
Zur Unterstützung der Therapie akuter, unspezifischer Durchfallerkrankungen und Magen-Darm-Störungen bei Erwachsenen und Schulkindern.

6.2 Nebenwirkungen
Frauenmantelkraut enthält Tanningerbstoffe, die in seltenen Fällen Leberschäden erzeugen können.

6.3 Dosierungsanleitung und Art der Anwendung
Etwa 3–4 Teelöffel (2–4 g) voll **Frauenmantelkraut** werden mit heißem Wasser (ca. 150 ml) übergossen und nach etwa 10 min durch ein Teesieb gegeben.
Soweit nicht anders verordnet, werden täglich bis zu 3 Tassen frisch bereiteter Tee warm zwischen den Mahlzeiten getrunken.

6.4 Dauer der Anwendung
Sollten die Durchfälle länger als 4–5 Tage anhalten, ist ein Arzt aufzusuchen.

6.5 Hinweise
Vor Licht und Feuchtigkeit geschützt aufbewahren.

nen, die sich auf beiden Seiten des Blattes finden. Vereinzelt Calciumoxalatdrusen im Mesophyll.

Verfälschungen: Kommen in der Praxis nicht vor.

Frohne

Gänsefingerkraut   Anserinae herba, Herba Anserinae

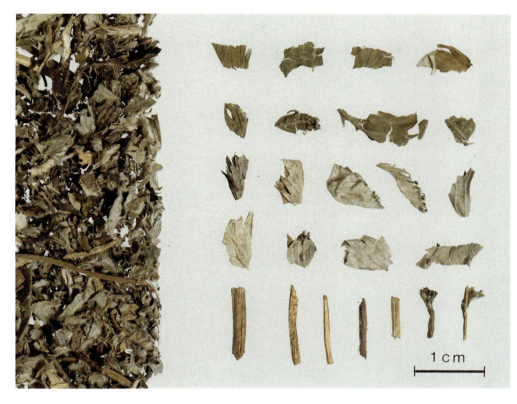

Abb. 95: Gänsefingerkraut

Beschreibung: 1–3 cm lange Fiederblättchen mit gesägtem bis fiederspaltigem Rand. Blattstückchen auf der Unterseite dichtfilzig behaart (weißlich) (Abb. 96), oberseits grün, nur vereinzelt mit Haaren; behaarte Stengelstückchen, vereinzelt gelbe Blütenblatteile oder ganze Blüten.

Geschmack: Sehr schwach adstringierend.

DAC 1979: Gänsefingerkraut

Stammpflanze: *Potentilla anserina* L. (Gänse-Fingerkraut), Rosaceae.

Synonyme: Fingerkraut, Silberkraut, Krampfkraut, Gänserich. Silverweed (engl.). Herbe d'ansérine (franz.).

Herkunft: In den gemäßigten Zonen weit verbreitet. Drogenimporte aus Ungarn, Jugoslawien und Polen.

Inhaltsstoffe: 6(–10)% Gerbstoffe, überwiegend wohl vom Ellagsäuretyp [1, 2, 3]; Flavonoide und Leucoanthocyanidine; Cholin [4, 5]; in ihrer Struktur nicht geklärte spasmolytisch wirksame Verbindungen(?) [6].

Indikationen: Auf Grund des Gerbstoffgehalts kann die Droge als Adstringens (innerlich und äußerlich) angewendet werden.

Über die dem Gänsefingerkraut nachgesagte spasmolytische Wirkung liegen mehrere Arbeiten vor; die Ergebnisse sind kontrovers [6, 7, 8].

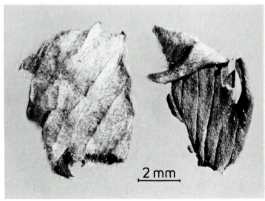 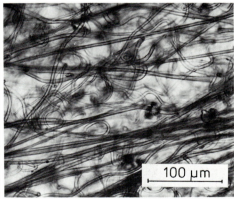

Abb. 96: Unterseits dicht filzig behaarte (links), oberseits dunklere, wenig behaarte Blattstückchen von *Potentilla anserina*

Abb. 97: Dichter Haarfilz der Blattunterseite bestehend aus gradlinig verlaufenden Borstenhaaren und darunter liegenden, langen, peitschenförmig verflochtenen Haaren

Wortlaut der für die Standardzulassung vorgesehenen Packungsbeilage:

6.1 Anwendungsgebiete

Zur Unterstützung der Therapie akuter, unspezifischer Durchfallerkrankungen mit leichten, krampfartigen Magen-Darm-Beschwerden bei Schulkindern und Erwachsenen.

6.2 Dosierungsanleitung und Art der Anwendung

1–2 Teelöffel (2–4 g) voll **Gänsefingerkraut** werden mit heißem Wasser (ca. 150 ml) übergossen und nach 10 min durch ein Teesieb gegeben.
Soweit nicht anders verordnet, wird mehrmals täglich 1 Tasse frisch bereiteter Aufguß zwischen den Mahlzeiten getrunken.

6.3 Dauer der Anwendung

Sollten die Durchfälle länger als 3 bis 4 Tage anhalten, ist ein Arzt aufzusuchen.

6.4 Hinweise

Vor Licht und Feuchtigkeit geschützt aufbewahren.

Nach ärztlichen Erfahrungsberichten sollen Extrakte der Droge insbesondere bei der Behandlung dysmenorrhoischer Beschwerden auf spastischer Grundlage von Nutzen sein [9].

Teebereitung: 2 g fein zerschnittene Droge mit kochendem Wasser übergießen und nach 10 min abseihen. 1 Teelöffel = etwa 0,7 g.

Phytopharmaka: Die Droge bzw. aus ihr hergestellte Extrakte sind Bestandteil verschiedener Fertigarzneimittel mit unterschiedlichen Indikationen, z.B. Viracton® (Tropfen) – Klimakterum virile, psychosexuelle Störungen; Enausina® (Tropfen) – gegen Nausea; Esberi-Nervin® (Tropfen) – Euvegal®-Saft, beide gegen nervöse Unruhe u.a.m.

Prüfung: Makro- und mikroskopische Prüfung nach DAC 1979. Die dichte Behaarung der Blattunterseite zeigt ein sehr charakteristisches Bild: Über dem dichten Haarfilz der einzelligen, dünnwandigen Peitschenhaare liegt noch eine Schicht von dickwandigeren Borstenhaaren (Abb. 97).

Verfälschungen: Kommen in der Praxis kaum vor.

Literatur:
[1] E.C. Bate-Smith, J. Linn. Soc. (Bot.) **58**, 39 (1961).
[2] E. Eisenreichova, A. Buckowa, J. Leifertova und M. Babinska, Česk. Farm. **23**, 82 (1974).
[3] K. Herrmann, Pharm. Zentralh. **88**, 303 (1949).
[4] W. Rodewald, Pharmazie **5**, 538 (1950).
[5] P. Tunmann und R. Janka, Arzneimittel-Forsch. **5**, 20 (1955).
[6] W. Smetana und R. Fischer, Pharm. Zentralh. **102**, 624 (1963).
[7] G. Harnischfeger und H. Stolze, Bewährte Pflanzendrogen in Wissenschaft und Medizin, notamed.-Verl., Melsungen (1983).
[8] H.W. Younken et al., J. Am. Pharm. Assoc. **38**, 448 (1949).
[9] A.R. Bliss et al., J. Am. Pharm. Assoc. **29**, 299 (1940).

Frohne

Galgantwurzel Galangae rhizoma, Rhizoma Galangae

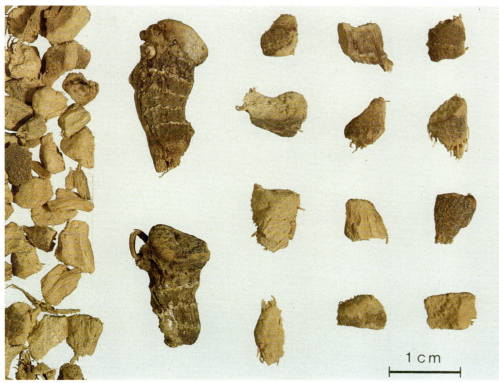

Abb. 98: Galgantwurzel

Beschreibung: Zylindrische, 1–2 cm dicke Rhizomstücke von rötlichbrauner Farbe, die an den Enden manchmal Reste von Stengeln zeigen. Charakteristisch sind die weißen, gekräuselten Querringeln, die von den Niederblättern des Rhizoms stammen. An der Unterseite Wurzelnarben und vereinzelt Wurzeln. Der Bruch ist zähfaserig.
Geruch: Charakteristisch, aromatisch.
Geschmack: Gewürzhaft und brennend.

Ph. Helv. VI: Rhizoma galangae
DAB 6: Rhizoma Galangae

Stammpflanze: *Alpinia officinarum* HANCE (Echter Galgant), Zingiberaceae.

Synonyme: Fieberwurzel. Galangal root, Chinese ginger, East Indian root (engl.). Rhizome de galanga, Petit galanga, Galanga du chine (franz.).

Herkunft: Aus Kulturen in Südchina, Thailand und Indien.

Inhaltsstoffe: 0,5 bis über 1% ätherisches Öl (Ph. Helv. VI mindestens 0,5%), das hauptsächlich Sesquiterpenkohlenwasserstoffe und -alkohole enthält, nebst kleinen Anteilen an Eugenol; sog. Scharfstoffe, ein sehr komplexes Gemisch von nichtwasserdampfflüchtigen Substanzen (früher als Galangol bezeichnet), das sich aus verschiedenen Diarylheptanoiden zusammensetzt, daneben kommen Gingerol und andere Phenylalkanone vor; Flavonoide, vor allem Quercetin- und Kämpferolderivate; Sterole und Sterolglykoside.

Indikationen: Vorwiegend als Stomachikum und Tonikum, bei Appetitlosigkeit und „Verdauungsschwäche".

Die Diarylheptanoide sind in den letzten Jahren eingehend geprüft worden; sie hemmen alle deutlich die Prostaglandinbiosynthese [1, 2], doch wird davon therapeutisch bisher kein Gebrauch gemacht. Auch die Phenylalkanone besitzten ähnliche Wirkung [3].

Beispiele von Scharfstoffen der Galgantwurzel

Diarylheptanoide
$\begin{Bmatrix} R^1 \\ R^2 \end{Bmatrix} = O$ $R^1 - H$, $R^2 - OCH_3$ $R^1 - H$, $R^2 - OH$

Gingerol (Phenylalkanon)

128 Galgantwurzel

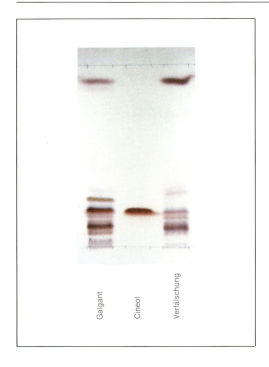

Abb. 99: DC-Prüfung des ätherischen Öles der Galgantwurzel (links Galgant, Mitte Cineol [Vergleichssubstanz], rechts Verfälschung); Einzelheiten s. Text

Teebereitung: 0,5–1 g der feinzerschnittenen oder grobgepulverten Droge mit kochendem Wasser übergießen und in bedecktem Gefäß 5–10 min lang ziehen lassen, danach durch ein Teesieb geben. Jeweils $^1/_2$ Stunde vor den Mahlzeiten 1 Tasse. 1 Teelöffel = etwa 3 g.

Teepräparate: Keine. Die Droge ist Bestandteil von Schwedenkräuter-Mischungen zum Ansetzen mit Alkohol.

Phytopharmaka: Auszüge aus Galgantwurzel sind Bestandteil einiger Fertigarzneimittel, z.B. Klosterfrau Melissengeist® u.a.

Prüfung: Makroskopisch (siehe Beschreibung) und mikroskopisch. Die sehr breite Rinde enthält nur wenige kollaterale Leitbündel, hingegen sind im Zentralzylinder viele, von einer gelben, aus Fasern bestehenden Scheide umgebene, kollaterale Leitbündel vorhanden. Für die Droge sehr typisch die keulenförmigen, zuweilen etwas gebogenen, 20–40 μm langen, etwas abgeflachten Stärkekörner.

DC-Prüfung: 0,25 ml des ätherischen Öles, das man z.B. durch Wasserdampfdestillation aus 50 g Droge in der Apparatur nach Ph. Eur. III erhält, werden in 2,5 ml Toluol gelöst. Man trägt 50 μl dieser Prüflösung und 40 μl einer 0,1%igen Lösung von Cineol in Methanol bandförmig (2 cm) auf eine Kieselgelschicht auf und entwickelt mit Toluol-Ethylacetat (98 + 2) über eine Laufstrecke von 15 cm. Nach Abdunsten des Fließmittels wird die Platte mit Anisaldehydlösung R (Ph. Eur. I) besprüht und 5–10 min auf 105 °C erhitzt.
Bei der Auswertung im Tageslicht erscheint bei etwa Rf 0,20–0,25 die blauviolette Zone des Cineols; im Chromatogramm der Untersuchungslösung erscheint auf etwa gleicher Höhe eine ebenfalls blauviolette Zone, darüber mit Rf etwa 0,26–0,32 eine bräunlich gefärbte Zone. Weitere blauviolette Zonen treten im unteren Rf-Bereich sowie bei Rf etwa 0,9 auf. Verfälschungen sind daran zu erkennen, daß auf der Höhe des Cineols nur eine schwach blauviolette Zone auftritt und die bräunliche Zone bei Rf etwa 0,26–0,32 fehlt (Abb. 99).

Verfälschungen: Verfälschungen mit Rhizomen von *Kaempferia galanga* L. und einigen anderen *Alpinia*-Arten können schon makroskopisch erkannt werden, da sie bis 4 cm dick sind, einen sehr hellen Zentralzylinder besitzen und kaum aromatisch riechen. Einige *Alpinia*-Arten lassen sich jedoch nur mittels DC erkennen, siehe Prüfung.

Aufbewahrung: Kühl, vor Licht geschützt, nicht in Kunststoffbehältern (ätherisches Öl!).

Literatur:
[1] F. Kiuchi, M. Shibura und U. Sankawa, Chem. Pharm. Bull. **30**, 2279 (1982); ref. C.A. **97**, 150626 (1982).
[2] H. Itokawa, M. Morita und S. Mihashi, Chem. Pharm. Bull. **29**, 2383 (1981); ref. C.A. **95**, 183902 (1981).
[3] F. Kiuchi, M. Shibura und U. Sankawa, Chem. Pharm. Bull. **30**, 754 (1982); ref. C.A. **97**, 98204 (1982).

Wichtl

Geißrautenkraut
Galegae herba, Herba Galegae

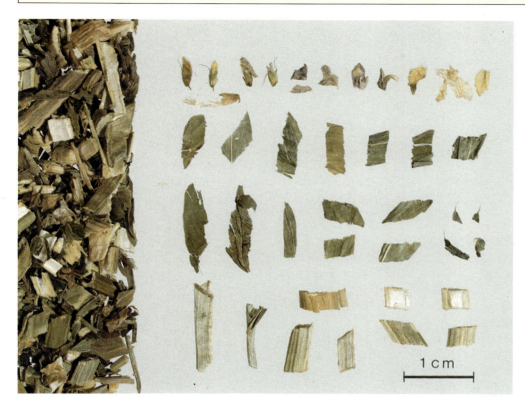

Abb. 100: Geißrautenkraut

Beschreibung: Die Droge besteht überwiegend aus Stückchen der bis 4 cm langen, hellgrünen Fiederblättchen. Der Mittelnerv tritt unterseits deutlich hervor, die Seitennerven setzen unter spitzem Winkel an und geben dem Blatt ein fast streifennerviges Aussehen. Spitze des Fiederblatts mit einem Stachelspitzchen (Abb. 101). Weißgelbe oder violettblaue Schmetterlingsblüten sind selten zu finden, dann aber ein gutes Erkennungsmerkmal (Abb. 100, obere Reihe); ebenfalls selten die längsgerillten Stengelstückchen.

Erg. B. 6: Herba Galegae

Stammpflanze: *Galega officinalis* L. (Echte Geißraute), Fabaceae.

Synonyme: Ziegenraute, Geißklee, Bockskraut, Fleckenkraut, Pockenraute, Suchtkraut, Galei. Common goats rues herb (engl.). Herbe de galéga (franz.).

Herkunft: In Mittel-, Süd- und Ost-Europa, z.T. auch kultiviert. Die Droge wird aus Bulgarien, Polen und Ungarn importiert.

Inhaltsstoffe: Als „Glukokinin" das Guanidinderivat Galegin (Isoamylenguanidin) in allen Pflanzenteilen, zu etwa 0,5% in den Samen; daneben Hydroxygalegin und Peganin. Flavonoide (Blüten), Gerbstoffe, Saponine in geringer Menge; ubiquitäre Substanzen [1].

Indikationen: Anwendung praktisch nur noch in der *Volksmedizin*. Die Droge gilt auf Grund des Gehaltes an Galegin als „Antidiabetikum". Für Galegin und andere (synthetische) Guanidinderivate sind in älteren Arbeiten (vgl. dazu [1]) blutzuckersenkende Wirkungen nachgewiesen worden. 1974 hat eine russische Arbeitsgruppe mit wäßrigen und alkoholischen Geißrauten-Extrakten an gesunden und mit Alloxan diabetisch gemachten Kaninchen einen hypoglykämischen Effekt nachgewiesen, der Glykogenspiegel in der Leber und im Myokard stieg an [2]. Dennoch ist eine Verwendung der Droge (oder entsprechender Teemischungen und Phytopharmaka) abzulehnen: Einerseits ist bei der üblichen Teebereitung die Wirkung unsicher (bis fehlend!), zum anderen könnten bei hoher Dosierung Intoxikationen eintreten, wie sie auch bei den früheren Diguanidinderivaten (Synthalin) beobachtet worden sind. Von den in den 50er Jahren entwickelten Biguanidderivaten sind ebenfalls die meisten Präparate wieder vom Markt genommen worden [3]. Geißraute wurde auch zur Förderung der Milchsekretion empfohlen (Veterinärmedizin).

Geißrautenkraut

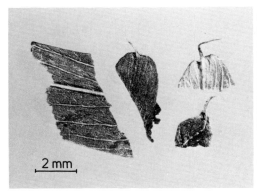
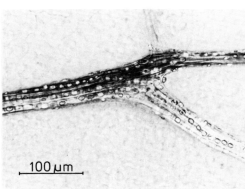

Abb. 101: Bruchstücke der Fiederblätter mit kräftigem Mittelnerv (links) und zarten, gekrümmten Stachelspitzen (rechts)

Abb. 102: Kristallzellreihen umgeben die Gefäßbündel (ganz rechts)

Prüfung: Abgesehen von der makroskopisch erkennbaren charakteristischen Nervatur der Fiederblättchen bietet die Mikroskopie weitere Identifizierungshilfen: Epidermiszellen oberseits polygonal, unterseits wellig-buchtig, beiderseits mit Spaltöffnungen. Behaarung spärlich, aber besonders am Blattrand dickwandige Haare (mit verdickter Basalzelle und dünnwandiger, kurzer Zwischenzelle). An den Nerven Kristallzellreihen (Abb. 102).

Verfälschungen: Werden in der Praxis kaum beobachtet.

Teebereitung: 2 g feinzerschnittene Droge werden mit kochendem Wasser übergossen und nach 5–10 min durch ein Teesieb gegeben.
1 Teelöffel = etwa 1,3 g.

Phytopharmaka: Die Droge ist Bestandteil verschiedener Fertigarzneimittel in der Gruppe Antidiabetika, z.B. Antidiabeticum-Tee Hevert, Diabetylin®(Tabletten), Tumulca® (Mixtur) u.a.

Literatur:
[1] Hager, Band **4**, 1082 (1973).
[2] D.Z. Shukyurov, D.Ya. Guseinov und P.A. Yuzbashinskaya, Dokl. Akad. Nauk. Az. SSR **30**, 58 (1974); ref. C.A. **82**, 106392 (1975).
[3] Lj. Kraus und G. Reher, Dtsch. Apoth. Ztg. **122**, 2357 (1982).

Frohne

Javanische Gelbwurz

DAB 8, Curcumae xanthorrhizae rhizoma, Rhizoma Curcumae xanthorrhizae

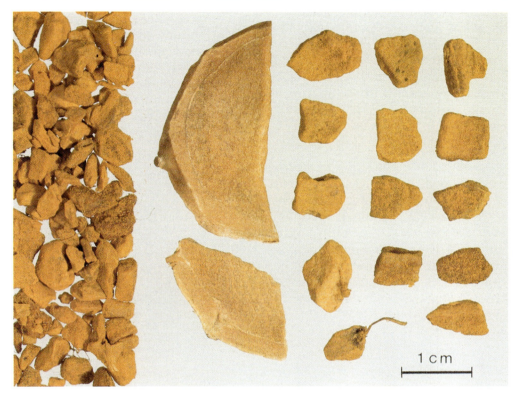

Abb. 103: Javanische Gelbwurz

Beschreibung: Nur wenige mm dicke, etwas verbogene, orangegelbe bis graubraune Scheiben oder Bruchstücke davon, die z.T. die Grenze zwischen Rinde und Zentralzylinder als hellere Linie erkennen lassen. Der Bruch ist glatt und feinkörnig.

Geruch: Intensiv aromatisch.

Geschmack: Würzig, etwas bitter und scharf.

2. AB-DDR: Rhizoma Curcumae xanthorrhizae

Stammpflanze: *Curcuma xanthorrhiza* ROXB., Zingiberaceae.

Synonyme: Javanischer Gelbwurzelstock, Curcuma zanthorrhiza-Wurzelstock, Rhizoma Curcumae javanicae, Temoe lawak. Temu lawak, tewon lawa (engl.). Rhizome de Temoé-Lawaq (franz.).

Herkunft: Aus Indonesien, zum kleinen Teil auch aus Indien.

Inhaltsstoffe: 1–2% gelbe, nicht wasserdampfflüchtige Farbstoffe, bes. Curcumin (= Diferuloylmethan) und Monodesmethoxy-curcumin (Feruloyl-p-hydroxycinnamoylmethan) [1], nach DAB 8 mindestens 1%. 3–12% ätherisches Öl (DAB 8 mindestens 3,5%), vorwiegend aus Sesquiterpenen bestehend, z.B. β-Curcumen, ar-Curcumen, Xanthorrhizol u.a. Das früher beschriebene p-Tolylmethylcarbinol [2] ist ein bei der Destillation entstehendes Artefakt. Reichlich Stärke, unverkleistert (Unterschied zu *Curcuma domestica* = Curcuma longa).

Indikationen: Als Choleretikum und Cholekinetikum bei chronischen For-

men der Cholangitis und Cholezystitis sowie bei Gallensteinleiden. Die choleretische Wirkung wird hauptsächlich dem ätherischen Öl zugeschrieben, während die Curcumine für die cholekinetischen Effekte der Droge in Betracht kommen [3, 4, 5]. Die für *Curcuma domestica* beschriebenen antiphlogistischen [6] und antibakteriellen Effekte, aber auch die Induktion von Magengeschwüren [7] dürften auch auf die Javanische Gelbwurz zu übertragen sein.
Anwendung auch als Stomachikum und Karminativum ist üblich.

Nebenwirkungen: Bei höherer Dosierung können Reizungen der Magenschleimhaut mit Übelkeit und Brechreiz auftreten. Nicht anzuwenden bei akuter Cholangitis oder bei Ikterus!

Teebereitung: Kaum gebräuchlich. 0,5–1 g grob gepulverte Droge mit kochendem Wasser übergießen und nach 5–10 min abseihen. Empfehlenswerter ist die Einnahme standardisierter Präparate! Als Choleretikum mehrmals 1 Tasse über den Tag verteilt, als Stomachikum und Karminativum vor oder zu den Mahlzeiten je 1 Tasse.
1 Teelöffel = 2,5 g.

Phytopharmaka: In etwa 40 Fertigarzneimitteln der Gruppe Cholagoga in Form von Extrakten enthalten, z.B. in Aristochol®, Choldestal Krugmann®, Poikicholan® u.a. Bei einigen Präparaten ist unklar, welche Droge verwendet wurde (nur Angabe „Rhiz. Curcumae", vgl. Kurkumawurzel).

Prüfung: Makroskopisch und mikroskopisch nach DAB 8. Bei Extrakten bewährt sich die DC (nach DAB 8): es dürfen nur zwei gelbe Zonen entsprechend den genannten Curcuminen sichtbar sein, eine dritte gelbe Zone würde auf Curcuma longa hindeuten (siehe Kurkumawurzel). DC-Prüfung des ätherischen Öles nach DAB 8 zum Nachweis des für die Javanische Gelbwurz charakteristischen Xanthorrhizol [8].

Verfälschungen: Besonders in der geschnittenen oder gepulverten Droge durch das Rhizom von *Curcuma domestica* (= Curcuma longa). Dieses enthält verkleisterte Stärke; eine sichere Aussage kann durch DC getroffen werden. *Curcuma domestica* kann auch nachgewiesen werden, wenn man eine kleine Probe (10 mg oder entspr. Menge Extrakt) mit 2 ml Essigsäureanhydrid und 0,2 ml konz. Schwefelsäure versetzt: die Probe darf unter UV 365 nur schwach grau oder gelblich fluoreszieren. Ist hingegen *Curcuma domestica* anwesend, so entsteht eine intensiv rote Fluoreszenz, hervorgerufen durch Bis-Desmethoxycurcumin.

Literatur:
[1] K. Jentzsch, P. Spiegl und R. Kamitz, Sci. Pharm. **36**, 251 (1968).
[2] H. Dieterle und Ph. Kaiser, Arch. Pharm. **271**, 337 (1933).
[3] J.C. Baumann, Med. Monatsschr. **29**, 173 (1975).
[4] G. Harnischfeger und H. Stolze, notabene medici **12**, 562 (1982).
[5] H. Kalk und K. Nissen, Dtsch. Med. Wochenschr. **57**, 1613 (1931) und **58**, 1718 (1932).
[6] R.C. Srimal und B.N. Dhawan, J. Pharm. Pharmacol. **25**, 447 (1973).
[7] B. Gupta, V.K. Kulshrestha, R.K. Srivastava und D.N. Prasad, Ind. J. Med. Res. **71**, 806 (1980).
[8] H. Rimpler, R. Hänsel und L. Kochendörfer, Dtsch. Apoth. Ztg. **109**, 1588 (1969).

Frohne

Gewürznelken Caryophylli flos, Flores Caryophylli

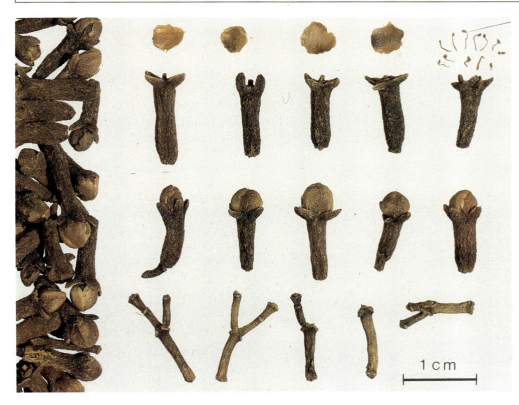

Abb. 104: Gewürznelken

Die Droge besteht aus den getrockneten Blütenknospen.

Beschreibung: Die 12–17 mm langen, dunkelbraunen Blütenknospen bestehen aus dem langen, bis 4 mm dicken Unterkelch, der nach oben in 4 derbe, abstehende Kelchzipfel übergeht. Die vier helleren, gelbbraunen Kronblätter bilden eine Haube (mittlere Reihe), unter der sich zahlreiche Staubblätter befinden (oben rechts). Im oberen Teil des Unterkelches liegt der unterständige zweifächerige Fruchtknoten mit zahlreichen Samenanlagen.
Beim Einkerben der Gewürznelken mit dem Fingernagel tritt an der Druckstelle ätherisches Öl aus.

<u>Geruch:</u> Stark aromatisch.

<u>Geschmack:</u> Brennend gewürzhaft.

ÖAB: Flos Caryophylli
Ph. Helv. VI: Flos caryophylli
DAB 6: Flores Caryophylli

Stammpflanze: *Syzygium aromaticum* (L.) MERR. et PERRY (syn. *Caryophyllus aromaticus* L., *Eugenia caryophyllata* THUNB., *Jambosa caryophyllus* [SPRENG] NIEDENZU), Myrtaceae.

Synonyme: Nägelein, Gewürznägelein, Kreidenelken. Cloves (engl.). Clous de girofle (franz.).

Herkunft: Auf den Molukken und den südlichen Philippinen beheimatet, heute in vielen tropischen Ländern kultiviert. Importe aus Madagaskar, Indonesien, Malaysia, ostafrikanischen Inseln (Sansibar, Pemba), Ceylon und Südamerika.

Inhaltsstoffe: 16 bis über 20% ätherisches Öl, mit Eugenol als Hauptkomponente (85–95% des Nelkenöles), wenig Eugenolacetat, β-Caryophyllen u.a.; Flavonoide (Quercetin- und Kämpferolderivate); phenolische Säuren (Gallussäure, Protocatechusäure u.a.); kleine Mengen an Sterolen und Sterolglykosiden, etwa 10% fettes Öl.

Indikationen: Die Droge wird, wie ihr Name bereits ausdrückt, vorwiegend als Gewürz verwendet. Das ätherische Öl besitzt beträchtliche antibakterielle Wirkungen und wird für sich (Nelkenöl DAB 8) in der Zahnheilkunde als Antiseptikum viel gebraucht.
Neben der Anwendung als Aromatikum spielen Gewürznelken in bescheidenem Umfang, fast stets in Kombination mit anderen Drogen, als Karminativum, Stomachikum, Tonikum und eventuell noch als Expektorans eine Rolle.
Gewürznelken sollen bei Magengeschwüren die Ausheilung positiv beeinflussen [1].

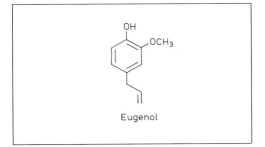
Eugenol

Teebereitung: Entfällt.

Teepräparate: Gewürznelken sind fast regelmäßiger Bestandteil von Ge-

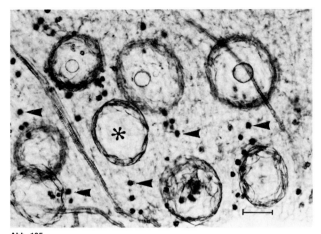

Abb. 105

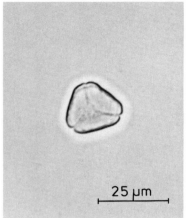

Abb. 106

Abb. 105: Große, schizogene Ölräume (*) und zahlreiche Oxalatdrusen (◄) in den Kronblättern von *Syzygium aromaticum*

Abb. 106: Typisches, tetracolpates Pollenkorn von *Syzygium aromaticum*

würzmischungen zur Glühweinherstellung.

Phytopharmaka: Vereinzelt in Fertigpräparaten der Gruppe Antitussiva/ Expektorantia und Magen-Darm-Mittel.

Prüfung: Makroskopisch (siehe Beschreibung) und mikroskopisch. Auffallend sind die zahlreichen, ziemlich großen (bis 200 µm im Durchmesser) schizogenen Ölräume im Parenchym von Unterkelch, Kronblättern und Fruchtknoten, und viele kleine Calciumoxalatdrusen (Abb. 105). Die meist noch geschlossenen Antheren besitzen ein sternförmiges Endothezium. Die – häufig noch zu Paketen verklebten – Pollenkörner sind tetraedrisch geformt und lassen in den abgestutzten Ecken Poren erkennen (Abb. 106).
Nelkenstiele sollten nicht oder nur vereinzelt (bis 3%) vorkommen (Abb. 104, unterste Reihe).

Verfälschungen: Kommen heute kaum noch vor. Vom Öl weitgehend befreite („ausgezogene") Gewürznelken lassen sich bereits mit der Fingernagelprobe (siehe Beschreibung) erkennen; sie schwimmen z.T. in destilliertem Wasser auf oder in waagerechter Lage, während vollwertige Droge im Wasser untersinkt oder senkrecht schwimmt.

Mutternelken (Anthophylli), die Früchte von *Syzygium aromaticum*, sind etwa 25 mm lang und schon dadurch, auch durch die dickbauchige Form, leicht zu erkennen. Da sie teurer sind als Gewürznelken, spielen sie als Verfälschung keine Rolle.

Aufbewahrung: Vor Licht geschützt, kühl, trocken, nicht in Kunststoffbehältern (ätherisches Öl!).

Literatur:
[1] S.H. Zaidi, Ind. J. med. Res. **46**, 732 (1958).

Wichtl

Ginsengwurzel Ginseng radix, Radix Ginseng

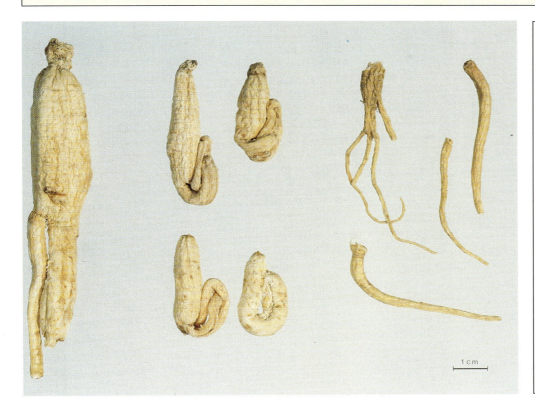

Abb. 107: Ginsengwurzel

Es gibt mehrere Handelssorten, unter denen der koreanische Ginseng am höchsten geschätzt wird, gefolgt von chinesischem, japanischem und amerikanischem Ginseng (letzterer meist von *Panax quinquefolius*). Vom koreanischen Ginseng gibt es den Weißen Ginseng (im ÖAB offizinell), wobei die Wurzeln nach dem Ernten und Waschen direkt getrocknet werden, und den Roten Ginseng (in Japan offizinell), bei dem die Wurzeln zunächst $1^1/_2$ bis 4 Std gebrüht werden; nach dem Trocknen sind sie hornartig, durchscheinend und rötlich. Die Abbildung zeigt den Weißen Ginseng, und zwar die Handelsform „curved" (Bildmitte) und „slender tails" (rechts).

Beschreibung: Zylindrische, nach unten verschmälerte Wurzeln, im oberen Teil querrunzelig, von der Mitte an bisweilen mehrfach geteilt. Die Wurzeln tragen oft noch kopfartig abgesetzte Achsenreste. Die hellgelbe bis hellbraune Rinde enthält verstreut kleine, orangerote Harzbehälter. Im Inneren ist die Wurzel weiß bis gelblich, hornartig hart und spröde.

Geruch: Schwach, angenehm.

Geschmack: Anfangs bitter, dann süß und schleimig.

ÖAB: Radix Ginseng

Stammpflanze: *Panax ginseng* C.A. MEYER, Araliaceae.

Synonyme: Kraftwurzel, Samwurzel, Radix Schinseng. Ginseng root (engl.). Racine de ginseng (franz.).

Herkunft: Heimisch in den Gebirgswäldern Ostasiens. Kultiviert in China, Japan, UdSSR und Korea. Die Droge wird hauptsächlich aus Korea, China und Japan importiert; aus USA wird die Wurzel von *Panax quinquefolius* eingeführt.

Inhaltsstoffe: 2–3% Ginsenoside (Triterpensaponine), von denen die Ginsenoside Rg_1, Rc, Rd, Rb_1, Rb_2 und Rb_0 mengenmäßig vorherrschen (von sowjetischen Forschern werden die Bezeichnungen Panaxoside A–F verwendet); kleine Mengen an ätherischem Öl (Limonen, Terpineol, Citral, Polyacetylene); ubiquitäre Stoffe wie Zucker, Stärke u.a.

Indikationen: Ginseng stammt aus der ostasiatischen Medizin, wo die Droge seit Jahrtausenden als Tonikum (und vermutlich auch als Aphrodisiakum) verwendet wird;

	R^1			R^2		
(20 S-Protopanaxadiol)	H			H		
Ginsenosid Rb_1	β-D-Gl	1→2	β-D-Gl	β-D-Gl	1→6	β-D-Gl
Ginsenosid Rb_2	β-D-Gl	1→2	β-D-Gl	α-L-Ar	1→6	β-D-Gl
Ginsenosid Rc	β-D-Gl	1→2	β-D-Gl	α-L-Arf	1→6	β-D-Gl
Ginsenosid Rd	β-D-Gl	1→2	β-D-Gl	β-D-Gl		

	R^1			R^2
(20 S-Protopanaxatriol)	H			H
Ginsenosid Re	α-L-Rh	1→2	β-D-Gl	β-D-Gl
Ginsenosid Rg_1	β-D-Gl			β-D-Gl
Ginsenosid Rg_2	α-L-Rh	1→2	β-D-Gl	H

Gl = Glucose, Ar = Arabinose, Arf = Arabinofuranosid, Rh = Rhamnose

man sollte deshalb nicht mit den Maßstäben unserer rationalen Therapie messen. Es handelt sich bei dieser Droge nicht um ein zur Behandlung bestimmter Krankheiten geeignetes Therapeutikum, sondern um ein Arzneimittel, das in unspezifischer (bzw. in Einzelheiten noch nicht erforschter Weise) die Abwehrbereitschaft des Organismus gegenüber verschiedenen Umwelteinflüssen und -reizen erhöht und/oder die Disposition bzw. Anfälligkeit für Krankheiten zu verringern vermag.

Als eigentliche „Wirkstoffe" gelten heute die Ginsenoside; sie sind z.T. eingehend pharmakologisch untersucht worden, die einschlägige Literatur ist außerordentlich umfangreich. Interessanterweise haben einzelne Ginsenoside geradezu entgegengesetzte Wirkungen (z.B. erhöht Ginsenosid Rg_1 den Blutdruck und wirkt zentral stimulierend, während Ginsenosid Rb_1 blutdrucksenkend und zentral dämpfend wirkt). Allen Ginsenosiden ist jedoch gemeinsam, daß sie der Ermüdung des Organismus (getestet an verschiedenen Versuchstieren, aber auch klinisch am Menschen) entgegenwirken [1]. Biochemische Ansatzpunkte zum Verständnis dieser Wirkung liegen u.a. in dem Phänomen, daß schon 0,4 µg Ginsengextrakt an der Ratte (ca. 120 g schwer) den Glutathiongehalt der Leber innerhalb weniger Minuten verändern, was als Indiz für die Steigerung der RNS- und Protein-Biosynthese angesehen wird [2]. In vielen pharmakologischen Untersuchungen ist festgestellt worden, daß Ginsenoside den Metabolismus von cyclo-AMP [3], Adrenalin, ACTH und Insulin [4], sowie der Neurotransmitter Dopamin und Serotonin [5] beeinflussen.

Ginseng ist auf Grund klinischer Untersuchungen geeignet, das Leistungsvermögen, Reaktionsvermögen und die Lungenfunktion des Menschen positiv zu beeinflussen. Zu beachten ist, daß die Wirkung nicht schlagartig einsetzt (in der chinesischen Medizin wurde und wird Ginseng über längere Zeiträume hin eingenommen).

Gute Übersichten findet man in [6] und [7].

Nebenwirkungen: Relativ selten und nur bei hoher Dosierung und/oder Anwendung über sehr lange Zeit: Schlaflosigkeit, Nervosität, Durchfälle (bes. am Morgen), Blutungen in der Menopause [8].

Teebereitung: 3 g fein geschnittene Droge mit kochendem Wasser übergießen, 5–10 min lang bedeckt stehen lassen, dann durch ein Teesieb geben. Die Einnahme soll ein- bis dreimal täglich über 3–4 Wochen erfolgen. Manche Hersteller empfehlen, die zerkleinerte Droge als solche einzunehmen und zu zerkauen.
1 Teelöffel = etwa 3,5 g.

Teepräparate: Die Droge wird in Form sofortlöslicher Tees (auch in Portionsbeuteln zu 3 g) angeboten.

Phytopharmaka: Mehrere Fertigarzneimittel, die entweder die gepulverte Droge (z.T. auf Ginsenosidgehalt standardisiert) oder Extrakte enthalten, in den Gruppen Geriatrika (z.B. Energofit®, Geriatric Pharmaton® [Kapseln] u.a.) und Roborantia-Tonika (z.B. Aktiv Ginseng-Tonikum Vitabil, Ginsana® Ginseng, Kumsan Ginseng Scheurich, zirkutonin® Ginseng-Kapseln u.a.).

Prüfung: Makroskopisch nicht ganz eindeutig möglich, da das Aussehen der Handelsware oft stark variiert. Mikroskopische Merkmale sind das Vorkommen von großen Exkretgängen mit gelbbräunlichem, harzigem Inhalt (nur in der Rinde), deren Größe von außen nach innen abnimmt; in der Nähe des Kambiums bilden sie einen fast geschlossenen Ring. Zwei- bis vierreihige, z.T. geschlängelte Markstrahlen durchziehen das ziemlich lockere Parenchym, in dessen Zellen Calciumoxalatdrusen und Einzelkristalle vorkommen. Die reichlich vorhandene Stärke besteht aus einfachen oder zusammengesetzten Körnern. Die mikroskopische Prüfung erlaubt keine Unterscheidung zwischen *Panax ginseng* und *Panax quinquefolius* [9]. Hierfür kommt jedoch die DC-Prüfung (nach ÖAB) in Betracht:

5,0 g gepulverte Droge mit 100 ml Methanol 30 min lang unter Rückfluß zum Sieden erhitzen; nach dem Abkühlen filtrieren, mit 10 ml Methanol nachwaschen. Unter vermindertem Druck eindampfen, Rückstand in 50 ml Wasser aufnehmen und zweimal mit je 20 ml Ether ausschütteln; die Etherphasen werden verworfen. Wäßrige Phase 5mal mit je 30 ml wassergesättigtem n-Butanol ausschütteln, vereinigte organische Phasen eindampfen, Rückstand in 10 ml Methanol lösen und 20, bzw. 30 µl davon bandförmig (15 mm) auf eine Kieselgel-Schicht auftragen.

Mit n-Butanol-Wasser-Eisessig (50 + 40 + 10, Oberphase!) 15 cm hoch entwickeln. Nach Abdunsten des Fließmittels mit verd. Schwefelsäure besprühen, 10 min lang auf 100 °C erhitzen. Es entstehen etwa 9 intensiv violette bis grauviolette Zonen im Rf-Bereich 0,15–0,75, die unter UV 366 intensiv gelb bis orange fluoreszieren. Die Wurzeln von *Panax quinquefolius* geben ein etwas abweichendes Chromatogrammbild [10].

Verfälschungen: Im Drogengroßhandel sehr selten, da meist plombierte Lieferungen erfolgen. Nachweis von Verfälschungen mittels Mikroskopie, bzw. DC möglich, siehe Prüfung.

Literatur:
[1] T. Kaku, T. Miyata, T. Uruno, I. Sako und A. Kinoshita, Arzneim.-Forsch. **25**, 539 (1975).
[2] J. Schole, Fortschr. Tierphysiol. Tierernährung, **9**, 35 (1978).
[3] S. Hiai, S. Sasaki und H. Oura, Planta Med. **37**, 15 (1979).
[4] H. Ohminami, Y. Kimura, H. Okuda, T. Tani, S. Arichi und T. Hayashi, Planta Med. **41**, 351 (1981).
[5] V. Petkov, Arzneim. Forsch. **28**, 388 (1978).
[6] E. Sprecher, Schriftenreihe der Bundesapothekerkammer, Band V/Gelbe Reihe Meran 1977.
[7] Ch. Chinna, Österr. Apoth. Ztg. **37**, 1022 (1983).
[8] E. Röder, Dtsch. Apoth. Ztg. **122**, 2083 (1983).
[9] L. Langhammer, Pharm. Ztg. **127**, 2187 (1982).
[10] H. Wagner und A. Wurmböck, Dtsch. Apoth. Ztg. **117**, 743 (1977).

Wichtl

Goldrutenkraut   Solidaginis herba, Herba Virgaureae

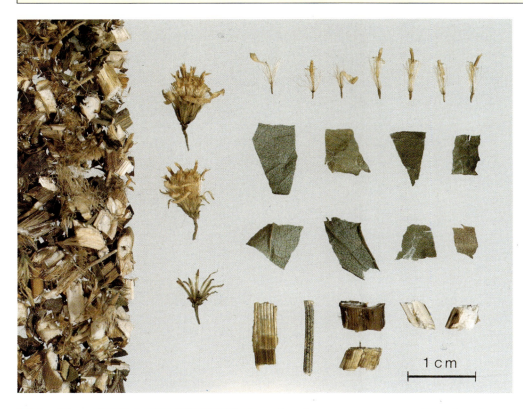

Abb. 108: Goldrutenkraut

Goldrutenkraut besteht aus den getrockneten, während der Blütezeit (August/Oktober) gesammelten oberirdischen Teilen.

Beschreibung: Charakteristisch sind goldgelbe Blütenköpfchen mit einem Hüllkelch aus trockenhäutigen, dachziegelartig anliegenden, weißlich-grünen Hüllkelchblättern mit stark glänzender Innenseite und grünem Mittelnerv, mit randständigen Zungenblüten und zentralen Röhrenblüten, beide mit weißlichem Pappus. Daneben einzelne gelbe Blüten mit Pappus, ganzrandige, graue bis braungrüne, dicht netznervige, leicht gerunzelte Blattfragmente (Abb. 109) und dicke, meist rotviolette oder dunkle, längsgestreifte, markhaltige Stengelstücke.

Geschmack: Herb, etwas adstringierend.

Erg. B. 6: Herba Virgaureae

Stammpflanze: *Solidago virgaurea* L. (Echte, Wilde oder Gemeine Goldrute), Asteraceae. (Siehe dazu aber auch den Abschnitt „Verfälschungen".)

Synonyme: Herba Solidaginis virgaureae, Herba Consolidae sarracenicae, Herba Consolidae aureae, Herba Fortis, Herba Doria, Goldwundkraut, Heidnisch Wundkraut, Edelwundkraut, Goldrautenkraut, Schoßkraut. Golden rod (engl.). Herbe de verge d'or (franz.).

Herkunft: Heimisch in Europa, Asien (außer subtropische und tropische Gebiete), Nordafrika, Nordamerika. Die Droge stammt aus Wildvorkommen. Importe aus Ungarn, Jugoslawien, Bulgarien und Polen.

Inhaltsstoffe: Ca. 1,4% Flavonoide mit Quercetin, Rutin, Quercitrin, Isoquercitrin, Kämpferol, Astragalin und Kämpferol-3-O-rutinosid (= Nicotiflorin). Anthocyanidine: Cyanidin-3-diglucosid und -3-O-gentiobiosid (= Mycocyanin). Ca. 1,5% saure und neutrale Saponine (H.I. etwa 55000; H.I. der Droge 250–1000), nach Hydrolyse 6 verschiedene Genine und Glucose, Rhamnose und Xylose liefernd; identifiziert wurden Oleanolsäure, Polygalasäure und Bayogenin. Etwa 0,12–0,5% ätherisches Öl. Phenolcarbonsäuren: Kaffeesäure und ihr Glucoseester, 0,2–0,4% Chlorogensäure und Isochlorogensäure und ein Phenolbisglucosid. Ca. 10% Catechingerbstoffe.

Indikationen: Die Droge gilt aufgrund ihres Gehaltes an Saponinen und Flavonoiden als Diuretikum, wobei die Wirkung wegen unterschiedlicher Ergebnisse bei Tierversuchen in der Literatur als schwach oder auch kräftig angegeben wird. Sie findet vor allem Verwendung bei Blasen- und Nierenentzündungen, bei Nierensteinen und -grieß. Im klinischen Bereich wurden eine diuretische Wirksamkeit und gute Erfolge bei akuter und chronischer Nephritis sowie bei Ödemen renalen Ursprungs nachgewiesen [1]. Tierexperimentell konnte nach i.v.-Applikation eines Extrakts ein Schutzeffekt gegenüber Röntgenstrahlen-Schädigungen der Haut nachgewiesen werden, der als Verminderung der Kapillarpermeabilität durch die Flavonoide interpretiert wurde [2] (deshalb Bestandteil im Venenmittel Ariven®). Saponinfreie Extrakte zeigten bei normotensiven Hunden hypotensive und bei Mäusen sedative Effekte [3].

In der *Volksmedizin* wird die Droge als sog. „Blutreinigungsmittel" bei Gicht, Rheuma, Arthritis, Ekzemen und anderen Hauterkrankungen verwendet, wie dies für viele Saponindrogen der Fall ist. Neben der Diurese wird als Wirkmechanismus neuerdings eine durch die Saponine ausgelöste unspezifische Immunstimulation diskutiert [4]. Durch die schleimhautreizende Wirkung der Saponine werden an Magen- und Darmschleimhäuten leichte Entzündungen gesetzt, über die es zu einer unspezifischen Aktivierung der Immunabwehr kommen könnte. Äußerlich findet die Droge als Adstringens (Gerbstoffe) bei Entzündungen der Mund- und Rachenhöhle (Spülungen) und bei schlecht heilenden Wunden Anwendung.

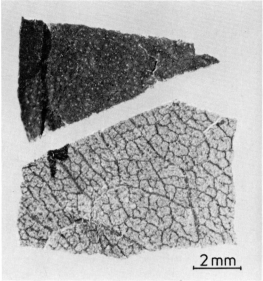 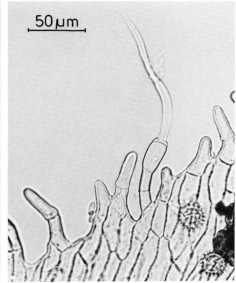

Abb. 109: Dunkle Oberseite (oben) und hellere Unterseite (unten) mit feinmaschigem Nervennetz der Blätter von *Solidago virgaurea*

Abb. 110: 2–4-zellige Gliederhaare mit fahnenartiger Endzelle und Pollenkörner mit stacheliger Exine

Teebereitung: 0,5 g fein zerschnittene Droge wird mit kochendem Wasser übergossen oder kalt angesetzt und kurz aufgekocht; nach 5–10 min durch ein Teesieb geben. Als Diuretikum 3–5mal täglich 1 Tasse.
1 Teelöffel = etwa 1 g.

Phytopharmaka: Die Droge bzw. Extrakte daraus sind Bestandteil vieler Fertigarzneimittel, vor allem in der Gruppe Urologika (ca. 40), z.B. Solubitrat®, Solvefort®, Urealitan®, Rhoival®, Inconturina®, Prostamed® u.a., aber auch Diuretika (6), Analgetika/Antirheumatika (5), Kardiaka (2), Laxantia (2), Venenmittel/Antivarikosa (2), Antihypertonika (1) und weiterer Indikationsgebiete.

Prüfung: Mikroskopisch: Obere Epidermis der Blattfragmente in Aufsicht fast polygonal mit zierlich knotig verdickten Zellwänden und starker Kutikularstreifung; wenige Spaltöffnungen. Untere Epidermis buchtig bis polygonal, zahlreiche Spaltöffnungsapparate mit meist 3–4 Nebenzellen (anomocytisch), Kutikularstreifung gering. Vereinzelt Haare: 200–1000 μm lange, meist bogenförmig gekrümmte Gliederhaare, deren Basiszelle meist in einen Sockel aus mehreren Zellen auslaufend, die Endzelle spitz; Köpfchenhaare mit 1 oder 2 Stielzellen und fahnenartiger Endzelle (Abb. 110). Fruchtknoten mit ca. 300 μm langen Zwillingshaaren. Pappushaare aus 3–5 Reihen langer Zellen bestehend (Abb. 112). Kronblätter mit 200–300 μm langen Drüsenhaaren. Ca. 25 μm große, kugelige

---

Wortlaut der für die Standardzulassung vorgesehenen Packungsbeilage:

6.1 Anwendungsgebiete
Zur Erhöhung der Harnmenge bei Entzündungen im Bereich von Niere oder Blase.

6.2 Gegenanzeigen
Bei chronischen Nierenerkrankungen soll vor der Anwendung von Zubereitungen aus Goldrutenkraut der Arzt befragt werden.

6.3 Dosierungsanleitung und Art der Anwendung
1–2 Teelöffel (3–5 g) voll **Goldrutenkraut** werden mit siedendem Wasser (ca. 150 ml) übergossen und nach etwa 15 min durch ein Teesieb gegeben.
Soweit nicht anders verordnet, wird 2–4mal täglich 1 Tasse Teeaufguß zwischen den Mahlzeiten getrunken.

6.4 Hinweise
Vor Licht und Feuchtigkeit geschützt aufbewahren.

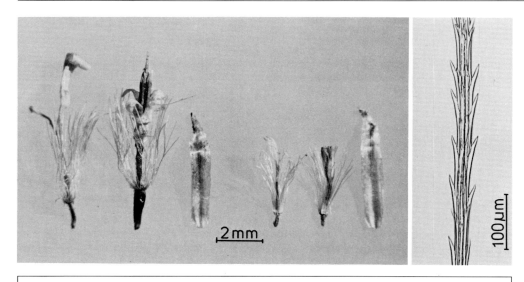

Abb. 111: Zungenblüte, Röhrenblüte, Hüllkelchblatt von *Solidago virgaurea* (links) und *Solidago canadensis* (rechts)

Abb. 112: Pappushaar von *Solidago virgaurea* (ganz rechts)

Pollenkörner mit stacheliger Exine und 3 Austrittsstellen.

Eine DC-Auftrennung der Flavonoide mit Abbildung des Chromatogramms findet sich bei [5], ein dünnschichtchromatographischer Nachweis der Polygalasäure bei [6].

Verfälschungen: Nach Erg. B. 6 war nur *Solidago virgaurea* zugelassen. Reine, nur von dieser Art stammende Droge ist aber seit langem nicht mehr erhältlich, so daß die früher als Verfälschung geltenden, von *Solidago gigantea* AIT. ssp. *serotina* (O. KUNTZE) MCNEILL (Riesen-Goldrute) und von *Solidago canadensis* L. (Kanadische Goldrute) stammenden Herba-Drogen allgemein als Austausch- bzw. Ersatzdrogen anerkannt sind; es soll für diese beiden *Solidago*-Arten eine eigene (gemeinsame) DAC-Monographie, bzw. eine eigene Standardzulassung erstellt werden. Bei beiden Arten sind die Zungenblüten kürzer als bei *Solidago virgaurea* (Abb. 111), die Blütenkörbchen sind einseitswendig (bei *Solidago virgaurea* allseitswendig). Zur weiteren Differenzierung der Arten siehe [7, 8, 9].

Aufbewahrung: Vor Licht und Feuchtigkeit geschützt, nicht in Kunststoffbehältern (ätherisches Öl!).

Literatur:
[1] A. Meyer und M. Meyer, Pharmazie **5**, 82 (1950).
[2] H.H. Wagner, Arzneimittelforsch. **16**, 859 (1966).
[3] E. Rácz-Kotilla und G. Rácz, Planta Med. **33**, 300 (1978).
[4] R. Hänsel, Dtsch. Apoth. Ztg. **124**, 54 (1984).
[5] H. Wagner, S. Bladt und E.M. Zgainski, Drogenanalyse. Dünnschichtchromatographische Analyse von Arzneidrogen. Springer-Verlag, Berlin, Heidelberg, New York 1983.
[6] O.B. Genius, Dtsch. Apoth. Ztg. **120**, 1739 (1980).
[7] W. Schier, Dtsch. Apoth. Ztg. **98**, 225 (1958).
[8] L. Langhammer, Dtsch. Apoth. Ztg. **103**, 335 (1963).
[9] H. Schilcher, Dtsch. Apoth. Ztg. **105**, 681 (1965).

Willuhn

Hagebutten

Cynosbati fructus cum semine, „Fructus" Cynosbati cum „Semine"

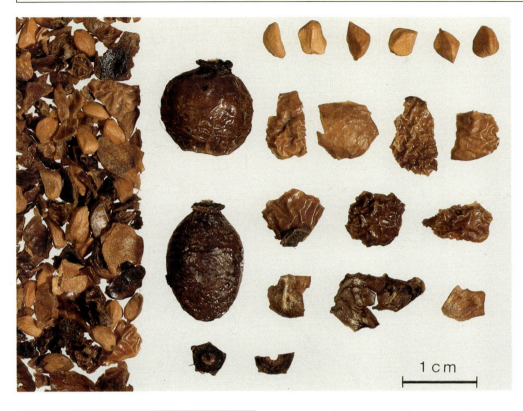

Abb. 113: Hagebutten (obere Reihe: „Kerne" = Früchte, nicht Samen)

Die Droge besteht aus den getrockneten Achsenbechern mit darinnen liegenden Früchten (fälschlich als Samen bezeichnet, oder einfach als „Kerne").

Beschreibung: Die Ganzdroge ist etwa 1–2 cm lang und 0,5–1,5 cm dick, rundlich bis eiförmig, fleischig weich, glänzend hell- bis dunkelrotbraun, stark eingefallen und gerunzelt. Am oberen Ende ist eine stumpf fünfeckige Scheibe durch die meist abgefallenen Kelchblätter entstanden. In der Mitte der Scheibe ist ein etwa 1 mm breites Loch, die Griffelröhre. Die hohle Blütenachse ist innen mit hellen, steifen Haaren (man beachte die spiralige Strukturierung, Abb. 114) ausgekleidet und enthält etwa 5 mm lange und 3 mm dicke, gelbbraune, spitzeiförmige, drei- bis mehrkantige, an den Berührungsstellen abgeplattete Früchte (Abb. 113). Schnittdroge: An den Rändern eingerollte, rote, fleischige, hornig-durchscheinende Stücke, die außen glatt und innen mit stechenden Haaren bedeckt sind (Abb. 115).

Geruch: Etwas säuerlich.

Geschmack: Süßlich-sauer.

2. AB-DDR: Fructus Cynosbati
Ph. Helv. VI: Pseudofructus rosae
Erg. B. 6: Fructus Cynosbati cum Semine

Stammpflanzen: Diverse *Rosa*-Arten, insbesondere *Rosa canina* L. (Hunds-Rose) und *Rosa pendulina* L. (Alpen-Rose, Ph. Helv. VI), Rosaceae.

Synonyme: Fructus Rosae, Pseudofructus Rosae, Fructus Cynorrhoidi; Hainbutten, Hetscherln, Hiefen, Rosenbeere, Dornapfel, Butterfäßlein, Arschkratzerl (s. franz.!; Hinweis auf Juckreiz auslösende Haare) u.v.a.m. Gerade die im deutschen Sprachraum sehr unterschiedlichen Bezeichnungen für die Hagebutte sind ein Beispiel dafür, daß es für bestimmte, nicht lebensnotwendige Dinge innerhalb einer einzigen Sprachlandschaft Hunderte von Ausdrücken gibt [1]. Hip, Dog rose fruits, Sweet briar fruits (engl.). Cynorrhodon (franz.).

Herkunft: In Europa, Westasien und Nordafrika beheimatet (*Rosa canina*). Die Droge wird heute aus recht unterschiedlichen Ländern importiert: Chile, UdSSR, Bulgarien, Rumänien, China, Ungarn und Jugoslawien.

Inhaltsstoffe: L-Ascorbinsäure bzw. L-Dehydroascorbinsäure (= Gesamt-Vitamin C) nach [2] bis 1,7% (nach eigenen Untersuchungen überschreitet der Vitamin-C-Gehalt normaler Handelsware selten 0,5%, meistens liegt er bei oder unter 0,3%!); daneben Pektine, Gerbstoffe, Zucker und Fruchtsäuren; als rote und gelbe Farbstoffe vor allem Carotinoide, die nicht(!) Vitamin-A-aktiv sind. Spuren von Flavonoiden [3].

Indikationen: Unterstützung der Therapie bei Vitamin-C-Mangel.
Für die in der *Volksmedizin* genutzte milde laxierende und diuretische Wirkung werden der Pektingehalt und der Fruchtsäuregehalt verantwortlich gemacht. Es konnte allerdings gezeigt werden, daß Infuse von Hagebutten nicht diuretisch wirken [4]. Heute finden Hagebutten wegen ihres säuerlichen Geschmacks vor allem Verwendung in Frühstückstees. Aus frischen, entkernten Hagebutten läßt sich eine wohlschmeckende und Vitamin-C-reiche Marmelade herstellen (Hegenmus, Hiefenmark der fränkischen Pfannkuchen!).

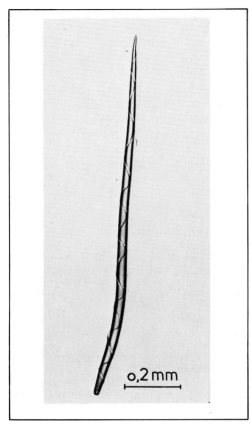

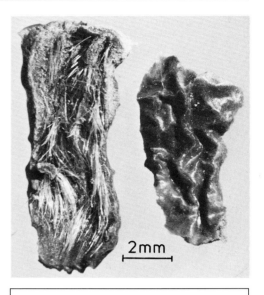

Abb. 114: Dickwandiges, beiderseits zugespitztes Borstenhaar der inneren „Fruchtwand"

Abb. 115: Runzelige Oberfläche (rechts) und behaarte Innenseite der Scheinfrucht von *Rosa canina*

Teebereitung: 2–2,5 g zerkleinerte Hagebutten mit kochendem Wasser übergießen, 10–15 min lang ziehen lassen, dann abseihen.
1 Teelöffel = etwa 3,5 g.

Teepräparate: Die Droge wird überaus häufig, zumeist mit Hibiscusblüten gemischt, in Filterbeuteln oder in Packungen ohne medizinische Indikation als Erfrischungstee angeboten.

Phytopharmaka: In urologischen und diuretischen Präparaten, in einigen Roborantien und Tonika.

Prüfung: Makroskopisch (s. Beschreibung); mikroskopisch sind besonders zu beachten die zahlreichen 1-zelligen, dickwandigen, scharf zugespitzten und am Grunde verschmälerten, bis 2000 μm langen und 30–45 μm breiten Haare von der inneren Epidermis der Scheinfrucht (Abb. 114). Zum halbquantitativen Vitamin-C-Nachweis ist der Ascorbinsäuretest nach Merck (Art. Nr. 10023) geeignet. Die Farbreaktion beruht auf der Reduktion des gelb gefärbten Phosphormolybdatokomplexes durch Ascorbinsäure zu Molybdänblau. Zur quantitativen Bestimmung des Vitamin C: jodometrisch nach der Ph. Helv. VI, mit 2,6-Dichlorphenolindophenol (Tillmanns Reagenz nach 2. AB-DDR und nach [5]).
Runde, kugelige Hagebutten lassen sich von länglich eiförmigen (auch in der Schnittdroge) mittels DC unterscheiden [6]: der Methanolextrakt wird mit Hexan-Ethylacetat (1+1) getrennt, nur längliche Früchte geben im mittleren Rf-Bereich eine sich mit Anisaldehyd-Lösung R rot färbende Zone; diese Prüfung hat (zumindest bislang) keine praktischen Konsequenzen.

Anmerkung: Im Erg. B. 6 sind auch Fructus Cynosbati sine Semine (Entkernte Hagebutten) aufgeführt.

Literatur:
[1] W. Mitzka und L.E. Schmidt (Herausg.), Deutscher Sprachatlas. Marburg. 1952 ff.
[2] Hager Band **6B**, 165 (1979).
[3] Kommentar 2. AB-DDR.
[4] R. Jaretzky, Pharm. Zentralh. **82**, 229 (1941).
[5] R. Fischer, K. Gloris und G. Seibt, Dtsch. Apoth. Ztg. **113**, 629 (1973).
[6] F.W. Hefendehl, C. Lander und R. Umbreit, Planta Med. **45**, 163 (1982).

Czygan

Hagebutten-Samen Cynosbati semen, „Semen" Cynosbati

Erg. B. 6: Semen Cynosbati

Stammpflanze: Wie Hagebutten, s. dort.

Synonyme: Hagebuttennüßchen, Hagebuttenkerne, Kernlestee. Hip seeds (engl.). Graine de Cynorrhodon, Graine d'eglantine (franz.).

Herkunft: Wie Hagebutten; Gewinnung bei der Produktion von Fructus Cynosbati sine Semine.

Inhaltsstoffe: Bis 10% fettes Öl; bis 0,3% ätherisches Öl; Spuren von Vitamin C (nach [1]; bei eigenen Analysen konnte in keiner untersuchten Probe Vitamin C nachgewiesen werden); Mineralstoffe [1].

Indikationen: In der *Volksmedizin* als Diuretikum bei Nieren- und Blasenerkrankungen, bei Steinleiden (möglicherweise Hinweis auf Signaturenlehre!); ferner bei Gicht, Rheuma und Ischias.

Beschreibung: Es handelt sich um die unzerkleinerten Früchte (= Nüßchen), nicht um die „Samen", von *Rosa*-Arten. Sie sind 3–5 mm lang, etwa 2–3 mm breit, hellgelb-gelbbraun, spitzeiförmig, drei- bis mehrkantig und an den Berührungsstellen abgeplattet (s. Abb. 113).

Teezubereitung: 1–2 g zuvor grob gepulverte Droge mit kochendem Wasser übergießen, nach 10–15 min durch ein Teesieb geben. Als Diuretikum mehrere Tassen Tee über den Tag verteilt trinken.
1 Teelöffel = etwa 3,5 g.

Phytopharmaka: Als Bestandteil einiger Diuretika.

Prüfung: Makroskopisch (s. Beschreibung); mikroskopisch nach Erg. B. 6 bzw. [1].

Verfälschungen: Kommen praktisch nicht vor.

Aufbewahrung: Vor Licht und Feuchtigkeit geschützt.

Literatur:
[1] Hager: Band **6B** 167 (1979).

Czygan

Hauhechelwurzel   Ononidis radix, Radix Ononidis

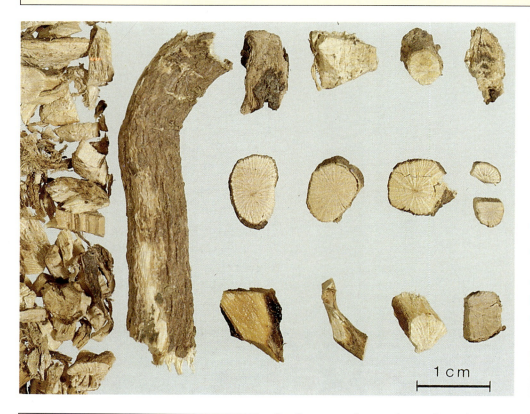

Abb. 116: Hauhechelwurzel

Beschreibung: Die zumeist flachgedrückte, außen grau- bis schwarzbraune Wurzel ist gedreht, gebogen und mit tiefen Längsfurchen versehen. Charakteristisch ist der an Querschnitten zu beobachtende, deutlich strahlige Bau des Holzkörpers, der durch ungleich breite Markstrahlen zustande kommt (Abb. 117).

Geschmack: Etwas herb, süßlich, deutlich kratzend.

2. AB-DDR: Radix Ononidis
ÖAB: Radix Ononidis
DAC 1979: Hauhechelwurzel

Stammpflanze: *Ononis spinosa* L. (Dornige Hauhechel), Fabaceae.

Synonyme: Hechelkrautwurzel, Haudornwurzel, Ochsenbrechwurzel, Harnkrautwurzel, Stachelkrautwurzel. Restharrow root (engl.). Racine de bugrane (franz.).

Herkunft: In Europa, Westasien und Nordafrika beheimatet. Die Droge stammt aus Wildsammlungen Südosteuropas (Bulgarien, Albanien, Jugoslawien, Ungarn).

Inhaltsstoffe: 0,02–0,1% ätherisches Öl (Hauptkomponente trans-Anethol, daneben Carvon und Menthol); Isoflavone, besonders Ononin und Trifolirhizin; Triterpene, vor allem α-Onocerin; Sterole, besonders Sitosterol.

Indikationen: Als mildes Diuretikum. Die Wirkung der Droge ist durch Tierexperimente mehrfach belegt, doch ist es bisher nicht gelungen, einzelne wirksame Bestandteile zu isolieren, bzw. die Inhaltsstoffe bekannter Struktur wurden pharmakologisch noch nicht geprüft.
Volksmedizinisch wird Hauhechelwurzel auch bei Gicht und rheumatischen Beschwerden angewendet.

Teebereitung: 2–2,5 g fein zerschnittene oder grob gepulverte Droge mit kochendem Wasser übergießen und nach 20–30 min abseihen.
1 Teelöffel = etwa 3 g.

Teepräparate: Knufinke Blasen- und Nieren-Tee Uro-K (Teeaufgußpulver).

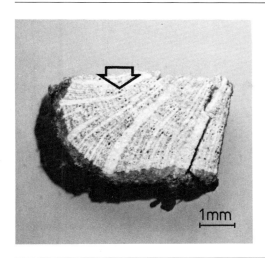 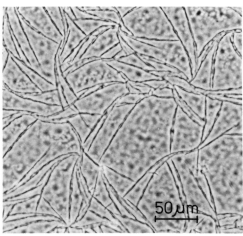

Abb. 117: Querbruch der Wurzel von *Ononis spinosa* mit weißlichen Markstrahlen und großen Gefäßen (Pfeil)

Abb. 118: Feingeschwungene Nadeln des Mikrosublimates (Onocol)

Phytopharmaka: Zahlreiche Teemischungen und einige Fertigarzneimittel in der Gruppe der Diuretika (z.B. Diureticum-Medice®, Hydropsibletten® [Tabletten], Pulvhydrops® [Dragees], Entwässerungs-Tee-Hevert, Kneipp® Wassertreibender Tee).

Prüfung: Makroskopisch (siehe Beschreibung) und mikroskopisch. Im Lupenbild ist außen eine dunkle schuppige Borke zu erkennen, auf die nach innen zu eine dünne Rinde folgt; im Holzkörper sehr unterschiedlich breite Markstrahlen und häufig ziemlich großlumige Gefäße (Abb. 117). Das mikroskopische Bild ist charakterisiert durch zahlreiche Gruppen von Holzfasern, die von Kristallzellreihen begleitet werden; kleine, rundliche Stärkekörner kommen vor.
Bei der Mikrosublimation (etwa 220 °C) der gepulverten Droge erhält man feine, oft leicht gebogene oder sternförmig verzweigte Nadeln von Onocol (Abb. 118). Setzt man diesem Sublimat 1 Tropfen konzentrierte Schwefelsäure und 1 Tropfen alkoholische Vanillinlösung (1 g/100 ml) zu, so färben sich die Nadeln nach wenigen Minuten blauviolett.

Verfälschungen: Sehr selten. Die Wurzeln von *Medicago sativa* L. (Blaue Luzerne) haben einen runden Querschnitt und besitzen ein deutliches Mark.

Wichtl

Wortlaut der für die Standardzulassung vorgesehenen Packungsbeilage:

6.1 Anwendungsgebiete
Zur Förderung der Harnausscheidung bei Nierenbecken- und Blasenkatarrhen, Harngrieß, und zur Vorbeugung von Harnsteinen.

6.2 Gegenanzeigen
Wasseransammlungen (Ödeme) infolge eingeschränkter Herz- und Nierentätigkeit.

6.3 Dosierungsanleitung und Art der Anwendung
Etwa 2 Teelöffel (3–4 g) voll **Hauhechelwurzel** werden mit kochendem Wasser (ca. 150 ml) übergossen, warm gehalten und nach etwa 30 min durch ein Teesieb gegeben.
Soweit nicht anders verordnet, wird 2–3mal täglich 1 Tasse Tee zwischen den Mahlzeiten getrunken.

6.4 Dauer der Anwendung
Tee aus Hauhechelwurzel soll nur wenige Tage angewendet werden, da die Wirksamkeit nachläßt. Nach einer Pause von jeweils mehreren Tagen kann die Anwendung fortgesetzt werden.

6.5 Hinweise
Vor Licht und Feuchtigkeit geschützt aufbewahren.

Heidelbeerblätter   Myrtilli folium, Folia Myrtilli

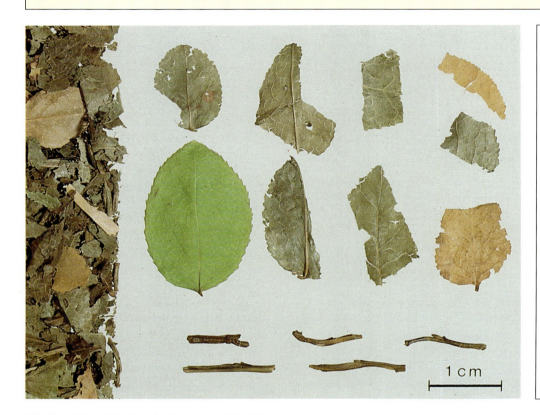

Abb. 119: Heidelbeerblätter

<u>Beschreibung:</u> Kleine, 2–3 cm lange, eiförmige, kurzgestielte Blättchen, je nach Alter dünn bis derb-steif. Blattrand gekerbt-gesägt, am Ende jedes Sägezahns eine gestielte Drüse sitzend (Abb. 120); Blattnervatur wenig auffällig. Droge geruchlos.

<u>Geschmack:</u> Schwach bitter und adstringierend.

Erg. B. 6: Folia Myrtilli

Stammpflanze: *Vaccinium myrtillus* L. (Heidelbeere), Ericaceae.

Synonyme: Blaubeerblätter, Bickbeerblätter. Common blue berries leaves (engl.). Feuilles de myrtille (franz.).

Herkunft: Nord- und Mitteleuropa; Import der Droge auch aus SO-Europa (UdSSR, Albanien, Jugoslawien).

Inhaltsstoffe: Catechingerbstoffe, Leucoanthocyane [1], Flavonoide, Phenolcarbonsäuren und Iridoide [2]. Arbutin und Hydrochinon, in der älteren Literatur als Inhaltsstoffe genannt, sind nur in Spuren vorhanden oder fehlen ganz [2, 3]. Über das „Glukokinin" Neomyrtillin, angeblich ein methoxyliertes Glukosid der Gallussäure [4], fehlen neuere Untersuchungen. Der Mangangehalt der Droge soll hoch sein [5].

Indikationen: In bescheidenem Umfang extern als Adstringens zu Spülungen und Waschungen. In der *Volksmedizin* gelten Heidelbeerblätter noch immer als „blutzuckersenkende" Droge und sind daher häufiger Bestandteil sog. „Antidiabetes"-Tees [6]; über antidiabetisch wirkende Drogen vgl. den kritischen Bericht von Kraus und Reher [6]. Da weder für die Droge noch für das Neomyrtillin ernstzunehmende Untersuchungen über eine antidiabetische Wirkung vorliegen, ist ihre Verwendung – wie die anderer Glukokinindrogen auch – nicht zu empfehlen. Ob die in der Droge enthaltenen Flavonoide zur Behandlung diabetischer Durchblutungsstörungen dienen können, bedarf der Nachprüfung.

Teebereitung: 1 g fein geschnittene Droge mit kochendem Wasser übergießen und nach 5–10 min abseihen. 1 Teelöffel = etwa 0,6 g.

Phytopharmaka: Ein Monopräparat, Diabetonit® 125 (Dragees); Droge oder daraus hergestellte Extrakte sind Bestandteil von Diabetikertees oder anderer Fertigarzneimittel, z.B. Diabetylin® (Tabletten), Tumulca® (Mixtur) u.a.

Prüfung: Makroskopisch: gesägter Blattrand mit den gestielten Drüsen am Ende der Sägezähne, z.T. abge-

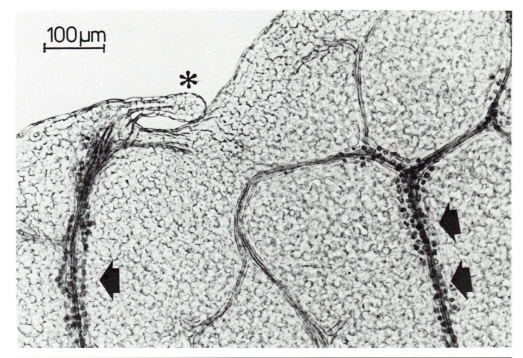

Abb. 120: Vielzellige Drüsenzotte des Blattrandes (*) und Kristallzellreihen über den Blattnerven (←) von *Vaccinium myrtillus*

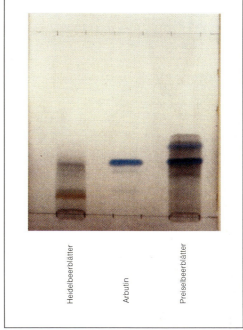

Abb. 121: DC-Nachweis arbutinhaltiger Verfälschungen in Heidelbeerblättern. Mitte Arbutin (Vergleichssubstanz), links Heidelbeerblätter, rechts Preiselbeerblätter (arbutinhaltig)

brochen, ferner (mikroskopisch) paracytische Spaltöffnungen, Kristallzellreihen am Hauptnerv, warzige, dickwandige Haare auf der Oberseite größerer Nerven sind neben den Drüsenhaaren charakteristische Merkmale der Droge (Abb. 120).

Verfälschungen: Als solche kommen Blätter der Preiselbeere (Fol. Vitis idaeae) in Betracht (siehe Abb. 25 bei Bärentraubenblätter), die jedoch Arbutin enthalten, dessen Nachweis mittels DC erfolgen kann:
4 g gepulverte Droge mit 50 ml 50%igem Methanol 15 min lang unter Rückfluß extrahieren, heiß filtrieren und nach Erkalten mit 50%igem Methanol ad 100 ml auffüllen. 2 ml 10%ige basische Bleiacetatlösung zugeben, mischen, filtrieren. Vom Filtrat werden 20 µl auf eine Kieselgelschicht aufgetragen, daneben 20 µl einer 0,1%igen Lösung von Arbutin in Methanol. Zweimal je 5 cm mit Ethylacetat-Methanol-Wasser (77 + 13 + 10) und anschließend 10 cm mit Chloroform-Methanol (95 + 5) entwickeln. Nach Abdunsten des Fließmittels mit einer 1%igen Lösung von Dichlorchinonchlorimid in Methanol besprühen und vorsichtig Ammoniakdämpfen aussetzen: Arbutin erscheint als leuchtend blaue Zone. Bei echter Droge tritt diese Zone nicht auf, sondern nur eine etwas unterhalb liegende schwach graublaue Zone, während mit Preiselbeerblättern verunreinigte Droge die Arbutinzone deutlich erkennen läßt (Abb. 121). Nach längerem Liegenlassen färbt sich die Zone des Arbutins violett.

Literatur:

[1] J. Schönert und H. Friedrich, Pharmazie **25**, 775 (1970).
[2] H. Friedrich und J. Schönert, Planta Med. **24**, 90 (1973).
[3] Lj. Kraus und D. Dupáková, Pharmazie **19**, 41 (1964).
[4] N.K. Edgars, J. Am. Pharm. Ass. **25**, 288 (1936).
[5] Hager, Band **6**, 369 (1979).
[6] Lj. Kraus und G. Reher, Dtsch. Apoth. Ztg. **122**, 2357 (1982).

Frohne

Heidelbeeren Myrtilli fructus, Fructus Myrtilli

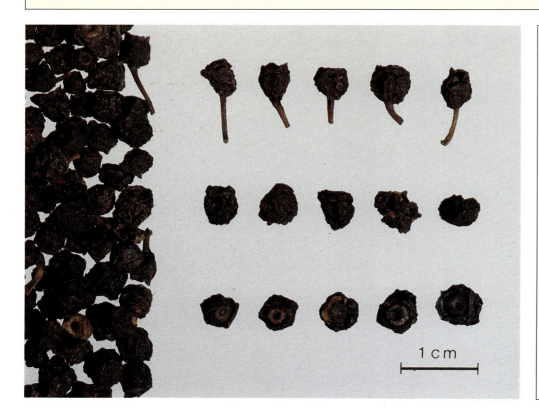

Abb. 122: Heidelbeeren

Beschreibung: Kugelige, grobrunzelige, blauschwarze Beerenfrüchte, bis 6 mm im Durchmesser, an der Basis gelegentlich mit Stielresten, am Scheitel mit Diskus und Kelchresten. Im fleischigen Mesokarp zahlreiche kleine, glänzend braunrote Samen.

Geschmack: Etwas säuerlich-süß, schwach zusammenziehend.

Ein wäßriger Extrakt ist deutlich rotviolett gefärbt.

ÖAB: Fructus Myrtilli
Ph. Helv. VI: Fructus myrtilli
DAC 1979: Heidelbeeren

Stammpflanze: *Vaccinium myrtillus* L. (Heidelbeere), Ericaceae.

Synonyme: Blaubeeren, Bickbeeren, Schwarzbeeren, Baccae Myrtilli. Common blue berries, Whortleberry fruits (engl.). Baies de myrtille (franz.).

Herkunft: Nord- und Mitteleuropa; Importe auch aus SO-Europa (UdSSR, Polen, Albanien, Jugoslawien).

Inhaltsstoffe: Bis zu 10% Gerbstoffe, und zwar vorwiegend Catechingerbstoffe; ferner Anthocyane, Flavonoide, Fruchtsäuren, Invertzucker und Pektine.

Indikationen: Auf Grund des Gehaltes an Gerbstoffen wird die Droge als Antidiarrhoikum verwendet, vor allem bei leichten Fällen von Enteritis.

Teebereitung: 5–10 g (zerquetschte) Droge mit kaltem Wasser ansetzen und 10 min lang zum Sieden erhitzen, noch heiß abseihen.
1 Teelöffel = etwa 4 g, 1 Eßlöffel = etwa 10 g.

Phytopharmaka: Nur wenige Präparate.

Prüfung: Da Heidelbeeren in der Regel als Ganzdroge gebräuchlich sind, steht die makroskopische Prüfung gemäß Beschreibung im Vordergrund. Mikroskopisch sind neben vereinzelten Calciumoxalatdrusen vor allem die Steinzellen des Meso- und Endokarps (vgl. Abb. 123) ebenso wie die des Endokarps wichtige Identifizierungsmerkmale.
Die DC-Prüfung (DAC) beruht auf dem Nachweis der Anthocyanfarbstoffe. 1 g zerdrückte Droge wird zunächst mit 10 ml Wasser kalt extrahiert. Nach dem Dekantieren wird der Rückstand mit 8 ml Methanol (+1 Tr. verd. Salzsäure) 30 min lang unter Rühren kalt extrahiert. Das Filtrat wird sofort auf eine Celluloseschicht aufgetragen (20 µl bandförmig). Fließmittel: Wasser-Ameisensäure-Propionsäure-Salzsäure R1 (60 + 50 + 20 + 10), Laufstrecke: 15 cm. Im Tageslicht sind in der oberen Hälfte des Chromatogramms 3 deutlich getrennte, violettrote Flecken zu beobachten. Hydrolysiert man die Untersuchungslösung durch Ko-

Wortlaut der für die Standardzulassung vorgesehenen Packungsbeilage:

6.1 Anwendungsgebiete

Zur Unterstützung der Therapie akuter, unspezifischer Durchfallerkrankungen bei Schulkindern und Erwachsenen.

6.2 Dosierungsanleitung und Art der Anwendung

Etwa 1–2 Eßlöffel voll **Heidelbeeren** werden in Wasser (ca. 150 ml) etwa 10 min gekocht und noch heiß durch ein Teesieb gegeben. Der Tee kann aber auch durch 2stündiges Ansetzen und Quellen in kaltem Wasser bereitet werden.

Soweit nicht anders verordnet, wird mehrmals täglich bis zum Abklingen der Durchfälle 1 Tasse frisch bereiteter Aufguß kalt getrunken.

6.3 Hinweise

Vor Licht und Feuchtigkeit geschützt aufbewahren.

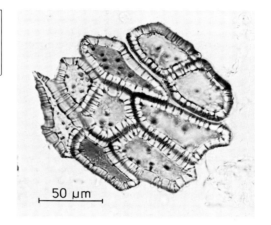

Abb. 123: Steinzellgruppe aus der inneren Fruchtwand der Beeren

chen mit Salzsäure, so treten die entsprechenden Aglyka im unteren Teil des Chromatogramms auf.

Verfälschungen: Selten; Früchte von *Vaccinium uliginosum* L. (Rauschbeere) sehen zwar den Heidelbeeren ähnlich, doch wird bei ihnen ein wäßriger Extrakt nur schwach bräunlich gefärbt. Zur mikroskopischen Erkennung siehe Prüfung.

Frohne

Hennablätter Lawsoniae folium, Folia Hennae

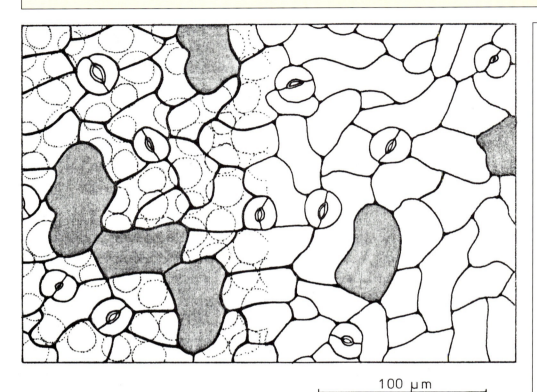

Abb. 124: Untere Blattepidermis mit zahlreichen Spaltöffnungen und Schleimzellen

Beschreibung: Die unbehaarten Blätter sind bis zu 2 cm lang, eilanzettlich, stachelspitzig und am Grund asymmetrisch keilförmig in den Blattstiel verschmälert. Das Blatt ist ganzrandig, der Rand wellig nach oben und unten gebogen. Die Seitennerven bilden mit ihren Schlingen einen Randnerv.

Geschmack: Nicht charakteristisch, adstringierend-bitter.

Anmerkung: Die Droge wird hauptsächlich in gepulverter Form angeboten.

Stammpflanze: *Lawsonia inermis* L. (syn. *Lawsonia inermis* forma *alba* LAM.), Lythraceae.

Synonyme: Ägyptisches Färbekraut, Mundholz, Folia Lawsoniae. Henna leaves (engl.). Feuilles d'Henné (franz.).

Herkunft: Heimisch vermutlich in den Mittelmeerländern, im Vorderen Orient, Indien; im gesamten Orient kultiviert. Importe aus Indien und Ägypten.

Inhaltsstoffe: Farbstoffe vom Typ der 1,4-Naphthochinone, u.a. 1% Lawson (2-Hydroxy-1,4-naphthochinon); 5–10% Gerbstoffe und etwas freie Gallussäure.

Indikationen: In Europa medizinisch nicht genutzt; in der *orientalischen* *Volksmedizin* als Diuretikum und Adstringens. Äußerlich bei Ekzemen, Krätze, Mykosen und Geschwüren; auch gegen Amöbenruhr und gegen Magen-Darm-Ulzera. Für Gesichts- und Haarwässer. Seit alters her als Haar- und Nagelfärbemittel [1].

In Mitteleuropa und USA heute vor allem als Haarfärbemittel aufgrund des Lawsongehalts verwendet. Die gepulverten Blätter werden in Breiform appliziert (Kataplasmafärbung). Bei längerem Kontakt werden die Haare kräftig und dauerhaft gefärbt. Zum Herstellen des Breies benutzt man heißes Wasser. Gelegentlich werden Zusätze von saurer Milch oder Zitronensaft empfohlen oder von Rotwein, um die Tanninwirkung zu verstärken und gewisse Bronzetöne zu erzielen. Um die Färbung zu optimieren und zu fixieren, ist feuchte Wärme zum Entwickeln des Farbtons notwendig. Am besten trägt man den Farbbrei heiß auf und umhüllt den Kopf dann mit Tüchern. Henna allein färbt normale bräunliche Haare rot, weiße, hellblonde und blondierte Haare karottenrot, aschblonde Haare mittelrot, kastanienbraune Haare mahagonirot. Dunkelbraunes Haar erhält rote Reflexe. Auf schwarzes Haar hat Henna keine Farbwirkung. Ganz schwache Hennapackungen geben auf blonden Haaren rötlichschimmernde Effekte. In vielen Fällen wird zum Erzielen natürlicher Haartönungen der sogenannte *Reng* herangezogen. Darunter versteht man eine Mischung von Hennablättern mit Blättern des Indigostrauches (*Indigo tinctoria*). Die blaue Farbe des

Indigos neutralisiert die rote Farbe des Natur-Henna und man enthält je nach der Dosierung und Dauer des Kontaktes natürlich blonde, braune und tiefschwarze Färbungen [nach 2; dort auch Rezepturen].

Phytopharmaka: Als Bestandteil vieler Haarpflegemittel. Im Handel ist auch ein Henna „neutral" bzw. „nicht färbend". Es soll die natürliche Haarfarbe erhalten und das Haar glänzend machen. Henna „neutral" sollte in jedem Fall vor der Anwendung auf sein „Nicht-Färben" geprüft werden (s. Prüfung).

Prüfung: Makroskopisch (s. Beschreibung); mikroskopisch ist die Droge an den polygonalen Epidermiszellen (Abb. 124), 1–3 Reihen Palisadenzellen mit gelbem Farbstoff und Oxalatdrusen (Abb. 125) zu erkennen [3]. Im Pulver häufig aus der Frucht stammende Steinzellen (Abb. 126). Ein einfacher Test zur Überprüfung der Farbwirkung wird von der Fa. Caesar & Loretz (Hilden/Rheinland) empfohlen: 5 g Hennapulver werden mit 25 ml dest. Wasser angerührt. Man erhitzt vorsichtig bis zum Sieden und gibt einen Faden Agar-Agar zur Hälfte in den heißen Brei. Nach 10 min wird er herausgenommen und unter fließendem, kalten Wasser gut abgespült. Der Agar-Agar-Faden muß deutlich rot-orange gefärbt sein. In [4] findet man ein DC-Verfahren für die Abtrennung von Lawson, das auch zur photometrischen quantitativen Bestimmung benutzt werden kann: Der angesäuerte Natriumcarbonatextrakt der Blätter wird mit Chloroform ausgeschüttelt. Der Chloroformextrakt wird eingeengt und in folgendem DC-System aufgetrennt: Schicht: Kieselgel-G/Aluminiumoxid-G; Fließmittel: Ethylacetat-Methanol-5N-Ammoniak (60+15+5). Lawson hat einen Rf-Wert von ca. 0,56.

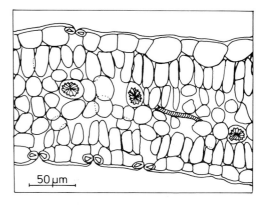

Abb. 125: Querschnitt durch das isolaterale Blatt von *Lawsonia*; Calciumoxalat-Drusen im Mesophyll

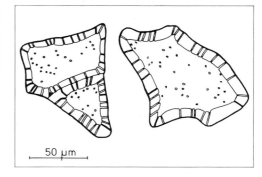

Abb. 126: Steinzellen aus der Fruchtwand

Verfälschungen: Gelegentlich mit Sennesblättern. Diese sind an den typischen Haaren, isolateralem Blattbau und Kristallzellreihen zu erkennen (s. Sennesblätter).

Literatur:
[1] Hager, Band **5**, 468 (1976).
[2] Berger, Band **2**, 158 (1950).
[3] M. Wellendorf, Arch. Pharm. Chem. **113**, 756; 800 (1956).
[4] M.S. Karawaya, S.M. Abdel Wahhab und A.Y. Zaki, Lloydia **32**, 76 (1969).

Czygan

Heublumen, Grasblüten   Graminis flos, Flores Graminis

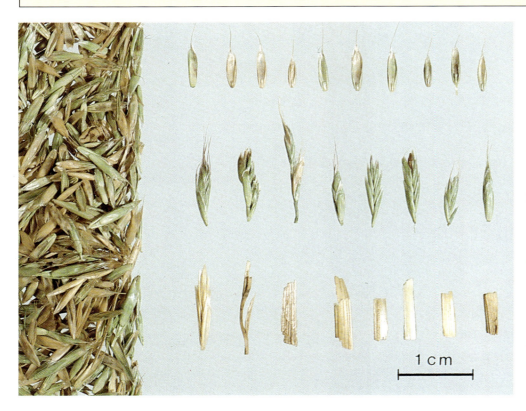

Abb. 127: Heublumen

Diese Droge, ein Nebenprodukt der Heugewinnung, kann sehr ungleich aussehen, je nach Herkunft. Die Abb. 127 zeigt die Blütenstände und Blüten sowie Stengelteile verschiedener Gräser (*Elymus repens* (L.) GOULD, *Lolium perenne* L. u.a.), wie sie für die Droge typisch sind.

Beschreibung: Im wesentlichen aus gelblichgrünen oder rötlich überlaufenen Spelzen sowie Blüten und Blütenteilen verschiedener Gräser bestehend, viele kleine parallelnervige Stengel- und Blattbruchstücke. Daneben auch Blüten von Kleearten (*Trifolium* sp.) häufig in der Droge vorkommend: stark geschrumpfte, weißlich-gelbbraune Blüten.

<u>Geruch:</u> Schwach, nach Cumarin.

<u>Geschmack:</u> Etwas bitter.

Stammpflanzen: Nicht genau angebbar, da die Droge durch Absieben von Heu auf den Bauernhöfen gewonnen wird und dadurch in der Zusammensetzung stark variieren kann. Zumeist sind aber *Elymus repens* (L.) GOULD, syn. *Agropyron repens* (L.) BEAUV. (Gemeine Quecke), Poaceae, *Lolium perenne* L. (Ausdauernder Lolch), Poaceae, *Bromus hordeaceus* L. (Weiche Trespe), Poaceae, *Festuca pratensis* HUDS. (Wiesen-Schwingel), Poaceae und andere in der Droge vertreten.

Herkunft: Die Droge wird in Mitteleuropa in der Weise gewonnen, daß man Heu durch mehrfaches Sieben von groben Stengelanteilen und anschließend von feinem Staub, Sand und Erde befreit, bis schließlich ein überwiegend aus Blütenanteilen bestehendes Produkt übrigbleibt. Keine Importe dieser Droge.

Inhaltsstoffe: Nur ganz unzulänglich bekannt. Neben ubiquitären Substanzen (Flavonoide, Pflanzensäuren, Zucker, Stärke, Proteine) ist etwas Gerbstoff und ätherisches Öl in Spuren nachgewiesen worden.

Indikationen: Die Droge wird ausschließlich in der *Volksmedizin* zur Bereitung von Bädern verwendet, und zwar zur Schmerzlinderung bei rheumatischen Erkrankungen, Lumbago, Frostbeulen und bei Neurasthenie. Gelegentlich wird die Droge auch für Inhalationen bei Erkältungskrankheiten, ebenfalls volksmedizinisch, gebraucht. In allen Fällen ist das Wirkprinzip nicht bekannt; die Anwendung erfolgt nur empirisch.

Nebenwirkungen: Auf Allergisierung (Heuschnupfen!) ist zu achten.

Teebereitung: Für ein Heublumenbad verwendet man 50 g Droge, die mit 1 l kochendem Wasser übergossen werden; man läßt etwa 1 min lang kochen, seiht dann ab und verdünnt mit heißem Wasser auf 20 l.
Zur Inhalation verwendet man 5–10 g Droge auf 1 l kochendes Wasser.
1 Eßlöffel = etwa 2,3 g.

Prüfung: Es ist darauf zu achten, daß der Anteil an Blüten von Poaceen entsprechend hoch ist. Bei der mikroskopischen Prüfung fallen die welligen Zellwände und die an den Schmalseiten der Epidermiszellen liegenden,

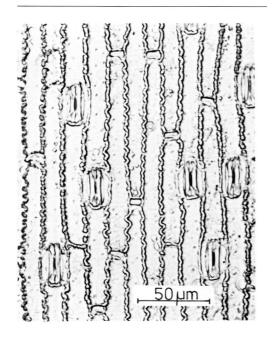

Abb. 128: Typische Poaceen-Epidermis mit undulierten Zellwänden und hantelförmigen Schließzellen

hantelförmigen Schließzellen der Spaltöffnungen (Abb. 128) besonders auf.

Verfälschungen: Kommen in der Praxis kaum vor.

Wichtl

Hibiscusblüten   DAB 8, Hibisci flos, Flores Hibisci

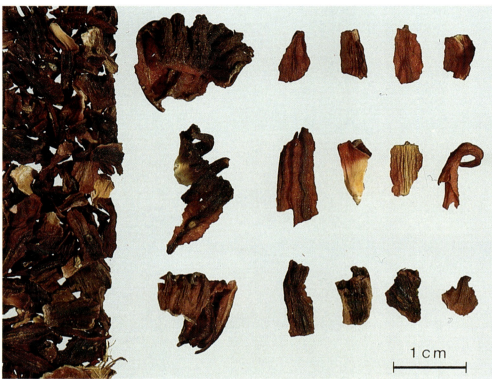

Abb. 129: Hibiscusblüten

Hibiscusblüten bestehen aus den zur Fruchtzeit geernteten, getrockneten Kelchen und Außenkelchen von *Hibiscus sabdariffa*.

Beschreibung: Der Kelch ist meist etwa 2–3,5 cm lang, bis zur Mitte krugförmig verwachsen, darüber in 5 lang zugespitzte, oben zusammengeneigte Zipfel geteilt. Diese werden von einem starken, etwas hervortretenden Mittelnerv durchzogen, über dem sich oberhalb der Kelchmitte eine dickliche, etwa 1 mm große dunkle Nektardrüse befindet.
Der Außenkelch besteht aus 8–12 schmalen, am Grunde verbreiterten, etwa 6–15 mm langen Blättchen, die fest mit der Basis des Kelches verwachsen sind. Kelch und Außenkelch sind fleischig, trocken, leicht brüchig und leuchtend hellrot bis dunkelviolett gefärbt, nur an der Basis der Innenseite heller.

Geruch: Schwach eigenartig.
Geschmack: Säuerlich.

Stammpflanze: *Hibiscus sabdariffa* L., Malvaceae.

Synonyme: Sabdariff-Eibisch, Sudan-Eibisch, Afrikanische Malve, Rama, Roselle, Sudan-Tee, Malven-Tee, Karkade, Nubiablütentee. Red sorrel (engl.); Karkadé (franz.).

Herkunft: Ursprünglich in Angola (?), heute weltweit in den Tropen angepflanzt; importiert besonders aus dem Sudan, aus Thailand, Mexiko und China.

Inhaltsstoffe: 15–30% Pflanzensäuren (u.a. Zitronensäure, Äpfelsäure, Weinsäure und (+)-Allohydroxyzitronensäurelacton, die sog. Hibiscussäure) geben den aus Malventee hergestellten Getränken den angenehm säuerlichen Geschmack. Das DAB 8 fordert einen Mindestgehalt an Säuren von 13,5% (ber. als Zitronensäure). Etwa 1,5% Anthocyane (u.a. Delphinidin-3-sambubiosid, Delphinidin-3-glucosid, Delphinidin, Cyanidin-3-sambubiosid) färben den Teeaufguß weinrot. Außerdem Flavon-Derivate (u.a. Gossypetin = Hexahydroxyflavon), Phytosterole [1].

Indikationen: Vor allem als coffeinfreies Erfrischungsgetränk. In größeren Mengen genossen wirkt Malventee aufgrund der schwer resorbierbaren Fruchtsäuren als mildes Laxans.

Teebereitung: 1,5 g fein zerschnittene Droge mit kochendem Wasser übergießen und nach 5–10 min abseihen. 1 Teelöffel = etwa 2,5 g.

Delphinidin-3-sambubiosid
(= Delphinidin-3-xylosylglucosid)
(= Hibiscin)

Hibiscussäure
(= (+)-Allohydroxyzitronensäurelacton)

Teepräparate: Die Droge allein oder in Mischung mit Hagebutten wird in Filterbeuteln und anderen Zubereitungsformen angeboten (Anteil am gesamten „Kräutertee"-Markt etwa 20%).

Phytopharmaka: u.a. Tee-Aufgußbeutel diverser Firmen.

Prüfung: Makroskopisch (s. Beschreibung), mikroskopisch nach [1], dünnschichtchromatographisch auf Anthocyane und Flavonoide nach [1], auf Fruchtsäuren nach [3]. Bestimmung des Färbevermögens nach [4], quantitative Bestimmung der Fruchtsäuren nach [1].

Verfälschungen: Fruchtbestandteile, deren Menge auf 1,5% begrenzt [1].

Literatur:
[1] Kommentar DAB 8
[2] H.G. Menßen und K. Staesche, Dtsch. Apoth. Ztg. **114**, 1211 (1974).
[3] P. Pachaly, Dünnschichtchromatographie in der Apotheke. Wissenschaftl. Verlagsges.m.b.H., 2. Aufl., Stuttgart 1983.
[4] H. Schilcher, Dtsch. Apoth. Ztg. **116**, 1155 (1976).

Czygan

Himbeerblätter   Rubi idaei folium, Folia Rubi Idaei

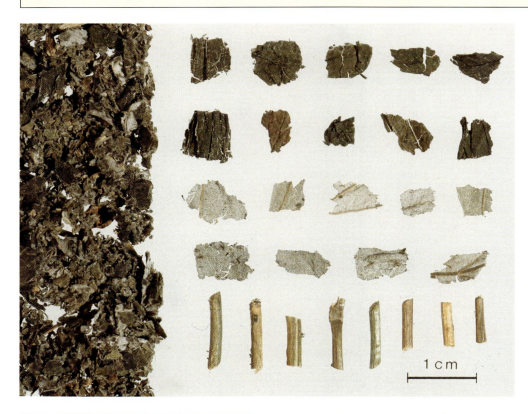

Abb. 130: Himbeerblätter

Beschreibung: Die Schnittdroge ist gekennzeichnet durch die Blattstückchen, die auf der dunkel- bis braungrünen Oberseite schwach behaart sind, auf der Unterseite einen dichten, silbergrauen Haarfilz und eine fiederige Nervatur zeigen (Abb. 131) und infolge der dichten Behaarung klumpig zusammenhaften, durch einzelne Blatteile mit dem scharf gesägten Blattrand und durch große, grüne oder rötlich angelaufene Blattstiel- und einzelne Stengelstücke. Der Blattstiel und der untere Teil der Hauptrippe tragen mitunter vereinzelte, sehr kleine Stacheln.

Geschmack: Etwas herb und bitter.

Erg. B. 6: Folia Rubi Idaei

Stammpflanze: *Rubus idaeus* L. (Himbeere), Rosaceae.

Synonyme: Herba Rubi idaei. Raspberry leaves (engl.); Feuilles de framboisier (franz.).

Herkunft: Heimisch in Europa, Nordamerika und im gemäßigten Asien; Droge aus Wildvorkommen in Mittel- und Osteuropa (UdSSR, Jugoslawien, Ungarn, Bulgarien).

Inhaltsstoffe: Gerbstoffe vom Gallus- und Ellagsäuretyp; auch etwas Vitamin C [1].

Indikationen: Praktisch nur in der Volksmedizin auf Grund des Gerbstoffgehaltes als Antidiarrhoikum sowie als Adstringens zum Gurgeln bei Entzündungen des Mund- und Rachenraumes, seltener bei chronischen Hauterkrankungen. Als Bestandteil diätetischer Getränke.
In vielen Teemischungen als „Stabilisierungsdroge", um ein Entmischen der Teebestandteile zu verhindern.

Teebereitung: 1,5 g fein zerschnittene Droge werden mit kochendem Wasser übergossen und nach 5 min durch ein Teesieb gegeben.
1 Teelöffel = etwa 0,8 g.

Phytopharmaka: Zusammen mit anderen Drogen in manchen Abführ- und sogenannten „Blutreinigungs"-Tees; in Haus- und Frühstücksteemischungen. Das Erg. B. 6 führt einen Species germanicae (Deutscher Kräutertee) folgender Zusammensetzung auf: 500 T. Himbeerblätter, 450 T. Erdbeerblätter, 50 T. Waldmeisterkraut.

Prüfung: Makroskopisch (s. Beschreibung); mikroskopisch ist die Droge gekennzeichnet durch Blattstückchen, die auf der Unterseite sehr zahlreiche, 1-zellige, vielfach gewundene und ineinander verflochtene, peitschenförmige Haare tragen und auf der Oberseite, besonders über den Nerven, starre, spitze, 1-zellige Haare besitzen (Abb. 132), die über der getüpfelten Basis abgebogen, im oberen Teil oft bis zum Schwinden des Lumens verdickt und mit sich kreuzenden Linien gestreift sind und durch einzelne Drüsenhaare mit 2-zellreihigem Stiel und vielzelligem Köpfchen.

Himbeerblätter

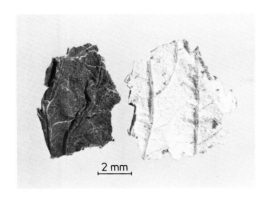

Abb. 131: Wenig behaarte, dunkle Blattoberseite (links) und silbergraue, filzige Behaarung auf der Unterseite (rechts)

Außerdem im Palisadenparenchym große Oxalatdrusen (Abb. 132).

Verfälschungen: Mit Brombeerblättern, meist infolge Verwechslung ab und zu vorkommend. Merkmale s. Brombeerblätter.

Literatur:
[1] Hager, Band **6 B**, 186 (1979).

Czygan

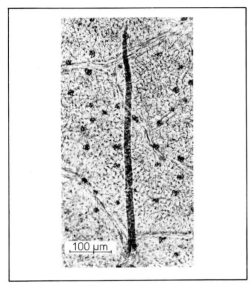

Abb. 132: Große Borstenhaare der Blattoberseite und zahlreiche Drusen im Mesophyll

Hirtentäschelkraut   Bursae pastoris herba, Herba Bursae pastoris

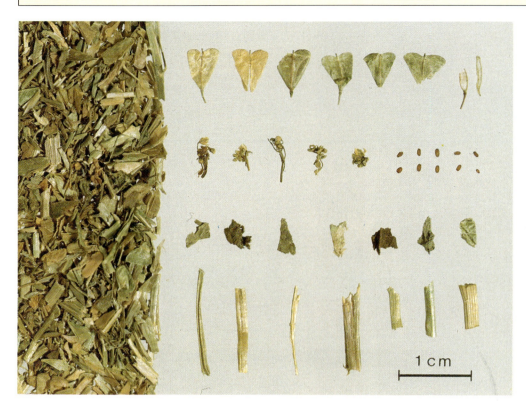

Abb. 133: Hirtentäschelkraut. 1. Reihe von oben: Früchte

Beschreibung: Die Schnittdroge ist gekennzeichnet durch die ganzen, verkehrt dreieckigen, herzförmigen, flachgedrückten, grünen bis hellgelben, langgestielten Schötchen oder Teile derselben, wie die abgesprungenen Fruchtklappen, die falschen Scheidewände und die zahlreichen, rotbraunen Samen, durch kleine Knäuel der weißlich-grünen, stark eingeschrumpften Blütenstände und durch die hellgrünen, runden oder kantigen und fein längsgerillten Stengelstückchen und durch Blattbruchstücke.
Geruch: Schwach unangenehm.
Geschmack: Etwas scharf und bitter.

Erg. B. 6: Herba Bursae pastoris

Stammpflanze: *Capsella bursa-pastoris* (L.) MED. (Hirtentäschel), Brassicaceae.

Synonyme: Säckelkraut, Täschelkraut, Gänsekresse, Taschenknieper, Herzelkraut, Blutkraut, Beutelschneiderkraut, Bauernsenf; Herba Sanguinariae (wohl wegen der hämostyptischen Wirkung). Shepherd's purse herb (engl.). Herbe de bourse à pasteur (franz.).

Herkunft: Kosmopolit; Droge aus Wildvorkommen in Europa (UdSSR, Jugoslawien, Ungarn, Bulgarien).

Inhaltsstoffe: Viele ältere Angaben über bestimmte Substanzen bedürfen wohl einer Nachprüfung. So ist von japanischen Forschern das Vorkommen früher (angeblich) nachgewiesener biogener Amine (bis 1% Cholin, Acetylcholin, Tyramin) angezweifelt worden [1]. Auch das Vorkommen von Saponinen (Triterpene?) erfordert eine Nachuntersuchung. Die Droge enthält Flavonoide (u.a. Rutin) und größere Mengen an Kaliumsalzen.
Auch das Vorkommen eines Peptides mit hämostyptischer Wirkung ist beschrieben worden [2].

Indikationen: Extrakte der Droge haben eine hämostyptische Wirkung; hierfür soll ein Peptid verantwortlich sein, das in vitro eine dem Oxytocin ähnliche Wirkung zeigt [2]; hier findet sich auch der merkwürdige Hinweis, daß das Maximum der Wirksamkeit von Hirtentäschelzubereitungen etwa 3 Monate nach der Herstellung erreicht sein soll.
In der *Volksmedizin* wird die Droge gelegentlich noch als blutstillendes Mittel gebraucht. Die früher übliche Anwendung als Mutterkorn-Ersatz bei Gebärmutterblutungen ist obsolet und wegen der sehr unzuverlässigen Wirkung auch nicht zu vertreten. Die Droge wird *volksmedizinisch* noch bei Dysmenorrhöen gebraucht.

Teebereitung: 2,5–5 g fein zerschnittene Droge mit kochendem Wasser übergießen und nach 5–10 min durch ein Teesieb geben.
1 Teelöffel = etwa 1 g.

Phytopharmaka: Als Extrakt in einigen wenigen pflanzlichen Antidysmenorrhoika.

Wortlaut der für die Standardzulassung vorgesehenen Packungsbeilage:

6.1 Anwendungsgebiete

Zur Unterstützung der Behandlung von Nasenbluten sowie bei übermäßigen Monatsblutungen.

6.2 Dosierungsanleitung und Art der Anwendung

Etwa 1–2 Teelöffel (2–4 g) voll **Hirtentäschelkraut** werden mit siedendem Wasser (ca. 150 ml) übergossen und nach etwa 15 min durch ein Teesieb gegeben.

Soweit nicht anders verordnet, wird 2–4mal täglich 1 Tasse frisch bereiteter Teeaufguß warm zwischen den Mahlzeiten getrunken.

Hinweis:
Sollten die Blutungen länger anhalten, ist ein Arzt aufzusuchen.

6.3 Hinweise

Vor Licht und Feuchtigkeit geschützt aufbewahren.

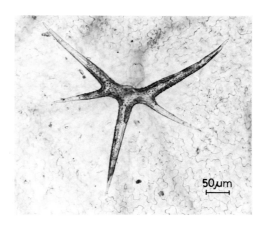

Abb. 134: „Geweihhaar" (einzellig, mehrarmig) mit gekörnter Kutikula der Blattunterseite von *Capsella bursa-pastoris*

Prüfung: Makroskopisch (s. Beschreibung) und mikroskopisch. Die hellgrüne Pulverdroge ist gekennzeichnet durch einzellige, flache Sternhaare mit 3–5 strahlenartigen Fortsätzen (Abb. 134) mit gekörnter Kutikula und durch einzellige, bis 500 µm lange kegelförmige, verdickte, zugespitzte Haare mit glatter Kutikula [3, 4].

Verfälschungen: Sind im Drogenhandel nicht beobachtet worden.

Literatur:
[1] K. Kuroda und T. Kaku, Life Sci. **8**, 151 (1969); ref. C.A. **70**, 76342 (1969).
[2] K. Kuroda und K. Takagi, Nature **220**, 707 (1968).
[3] Berger, Band **4**, 83 (1954).
[4] Hager, Band **3**, 666 (1972).

Czygan

Hohlzahnkraut   Galeopsidis herba, Herba Galeopsidis

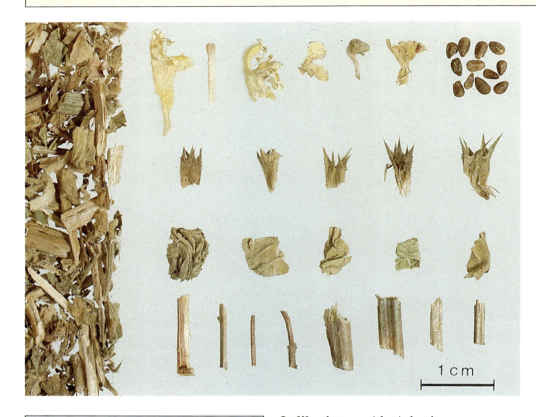

Abb. 135: Hohlzahnkraut

Beschreibung: Stumpf vierkantige, weich behaarte, oft purpurn überlaufene Stengelstücke mit weitem Mark, verästelt, unter den Gelenken nicht verdickt. Gelblichgrüne, leicht gerunzelte, samtig weichbehaarte Blätter mit unterseits deutlich hervortretender fiederiger Nervatur und grobgesägtem Rand. Von den Blüten vor allem zahlreiche hellgelbe, röhrig-glockige, drüsig behaarte Kelche, auffallend durch ihre 5 stachelspitzigen Zähne (2. Reihe). Die großen Korollblätter meist stark geschrumpft, gelblich, mit schwefelgelbem Fleck auf der Unterlippe. Häufig auch Früchte, braune, schwarzpunktierte Nüßchen (oben rechts).

Geruch: Sehr schwach, eigenartig.

Geschmack: Bitter und leicht salzig.

Erg. B. 6: Herba Galeopsidis

Stammpflanze: *Galeopsis segetum* NECKER, syn. *Galeopsis ochroleuca* LAM. (Saat-Hohlzahn), Lamiaceae.

Synonyme: Spanischer Tee, Blankenheimer Tee. Hemp nettle (engl.). Herbe de galéopside (franz.).

Herkunft: In Mittel- und Südeuropa auf sandigen Böden. Die Droge stammt aus Wildsammlungen (Ungarn, Polen).

Inhaltsstoffe: 4–10% Gerbstoff; 0,6–1% Kieselsäure, davon 0,1–0,2% als wasserlösliche Silikate. Von den übrigen Inhaltsstoffen liegen nur unsichere Angaben vor, die einer Nachprüfung bedürfen (Bitterstoffe?; Saponine?).

Indikationen: Als Adstringens. In der *Volksmedizin*, so wie andere silikathaltige Pflanzen, bei Lungenerkrankungen (s. auch Lungenkraut); es gibt jedoch keine pharmakologischen oder klinischen Befunde, die diese Anwendung begründen. Gleiches gilt für die in der Volksmedizin ebenfalls empfohlene Verwendung der Droge als Diuretikum.

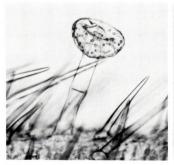
Abb. 136

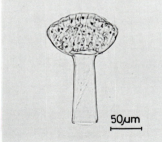
Abb. 137

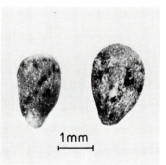
Abb. 138

Abb. 136 + 137: Drüsenhaare mit mehrzelligem Stiel und schüsselförmigem Köpfchen der Blätter von *Galeopsis segetum*, sowie Deckhaare

Abb. 138: Braune, punktierte Nüßchen

Teebereitung: 2 g fein zerschnittene Droge mit kochendem Wasser übergießen oder mit kaltem Wasser ansetzen und aufkochen, nach 5 min abseihen. Bei Bronchialleiden als (bescheidenes) Hilfsmittel, mehrmals täglich 1 Tasse Tee, evt. mit Honig gesüßt. 1 Teelöffel = etwa 1 g.

Teepräparate: Tassenfertige Tees, die Drogenauszüge enthalten.

Phytopharmaka: Einige Fertigarzneimittel, die Drogenextrakte enthalten, z.B. Pertussin®, Tussiflorin® (Tropfen) u.a.

Prüfung: Zusätzlich zur makroskopischen Kontrolle (s. Beschreibung) mikroskopisch. Besonders charakteristisch (aber nicht häufig) sind Drüsenhaare der Blätter (besonders der Kelchblätter), bei denen auf einem mehrzelligen, langen Stiel schüsselförmige Köpfchen sitzen, (Abb. 136 und 137) die aus 16–32 Zellen bestehen, in denen kleine Oxalatdrusen und Einzelkristalle liegen. Etwas häufiger findet man Drüsen mit einzelligem Stiel und zwei- bis vierzelligem Köpfchen. Zahlreiche lange, spitze Deckhaare, die einer kugeligen Basalzelle entspringen (Abb. 136). Die Nüßchen sind deutlich punktiert (Abb. 138).

Verfälschungen: Sehr häufig mit anderen *Galeopsis*-Arten, besonders *Galeopsis tetrahit* L. (Stechender Hohlzahn) mit sehr rauhhaarigem Stengel und kleineren, rosaroten oder weißen Blüten und mit *Galeopsis speciosa* MILL. (Bunter Hohlzahn) mit ebenfalls rauhhaarigem Stengel und violettem Fleck auf der Korollunterlippe. Andere, in der Literatur erwähnte Verfälschungen sind im Drogenhandel sehr selten.

Wichtl

Holunderblüten Sambuci flos, Flores Sambuci

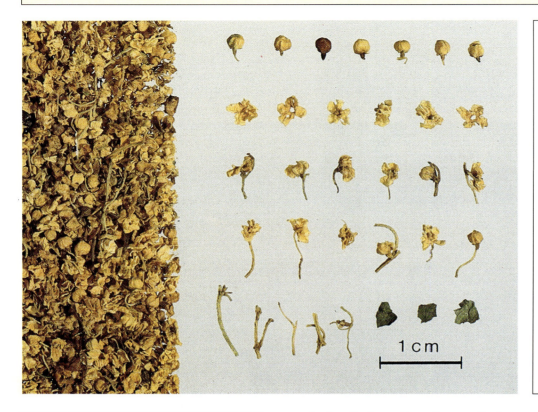

Abb. 139: Holunderblüten

Beschreibung: In den Handel kommen die gerebelten, von den Blütenständen (Trugdolden, Thyrsen) durch Sieben abgetrennten Einzelblüten, z.T. jedoch auch die aus arbeitstechnischen Gründen lediglich durch Schneiden zerkleinerten Trugdolden. Kleine, 3–4 mm breite, gelblichweiße Blüten mit verwachsener, fünfzipfliger Krone, 5 Staubblättern, fünfzipfligem Kelch und unterständigem Fruchtknoten mit 3 griffellosen Narben. Meist liegen die Blütenkronen mit den anhaftenden Staubblättern isoliert vor, seltener auch Knospen. Grüne, längs gerillte Blütenstandsachsen treten vereinzelt auf, bei nicht gerebelter Ware gehäuft.

Geruch: Schwach eigenartig.

Geschmack: Schleimig-süß.

2. AB-DDR: Flores Sambuci
ÖAB: Flos Sambuci
Ph. Helv. VI: Flos sambuci
DAC 1979: Holunderblüten

Stammpflanze: *Sambucus nigra* L. (Schwarzer Holunder), Caprifoliaceae.

Synonyme: Holderblüten, Aalhornblüten, Fliedertee, Hollerblüten. Elder flowers (engl.). Fleurs de sureau (franz.).

Herkunft: Heimisch in ganz Europa, West- und Mittelasien, Nordafrika. Die Droge wird aus Wildbeständen gewonnen. Hauptlieferländer sind UdSSR, Jugoslawien, Bulgarien, Ungarn und Rumänien.

Inhaltsstoffe: 0,03–0,14% ätherisches Öl von butterartiger Konsistenz aufgrund des hohen Anteils an freien Fettsäuren (66%, Hauptkomponente Palmitinsäure) und n-Alkanen der C-Zahl 14–31 (7,2%); ca. 1,8% Flavonoide (DAC mind. 0,8%), fast ausschließlich Flavonole und deren Glykoside, mit Rutin als Hauptkomponente (bis 1,92%) sowie Isoquercitrin, Hyperosid, Astragalin und Quercitin; ca. 3% Chlorogensäure; p-Cumarsäure, Kaffee- und Ferulasäure und deren β-Glucoseester; Spuren des Mandelsäurenitril-β-glucosids Sambunigrin; Triterpene: ca. 1% α- und β-Amyrin, vorwiegend als Fettsäureester vorliegend; Triterpensäuren: ca. 0,85% Ursol- und Oleanolsäure, 20β-Hydroxyursolsäure; ca. 0,11% Sterole, frei, verestert und glykosidiert vorliegend; Schleime, Gerbstoffe [1, 2, 3, 4].

Indikationen: Als schweißtreibendes Mittel (Diaphoretikum) bei fiebrigen Erkältungskrankheiten, wobei größere Mengen des Aufgusses – häufig in Kombination mit Lindenblüten – in möglichst heißem Zustand getrunken werden. Die Droge soll die Erregbarkeit der Schweißdrüsen für Wärmereize steigern [5, 6]. Die Wirkstoffe sind nicht bekannt, so daß eine Wirkung aufgrund von Inhaltsstoffen umstritten ist. Während Wiechowski [5] am gesunden Menschen eine gegenüber heißem Wasser deutlich gesteigerte Diaphorese beobachtet hat, wird von anderen Autoren die Wirkung lediglich auf die großen Mengen heißer Flüssigkeit zurückgeführt und die Droge nur als Geschmackskorrigenz betrachtet. Als solches findet sie oft Verwendung (z.B. in Laxantia).

Rutin

Chlorogensäure

α-Amyrin : R = CH₃
Ursolsäure : R = COOH

Sambunigrin

Wortlaut der für die Standardzulassung vorgesehenen Packungsbeilage:

6.1 Anwendungsgebiete

Schweißtreibendes Mittel bei der Behandlung von fieberhaften Erkältungskrankheiten (Diaphorese).

6.2 Dosierungsanleitung und Art der Anwendung

Etwa 2 Teelöffel (3–4 g) voll **Holunderblüten** werden mit siedendem Wasser (ca. 150 ml) übergossen und nach etwa 5 min durch ein Teesieb gegeben.
Soweit nicht anders verordnet, werden mehrmals täglich, besonders in der zweiten Tageshälfte, 1–2 Tassen frisch bereiteter Teeaufguß so heiß wie möglich getrunken.

6.3 Hinweise

Vor Licht und Feuchtigkeit geschützt aufbewahren.

In der *Volksmedizin* wird sie des weiteren zur Herstellung von Gurgelwasser benutzt.

Teebereitung: 2 g Holunderblüten werden mit kochendem Wasser übergossen und nach 5–10 min durch ein Teesieb gegeben.
1 Teelöffel = etwa 1,5 g.

Teepräparate: Die Droge wird auch in Filterbeuteln (meist 1 g) angeboten.

Phytopharmaka: Die Droge wird in zahlreichen Teemischungen verwendet. Drogenauszüge sind in einigen Fertigarzneimitteln der Gruppe Antitussiva (z.B. Sinupret® [Dragees, Tropfen] bei Sinusitis), Abmagerungsmittel u.a. enthalten.

Prüfung: Makroskopisch und mikroskopisch nach DAC 1979. Charakteristisch ist das reichliche Vorkommen von Kristallsandzellen (Abb. 140); die tricolpaten Pollenkörner haben eine sehr feinpunktierte Exine (Abb. 141). Eine DC-Identitätsprüfung ist im 2. AB-DDR vorgeschrie-

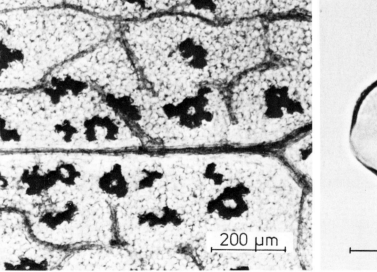
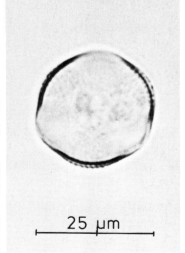

Abb. 140: In allen Teilen vorhandene Kristallsandzellen
Abb. 141: Tricolpates Pollenkorn mit feinpunktierter Exine

ben. Eine Abbildung des Flavonoidspektrums im DC als Orientierungshilfe findet man bei [7].

Verfälschungen: Die in der Literatur erwähnte Verfälschung mit den Blüten von *Sambucus ebulus* kommt in der Praxis kaum vor.

Literatur:

[1] W. Richter und G. Willuhn, Dtsch. Apoth. Ztg. **114**, 947 (1974).
[2] R. Hänsel und M. Kussmaul, Arch. Pharm. **308**, 790 (1975).
[3] G. Willuhn und W. Richter, Planta Med. **31**, 328 (1977).
[4] W. Richter und G. Willuhn, Pharm. Ztg. **122**, 1567 (1977).
[5] W. Wiechowski, Med. Klin. **23**, 590 (1927).
[6] K.J. Schmersahl, Naturwissenschaften **51**, 361 (1964).
[7] P. Pachaly, Dünnschichtchromatographie in der Apotheke. Wiss. Verlagsgesellschaft, 2. Aufl., Stuttgart 1983.

Willuhn

Hopfen	Hopfenzapfen	Lupuli strobulus, Strobuli Lupuli
	Hopfendrüsen	Lupuli glandula, Glandulae Lupuli

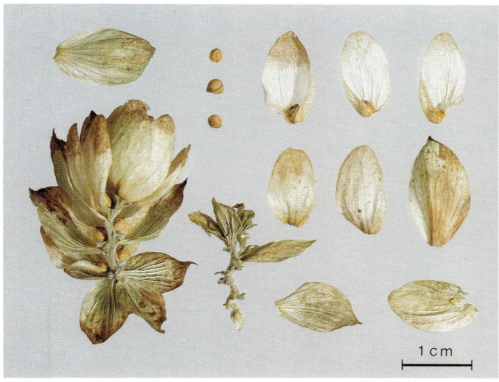

Abb. 142

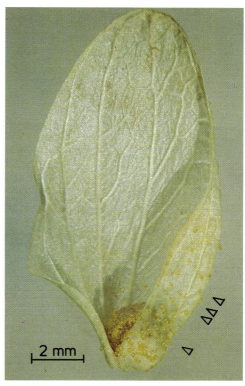

Abb. 143

Erg. B. 6: Strobuli Lupuli
ÖAB: Glandula Lupuli
Erg. B. 6: Glandulae Lupuli

Stammpflanze: *Humulus lupulus* L. (Hopfen), Cannabaceae.

Synonyme: Für Hopfenzapfen auch Hopfenblüten, Hopfenkätzchen. Hops (engl.). Cônes d'Houblon (franz.).
Für Hopfendrüsen auch Lupulin, Hopfenmehl. Hop grains (engl.). Lupulin (franz.).

Herkunft: Ausschließlich aus dem Anbau der in vielen Ländern der gemäßigten Zonen kultivierten Pflanze (es werden nur weibliche Pflanzen vegetativ vermehrt); die Droge stammt aus Deutschland, es gibt aber auch Importe aus USA und China.

Inhaltsstoffe: Bitterstoffe (Acylphloroglucide), die im sog. Harz (15–30% in Hopfenzapfen, 50–80% in Hopfendrüsen) enthalten sind. Dies wird unterschieden in den in Petrolether unlöslichen Anteil („Hartharz") und in die in Petrolether löslichen Weichharze (α- und β-Weichharz). Wichtigste Komponente des α-Weichharzes ist der Bitterstoff Humulon, während das β-Weichharz vorwiegend Lupulon, ebenfalls einen Bitterstoff, enthält. Daneben sind zahlreiche weitere Bitterstoffe in reiner Form isoliert worden. Alle Bitterstoffe sind ziemlich labile Verbindungen, die schon beim Lagern allmählich in Komponenten des Hartharzes (vorwiegend

Abb. 142: Hopfenzapfen
Abb. 143: Hopfendrüsen

Beschreibung: Hopfenzapfen bestehen aus den 2–4 cm langen, grünlich-gelben, weiblichen Blütenständen. Sie sind aus dachziegelartig übereinanderliegenden, trockenhäutigen, eiförmigen Nebenblättern aufgebaut, in deren Achsel jeweils zwei weibliche Blüten sitzen, die ihrerseits noch von je einem kleinen kurzgestielten, schief-eiförmigen Vorblättchen umhüllt sind. Die Blattstückchen der Droge lassen deutlich goldgelbglänzende Drüsenhaare (=Hopfendrüsen) erkennen (Abb. 143).

Geruch: Kräftig würzig.

Geschmack: Etwas bitter und kratzend.

Hopfendrüsen sind die von den Hopfenzapfen durch Absieben gewonnenen Drüsenhaare. Sie bilden ein grünlichgelbes bis orangegelbes, klebriges Pulver.

Geruch: Charakteristisch, stark würzig.

Geschmack: Würzig und bitter.

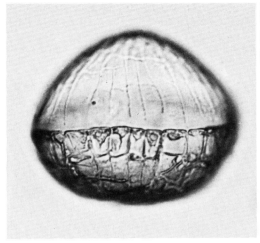
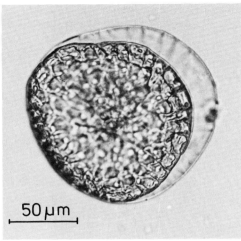

Abb. 144: Schüsselförmige, vielzellige Hopfendrüsen von der Seite (links) und in der Aufsicht (rechts)

Oxidationsprodukte) übergehen. Ätherisches Öl (in Hopfenzapfen 0,3–1%, in Hopfendrüsen 1–3%), vorwiegend aus Mono- und Sesquiterpenen bestehend (Myrcen, Linalool, Farnesen, Caryophyllen u.a., bis 1978 waren 125 definierte Aromastoffe des Hopfens bekannt). Gerbstoffe (2–4% in Hopfenzapfen, wenig in Hopfendrüsen), ferner Flavonoide (Kämpferol- und Quercetin-mono- und -diglykoside).

Lupulon

Humulon

2-Methyl-3buten-2ol

Indikationen: Als Sedativum, besonders in Form des Extraktes in Kombination mit anderen sedativ wirkenden Drogen bei Unruhe, Übererregbarkeit, nervösen Einschlafstörungen, Spannungszuständen. Die Frage nach den sedativ wirksamen Inhaltsstoffen ist zwar noch nicht geklärt, doch konnten R. Hänsel u. Mitarb. 1980 zeigen, daß während der Drogenlagerung aus Humulon und Lupulon autoxidativ ein C_5-Alkohol, nämlich 2-Methyl-3-buten-2-ol, abgespalten wird, der sich in der Droge anreichert und nach etwa 2 Jahren Lagerzeit zu etwa 0,15% in der Droge enthalten ist [1]. In Tierversuchen erwies sich 2-Methyl-3-buten-2-ol als stark sedativ wirksam [2]. Die in Hopfen enthaltene geringe Menge dieses Alkohols reicht zwar nicht aus, eine sedative Wirkung der Hopfenzapfen, -drüsen oder -extrakte zu erklären, doch besteht Grund zur Annahme, daß auch nach oraler Aufnahme von Hopfen 2-Methyl-3-buten-2-ol aus Lupulon entsteht [3, 4].

Hopfenzapfen werden in Form von Teeaufgüssen auch im Sinne eines Amarums und Stomachikums zur Appetitanregung und Steigerung der Magensaftsekretion gebraucht.

Volksmedizinisch in Form von Infusen äußerlich zur Behandlung von Geschwüren und Hautverletzungen, innerlich bei Blasenentzündungen.

Teebereitung: 0,5 g zerkleinerte Hopfenzapfen werden mit kochendem Wasser übergossen und bedeckt stehen gelassen; nach 10–15 min abseihen.
1 Teelöffel = etwa 0,4 g.

Teepräparate: Trockenextrakte aus Hopfenzapfen oder Hopfendrüsen sind in einigen Fertigteepräparaten (Indikation Schlaf- oder Beruhigungstee) enthalten.

Wortlaut der für die Standardzulassung vorgesehenen Packungsbeilage:

6.1 **Anwendungsgebiete**

Befindensstörungen wie Unruhe und Schlafstörungen.

6.2 **Art der Anwendung und Dosierungsanleitung**

Ein bis zwei Teelöffel voll **Hopfenzapfen** werden mit heißem Wasser (ca. 150 ml) übergossen und nach 10–15 min durch ein Teesieb gegeben.
Soweit nicht anders verordnet, 2–3mal täglich und vor dem Schlafengehen eine Tasse frisch bereiteten Teeaufguß trinken.

6.3 **Hinweise**

Vor Licht und Feuchtigkeit geschützt aufbewahren.

Phytopharmaka: Etwa 70 Fertigarzneimittel in der Gruppe der Sedativa, die Hopfenextrakte enthalten (z.B. Hovaletten®, Hova®-Zäpfchen, Nervenruh forte, Baldriparan®, Somnuvis®, Visinal®, Vivinox®-Beruhigungs-Dragees und viele andere).

Prüfung: Bei der mikroskopischen Untersuchung erkennt man die gelben Hopfendrüsen als 150–250 μm große Drüsenhaare, deren Sekretionszellen eine einreihige, schüsselförmige Schicht bilden, von der sich die Kutikula blasenförmig abhebt; in der Kutikula sind Abdrücke der Sekretionszellen sichtbar (Abb. 144). Alte, zersetzte Droge erkennt man am intensiven Geruch nach Valeriansäure, gute Droge riecht würzig.
Für Hopfendrüsen ist im ÖAB ein Gehalt an etherlöslichen Bestandteilen von mindestens 70% vorgeschrieben.

Verfälschungen: Kommen praktisch nicht vor. Reife Früchte sollen in Hopfenzapfen nicht vorhanden sein.

Aufbewahrung: Vor Licht geschützt, kühl, nicht länger als 1 Jahr (so z.B. ÖAB, Erg. B. 6).

Literatur
[1] R. Wohlfart, G. Wurm, R. Hänsel und H. Schmidt, Arch. Pharm. **316**, 132 (1983).
[2] R. Wohlfart, R. Hänsel und H. Schmidt, Planta Med. **48**, 120 (1983).
[3] R. Hänsel, R. Wohlfart und H. Schmidt, Planta Med. **45**, 224 (1982).
[4] R. Wohlfart, Dtsch. Apoth. Ztg. **123**, 1637 (1983).

Wichtl

Huflattichblätter DAB 8, Farfarae folium, Folia Farfarae

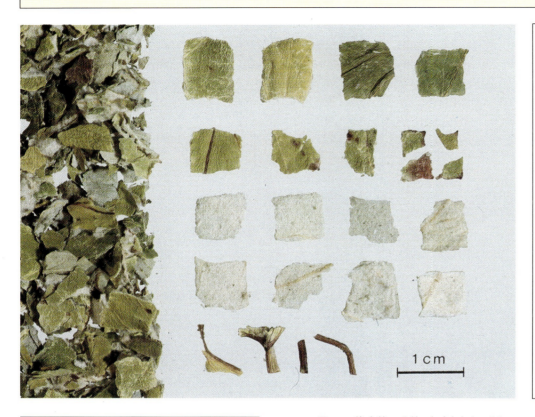

Abb. 145: Huflattichblätter

Beschreibung: Dünne, unterseits dicht-weißfilzig behaarte Blätter (Abb. 146), Oberseite gelblich-grün (nur junge Blätter auch oberseits behaart), ca. 20 cm $\varnothing$, handförmig und gelappt, mit deutlichem Blattstiel; grob buchtig-gezähnter Rand.
Geschmack: Schwach schleimig-süßlich.

ÖAB: Folium Tussilaginis

Stammpflanze: *Tussilago farfara* L. (Huflattich), Asteraceae.

Synonyme: Huflattich, Brandlattich, Brustlattich, Pferdefuß. Coltsfoot (engl.). Pas d'âne, Feuilles de tussilage (franz.).

Herkunft: Ausschließlich als Sammeldroge von wildwachsenden Pflanzen; Italien, Balkan, Osteuropäische Länder (UdSSR, Jugoslawien, Bulgarien, Ungarn, Polen, CSSR).

Inhaltsstoffe: 6–10% Schleimstoffe und Inulin [1; 2], ferner Gerbstoffe (ca. 5%) und in geringen Mengen Flavonoide, verschiedene Pflanzensäuren, Triterpene und Sterole. In Spuren – nur in einzelnen Provenienzen – Pyrrolizidin-Alkaloide (s. Nebenwirkungen), z.B. Senkirkin und Tussilagin [3].

Indikationen: Bei katarrhalischen Entzündungen, trockenem Reizhusten, akuten und chronischen Reizzuständen im Mund-Rachenraum.
Die Schleimstoffe der Droge wirken „einhüllend", sie überziehen die Schleimhäute mit einer Schicht, die chemische und physikalische Reize mildert und vermindern so den Hustenreiz.

Nebenwirkungen: Obwohl von einigen Pyrrolizidinalkaloiden hepatotoxische und/oder karzinogene Effekte bekannt sind, hat man bei bestimmungsgemäßem Gebrauch der Droge akute Intoxikationen nicht zu befürchten, zumal die Konzentration dieser Alkaloide in einem Teegetränk äußerst gering ist [4]. Vor einer Einnahme über lange Zeiträume sollte man dennoch abraten [5, 6].

Teebereitung: 1,5–2,5 g zerschnittene Droge mit kochendem Wasser übergießen und nach 5–10 min abseihen. 1 Teelöffel = etwa 1 g, 1 Eßlöffel = etwa 3–4 g.

Teepräparate: Aus der Droge hergestellte Extrakte sind Bestandteil einiger Instant-Tees (Bronchial-Tees), z.B. Solubifix® und viele andere.

Phytopharmaka: In Form der Pulverdroge, als Extrakt oder Perkolat Bestandteil zahlreicher Fertigarzneimittel in der Gruppe der Hustenmittel.

Prüfung: Makroskopisch und mikroskopisch nach DAB 8. Neben den

Abb. 146: Kahle, runzelige Oberseite (links) und dicht weißfilzige Blattunterseite (rechts)

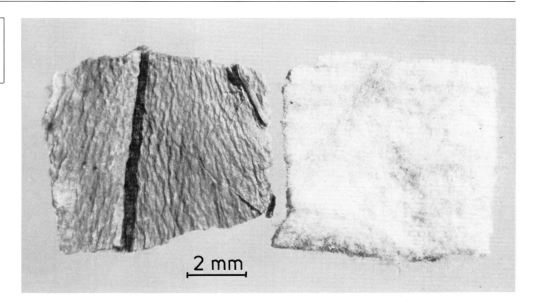

Abb. 147: Peitschenhaare der Blattunterseite und durchscheinendes, großräumiges Aerenchym

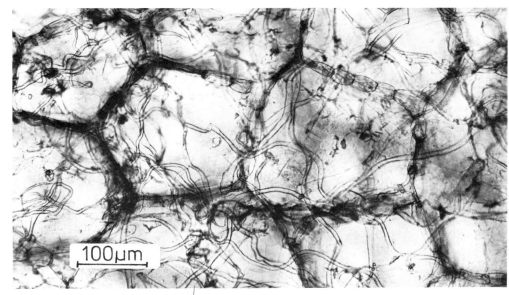

typischen Haaren auf der Blattunterseite und den großen Interzellularräumen im Schwammparenchym (Abb. 147) sind für Huflattichblätter noch die feine wellige Streifung der Epidermis der Blattoberseite und das Fehlen von Haaren auf der oberen Epidermis typisch. Die DC-Prüfung nach DAB 8 ist ziemlich umständlich und zeitraubend.

Nicht mehr als 10% Blattstiele und durch Rostpilzbefall rotgefleckte Blattspreiten-Anteile.

Wortlaut der für die Standardzulassung vorgesehenen Packungsbeilage:

5.1 Anwendungsgebiete

Zur Reizlinderung bei Schleimhautentzündungen im Mund- und Rachenraum; zur Milderung eines trockenen Hustenreizes bei Bronchialkatarrh.

5.2 Dosierungsanleitung und Art der Anwendung

Etwa 1 Eßlöffel (ca. 5 g) voll **Huflattichblätter** wird mit heißem Wasser (ca. 150 ml) übergossen und nach 10 min durch ein Teesieb gegeben.

Soweit nicht anders verordnet, wird mehrmals täglich, besonders morgens nach dem Aufwachen und abends vor dem Schlafengehen, 1 Tasse Teeaufguß getrunken.

5.3 Hinweise

Vor Licht und Feuchtigkeit geschützt aufbewahren.

Verfälschungen: Relativ häufig, vor allem durch Blätter verschiedener *Petasites*-(Pestwurz-)Arten. Diese sind, vor allem in geschnittener Droge, nicht leicht zu erkennen; mikroskopische Prüfung läßt die für *Petasites* charakteristischen Gliederhaare der oberen Blattepidermis (sog. Tonnenhaare) erkennen, außerdem fehlt die Kutikularstreifung, s. dazu auch Pestwurzblätter S. 249. Der DC-Nachweis von Petasinen und Flavonoiden nach DAB 8 gibt weitere Hinweise.

Gelegentlich kommen auch Verfälschungen durch die Blätter der großen Klette (*Arctium lappa* L.) vor. Sie haben Tonnenhaare wie *Petasites*-Arten *und* eine Kutikularstreifung wie *Tussilago farfara*.

Literatur:
[1] G. Franz, Planta Med. **17**, 217 (1969).
[2] E. Haaland, Acta Chem. Scand. **26**, 2322 (1972).
[3] E. Röder, H. Wiedenfeld und E.J. Jost, Planta Med. **43**, 99 (1981).
[4] F.C. Czygan, Z. Phytother. **4**, 630 (1983).
[5] E. Röder, Dtsch. Apoth. Ztg. **122**, 2088 (1982).
[6] H.U. Wolf/F.C. Czygan, Dtsch. Apoth. Ztg. **123**, 2166/2167 (1983).

Frohne

Ingwer Zingiberis rhizoma, Rhizoma Zingiberis

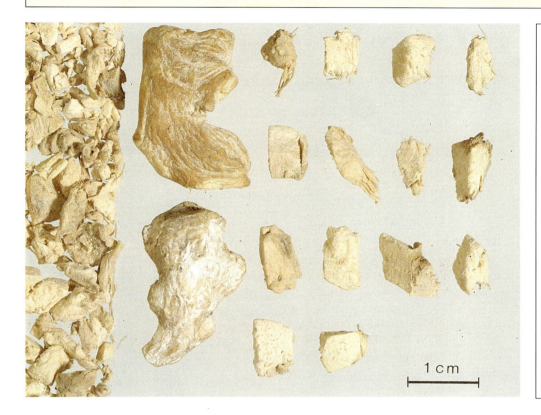

Abb. 148: Ingwer

Beschreibung: Flachgedrückte, nur in einer Ebene sich verzweigende Rhizomstücke, die an den Flachseiten geschält sind, an den Schmalseiten noch Korkreste erkennen lassen. Oberfläche fein längsgestreift, gelblichgrau. Am Querschnitt eine schmale Rinde und ein breiter, ovaler Zentralzylinder; die Leitbündel ragen manchmal als kurze, steife Spitzchen heraus.
Geruch: Charakteristisch, aromatisch.
Geschmack: Brennend scharf und gewürzhaft.

ÖAB: Radix Zingiberis
Ph. Helv. VI: Rhizoma zingiberis
DAB 6: Rhizoma Zingiberis

Stammpflanze: *Zingiber officinale* ROSCOE (Ingwer), Zingiberaceae.

Synonyme: Ingberwurzel. Ginger, Ginger root (engl.). Gingembre, Rhizome de gingembre (franz.).

Herkunft: Kultiviert in den meisten tropischen Ländern. Zahlreiche Handelssorten, als beste Droge gilt die aus Jamaika, gute Drogen sind ferner Bengalischer und Australischer Ingwer; heutige Importe zu ca. 80% aus China.

Inhaltsstoffe: 2,5–3% ätherisches Öl (Arzneibücher: mindestens 1,5% [ÖAB] bzw. 1,7% [Ph. Helv. VI]), das vorwiegend aus Sesquiterpenen besteht. Hauptbestandteil ist (−)-Zingiberen; nicht wasserdampfflüchtige Scharfstoffe, meist Phenylalkanone oder Phenylalkanonole, die z.T. Artefakte sind: Gingerol, Shogaol, Zingeron und homologe Verbindungen [1].

Indikationen: Hauptsächlich als Gewürz, aber auch als Stomachikum, Tonikum und Digestivum bei subazider Gastritis, bei Dyspepsien und bei Appetitlosigkeit. Ingwer steigert den Speichelfluß, erhöht den Tonus der Darmmuskulatur und aktiviert die Peristaltik [2].
Ingwerpulver ist in einer Dosierung von 2 g ein stark wirksames Antiemetikum; es soll dem Diphenhydramin (therapeutische Dosis 100 mg) überlegen sein [3]. Diese Wirkung des Ing-

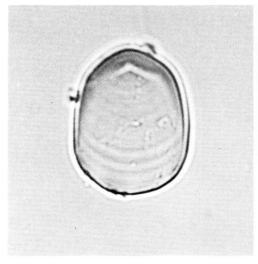 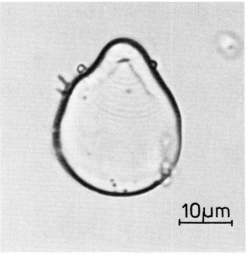

Abb. 149: Typische Zingiberaceen-Stärke. Große, flache Körner mit exzentrischer Lage des Bildungszentrums und z.T. zitzenförmiger Gestalt (rechts)

wers kann derzeit nicht auf einen bestimmten Inhaltsstoff zurückgeführt werden.

Für einzelne Shogaole (Phenylalkanonole) ist ein kardiotone Wirkung (positiv inotrope Wirkung) am Meerschweinchenvorhof nachgewiesen worden [4].

Zur Hemmwirkung der Phenylalkanone auf die Prostaglandinbiosynthese s. Galgantwurzel.

In der *Volksmedizin* wird Ingwer auch als Karminativum, Expektorans und Adstringens gebraucht.

Teebereitung: Nicht gebräuchlich, eventuell 0,5–1 g grob gepulverte Droge mit kochendem Wasser übergießen und nach 5 min durch ein Teesieb geben.

Als Antiemetikum 2 g frisch gepulverte Droge mit etwas Flüssigkeit einnehmen.

1 Teelöffel = etwa 3 g.

Phytopharmaka: Die gepulverte Droge oder aus ihr hergestellte Extrakte sind in einigen Magenmitteln enthalten.

Prüfung: Makroskopisch (s. Beschreibung) und mikroskopisch. Unter dem dünnen, unregelmäßigen Kork liegt eine schmale Rinde, in deren Parenchym zahlreiche Ölzellen mit gelbem oder braungelbem Inhalt vorkommen, ferner kleine kollaterale Leitbündel. Im Zentralzylinder ebenfalls kollaterale Leitbündel, hier von weitlumigen Fasern begleitet; Ölzellen auch im Zentralzylinder reichlich vorkommend. In allen Parenchymzellen typische Stärkekörner: diese sind sackförmig, oft mit einer vorgezogenen, abgerundeten Spitze (Abb. 149), in der das Bildungszentrum liegt; die Schichtung ist nicht immer deutlich zu erkennen.

Quantitative Bestimmung der Hauptscharfstoffe mittels DC/HPLC ist möglich [5].

Prüfung auf Schönungsmittel: Beim Übergießen mit verdünnter Essigsäure darf kein Aufbrausen (Entwicklung von CO_2 aus Calciumcarbonat) wahrnehmbar sein; im Filtrat darf nach Zusatz von Ammoniaklösung und Ammoniumoxalat keine Trübung oder Fällung entstehen.

Verfälschungen: Die in der Literatur beschriebenen Verfälschungen mit anderen *Zingiber*-Arten kommen im Drogenhandel praktisch nicht vor; sie würden bei der mikroskopischen und der DC-Prüfung erkannt werden. Hingegen sind mit $CaCO_3$ geschönte Drogen häufig beobachtet worden (s. hierzu Prüfung).

Aufbewahrung: Vor Licht geschützt, kühl, nicht in Kunststoffbehältern (ätherisches Öl!).

Literatur
[1] D.J. Harvey, J. Chromatogr. **212**, 75 (1981).
[2] H. Glatzel, Dtsch. Apoth. Ztg. **110**, 5 (1970).
[3] D.B. Mowrey, Lancet I (8273), 655 (1982).
[4] N. Shoji, A. Iwasa, T. Takemoto, Y. Ishida und Y. Ohizumi, J. Pharm. Sci. **71**, 1174 (1982).
[5] E. Steinegger und K. Stucki, Pharm. Acta Helv. **57**, 66 (1982).

Wichtl

Ipecacuanhawurzel

Ipecacuanhae radix (Ph. Eur. I), Radix Ipecacuanhae

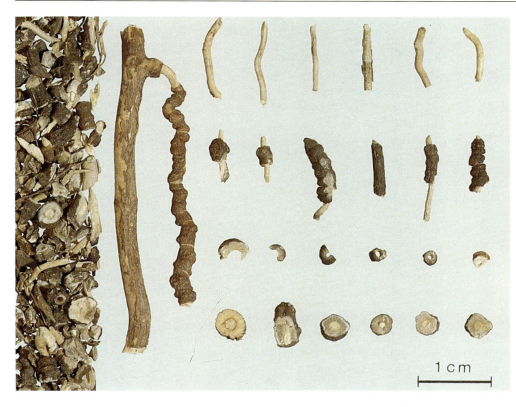

Abb. 150: Ipecacuanhawurzel

Beschreibung: Die außen dunkelrötlichbraunen bis graubraunen, 4–5 mm dicken (*Cephaelis ipecacuanha*) bzw. 6–10 mm dicken (*Cephaelis acuminata*) Wurzeln zeigen charakteristische ring- oder halbringförmige, dicht aufeinanderfolgende Wülste; dadurch erscheinen die Wurzeln höckerig und geringelt. Die weiß-graue Rinde löst sich relativ leicht vom kompakten gelblichen Holzkörper.

Geruch: Schwach, etwas dumpf.
Geschmack: Bitter, etwas scharf.

2. AB-DDR: Radix Ipecacuanhae
ÖAB: Radix Ipecacuanhae
Ph. Helv. VI: Radix ipecacuanhae

Stammpflanzen: *Cephaelis ipecacuanha* A. RICH. (Rio-, Brasilianische Ipecacuanha) und *Cephaelis acuminata* KARSTEN (Cartagena-, Panama-, Nicaragua-Ipecacuanha), Rubiaceae.

Synonyme: Brechwurzel [die gleiche Bezeichnung wird auch für die Wurzel von *Asarum europaeum* L. (Braune Haselwurz) gebraucht!], Speiwurzel, Ruhrwurzel. Ipecacuanha root (engl.). Racine d'ipéca(cuanha) (franz.).

Herkunft: Vornehmlich aus Brasilien (wildgesammelte Droge), zum kleinen Teil aus mittelamerikanischen Staaten wie Costa Rica und Nicaragua.

Inhaltsstoffe: 1,8–4% Alkaloide (Ph. Eur. I mindestens 2,0%; eingestelltes Ipecacuanhapulver 1,90–2,10%), besonders Emetin und Cephaelin, deren 1′, 2′-Dehydroderivate Psychotrin, O-Methylpsychotrin und weitere Nebenalkaloide; das Verhältnis Emetin: Cephaelin beträgt bei Rio-Droge 2:1 bis 3:1, bei der Cartagena-Droge 1:1 bis 3:2. Die Droge enthält kleine Mengen an (sauren) Saponinen, ferner ein N-haltiges Iridoidglucosid (Ipecosid) und reichlich Stärke.

Indikationen: Aufgrund des Alkaloidgehaltes als Expektorans mit starker sekretolytischer Wirkung. Emetin und Cephaelin wirken annähernd gleich stark expektorierend [1], auch sind sie in ihrer Toxizität recht ähnlich, so daß die frühere Bevorzugung der emetinreicheren Rio-Droge (Cephaelin galt als besonders toxisch) nicht gerechtfertigt war [1].
Ipecacuanhawurzel wird in Form von Infusen oder als Tinktur bei chronischer Bronchitis oder beim Anfangsstadium einer akuten Bronchitis, verbunden mit relativ trockenem Husten mit mäßigem und zähflüssigem Schleim angewendet, nicht jedoch bei lockerem Husten mit viel und dünnflüssigem Auswurf. Die Wirkung kommt durch Irritation der Magenschleimhaut zustande, wo es durch reflektorische Umkehr zu einer Erregung aufsteigender Zweige des Parasympathikus kommt, verbunden mit Stimulierung der Bronchialsekre-

tion (Anstieg der Sputummenge, Abnahme der Sputumviskosität).

In manchen Gegenden wird noch das sog. Dover'sche Pulver, eine Mischung aus 10 Teilen Ipecacuanhawurzel, 10 Teilen Opium und 80 Teilen Milchzucker als Expektorans mit gleichzeitig hustenreizlindernder Wirkung gebraucht (ÖAB: Pulvis Ipecacuanhae opiatus; Ph. Helv. VI: Pulvis ipecacuanhae opiatus); auf die Suchtgift- bzw. Betäubungsmittelbestimmungen ist dabei zu achten.

In höherer Dosierung (0,5–2 g) wirkt Ipecacuanhawurzel emetisch (Name Brechwurzel). Anwendung findet z.B. in der Schweiz Sirupus emeticus (Ph. Helv. VI, 0,11% Alkaloide, emetische Dosis 10–30 ml, für Kleinkinder 5–10 ml) bei Kindern, die man nach Verschlucken giftiger Beeren zum Erbrechen bringen möchte.

Emetin selbst (Emetindihydrochlorid DAB 8) wirkt amöbizid und kann gegen die vegetativen Formen von *Entamoeba histolytica*, den Erreger der Amoebenruhr, eingesetzt werden.

Nebenwirkungen: Wegen der allgemeinen Reizwirkung auf Haut und Schleimhäute ist beim Umgang mit der Droge Vorsicht geboten; Drogenstaub kann beim Aufwirbeln zu Augenentzündungen führen, beim Einatmen kann es bei empfindlichen Personen zu asthmatischen Anfällen kommen. Längerdauernde Einnahme sollte wegen der Gefahr einer Sensibilisierung vermieden werden.

Größere Mengen der Droge (oder auch der Zubereitungen), d.h. etwa das 10fache der therapeutischen Dosis, wirken stark brechenerregend; es sind als Zeichen von Intoxikation blutige Durchfälle, Krämpfe, ja selbst Schock und Koma beobachtet worden.

Teebereitung: Nicht zu empfehlen, da genau dosiert werden muß! Besser ist es, 0,5 g der Tinktur (etwa 27 Tropfen) mit einer Flüssigkeit (Tee, Milch) einzunehmen oder 10 ml eines 0,5%igen Infuses.

Phytopharmaka: Nur wenige in der Gruppe Antitussiva/Expektorantia, z.B. Ipalat® (Sirup, Tropfen; rezeptpflichtig), Pectolitan® (Tropfen; rezeptpflichtig) u.a.

Prüfung: Makroskopisch und mikroskopisch nach Ph. Eur. I. Charakteristisch sind vor allem die zusammengesetzten Stärkekörner, die Oxalatraphiden der Rinde und der sehr gleichmäßige Holzkörper. Die DC-Prüfung nach Ph. Eur. I gestattet die Unterscheidung der Rio-Droge von der Cartagena-Droge.

Verfälschungen: Werden im Drogenhandel ab und zu festgestellt; zu rechnen ist mit der sog. Radix Ipecacuanhae amylaceae, der Wurzel von *Richardsonia scabra* (L.) St.-Hil. die äußerlich der echten Ipecacuanhawurzel ähnlich ist, die jedoch größere und deutlich geschichtete Stärkekörner enthält, außerdem sind im Holzkörper Markstrahlen und Gefäße sowie Oxalatdrusen zu erkennen; die Droge enthält kein Emetin. Auch die „schwarze Ipecacuanhawurzel" (Rad. Ipecacuanhae nigrae, auch Ipecacuanha glycyphloea) wurde mehrfach als Verfälschung festgestellt. Es handelt sich um die Wurzeln von *Cephaelis emetica* Pers., die der Cartagena-Droge ähnlich sieht, jedoch keine Stärke und nur etwa 0,03% Alkaloide enthält.

Literatur:
[1] E.M. Body und L.M. Knight, J. Pharm. Pharmacol. **16**, 118 (1964).

Wichtl

Isländisches Moos   Cetrariae lichen, Lichen islandicus

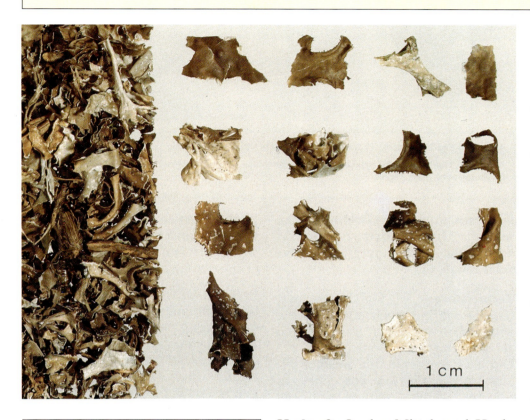

Abb. 151: Isländisches Moos

Beschreibung: Die Droge besteht aus dem getrockneten Thallus. Dieser ist laubartig, unregelmäßig gabelig verzweigt, mit breiteren oder schmäleren rinnenförmigen oder fast flachen, zuweilen krausen Zipfeln. Die eine Seite (die dem Licht zugewandte) ist grünlichbraun, die andere (dem Licht abgewandte) weißlich bis hellbräunlich. Der Thallus ist beiderseits kahl mit bewimpertem Rand (Abb. 152). Im trockenen Zustand ist der Thallus brüchig. Beim Befeuchten mit Wasser wird er weich und ledrig. Die Schnittdroge besteht aus unregelmäßigen, zuweilen eingerollten Stücken.

Geruch: Schwach eigenartig.

Geschmack: Fade, schleimig-bitter.

---

2. AB-DDR: Lichen islandicus
ÖAB: Lichen islandicus
Ph. Helv. VI: Lichen islandicus
DAB 6: Lichen islandicus

Stammpflanze: *Cetraria islandica* (L.) ACHARIUS s.l., Parmeliaceae (Lichenes). Die früher als kleinwüchsige Varietät von *Cetraria islandica* angesehene *Cetraria ericetorum* OPIZ (syn. *Cetraria tenuifolia* (RETZ.) HOWE) wird ebenfalls als Droge verwendet.

Synonyme: Fucus (Muscus) islandicus, Fucus (Muscus, Lichen) catharticus, Thallus Cetrariae islandicae, Isländische Flechte, Heideflechte, Blätter-, Lungen-, Hirschhorn-, Tartschen-, Fieberflechte, Fieber-, Lungen-, Purgiermoos, Kramperltee. Iceland moss (engl.). Lichen d'Islande (franz.).

Herkunft: In den Mittel- und Hochgebirgen Nord-, Mittel- und Osteuropas; Droge von dort aus Wildsammlungen importiert, vor allem aus Bulgarien, Jugoslawien, der UdSSR und Rumänien.

Inhaltsstoffe: Etwa 50% wasserlösliche Polysaccharide mit den Hauptkomponenten Lichenin (zelluloseähnliches Glucan, das nur in heißem Wasser löslich ist und beim Abkühlen eine mit Jod-Reagenz nicht anfärbbare Gallerte bildet) und Isolichenin (einem stärkeähnlichen Glucan, das bereits in kaltem Wasser löslich ist und mit Jod-Reagenz blau gefärbt wird) [1, 2]. Daneben wurden alkali-

Fumarprotocetrarsäure: R = $-CO-CH=CH-COOH$
Cetrarsäure: R = $-C_2H_5$
Protocetrarsäure: R = $-H$

Protolichesterinsäure

176 Isländisches Moos

lösliche Polysaccharide als Polymere von D-Glucose und D-Glucuronsäure identifiziert [3]. – Außerdem bitterschmeckende Flechtensäuren, z.B. Depsidone, wie Fumarprotocetrarsäure (2–3%), die wahrscheinlich bei der Lagerung und Aufarbeitung der Droge zu Protocetrarsäure und Fumarsäure umgesetzt wird; weiterhin Protolichesterinsäure, die sich beim Trocknen zu Lichesterinsäure umsetzt; ferner Usninsäure (?) [1, 2].

Indikationen: In Form von Dekokten als Mucilaginosum und hustenreizlinderndes Expektorans (hier sind möglicherweise auch die antibiotisch und bakteriostatisch wirksamen Flechtensäuren von Bedeutung [4]); bei Appetitlosigkeit und Gastroenteritis (hier spielen die bitteren Flechtensäuren als Tonica amara eine Rolle).
In der *Volksmedizin* außerdem bei Lungenleiden, als Galaktagogum, als Roborans, bei Nieren- und Blasenleiden; äußerlich bei schlecht heilenden Wunden (antibiotischer Effekt der Flechtensäuren!). – Beim Kochen wird die Droge entbittert; sie wirkt dann nur noch aufgrund ihrer Schleime [5, 6].

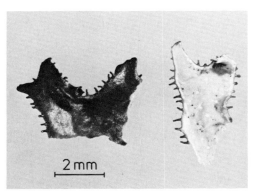 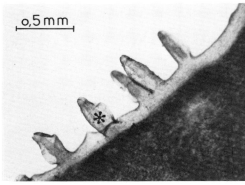

Abb. 152: Steifbewimperte Thallusstücke der Flechte *Cetraria islandica*

Abb. 153: Thallusrand mit zylindrischen Spermogonien (*) und farbloser „Rindenschicht" (lockeres Hyphengewebe ohne Algen)

Wortlaut der für die Standardzulassung vorgesehenen Packungsbeilage:

6.1 Anwendungsgebiete
Zur Reizlinderung bei Katarrhen der oberen Luftwege

6.2 Dosierungsanleitung und Art der Anwendung
Etwa 1–2 Teelöffel (2–4 g) voll **Isländisches Moos** werden mit heißem Wasser (ca. 150 ml) übergossen und nach 10 min durch ein Teesieb gegeben.
Soweit nicht anders verordnet, wird mehrmals täglich 1 Tasse frisch bereiteter Aufguß getrunken.

Hinweis: Wegen des leicht bitteren Geschmacks ist zu empfehlen, den Aufguß gesüßt einzunehmen.

6.3 Hinweise
Vor Licht und Feuchtigkeit geschützt aufbewahren.

Teebereitung: 1,5–2,5 g fein zerschnittene Droge mit kochendem Wasser übergießen und nach 10 min durch ein Teesieb geben.
Um als Expektorans ein weniger bitterschmeckendes Getränk mit viel Schleimstoffen zu erhalten wird auch vorgeschlagen, nach dem Übergießen mit heißem Wasser sofort wieder das Wasser abzugießen (enthält vorwiegend Flechtensäuren) und nochmals mit heißem Wasser anzusetzen [6]; man entfernt damit aber auch antibiotisch wirksame Inhaltsstoffe!
1 Teelöffel = etwa 1,3 g.

Teepräparate: Als sprühgetrockneter Extrakt Bestandteil von sofort löslichen Bronchial- und Hustentees (Hustentee Bronchiflux® [Tuben-Tee, Teeaufgußpulver], Solubifix®, Peracon®-Hustentee u.a.m.).

Phytopharmaka: Zusammen mit anderen „Hustendrogen" in verschiedenen Präparaten gegen Husten (Expektorantia, Antitussiva) und Erkältungskrankheiten, z.B. in Tees; als Extrakt in Hustenbonbons und Lutschtabletten bei Infektionen des Rachenraumes, z.B. Isla-Moos® (Pastillen), Hustinetten, Bronchitussin® (Tabletten), u.a.

Prüfung: Makroskopisch (s. Beschreibung) und mikroskopisch: Der Querschnitt zeigt beiderseits eine aus eng untereinander verflochtenen und zusammengepreßten Hyphen gebildete Rindenschicht (Abb. 153), unter der sich je eine Lage lockeren Hyphengewebes mit den rundlichen Gonidien befindet. Die Markschicht besteht aus einem lockeren Gewebe fädiger Hyphen. In das Hyphengeflecht sind kugelige, grünliche bis bräunliche Zellen mit einem Durchmesser von 10–15 µm eingebettet. Die Wimpern am Rande der Thalluszipfel sind an ihrem Ende oft mehr oder weniger eingestülpt (Abb. 152). – Weitere einfache Prüfungen: Mit 20 Teilen Wasser gekocht, liefert Lichen islandicus einen bitterschmeckenden Schleim, der beim Erkalten zu einer Gallerte erstarrt. – Bei der Mikrosublimation erhält man weiße, sehr feinkörnige, mikrokristalline Sublimate von Fumar- und Lichesterinsäure, die sich leicht und farblos in Ammoniak lösen. Aus dieser Lösung scheiden sich bald nadelförmige, oft zu zweigartigen Gebilden zusammentretende

Kristalle von Ammoniumfumarat bzw. -lichesterinat aus. – Werden 10 ml einer 1%igen Abkochung von Isländisch Moos mit 0,5 g Tannin versetzt, so entsteht eine weiße Trübung, die beim Erwärmen verschwindet und beim Erkalten wieder auftritt (Lichenin). Die ausgekochten Thallusstücke zeigen auf der Oberfläche weiße Flecke und färben sich mit Jodlösung durchtränkt und mit Wasser ausgewaschen blau (Isolichenin). – Zur Identitätsprüfung wird im 2. AB-DDR folgende DC-Methode angegeben (vgl. auch [1]): Adsorptionsschicht: Kieselgel G; aufzutragende Lösung: 1,00 g gepulverte Substanz wird mit 5,0 ml Aceton versetzt. Die Mischung wird 30 Sekunden im Sieden gehalten und nach dem Abkühlen auf 20 °C filtriert. 18–20 µl des Filtrates werden als Startband a aufgetragen. – Aufzutragende Lösung der Testsubstanz: 0,0100 g 2-Aminobenzoesäure wird in 5,0 ml Aceton gelöst. 18–20 µl der Lösung werden als Startband b aufgetragen. – Fließmittel: n-Butanol – Wasser – Aceton (50+20+10). – Trocknung: Die Dünnschichtplatte wird an der Luft aufbewahrt, bis das Fließmittel verdunstet ist. – Detektion mit Eisen(III)-chloridlösung (5,0 g/100,0 ml). – Auswertung: Der Rf-Wert des violettbraunen Testsubstanzfleckes muß im Bereich von 0,60–0,85 liegen.

Das Chromatogramm zeigt über der Startlinie a einen violettbraunen Fleck mit einem R_x-Wert im Bereich von 0,35–0,55 und einen weiteren violettbraunen Fleck oder zwei weitere violettbraune Flecke mit R_x-Werten im Bereich von 0,60–0,75. Das Chromatogramm darf über der Startlinie a keinen gelbbraunen Fleck mit einem R_x-Wert im Bereich von 0,80–1,0 zeigen (andere Flechtenarten). Zur Wertbestimmung der Droge kann die Quellungszahl nach DAB 8 benutzt werden. Sie sollte mindestens 5 betragen (vgl. auch Ph. Helv. VI).

Verfälschungen: Kommen sehr selten vor, z.B. durch *Cladonia*-Arten. Diese lassen sich aber mittels der angegebenen Prüfungen erkennen. Zu achten ist auf Verunreinigungen durch Moose, Gräser oder andere fremde Bestandteile (nach ÖAB max. 3%).

Literatur:
[1] M. Luckner, O. Bessler und P. Schröder, Pharmazie **20**, 80 (1965).
[2] Hager, Band **3**, 824 (1972).
[3] M. Hranisavljević-Jakoljević, J. Miljković-Stojanović, R. Dimitrijević und V.M. Mićović, Carbohydrate Res. **80**, 291 (1980).
[4] O. Sticher, Pharm. Acta Helv. **40**, 385, 483 (1965).
[5] H. Braun, Heilpflanzenlexikon für Ärzte und Apotheker. Gustav Fischer Verlag, Stuttgart/New York 1981.
[6] R.F. Weiß, Lehrbuch der Phytotherapie. Hippokrates Verlag 1981.

Czygan

Johanniskraut Hyperici herba, Herba Hyperici

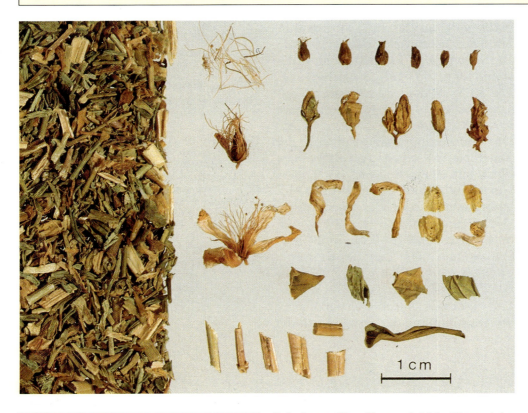

Abb. 154: Johanniskraut

Beschreibung: Die Droge besteht aus den zur Blütezeit geernteten und anschließend getrockneten Zweigspitzen. Auffallend sind besonders die gelben bis gelbbraunen, u.U. noch in traubig zusammengesetzten Trugdolden stehenden Blüten, deren Kronblätter auf der Fläche zahlreiche dunkle Punkte oder Striche aufweisen; Kelchblätter lanzettlich, sehr spitz, zur Blütezeit doppelt so lang wie der Fruchtknoten. Die je Blüte ca. 50–60 Staubblätter sind meist in 3 Bündeln verwachsen. Die hell- bis braungrünen, eiförmig-elliptischen bis 3,5 cm langen, häufig faltig geschrumpften Blätter sind ganzrandig, kahl und deutlich durchscheinend punktiert. Die gelbgrünen, runden Stengelstücke sind hohl und weisen oft 2 einander gegenüberliegende Längsleisten auf (s. auch „Verfälschungen").

`DAC (1979): Johanniskraut`

Stammpflanze: *Hypericum perforatum* L. (Johanniskraut), Hypericaceae [=Guttiferae].

Synonyme: Tüpfelhartheu, Blutkraut, Johannisblut, Herrgottsblut, Waldhopfenkraut, Feldhopfenkraut, Walpurgiskraut, Sonnwendkraut, Mannskraft, Konradskraut, Hexenkraut. Saint Johns wort, hardhay (engl.). Herbe de millepertuis (franz.).

Herkunft: Aus Wildvorkommen in Europa und dem westlichen Asien (Importe aus UdSSR, Bulgarien, Ungarn, Jugoslawien und Rumänien).

Inhaltsstoffe: Etwa 0,1% Hypericin und hypericinähnliche Stoffe (Pseudohypericin, Isohypericin, Protohypericin u.a.); 0,05–0,3% ätherisches Öl (n-Alkane, bes. $C_{29}H_{60}$, daneben α-Pinen u.a. Monoterpene); ca. 0,5–1% Flavonoide (bes. Hyperosid [=„Hyperin"] und Rutin); etwa 8–11% Gerbstoffe; antibiotisch wirksame Stoffe („Imanin", „Novoimanin").

Indikationen: Bei leichteren Formen neurotischer Depressionen (z.B. im Klimakterium, bei nervöser Erschöpfung); diese Wirkung ist sehr wahrscheinlich auf den Gehalt an Hypericin zurückzuführen, sie tritt erst nach längerer, regelmäßiger Einnahme ein [1–4]. Kürzlich ist nachgewiesen worden, daß Hypericin als Monoaminoxydasehemmer wirksam ist [5].
<u>Volksmedizinisch</u> auch als Antidiarrhoikum (Gerbstoffgehalt), als Diuretikum (Flavonoidgehalt), bei Bettnässen [6], Rheumatismus und Gicht.
In Form des Oleum Hypericin (ein mit Olivenöl, Sonnenblumenöl oder am besten mit Weizenkeimöl [7] herge-

stellter Auszug) als Wundheilmittel und bei Verbrennungen [8, 9].

Nebenwirkungen: Hypericin ist photosensibilisierend, was bei höheren Dosierungen u.U. zu beachten ist (Höhensonne oder Solarium meiden!).

Teebereitung: 2 g fein zerschnittene Droge mit kochendem Wasser übergießen und nach 5–10 min abseihen. Bei Langzeitanwendung Nebenwirkungen beachten!
1 Teelöffel = etwa 1,8 g.

Teepräparate: Von der Droge werden auch Aufgußbeutel (meist 2 g) angeboten.

Phytopharmaka: Einige Fertigarzneimittel in der Gruppe Psychopharmaka, z.T. auf Hypericingehalt standardisiert (Hyperforat® [Dragees, Tropfen, Ampullen], Psychatrin®-Jossa [Dragees], Psychotonin® [Tinktur], Neurapas® [Überzogene Tabletten]), sowie in der Gruppe der miktionsbeeinflussenden Urologika (Enuresibletten® [Dragees], Inconturina® [Tropfen], Rhoival® [Dragees, Tropfen]).

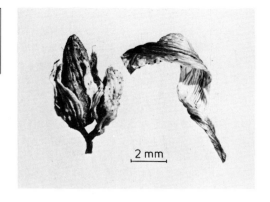

Abb. 155: Blütenknospe (links) und Blütenblatt (rechts) mit schwarzroter Punktierung (Hypericin-Speicherzellen)

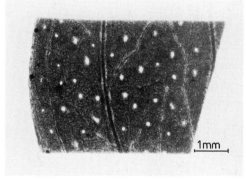

Abb. 156: Laubblatt mit durchscheinenden (*perforatum!*) Exkretbehältern

Prüfung: Makroskopisch (s. Beschreibung) und mikroskopisch. Auffällig sind die im Blattmesophyll verstreuten, großen, kugeligen Exkretbehälter (Abb. 155 und 156), die oft mehr als den halben Blattquerschnitt einnehmen und die mit stark lichtbrechenden Tropfen erfüllt sind. In der Nähe des Blattrandes liegen schwärzliche, Hypericin enthaltende Exkretbehälter. In den gelblichen Korollblättern zahlreiche, etwa 200 µm weite Hypericinbehälter; solche findet man auch in der Konnektivspitze der Staubblätter. Pollen etwa 25 µm, rundlich bis dreiseitig, glatt.

DC-Prüfung auf Hypericin (DAC 1979): 1,00 g gepulverte Droge mit Chloroform erschöpfend extrahieren (Soxhlet), getrockneten Drogenrückstand anschließend mit Aceton erschöpfend extrahieren. Acetonlösung im Vakuum zur Trockne bringen, Rückstand mit Methanol zu 25,0 ml lösen. Davon 50 µl strichförmig auf Kieselgel GF_{254} auftragen, daneben 20 µl Vergleichslösung (0,01% Hypericin in Methanol). Fließmittel: Toluol-Ethylformiat-wasserfreie Ameisensäure (50+40+10), ohne Kammersättigung. Bei 365 nm treten bei der Droge zwei schwach rot fluores-

---

Wortlaut der für die Standardzulassung vorgesehenen Packungsbeilage:

6.1 **Anwendungsgebiete**
Zur Unterstützung der Behandlung von nervöser Unruhe und Schlafstörungen.

6.2 **Gegenanzeigen**
Johanniskrautzubereitungen sind nicht anzuwenden bei bekannter Photosensibilität.

6.3 **Nebenwirkungen**
Gelegentlich kann, besonders bei hellhäutigen Personen, eine Photosensibilisierung auftreten. Dies zeigt sich in Form von sonnenbrandähnlichen Entzündungen der Hautpartien, die stärkerer Sonnenbestrahlung ausgesetzt waren.

6.4 **Dosierungsanleitung und Art der Anwendung**
1–2 Teelöffel voll **Johanniskraut** werden mit siedendem Wasser (ca. 150 ml) überbrüht und nach etwa 10 min durch ein Teesieb gegeben.
Soweit nicht anders verordnet, werden regelmäßig morgens und abends 1–2 Tassen frisch bereiteter Tee getrunken.

6.5 **Dauer der Anwendung**
Zur Erzielung einer Wirkung ist normalerweise eine Anwendung über mehrere Wochen oder Monate erforderlich.

6.6 **Hinweise**
Vor Licht und Feuchtigkeit geschützt aufbewahren.

zierende Zonen bei Rf etwa 0,22 und 0,35 auf; die obere Zone entspricht dem Hypericin (Vergleichssubstanz). Nach Besprühen mit Pyridin-Aceton (1 + 9) wird die Fluoreszenz erheblich verstärkt.

Verfälschungen: Relativ häufig durch andere *Hypericum*-Arten. Solche lassen sich vor allem an Stengelstücken erkennen: *Hypericum maculatum* CRANTZ hat vierkantige Stengel (am häufigsten beobachtet), *Hypericum montanum* L. hat stielrunde Stengel. Bei *Hypericum barbatum* JACQ. sind die Laubblätter nicht oder nur sehr spärlich punktiert.

Literatur:
[1] K.W.O. Daniel, Erfahrungsheilkunde **18**, 229 (1969).
[2] M. Pahlow, Naturheilpraxis **26**, 350 (1982).
[3] H.-G. Siedentopf u. K.-H. Bauer, Z. Angew. Phytother. **2**, 215 (1981).
[4] J. Hoffmann und E.D. Kühl, Z. Allg. Med. **55**, 776 (1981).
[5] O. Suzuki, Y. Katsumata, M. Oya, S. Bladt und H. Wagner, Planta Med. **50**, 273 (1984).
[6] A. Haselhuber, H. Kleinschmidt u. S. Knust von Wedel, Hippokrates **40**, 105 (1969).
[7] A. Fröhlich, Präparative Pharmazie **1**, 40 u. 59 (1965).
[8] J. Klosa, Heilkunde **65**, 333 (1952).
[9] P. Mutschler, Arzt und Patient **63**, 6 (1950).

Wichtl

Kalmuswurzel Calami rhizoma, Rhizoma Calami

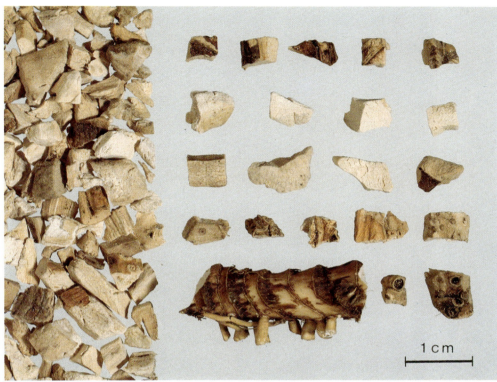

Abb. 157: Kalmuswurzel

Beschreibung: Das von Wurzeln, Blattscheiden und Stengeln befreite Rhizom ist häufig längsgespalten und geschält, und läßt dreieckige Blatt- und rundliche Wurzelnarben erkennen (Abb. 158). Bis 2 cm dick, weißlich mit rötlichem Schein, weich (Aerenchym!). Abgrenzung Rinde – Zentralzylinder im Querschnitt erkennbar.

Geruch: Eigentümlich, schwach aromatisch.

Geschmack: Aromatisch-bitter, etwas gewürzhaft.

2. AB-DDR: Rhizoma Calami
ÖAB: Radix Calami
Ph. Helv. VI: Rhizoma calami
DAB 6: Rhizoma Calami

Stammpflanze: *Acorus calamus* L. (verschiedene Ploidisierungsgrade): var. *americanus* WULFF (diploid), var. *vulgaris* L. (triploid), var. *angustatus* BESS. und var. *versus* L. (tetraploid), Araceae [1].

Synonyme: Gewürzkalmus, Deutscher Ingwer, Magenwurz, Zehrwurz, Deutscher Zitwer. Sweet flag root, Acorus root (engl.). Rhizome d'acore vrai, Rhizome de calamé (franz.).

Herkunft: Die Droge stammt meist von wildwachsenden Pflanzen. Importe aus der UdSSR, Jugoslawien und Indien.

Inhaltsstoffe: 2–6 (sogar bis 9)% ätherisches Öl (in Einzelölzellen), aus Sesquiterpenen und Phenylpropanen bestehend. Zusammensetzung des Öls (und auch der Ölgehalt der Droge) in Abhängigkeit vom Ploidisierungsgrad der Pflanze (s. Stammpflanze) stark wechselnd. Cis-Isoasaron (β-Asaron) oftmals neben Iso-Eugenolmethyläther Hauptkomponente (bis 80%), aber in der amerikanischen Droge auch ganz fehlend [2, 3, 4]. Weitere Inhaltsstoffe: Bitterstoffe, darunter Acoron, ein Sesquiterpen-Diketon mit Spiranstruktur, das als flüchtige Komponente im ätherischen Öl enthalten ist; Gerbstoffe, Schleim, kleinkörnige Stärke.

Indikationen: Auf Grund ihrer Inhaltsstoffe ist die Droge als Amarum aromaticum zu bezeichnen; sie wird vor allem als Stomachikum und Karminativum gebraucht. Äußerliche Anwendung als Hautreizmittel. Der früher in der *Volksmedizin* übliche Gebrauch als ein „Nervinum" hängt vielleicht mit der tranquillierenden Wirkung des cis-Isoasarons zusammen; für diese Substanz sind auch kanzerogene Effekte beobachtet worden.

In populären Heilkräuterbüchern wird die Droge neuerdings als „Wunderheilmittel" angepriesen.

Teebereitung: 1–1,5 g der fein zerschnittenen oder grob gepulverten Droge werden mit kochendem Wasser übergossen oder kalt angesetzt

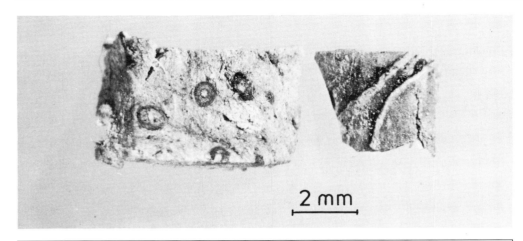

Abb. 158: Bruchstücke des Wurzelstocks mit rundlichen Wurzel- (links) und langgezogenen Blattnarben (rechts)

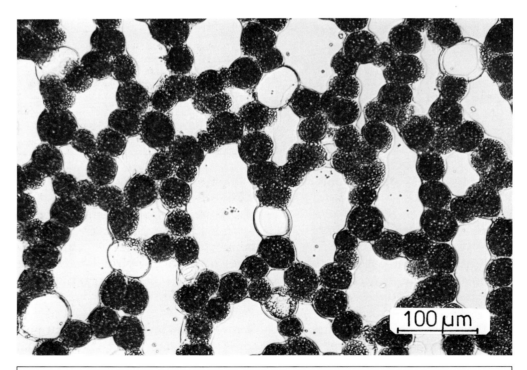

Abb. 159: Stärkehaltiges Aerenchym mit Ölzellen

und kurz aufgekocht; nach 3–5 min abseihen. Als aromatisches Bittermittel zu den Mahlzeiten je 1 Tasse Tee. 1 Teelöffel = etwa 3 g.

Phytopharmaka: Etwa 70 Fertigarzneimittel, vorwiegend in der Gruppe der Magen-Darm-Mittel, einige in der Gruppe der Cholagoga, z.B. Carvomin®, Gastricholan®, Gastripan®, Gastrol®, Cholagogum Nattermann® und viele andere.

Prüfung: Makroskopisch (s. Beschreibung) und mikroskopisch. Die Droge ist vor allem charakterisiert durch das typische Aerenchym (Abb. 159) mit Exkretzellen, die z.T. ätherisches Öl, z.T. aber auch mit Vanillin-Salzsäure rot anfärbbare Gerbstoffinklusen enthalten. Auffällig bei genauerer Betrachtung der Parenchymzellen des Luftgewebes auch die kleinen dreieckigen Interzellularen sowie die reichlich vorhandene kleinkörnige Stärke. Die Gefäße (überwiegend Treppengefäße) entstammen Leitbündeln, die außerhalb der Endodermis kollateral, im Innern des Rhizoms aber leptozentrisch sind. Bei der üblichen geschälten Droge fehlt das Abschlußgewebe; auch die die äußeren Leitbündel begleitenden Fasern mit Kristallzellreihen sind selten zu finden.

Verfälschungen: Kommen in der Praxis kaum vor.

Literatur:
[1] L.C.M. Röst, Planta Med. **37**, 289 (1979).
[2] K. Keller und E. Stahl, Dtsch. Apoth. Ztg. **122**, 2463 (1982).
[3] K. Keller und E. Stahl, Planta Med. **47**, 71 (1983).
[4] E. Stahl und K. Keller, Planta Med. **43**, 128 (1981).

Frohne

Kamillenblüten
Matricariae flos (Ph. Eur. III), Flores Chamomillae

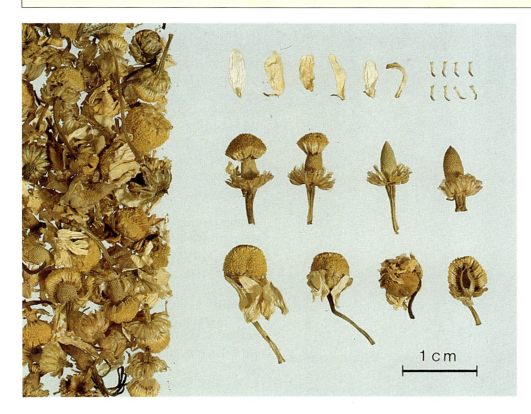

Abb. 160: Kamillenblüten

Beschreibung: Blütenköpfchen mit gelben Röhrenblüten, umgeben von einem Kranz weißer Zungenblüten. Letztere sind häufig auch einzeln anzutreffen. Der spitz-kegelförmige Blütenstandsboden ist hohl und trägt keine Spreublätter.
Geruch: Charakteristisch, kräftig aromatisch.
Geschmack: Etwas bitter.

2. AB-DDR: Flores Chamomillae
ÖAB: Flos Chamomillae vulgaris
Ph. Helv. VI: Flos chamomillae

Stammpflanze: *Chamomilla recutita* (L.) RAUSCHERT (Echte Kamille), Asteraceae. Als Synonyme gelten *Matricaria recutita* L. und *Matricaria chamomilla* L. pro parte.

Synonyme: Kleine Kamille, Deutsche Kamille, Feldkamille. Chamomile flowers, wild chamomile (engl.), Fleur de camomille (franz.).

Herkunft: Ursprünglich in Süd- und Osteuropa sowie Vorderasien beheimatet. Heute über ganz Europa, Nordamerika, aber auch in Australien verbreitet. Die Handelsware stammt überwiegend aus Kulturen, vor allem aus Argentinien, Ägypten (nicht immer Arzneibuchqualität, vielfach für Lebensmittelbedarf), Bulgarien, Ungarn, zum kleinen Teil aus Spanien, CSSR und Deutschland.

Inhaltsstoffe: Ätherisches Öl: 0,3–1,5% (Ph. Eur. mind. 0,4%) mit (−)-α-Bisabolol (INN: Levomenol), den Bisabololoxiden A, B und C, Bisabolonoxid, Chamazulen (aus Matricin durch Verseifung, Wasserabspaltung und Decarboxylierung hervorgehend) sowie den cis- und trans-En-in-dicycloethern (Spiroether, Polyacetylene) als Hauptkomponenten. Flavonoide: Identifiziert wurden 11 methoxylierte Flavone und Flavonole [1], Apigenin, Luteolin, Quercitrin, in Stellung 7 glykosidierte Mono- und Diglykoside sowie am Zucker acetylierte Monoglycoside (u.a. Luteolin-7-O-glucosid, Apigenin-7-O-glucosid, Apigenin-7-O-rutinosid und -7-O-neohesperidosid). Sesquiterpenlactone: Matrizin, Matricarin, Desacetylmatricarin. Cumarine: Umbelliferon und Herniarin. Schleime. Weitere Inhaltsstoffe s. bei [1, 2, 3].

Indikationen: Antiphlogistikum, Spasmolytikum, Karminativum und Stomachikum. Die antiphlogistische, spasmolytische, ulkusprotektive, bakterizide und fungizide Wirkung ist in vielen pharmakologischen Modellen, Tierversuchen und in klinischen Tests wiederholt nachgewiesen worden [1, 4–7]. Hauptanwendungsgebiete bei innerlicher Verabreichung sind Magen- und Darmbeschwerden (Gastritis, Enteritis, Colitis, Blähungen, krampfartige Erscheinungen im Ver-

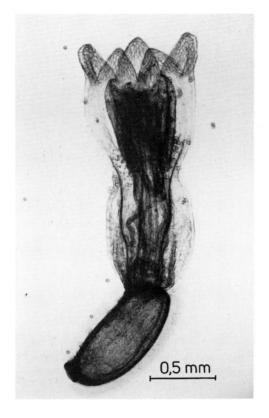

Abb. 161: Einzelne Röhrenblüte von *Chamomilla recutita*

dauungstrakt) sowie Menstruationsbeschwerden. Äußerlich wird Kamille bei Haut- und Schleimhauterkrankungen eingesetzt, so bei Entzündungen und Katarrhen im Nasen-Rachenraum und in den Bronchien (Dampfbad-Inhalationen), im Mund (Spülungen) sowie bei Erythemen der Haut (Umschläge, Bäder, Salbenauflagen).

Die Wirkung resultiert aus dem Zusammenspiel unterschiedlich strukturierter Verbindungen, was den therapeutischen Wert der Kamille ausmacht. Belegt ist die antiphlogistische Wirkung von (−)-α-Bisabolol [8–11], von Chamazulen und Matricin [11] sowie von den Spiroethern [12]. Muskulotrop-spasmolytisch wirken Apigenin und in geringerem Ausmaß auch weitere Flavonoide der Droge [1, 13] sowie α-Bisabolol [13] und die Spiroether [1, 4, 12, 14]. Für α-Bisabolol wurde eine antiseptische und ulcusprotektive Wirkung nachgewiesen [15, 16]. Antibakteriell und fungizid wirken u.a. die Spiroether und α-Bisabolol [4, 12, 17]. Des weiteren ist eine Entgiftung bakterieller Toxine [18, 19] und eine Beeinflussung des Hautstoffwechsels [18] nachgewiesen worden.

Teebereitung: 1–2 g Kamillenblüten werden mit kochendem Wasser übergossen und 10 min lang bedeckt stehengelassen; anschließend durch ein Teesieb geben. (Hinweis: Im Drogenrückstand bleiben bis zu 70% des ätherischen Öles zurück! Die Verwendung von wäßrig-alkoholischen, standardisierten Auszügen ist wohl effektiver!).
1 Teelöffel = etwa 1 g, 1 Eßlöffel = etwa 2,5 g.

Teepräparate: Von der Droge werden Filterbeutel (0,9–1,3 g) von verschiedenen Herstellern angeboten. Man überzeuge sich davon, daß der Inhalt tatsächlich nur aus Blüten besteht; manchmal ist fein zerschnittenes Kamillenkraut verwendet worden (als Lebensmittel zulässig), dessen Gehalt an ätherischem Öl weit unter der Arzneibuchforderung liegt. Daher bei Filterbeuteln auf Arzneibuchqualität achten!
Auch sofort lösliche Teepräparate werden angeboten.

Phytopharmaka: Kamillenextrakte sind allein oder in Kombination Bestandteil von über 90 in der Bundesrepublik registrierten Fertigarzneimitteln [21]. (Jahresverbrauch an Kamille in Deutschland über 2000 t).

Die meisten Präparate findet man in den Gruppen Antiphlogistika, z.B. Kamillosan®, Perkamillon®, Eukamillat®, Kamille Spitzner®, Matmille® u.v.a., Magen-Darm-Mittel, Dermatika und andere.

Prüfung: Makroskopisch und mikroskopisch nach Ph. Eur. III. Zu achten ist auf den hohlen Blütenstandsboden; mikroskopische Merkmale liefern vor allem die Röhrenblüten (Abb. 161) mit dem Steinzellkranz an der Fruchtknotenbasis, den Drüsenschuppen (Abb. 162), den „Strickleiterzellen" (verschleimte Epidermiszellen des Fruchtknotens) und den Pollen (Abb. 163).
Identitätsprüfung nach Ph. Eur. III auch über den Proazulennachweis, die Gehaltsbestimmung des ätherischen Öls sowie Reinheitsprüfung über die DC-Auftrennung eines eingeengten Perkolats mit Methylenchlorid. Die Zuordnung der dort genannten Substanzzonen wird im Kommentar [22] diskutiert. In der Literatur finden sich zur Reinheitsprüfung weitere DC-Methoden [u.a. 23–26].

Verfälschungen: Selten, da die Droge aus Kulturen stammt. Fast immer schon bei der makroskopischen oder mikroskopischen Prüfung zu erkennen (markiger Blütenboden, vierzipfelige Korolle u.a.), siehe auch [22].

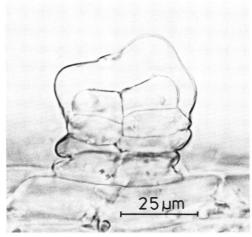
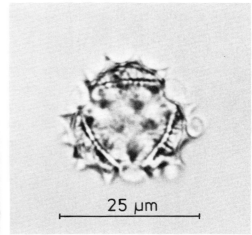

Abb. 162: Asteraceen-Drüsenschuppe
Abb. 163: Pollenkorn mit kurzstacheliger Exine und drei Austrittsstellen

Literatur:
[1] H. Becker und J. Reichling, Dtsch. Apoth. Ztg. **121**, 1285 (1981).
[2] E. Flaskamp, G. Nonnenmacher und O. Isaac, Z. Naturforsch. **36b**, 114 (1981).
[3] O. Motl, M. Repčák, M. Buděšínský und K. Ubik, Arch. Pharm. **316**, 908 (1983).
[4] O. Isaac, Dtsch. Apoth. Ztg. **120**, 567 (1980).
[5] A Detter, Pharm. Ztg. **126**, 1140 (1981).
[6] Th. Nasemann, Z. f. Allgem. Med. **51**, 1105 (1975).
[7] H.B. Forster, H. Niklas und S. Lutz, Planta Med. **40**, 309 (1980).
[8] V. Jakovlev und A. v. Schlichtegroll, Arzneim.-Forsch. **19**, 615 (1969).
[9] O. Isaac, Planta Med. **35**, 118 (1979).
[10] V. Jakovlev, O. Isaac, K. Thiemer und R. Kunde, Planta Med. **35**, 125 (1979).
[11] V. Jakovlev, O. Isaac und E. Flaskamp, Planta Med. **49**, 67 (1983).
[12] J. Breinlich und K. Scharmagel, Arzneim.-Forsch. **18**, 429 (1968).
[13] U. Achterrath-Tuckermann, R. Kunde, E. Flaskamp, O. Isaac und K. Thiemer, Planta Med. **39**, 38 (1980).
[14] J. Breinlich, Dtsch. Apoth. Ztg. **106**, 698 (1966).
[15] O. Isaac und K. Thiemer, Arzneim.-Forsch. **25**, 1352 (1975).
[16] J. Szelenyi, O. Isaac und K. Thiemer, Planta Med. **35**, 218 (1979).
[17] M. Slalontay, G. Verza-Petri, E. Florian und G. Gimpel, Dtsch. Apoth. Ztg. **115**, 913 (1975).
[18] M. Kienholz, Dtsch. Apoth. Ztg. **102**, 1076 (1962).
[19] M. Kienholz, Arzneim. Forsch. **13**, 980 (1963).
[20] K. Thiemer, R. Stadler und O. Isaac, Arzneim.-Forsch. **23**, 756 (1973).
[21] Pharmazeutische Stoffliste. 4. Aufl. Hrsg. Arzneibüro der ABDA, mit Ergänzungslieferungen, Frankfurt/M. 1963–1982.
[22] Kommentar Ph. Eur. III.
[23] O. Isaac, H. Schneider und H. Eggenschwiller, Dtsch. Apoth. Ztg. **108**, 293 (1968).
[24] J. Hölzl und G. Demuth, Dtsch. Apoth. Ztg. **113**, 671 (1973).
[25] J. Hölzl und G. Demuth, Planta Med. **27**, 37 (1975).
[26] J. Reichling und H. Becker, Dtsch. Apoth. Ztg. **117**, 275 (1977).

Wortlaut der für die Standardzulassung vorgesehenen Packungsbeilage:

6.1 **Anwendungsgebiete**
Magen-Darm-Beschwerden; Reizung der Mund- und Rachenschleimhaut sowie der oberen Atemwege.

6.2 **Art der Anwendung und Dosierungsanleitung**
Ein Eßlöffel voll **Kamillenblüten** wird mit heißem Wasser (ca. 150 ml) übergossen und nach 5–10 min durch ein Teesieb filtriert. Zur Bereitung eines Dampfbades werden 1–2 Eßlöffel voll Kamillenblüten mit heißem Wasser übergossen.

Soweit nicht anders verordnet, wird bei Erkrankungen im Magen-Darm-Bereich 3–4mal täglich eine Tasse frisch bereiteter Teeaufguß warm zwischen den Mahlzeiten getrunken. Bei Entzündungen der Schleimhaut im Mund- und Rachenbereich wird mit dem frisch bereiteten Teeaufguß mehrmals täglich gespült oder gegurgelt. Bei Entzündungen der oberen Atemwege werden die Dämpfe des frisch bereiteten Teeaufgusses eingeatmet.

Hinweis:
Der Teeaufguß darf nicht im Bereich des Auges angewendet werden.

Willuhn

Römische Kamille
Anthemidis flos (Ph. Eur. III), Flores Chamomillae Romanae

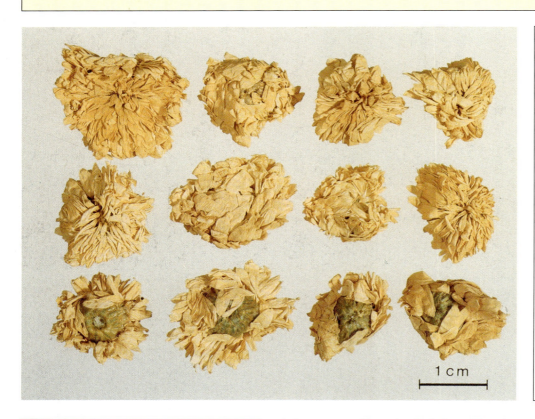

Abb. 164: Römische Kamille

Beschreibung: Weiße bis gelblich-weiße, 2–3 cm große Blütenköpfchen der gefüllten Varietät mit in 2–3 Reihen stehenden, sich dachziegelartig deckenden, hellgrünen, schmallanzettlichen, trockenhäutigen Hüllkelchblättern. Die bis 7 mm langen, weiblichen Zungenblüten besitzen vier annähernd parallel verlaufende Nerven, eine unregelmäßige dreizähnige Spitze und einen kurzen, gelblich-braunen Fruchtknoten (Achäne). In der Mitte des Köpfchens wenige Röhrenblüten, oder auch ganz fehlend. Der Blütenstandsboden ist gefüllt und mit zahlreichen länglichen Spreublättern besetzt.

Geruch: Eigenartig, angenehm.

Geschmack: Bitter, aromatisch.

ÖAB: Flos Chamomillae romanae
Ph. Helv. VI: Flos anthemidis

Stammpflanze: *Chamaemelum nobile* (L.) ALL., Syn. *Anthemis nobilis* L., *Chamomilla nobilis* GOD., *Anthemis odorata* LAM., (Römische Hundskamille), Asteraceae.

Synonyme: Große Kamille, Doppelte Kamille, Dickköpfe. English camomile (engl.). Fleur de camomille romaine (franz.).

Herkunft: Heimisch im südlichen und westlichen Europa sowie Nordafrika (England, Belgien, Frankreich, Deutschland, Italien, Spanien). Zur Drogengewinnung wird eine fast nur Zungenblüten bildende Varietät kultiviert, vor allem in Belgien, Frankreich und England, aber auch in USA und Argentinien. Importe vor allem aus Frankreich, Polen und CSSR.

Inhaltsstoffe: Ätherisches Öl, 0,6–2,4% (Ph. Eur. mind. 0,7%), vorwiegend aus Estern der Angelica-, Methacryl-, Tiglin- und Isobuttersäure und aliphatischen C_4-C_6-Alkoholen bestehend; ca. 0,6% Sesquiterpenlactone (Bitterstoffe) vom Germacranolid-Typ [1]: Nobilin, 3-Epinobilin (3α-OH) u.a.; Flavonoide (u.a. Apigenin-7-O-glucosid, Quercitrin, Luteolin-7-O-glucosid u.a.). Polyacetylene (u.a. Dehydromatricariaester); phenolische Verbindungen wie trans-Kaffeesäure, Ferulasäure und deren Glucoseester, Scopoletin-7-β-glucosid; Triterpene.

Indikationen: Das Anwendungsgebiet entspricht weitgehend dem der Echten Kamille (s. Kamillenblüten), an deren Stelle sie besonders in Großbritanien, Frankreich und Belgien im Gebrauch ist, so insbesondere bei Menstruationsbeschwerden und als Karminativum. Des weiteren als aro-

Abb. 165: Zartwandige Zellen der Spreuschuppe im polarisierten Licht

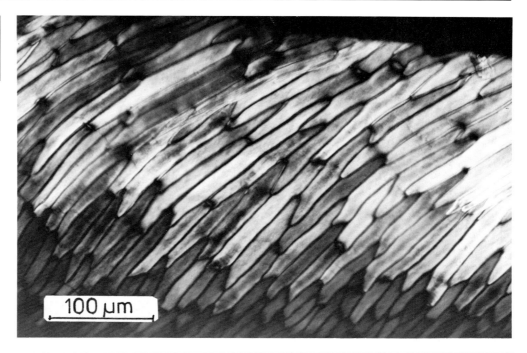

Abb. 166: Gliederhaar des Hüllkelchblattes mit fahnenartiger Endzelle

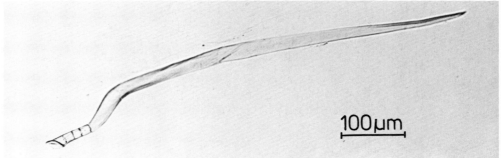

matisches Bittermittel zur Anregung von Appetit und Verdauung. Äußerlich auch zu Mund- und Wundspülungen. Im Vergleich zur Echten Kamille pharmakologisch weniger gut untersucht. Neben dem ätherischen Öl und den Flavonoiden sind wahrscheinlich die Germacranolide der Droge maßgeblich am Wirkungsbild beteiligt, da andere Vertreter dieser Stoffgruppe mit exocyclischer Methylengruppe am γ-Lactonring sich als potente antiphlogistisch und antibakteriell wirkende Verbindungen erwiesen haben [2–4].

Teebereitung: 1,5–2 g der fein zerschnittenen Droge mit kochendem Wasser übergießen und nach 10 min abseihen. Für die äußerliche Anwendung wird ein 3%iges Infus gebraucht.
1 Teelöffel = etwa 0,8 g, 1 Eßlöffel = etwa 1,8 g.

Phytopharmaka: Ziemlich selten in der Gruppe der Magen-Darm-Mittel, z.B. Stovalid® (Tropfen) u.a. In Fertigarzneimitteln wird meist die Echte (Kleine) Kamille verwendet.

Prüfung: Makroskopisch, mikroskopisch und mittels DC nach Ph. Eur. III. Die Spreublätter liefern vor allem im polarisierten Licht ein charakteristisches Bild (Abb. 165); typisch auch die Gliederhaare der Hüllkelchblätter (Abb. 166). Eine Zuordnungshilfe für die in der DC auftretenden Zonen findet man bei [5].

Verfälschungen: Selten; am Fehlen von Spreublättern meist leicht nachweisbar.

Aufbewahrung: Vor Licht und Feuchtigkeit geschützt, nicht in Kunststoffbehältern (ätherisches Öl!)

Wortlaut der für die Standardzulassung vorgesehenen Packungsbeilage:

6.1 **Anwendungsgebiete**
Beschwerden wie Völlegefühl, Blähungen und leichte krampfartige Magen-Darmstörungen; Entzündungen im Mund- und Rachenraum.

6.2 **Dosierungsanleitung und Art der Anwendung**
Ein Eßlöffel (2–3 g) voll **Römische Kamille** wird mit heißem Wasser (ca. 150 ml) übergossen und nach etwa 10 min durch ein Teesieb gegeben.
Soweit nicht anders verordnet, wird 3–4mal täglich eine Tasse frisch bereiteter Teeaufguß warm zwischen den Mahlzeiten getrunken oder zur Spülung im Mund- und Rachenraum angewendet.

6.3 **Hinweise**
Vor Licht und Feuchtigkeit geschützt aufbewahren.

Literatur:
[1] M. Holub und Z. Samek, Collect. Chem. Comm. **42**, 1053 (1977).
[2] I.H. Hall, K.H. Lee, C.O. Starnes, Y. Sumida, R.Y. Wu, T.G. Waddell, J.W. Cochran und K.C. Gerhart, J. Pharm. Sci. **68**, 537 (1979).
[3] I.H. Hall, C.O. Starnes, K.H. Lee und T.G. Waddell, J. Pharm. Sci. **69**, 537 (1980).
[4] K.H. Lee, T. Ibuka, R.Y. Wu und T.A. Geissman, Phytochemistry **16**, 1177 (1977).
[5] P. Pachaly, Dünnschichtchromatographie in der Apotheke, Wiss. Verlagsges., 2. Aufl., Stuttgart 1983.

Willuhn

Kardobenediktenkraut   Cnici benedicti herba, Herba Cardui benedicti

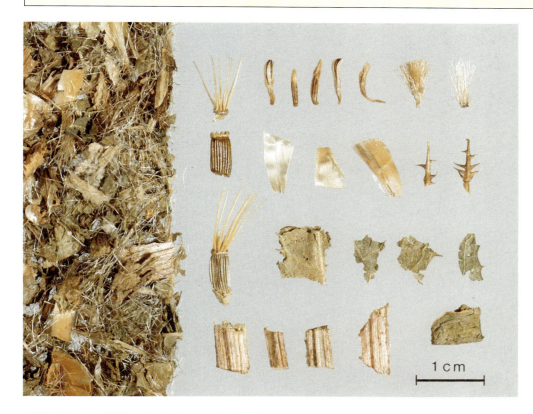

Abb. 167: Kardobenediktenkraut

Beschreibung: Schnittdroge infolge der starken Behaarung, insbesondere der Deckblatteile, aus miteinander verfilzten Stückchen bestehend; zahlreiche lange Haare des Blütenstandsbodens und vereinzelt gelbliche Röhrenblüten; auffällig die gelblich-strohigen, auf der Innenseite weißlich glänzenden Hüllblattstückchen. Die äußeren Hüllblätter sind kurz, einfach gestachelt; die inneren sind länger, mit je einem fiederförmig zusammengesetzten, knieartig gebogenen Stachel versehen. Blätter mit stachelspitzigem Rand; längsfurchige, breite Stengelstücke. Gelegentlich Achänen mit auffälligem, zweireihigem Pappus.

Geschmack: Bitter.

ÖAB: Herba Cardui benedicti
Ph. Helv. VI: Herba cardui benedicti
DAC 1979: Benediktenkraut

Stammpflanze: *Cnicus benedictus* L. (Echtes Benediktenkraut), Asteraceae.

Synonyme: Benediktenkraut, Bitterdistelkraut, Spinnendistelkraut, Distelkraut, Carbenustee, Centaurea benedicta. Blessed thistle (engl.). Herbe de chardon benit (franz.).

Herkunft: Heimisch im Mittelmeerraum. Die Sammeldroge wird aus Ost- und Südosteuropa sowie aus Italien und Spanien eingeführt.

Inhaltsstoffe: Bitterstoffe vom Sesquiterpenlacton-Typus, die wahrscheinlich in glykosidischer Bindung vorliegen [1]; Hauptinhaltsstoff ist das schon 1837 aus der Pflanze isolierte Cnicin, ein Germacranolid [2].
Das zu 0,3% enthaltene ätherische Öl setzt sich u.a. aus Terpenen, z.B. p-Cymen, Fenchon, Citral und Phenylpropankörpern (wie z.B. Zimtaldehyd) und Benzoesäure zusammen [3]. Weitere Inhaltsstoffe wie Triterpene und Flavonoide sind für die Wirkung der Droge wohl ohne Belang.

Cnicin

Indikationen: Als Amarum aromaticum zur Anregung des Appetits und zur Steigerung der Magensaftsekretion, jedoch von etwas schwächerer Wirkung als andere Bitterdrogen.
In der *Volksmedizin* auch als Gallenmittel.

Teebereitung: 1,5–2 g fein zerschnittene Droge mit kochendem Wasser übergießen oder kalt ansetzen und zum Sieden erhitzen; nach 5–10 min abseihen. Als Amarum aromaticum jeweils $\frac{1}{2}$ Stunde von den Mahlzeiten 1 Tasse Tee ungesüßt trinken.
1 Teelöffel = etwa 1 g.

Phytopharmaka: Die Droge ist in einigen Teemischungen enthalten. Drogenauszüge sind Bestandteil von Fertigarzneimitteln in der Gruppe Magen-Darm-Mittel (z.B. Digestivum

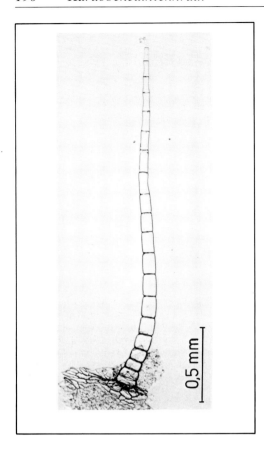

Abb. 168: Vielzelliges Gliederhaar des Laubblattes

Hetterich® u.a.) und Cholagoga (z.B. Asgocholan®, Chelidophyt®, Esberigal®, Gallexier® u.a.).

Prüfung: Makroskopisch und mikroskopisch nach DAC 1979. Neben Drüsenhaaren, Wollhaaren und Hüllkelchstacheln sind besonders die vielzelligen Gliederhaare (Abb. 168) auffällig.
Bitterwert mindestens 800 (DAC 1979; Bestimmung nach DAB 8), auch nach ÖAB mindestens 800.

Verfälschungen: Sehr selten. Blätter anderer Pflanzen von distelartigem Habitus sind meist schon makroskopisch zu erkennen, sicher aber durch mikroskopische Prüfung.

Literatur:
[1] G. Harnischfeger und H. Stolze, notabene medici **11**, 652 (1981).
[2] M. Šucha, V. Benesova, V. Herout und F. Šorm, Chem. Ber. **93**, 2449 (1960).
[3] R. Vanhaelen-Fastre, Planta Med. **24**, 165 (1973).

Frohne

Katzenpfötchenblüten
Stoechados flos, Flores Helichrysi, Flores Stoechados

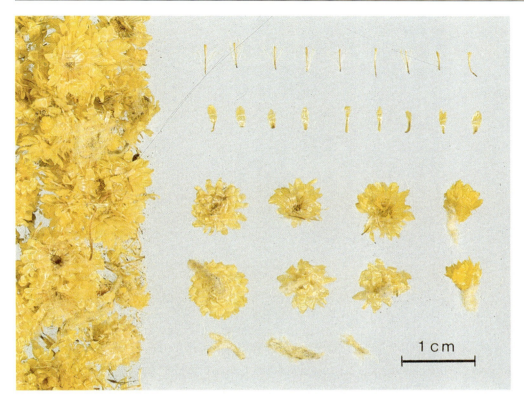

Abb. 169: Katzenpfötchenblüten

Beschreibung: Katzenpfötchenblüten bestehen aus den vor dem Aufblühen gesammelten, gelben Blütenköpfchen, die an wollig behaarten Blütenstandsstielen zu mehreren trugdoldenartig knäuelig zusammenstehen. Charakteristisch sind die strohigen, zitronengelben, glänzenden, sich dachziegelartig deckenden und etwas abstehenden Hüllkelchblätter, die die orangegelben Röhrenblüten (und sehr kleinen Zungenblüten) einschließen. Letztere treten wenig in Erscheinung, da sie nicht aufgeblüht sind. Sie besitzen einen hellgelben Pappus.

Geschmack: Schwach bitter und würzig-aromatisch.

Ph. Helv. VI: Flores helichrysi
Erg. B. 6: Flores Stoechados

Stammpflanze: *Helichrysum arenarium* (L.) MOENCH (Sand-Strohblume), Asteraceae.

Synonyme: Flores Stoechados citrinae, Flores Gnaphalii arenarii, Harnblumen, Ruhrkrautblüten, Sandgoldblumen, Strohblumen, Gelbe Immortellen, Sandimmortellen, Rainblumen, Gelbe Mottenkrautblumen. Yellow chaste weed, Flowers of sandy immortelles (engl.). Fleur de pied de chat (franz.).

Herkunft: Heimisch in Mittel-, Ost- und Südeuropa. Die Droge stammt vermutlich ausschließlich von Wildstandorten. Hauptlieferländer sind die UdSSR, Polen und die Türkei.

Inhaltsstoffe: Flavonoide: Ca. 0,4% Isosalipurposid (Chalcon, die gelbe Farbe der Hüllkelchblätter verursachend), Naringenin, sein 5-O-Diglucosid, die diastereomeren (C_2) Naringenin-5-O-glucoside Helichrysin A und B (B = Salipurposid), Kämpferolglucoside, Apigenin und Apigenin-7-O-glucosid, Luteolin-7-O-glucosid u.a. Ca. 0,05% ätherisches Öl; Phthalide; geringe Mengen Scopoletin; die gelbgefärbten Pyranonderivate Arenol und Homoarenol; Campesterol und β-Sitosterolglucuronsäure; Gerbstoffe; ein als Arenarin bezeichneter Komplex noch nicht identifizierter, antibiotisch wirkender Substanzen; Bitterstoffe. Bei letzteren dürfte es sich um Sesquiterpenlactone handeln (typische Asteraceen-Bitterstoffe), die in der Gattung *Helichrysum* bereits nachgewiesen worden sind (Xanthanolide und Guaianolide).

Indikationen: Katzenpfötchenblüten werden vielfach nur als Schmuckdroge für verschiedene industriell hergestellte Teespezialitäten verwendet. Experimentell wurde an Hunden ein geringer choleretischer und spasmolytischer Effekt (Flavonoide?) nachgewiesen [1]. Die Droge findet deshalb als Adjuvans bei chronischen Cholezystitiden und krampfartigen Gallenblasenbeschwerden Verwendung.
In der *Volksmedizin* wird die Droge auch als Diuretikum verwendet.
Die Blüten führen antibakteriell wirkende Inhaltsstoffe (Arenarin) [2], außerdem sollen sie die Magensaft- und Pankreassekretion fördern. Hierbei dürfte es sich um die Wirkung der

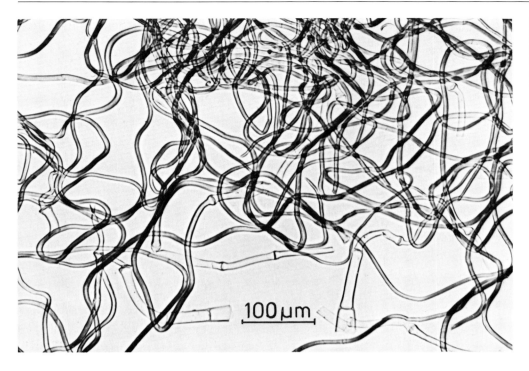

Abb. 170: Lange, peitschenförmige Gliederhaare der Blütenstengel

Bitterstoffe handeln, bei denen es sich mit großer Wahrscheinlichkeit um Sesquiterpenlactone handelt (s. Inhaltsstoffe).

Teebereitung: 1 g fein zerschnittene Droge mit kochendem Wasser übergießen und nach 5–10 min durch ein Teesieb geben.
1 Teelöffel = etwa 0,4 g.

Phytopharmaka: Wie bereits erwähnt, ist die Droge häufig Bestandteil von Teegemischen nur zur Verbesserung des Aussehens (Schmuckdroge). Extrakte der Droge findet man in Präparaten der Gruppe Cholagoga (z.B. Aristochol® [Tropfen]).

Prüfung: Eine sorgfältige makroskopische und mikroskopische Prüfung genügt meist zur Identifizierung und zum Ausschluß von anderen *Helichrysum*-Arten (s. Verfälschungen), die z.T. im Mittelmeergebiet als Droge verwendet werden. Gute Merkmale sind die langen, peitschenförmigen Gliederhaare der Blütenkopfstiele (Abb. 170), die einzelligen, keulenförmigen Haare des Fruchtknotens (Abb. 171) und die Pappushaare (Abb. 172).

Mehr Sicherheit bietet die DC-Prüfung: 1 g gepulverte Droge mit 20 ml Methanol 15 min unter Rückfluß zum Sieden erhitzen, nach dem Abkühlen filtrieren. 40 μl des Filtrates bandförmig (20 mm) auf eine Kieselgel-Schicht auftragen. Mit Ethylacetat-Ameisensäure-Wasser (88+6+6) ohne Kammersättigung 15 cm hoch entwickeln. Nach Abdunsten des

Wortlaut der für die Standardzulassung vorgesehenen Packungsbeilage:

6.1 Anwendungsgebiete
Zur Unterstützung bei der Behandlung von funktionellen Gallenblasenbeschwerden.

6.2 Dosierungsanleitung und Art der Anwendung
Etwa 2 Teelöffel (3–4 g) voll **Ruhrkrautblüten** werden mit siedendem Wasser überbrüht und nach 10 min durch ein Teesieb gegeben.
Soweit nicht anders verordnet, wird mehrmals täglich 1 Tasse frisch bereiteter Teeaufguß warm getrunken.

6.3 Hinweise
Vor Licht und Feuchtigkeit geschützt aufbewahren.

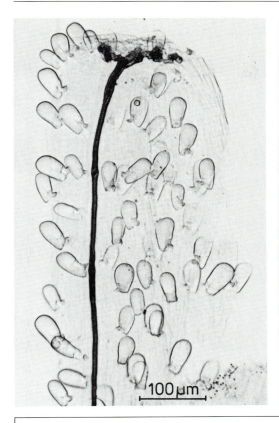
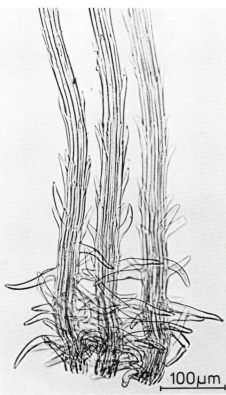

Abb. 171: Fruchtknotenwand mit keulenförmigen Drüsenhaaren
Abb. 172: An der Basis filzig-verwachsene Pappushaare

Fließmittels wird die Schicht mit einer 0,5%igen wäßrigen Echtblausalz B-Lösung besprüht, anschließend mit einer 10%igen Lösung von KOH in Methanol.

Schon vor dem Besprühen ist im Rf-Bereich 0,5–0,6 eine gelbe Zone zu erkennen (fehlt bei Verfälschungen), die sich nach dem Besprühen intensiv rot färbt; im unteren Rf-Bereich etwa 0,2 tritt nach dem Besprühen eine weitere rote Zone auf (Abb. 173, linkes Chromatogramm). Bei Verfälschungen mit anderen *Helichrysum*-Arten (s. Verfälschungen) erhält man ein völlig anderes Bild, vor allem fehlen die beiden genannten roten Zonen (Abb. 173, rechtes Chromatogramm).

Verfälschungen: Solche kommen gelegentlich vor mit den Blütenköpfchen von *Helichrysum stoechas* (L.) MOENCH und *Helichrysum angustifolium* DC. Beide Arten haben Blüten mit gelbbräunlicher Farbe (echte Droge ist leuchtend gelb) und einen mehr oder weniger vollständigen Kreis von Zungenblüten (diese sind bei der echten Droge sehr klein!). Zum Nachweis mittels DC s. Prüfung.

Literatur:
[1] A. Szadowska, Acta Polon. Pharm. **19**, 465 (1962); C.A. **61**, 1136 (1964).
[2] K.G. Bel'tyukowa, Mikrobiol. Zh. (Kiew) **30**, 390 (1968); C.A. **70**, 35049 (1969).

Willuhn

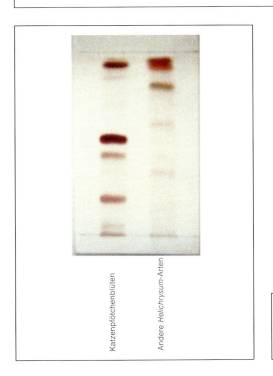

Abb. 173: DC-Prüfung von Katzenpfötchenblüten (links) auf Verfälschung mit anderen *Helichrysum*-Arten (rechts); Einzelheiten s. Text

Klettenwurzel   Bardanae radix, Radix Bardanae

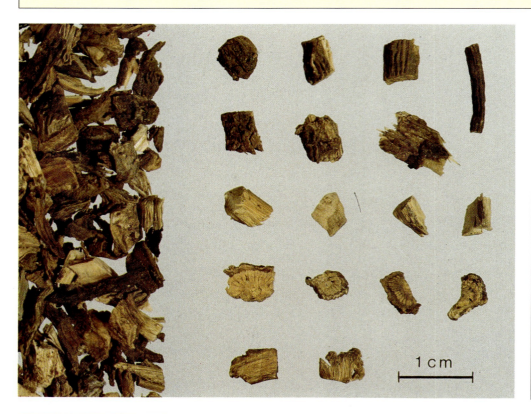

Abb. 174: Klettenwurzel

Beschreibung: Sehr harte, hornartige, kaum faserige Wurzelstücke mit graubrauner bis schwarzbrauner, längsgerunzelter Außenseite (Kork). Die Querschnittsansicht zeigt eine weißliche bis hellbraune Rinde, eine dunkle Kambiumzone, einen radial gestreiften, gelblichbraunen Holzkörper und ein schwammiges, oft lückig zerrissenes Mark (Abb. 175). Bei Stücken älterer Wurzeln reichen die Lücken oft bis zur Rinde. Bei Stücken von jungen Wurzeln ist in der äußeren Rinde ein Ring brauner Exkretbehälter zu erkennen (Lupe).

Geschmack: Die Droge erweicht beim Kauen und schmeckt süßlich-schleimig, später bitter.

Erg. B. 6: Radix Bardanae

Stammpflanzen: *Arctium lappa* L. (= *A. majus* BERNH., Große Klette) sowie *Arctium minus* BERNH. (Kleine Klette) und *Arctium tomentosum* MILL. (Filzklette), Asteraceae.

Synonyme: Rad. Arctii, Rad. Lappae, Rad. Personatae, Klettendistelwurzel, Dollenkrautwurzel, Kleberwurzel, Klissenwurzel, Haarwuchswurz, Roßklettenwurz. Burdock root (engl.). Racine de bardane (franz.).

Herkunft: Heimisch in Europa, Nordasien, Nordamerika. Die Droge stammt aus Kulturen (*A. lappa*) vor allem in Bulgarien, Jugoslawien, Polen und Ungarn.

Inhaltsstoffe: Ca. 27–45% Inulin, Schleime (Kohlenhydrate insges. ca. 69%); ca. 0,06–0,18% ätherisches Öl, ca. 0,4–0,8% fettes Öl. Organische Säuren: Essig-, Propion-, Butter-, Isovalerian-, Tiglin-, höhere Fettsäuren und Aretsäure; aliphatische Aldehyde; aliphatische Kohlenwasserstoffe; 14 Polyacetylene, Hauptkomponente Tridecadien-(1,11)-tetrain-

(3,5,7,9) (0,2 mg%). 1,9–3,65% Polyphenole, u.a. Kaffeesäure, Chlorogensäure, Isochlorogensäure und weitere Kaffeesäurederivate; wahrscheinlich das Lignanolid Arctiin. Bitterstoffe: Nachgewiesen wurde eine antibiotisch wirkende Verbindung mit einer α-Methylen-γ-lacton-Gruppierung [MG 335], bei der es sich um ein Germacranolid handeln könnte (in den Blättern vorkommend). Ferner Sitosterol und Stigmasterol sowie γ-Guanidino-n-buttersäure.

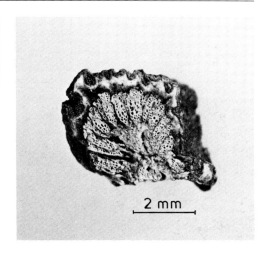

Abb. 175: Runzeliges Wurzelbruchstück mit dunkler Kambiumzone und radial gestreiftem, zerklüftetem Holzkörper

Indikationen: Die Klettenwurzel ist als Teedroge praktisch obsolet, Extrakte finden sich jedoch als Adjuvans noch in verschiedenen Fertigarzneimitteln, insbesondere Homöopathika.
In der *Volksmedizin* wird sie als Diuretikum („Blutreinigungsmittel"), als Abführmittel, bei Gallen- und Blasensteinleiden und bei rheumatischen Beschwerden sowie äußerlich bei Ekzemen und schlecht heilenden Wunden verwendet. Wurzelextrakte wirken antibiotisch. Die Förderung der Leber- und Gallenfunktion wurde in älteren Untersuchungen belegt. Als Wirkstoffe können Lignanderivate vom Podophyllin-Typ und Sesquiterpenlactone vom Germacranolid-Typ diskutiert werden, die in den Blättern nachgewiesen wurden und deren Vorkommen nach den vorliegenden Untersuchungen auch in der Wurzel wahrscheinlich ist. Wurzelextrakte reduzieren den Blutzuckerspiegel von Ratten und erhöhen die Kohlenhydrattoleranz [1] (Guanidinobuttersäure?).
Äußerlich wird das Klettenwurzelöl (Auszug mit Oliven- oder Erdnußöl) gegen trockene Seborrhoe der Kopfhaut verwendet. Für die nachgesagte haarwuchsfördernde Wirkung (Bestandteil in vielen Haarkosmetika) gibt es *keine* Belege. Diese Anwendung dürfte aus der Signaturenlehre resultieren, wonach die Kräfte, die bei der Pflanze die dichte Behaarung verursachen, die gleiche Wirkung auch beim Menschen haben sollen.

Teebereitung: 2,5 g der fein geschnittenen oder grob gepulverten Droge mit kaltem Wasser ansetzen (eventuell mehrere Stunden stehen lassen, dann bis zu 1 Std. kochen und anschließend durch ein Teesieb geben). 1 Teelöffel = etwa 2 g.

Phytopharmaka: Fertigarzneimittel, in der Regel Homöopathika, mit Klettenwurzelauszügen als Adjuvans u.a. in folgenden Gruppen: Cholagoga und Gallenwegstherapeutika, Analgetika/Antirheumatika, Magen-Darm-Mittel, Koronarmittel, Mund- und Rachentherapeutika, Umstimmungsmittel, Lebertherapeutika, Urologika.

Prüfung: Makroskopisch (s. Beschreibung) und mikroskopisch. Die Wurzel führt keine Stärke, d.h. keine Blaufärbung des Querschnitts mit Jodlösung, jedoch kräftige Rotviolettfärbung mit α-Naphthol-Schwefelsäure-Reagenz (Inulin). Keine Oxalate. Bei Fragmenten junger Wurzeln (mit Epi- und Endodermis) in der Rinde braune Exkretbehälter, bei älteren Wurzeln (Kork) in der sek. Rinde gelbe Bastfaserbündel.

Verfälschungen: Verwechslungen mit der äußerlich recht ähnlichen Wurzel von *Atropa belladonna* L. (Tollkirsche) sind möglich. Mikroskopisch zu unterscheiden, da Belladonnawurzel Stärke enthält und Kristallsandzellen. Zum Nachweis kleiner Anteile dient die DC: 1 g gepulverte Droge mit 10 ml Methanol kurz zum Sieden erhitzen und filtrieren. 40 µl des Filtrates strichförmig (1,5 cm) auf eine Kieselgelschicht auftragen, mit Chloroform-Ethanol (98 + 2) bei Kammersättigung 10 cm hoch entwickeln. Nach Abdunsten des Fließmittels wird mit einer 10%igen Lösung von KOH in Methanol besprüht. Unter UV 366 darf im Rf-Bereich von 0,2 keine blaugrün fluoreszierende Zone sichtbar sein. Mit dieser Methode lassen sich noch Beimengungen von 0,5% Radix Belladonnae nachweisen.

Literatur:
[1] O. Lapinina und T.F. Sisoeva, Farmatsevt. Zh. (Kiew) **19**, 52 (1964); C.A. **66**, 140, 1451e (1967).

Willuhn

Koriander   Coriandri fructus, Fructus Coriandri

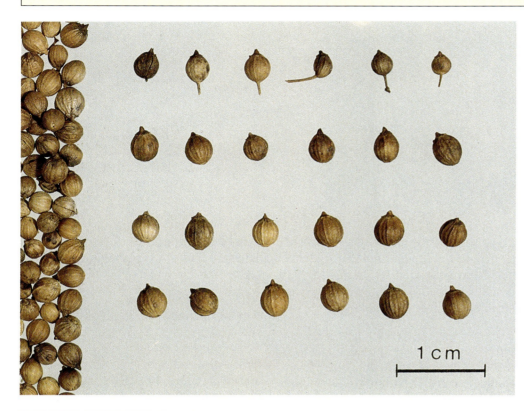

Abb. 176: Korianderfrüchte

Beschreibung: Die Droge besteht aus den reifen ± kugeligen (Durchmesser: var. *vulgare* 3–5 mm, var. *microcarpum* 1,5–3 mm) Früchten (Doppelachäne), die meist nicht in Teilfrüchte zerfallen sind. Die Rippen treten erst beim Trocknen auf: 10 geschlängelte, wenig hervortretende Hauptrippen, 8 gerade, deutlicher hervortretende Nebenrippen.
Geruch: Würzig-aromatisch.
Geschmack: Würzig-aromatisch.

ÖAB: Fructus Coriandri
Erg. B. 6: Fructus Coriandri

Stammpflanze: *Coriandrum sativum* L. (Koriander), Apiaceae [= Umbelliferae] var. *vulgare* (= var. *macrocarpum*) ALEF.; var. *microcarpum* DC.

Synonyme: Gartenkoriander, Wanzenkraut-, Schwindelkraut-Samen oder -Frucht, Stinkdill, Wanzendill, Wandläusekraut, Klanner. Coriander (engl.), Fruit de coriandre (franz.).

Herkunft: Ursprünglich im östlichen Mittelmeergebiet und im Vorderen Orient(?) beheimatet. Vielfach als Gewürzpflanze kultiviert. Importe der Droge kommen aus Marokko, UdSSR, Rumänien, Bulgarien und der Türkei.

Inhaltsstoffe: Bis etwa 1% ätherisches Öl (ÖAB und Erg. B. 6: mind. 0,5%); Hauptkomponenten: 60–70% D-(+)-Linalool, 20% Monoterpenkohlenwasserstoffe (α-Pinen, Limonen, 1,8-Cineol, Kampfer u.a.m.); Geraniol und Geranylacetat [1, 2]. Für den „Wanzengeruch" unreifer Früchte und des Krauts ist trans-Tridecen-(2)-al-(1) verantwortlich [2].

Indikationen: Als Stomachikum, Spasmolytikum und Karminativum des ätherischen Öls wegen, das zusätzlich bakterizid und fungizid wirkt. Bei subazider Gastritis, bei Durchfall und Dyspepsie verschiedener Genese. Zusätze von Koriander zu Präparaten von Radix Rhei, Cortex Frangulae, Cortex Rhamni purshianae und Folia Sennae sollen die bei Anwendung von Anthrachinondrogen auftretenden kolikartigen Schmerzen verhindern.

In der _Volksmedizin_ gegen Würmer und als Bestandteil von Einreibemitteln gegen Rheuma und Gelenkschmerzen.

Vor allem aber als Gewürz (z.B. in Brot, um es im frischen Zustand besser bekömmlich zu machen; in bestimmten Curry-Typen, in Lebkuchen) und als Ingredienz der Likörindustrie (z.B. als Bestandteil des Danziger Goldwassers, des Boonekamp, des Cordial) und mancher „Geiste" (Karmelitergeist, Spiritus aromaticus) [3]. – Rezept für Koriander enthaltendes Pflaumenmusgewürz [nach 3]: Fructus Cardamomi 10 g, Rhiz. Zingiberis 10 g, Cort. Cinnamomi 20 g, Flores Caryophylli 20 g; Fructus Coriandri 40 g. – Das ätherische Öl außerdem als Aromastoff der Tabak- und Parfüm-Industrie.

Teebereitung: 1–3 g Koriander unmittelbar vor Gebrauch zerstoßen oder anquetschen, mit kochendem Wasser übergießen und 10–15 min lang bedeckt stehen lassen, anschließend abseihen.
1 Teelöffel = etwa 2,3 g.

Phytopharmaka: Als Bestandteil von Magen- und Darmmitteln (Karminativa, Laxantia) in Form von alkoholischen Destillaten und Tropfen, oft zusammen mit anderen Ätherisch-Öl-Drogen (u.a. Anis, Kümmel, Fenchel).

Prüfung: Makroskopisch (s. Beschreibung); mikroskopisch: Die gelbbraune Pulverdroge ist besonders gekennzeichnet durch Bruchstücke der 50–75 μm dicken, geschlossenen Sklerenchymplatte des Mesokarps, die aus kurzen, wellig gebogenen, stark verdickten, kräftig getüpfelten, verholzten, in verschiedener Richtung gekreuzten Faserzellen besteht; DC-Prüfung des ätherischen Öls bei [4]. Quantitative Bestimmung des ätherischen Öls nach DAB 8.

Verfälschungen: Kommen in der Praxis nicht vor.

Aufbewahrung: Vor Feuchtigkeit und Licht geschützt in gut verschlossenen Metall- oder Glasgefäßen, nicht in Kunststoffbehältern (ätherisches Öl!).

Wortlaut der für die Standardzulassung vorgesehenen Packungsbeilage:

7.1 Anwendungsgebiete
Zur Unterstützung bei der Behandlung von Oberbauchbeschwerden wie Völlegefühl, Blähungen und leichten krampfartigen Magen-Darm-Störungen.

7.2 Dosierungsanleitung und Art der Anwendung
Zwei Teelöffel voll **Korianderfrüchte** werden gequetscht und mit siedendem Wasser (ca. 150 ml) aufgegossen und nach 10–15 min durch ein Teesieb gegeben.
Soweit nicht anders verordnet, wird mehrmals täglich 1 Tasse frisch bereiteter Teeaufguß warm zwischen den Mahlzeiten getrunken.

7.3 Hinweise
Vor Licht und Feuchtigkeit geschützt aufbewahren.

Literatur:
[1] V. Formáček und K.-H. Kubeczka, Essential Oils Analysis by Capillar Gas Chromatography and Carbon-13 NMR Spectroscopy. John Wiley & Sons, Chichester etc. 1982.
[2] E. Schratz und S.M.J.S. Quadry, Planta Med. **14**, 310 (1966).
[3] Hager, Band **4**, 300 (1973).
[4] H. Wagner, S. Bladt und E.M. Zgainski, Drogenanalyse. Springer Verlag, Berlin-Heidelberg-New York 1983.

Czygan

Kreuzkraut   Senecionis herba, Herba Senecionis

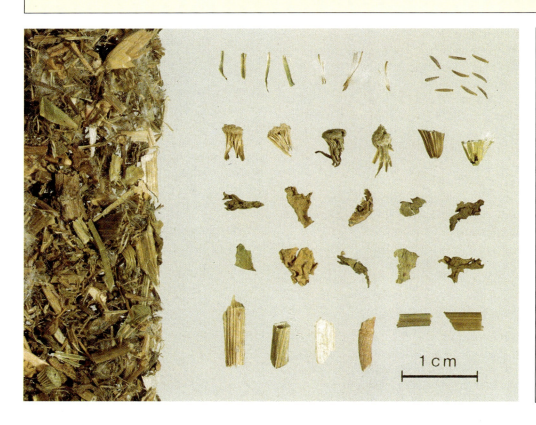

Abb. 177: Kreuzkraut

Beschreibung: Gelbe Blütenköpfchen (Zungen- und Röhrenblüten) mit 10–20 linealischen, kurz zugespitzten, gras- oder olivgrünen Hüllkelchblättern, die an der Spitze häufig braunschwarz gefärbt sind (Abb. 178). Einzelblüten mit ca. 4 mm langen, längsgestreiften, kahlen Fruchtknoten (Achänen) und Pappus. Grüne Blattfragmente, Randstücke fein gesägt bis grob gekerbt und häufig borstig bewimpert, die Fläche kahl oder wenig behaart. Kantige, grüne oder auch rot überlaufene Stengelstücke, kahl oder mehr oder weniger behaart.

Stammpflanze: *Senecio nemorensis* L. subsp. *fuchsii* GMEL. (Hain-Greiskraut), Asteraceae.

Synonyme: Kreuzkraut, Fuchskreuzkraut, Hainkreuzkraut. Unter der Bezeichnung Kreuzkraut wurden auch verschiedene andere in Europa heimische Arten der Gattung *Senecio* (Kreuzkraut) in gleicher Weise verwendet; für alle war im Mittelalter der Sammelbegriff „Herba Consolidae sarracenicae" gebräuchlich. Es sind dies vor allem *Senecio vulgaris* L. (Gemeines Kreuzkraut). Herbe à la chardonette, Feuille de Senecion (franz.). *Senecio jacobaea* L. (Jakobskreuzkraut): Herba Senecionis jacobaeae, Herba Jacobaeae. Herb St. Jacques, Herb dorée (franz.). *Senecio aureus* L. (Goldkreuzkraut), heimisch in Nordamerika, in Europa kultiviert. Golden Senecio, Life root (engl.). Herbe de séneçon (franz.)

Herkunft: Heimisch in kollinen bis alpinen Gebieten Mitteleuropas bis zum Kaukasus. Die Droge stammt aus Kulturen in Deutschland (z.B. Winterberg, Sauerland), z.T. auch aus Wildvorkommen.

Inhaltsstoffe: Pyrrolizidinalkaloide: ca. 0,37% Fuchsisenecionin und 0,007% Senecionin, in anderen Unterarten des weiteren Nemorensin, Retroisosenin und Bulgarsenin; ca. 0,1% ätherisches Öl mit Anhydrooplopanon, α-Bisabolol, β-Caryophyllen und β-Caryophyllenoxid als Hauptkomponenten. Flavonoide: mind. 5 Flavonderivate; 15 Cumarinderivate, davon identifiziert Aesculetin; Chlorogensäure, Cynarin, Fumarsäure, 4 Tannoside (0,14%); Alkane, gesättigte und ungesättigte Alkanole, Fettsäuren; in den Rhizomen Sesquiterpenlactone vom Furanoeremophilan-Typ: Nemosenin A, B, C und D sowie Senemorin.

Indikationen: Fuchskreuzkraut gilt als Hämostyptikum, das in Form eines Flüssigextrakts gelegentlich bei kapillaren und arteriellen Blutungen verschiedener Genese Anwendung findet, insbesondere im Bereich der Gynäkologie bei klimakterischen Blutungen und Hypermenorrhöen. Die Wirkung wurde tierexperimentell bestätigt [1]. Bei hypertrophischen Gingivititiden wurde ein Rückgang der Blutungen nachgewiesen [2, 3]. Das Wirkprinzip ist unbekannt.

In neuerer Zeit wird die Droge als Diabetiker-Tee empfohlen [4] (s. dazu aber: Nebenwirkungen!).

In der *Volksmedizin* werden das Fuchs'sche Kreuzkraut und verschiedene andere Kreuzkraut-Arten bei Menstruationsstörungen (Dysmenorrhöen, Amenorrhöen) sowie gegen Würmer und Koliken verwendet.

Nebenwirkungen: Pyrrolizidinalkaloide mit einer 1,2-Doppelbindung und veresterter Hydroxymethylgruppe sind hepatotoxisch, kanzerogen und mutagen. Sie werden in der Leber metabolisch aktiviert und zu alkylierenden Pyrrolderivaten gegiftet, die mit den Basen der DNA reagieren und eine Verknüpfung der DNA-Stränge (cross-linking) herbeiführen können [5, 6, dort weitere Literatur]. Senecionin besitzt diese Struktur. In langzeittoxikologischen

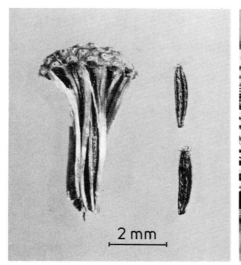
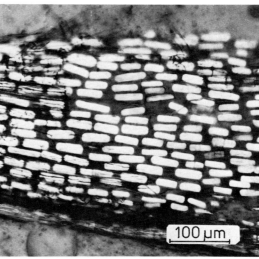

Abb. 178: Verblühtes Körbchen mit lanzettlichen Hüllkelchblättern (links) und dunkel gefleckte Früchte (rechts)

Abb. 179: Fruchtwandzellen mit stark doppelbrechendem Inhalt (Polarisiertes Licht)

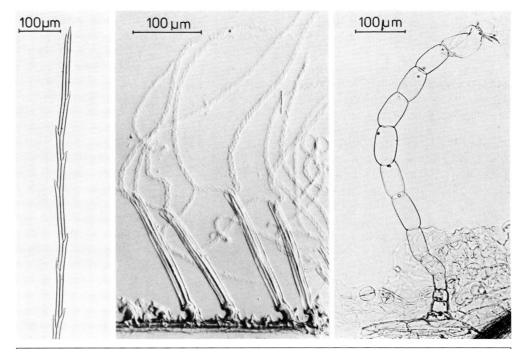

Abb. 180: Zweizellreihiges Pappushaar
Abb. 181: Zwillingshaare der Fruchtwand mit spiralig hervorquellendem Inhalt (Chloralhydrat-Präparat)
Abb. 182: Mehrzelliges Gliederhaar des Laubblattes

Untersuchungen wurden für den Alkaloidextrakt aus dem Fuchs'schen Kreuzkraut hepatotoxische, kanzerogene und mutagene Wirkungen nachgewiesen [5, 6, 7]. Die Droge ist deshalb als potentiell genotoxisches Kanzerogen für den Menschen einzustufen, obwohl der Senecioningehalt gering ist. Da Diabetiker zur Therapieunterstützung in der Regel Tee über längere Zeiträume trinken, kann wegen möglicher Spätfolgen im Sinne einer Nutzen-Risiko-Abschätzung Kreuzkraut-Tee nicht empfohlen werden.

Teebereitung: 1 g fein zerschnittene Droge mit kochendem Wasser übergießen, nach 5–10 min abseihen. Anwendung problematisch, siehe Nebenwirkungen!
1 Teelöffel = etwa 1 g.

Phytopharmaka: Nur wenige Fertigarzneimittel, welche die Droge oder Extrakte enthalten, z.B. Senecion® (Tropfen) als Hämostyptikum und Antidot bei Dicumarol-Überdosierung.

Prüfung: Mikroskopische Merkmale zum Ausschluß anderer *Senecio*-Arten sind noch nicht erarbeitet worden. Eine DC-Analyse von Pyrrolizidinalkaloiden findet man bei [8].
Einige mikroskopische Merkmale für das Kreuzkraut sind in den Abb. 179 bis 182 dargestellt. Der Inhalt der Epidermiszellen des Fruchtknotens zeigt im polarisierten Licht starke Doppelbrechung (Abb. 179); die Pappushaare sind zweizellreihig (Abb. 180); der Inhalt der Zwillingshaare des Fruchtknotens tritt im Chloralhydratpräparat spiralenförmig aus (Abb. 181); die Gliederhaare des Laubblattes bestehen aus dünnwandigen, runden Zellen (Abb. 182).

Verfälschungen: Kommen praktisch kaum vor, wenn man davon absieht, daß innerhalb verschiedener *Senecio*-Arten schwer unterschieden werden kann.

Literatur:
[1] B. Manstein, Ärztl. Forschung **13**, I/32–I/34 (1959).
[2] W. Klatt, Zahnärztl. Rundschau **62**, 20 (1953).
[3] E. Schmidt, Zahnärztl. Praxis **4**, 16 (1953).
[4] H. Funke, Naturheilpraxis 1978, 253.
[5] E. Röder, Dtsch. Apoth. Ztg. **122**, 2081 (1982).
[6] H. Habs, Dtsch. Apoth. Ztg. **122**, 799 (1982).
[7] H. Habs, M. Habs, M. Marquardt, E. Röder, D. Schmähl und H. Wiedenfield, Arzneim. Forsch. **32**, 144 (1982).
[8] A.R. Mattocks, J. Chromatogr. **27**, 505 (1967).

Willuhn

Kümmel DAB 8, Carvi fructus, Fructus Carvi

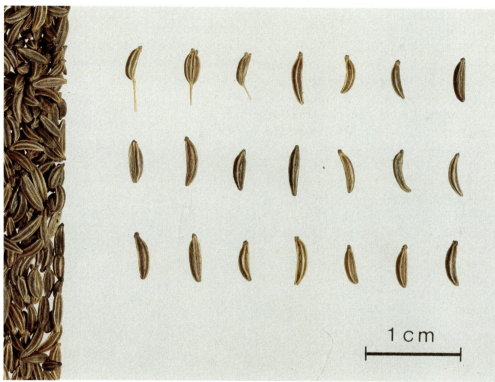

Abb. 183: Kümmelfrüchte

Beschreibung: Die Droge besteht aus den Spaltfrüchten (=Teilfrüchten) der ursprünglichen Doppelachäne. Die sind 3–6 mm lang, etwa 1 mm dick, graubraun, meist etwas sichelförmig gekrümmt, beiderseits zugespitzt und kahl. Auf der wenig gewölbten Rückenseite befinden sich 3, auf der am Rande schwach vorgewölbten Fugenseite 2 gerade, schmale, hervortretende helle Rippen. Am oberen Ende sind häufig noch die Griffel mit ihrem rundlichen Polster erhalten.

Geruch: Aromatisch.

Geschmack: Würzig-aromatisch.

2. AB-DDR: Fructus Carvi
ÖAB: Fructus Carvi
Ph. Helv. VI: Fructus carvi

Stammpflanze: *Carum carvi* L. (Kümmel), Apiaceae [= Umbelliferae].

Herkunft: In Eurasien beheimatet; die Droge stammt aus Kulturen vor allem in Polen, Holland, der DDR und Ägypten. – Meist erfolgt die Ernte vor der Vollreife der Früchte, da hier der Gehalt an ätherischem Öl am höchsten ist.

Synonyme: Gewöhnlicher Kümmel, Wiesenkümmel, Feldkümmel, Echter Kümmel, Brotkümmel, Karbensamen, Kümmich, Mattenkümmel; Semen Cumini pratensis. Caraway (fruit, seed) (engl.). Semences (Fruits) de carvi, Cumin de prés (franz.).

Inhaltsstoffe: 3–7% ätherisches Öl (Mindestgehalt nach DAB 8: 4%) mit der geruchsbestimmenden Hauptkomponente (S)-(+)-Carvon (50–80%). Daneben (R)-(+)-Limonen (bis ca. 50%) und andere Terpene (u.a. Myrcen, Isomere von Dihydrocarveol und Carveol). Außerdem 10–18% fettes Öl, ca. 20% Proteine, ca. 20% Kohlenhydrate und Flavonoide [1, 2].

Indikationen: Als Stomachikum, da das ätherische Öl die Magensaftsekretion anregt und den Appetit fördert. Wegen der guten spasmolytischen Wirkung (ähnlich wie Fenchel, Anis und Koriander) als Karminativum, z.B. bei Meteorismus und Flatulenz; auch als Cholagogum.

In der *Volksmedizin* außerdem als Galaktagogum. Das ätherische Öl wird in Mundwässern zum Gurgeln und zu hautreizenden Einreibungen (Erzeugung von Hyperämien) genutzt. – Die Hauptmenge des Kümmels wird als Gewürz und Geschmackskorrigens, aber auch um die Verträglichkeit blähungstreibender Speisen (z.B. Kohl, frisches Brot) zu verbessern, und zur Likör- und Branntweinherstellung („Kümmel") genutzt [2, 3].

> *Wortlaut der für die Standardzulassung vorgesehenen Packungsbeilage:*
>
> ### 6.1 Anwendungsgebiete
> Beschwerden wie Völlegefühl, Blähungen und leichte krampfartige Magen-Darm-Störungen; nervöse Herz-Magen-Beschwerden (Roemheld-Syndrom).
>
> ### 6.2 Dosierungsanleitung und Art der Anwendung
> 1–2 Teelöffel voll **Kümmel** werden gequetscht und mit siedendem Wasser (ca. 150 ml) aufgegossen und nach 10–15 min durch ein Teesieb gegeben.
> Soweit nicht anders verordnet, wird 2–4mal täglich eine Tasse frisch bereiteter Teeaufguß warm zwischen den Mahlzeiten getrunken.
>
> ### 6.3 Hinweise
> Vor Licht und Feuchtigkeit geschützt aufbewahren.

Teebereitung: 1–5 g Kümmel werden unmittelbar vor Gebrauch gequetscht oder zerstoßen und mit kochendem Wasser übergossen. Nach 10–15 min (bedeckt stehen lassen!) gibt man durch ein Teesieb.
1 Teelöffel = etwa 3,5 g.

Phytopharmaka: Als Bestandteil von Magen- und Darmmitteln (Karminativa, Laxantia) in Form von alkoholischen Destillaten und Tropfen, oft zusammen mit anderen Ätherisch-Öl-Drogen (u.a. Anis, Koriander, Fenchel).

Prüfung: Makroskopisch (s. Beschreibung); mikroskopisch nach [2]; quantitative Bestimmung des ätherischen Öls nach [2]. DC-Prüfung nach [2], besser nach [4], da hier beide Hauptkomponenten (Carvon und Limonen) erfaßt werden.

Verfälschungen: Kommen praktisch nicht vor.

Aufbewahrung: Vor Feuchtigkeit und Licht geschützt in gut schließenden Metall- oder Glasgefäßen, nicht in Kunststoffbehältern (ätherisches Öl!).

Literatur:
[1] V. Formáček und K.-H. Kubeczka, Essential Oils Analysis by Capillary Gas Chromatography and Carbon-13 NMR Spectroscopy. John Wiley & Sons. Chichester etc. 1982.
[2] Kommentar DAB 8.
[3] Hager, **3**, 727 (1972).
[4] P. Pachaly, Dünnschichtchromatographie in der Apotheke. Wissenschaftl. Verlagsges. m.b.H., 2. Aufl., Stuttgart 1983.

Czygan

Kürbissamen

Cucurbitae semen, Semen Cucurbitae

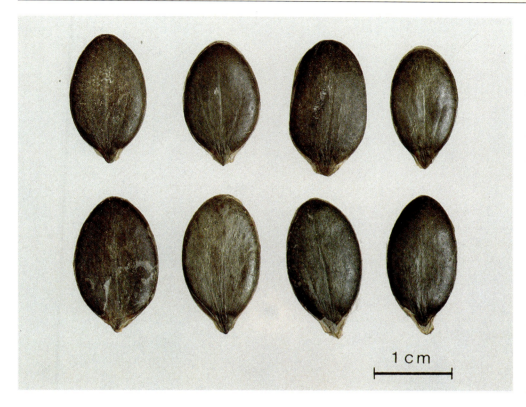

Abb. 184: Kürbissamen

Beschreibung: Grünliche bis erdfarbene, eiförmige, abgeflachte Samen, etwa 7–15 mm lang (bei *Cucurbita maxima* bis 24 mm), in der Regel doppelt so lang wie breit, am verjüngten, zugespitzten Ende die Mikropyle erkennbar. Die Droge stammt heute vorwiegend von samenschalenlosen Kulturvarietäten. Sofern noch Samenschalen vorhanden sind, ist die Oberfläche der Samen unregelmäßig gerauht (Lupe!). Der Rand der Samen ist mehr oder weniger deutlich wulstig.

Geschmack: Ölig-süßlich.

Erg. B. 6: Semen Cucurbitae

Stammpflanzen: Heute vor allem *Cucurbita pepo* L. convar. *citrullina* I. GREB. var. *styriaca* I. GREB. (Weichschaliger steirischer Ölkürbis), Cucurbitaceae [1].
Daneben kommen noch bedingt in Betracht: *Cucurbita maxima* DUCH. (Riesenkürbis, Melonenkürbis), *Cucurbita moschata* DUCH. ex POIR. (Bisamkürbis, Moschuskürbis), *Cucurbita mixta* PANG. und *Cucurbita ficifolia* BOUCHE.

Synonyme: Kürbschsamen, Babenkern, Jonaskerne, Herkulessamen, Peponensamen, Plumperskern, Plutzersamen, Kürwessam, Semen Peponis. Pimpkin seed (engl.). Graine de pépon, Graine de courge, Pépins de citrouille (franz.).

Herkunft: In Amerika heimisch, heute aber weltweit kultiviert. Importe aus UdSSR, Türkei, Jugoslawien, China, Österreich, Ungarn und Mexiko.

Inhaltsstoffe: 35–40% fettes Öl; Eiweiß; etwa 1% Saccharose; etwa 1% Phytosterole (β-Sitosterol, 24-Ethyl-5a-cholesta-7,22-dien-3β-ol, 24-Ethyl-5a-cholesta-7,22,25-trien-3β-ol, 24-Ethyl-5a-cholesta-7,25-dien-3β-ol); a-Tocopherol (=Vitamin E); Spurenelemente, vor allem Selen, Mangan, Zink, Kupfer. Cucurbitacine kommen nach neuesten Untersuchungen [2] nicht oder höchstens in Spuren vor. Cucurbitacinhaltige Samen (bestimmter Sorten) schmecken intensiv bitter. Art und Menge der Inhaltsstoffe sind ziemlich stark sortenabhängig [1].

Indikationen: Heute hauptsächlich zur Behandlung dysurischer Beschwerden, die im Zusammenhang mit dem benignen Prostata-Adenom stehen, besonders Miktionsstörungen. Die Anwendung ist zwar noch weitgehend empirisch begründet, es liegen aber zuverlässige ärztliche, klinische Berichte vor [3, 4, 5]. Nach [1] sollten nur die Samen des steirischen Ölkürbis verwendet werden, da nur über diesen ausreichende klinische Erfahrungen vorliegen. Diskutiert wird derzeit als Wirkungsmechanismus die Schutzwirkung, die a-Tocopherol und Selen auf Lipide, Vitamine, Hormone und Enzyme vor de-

Kürbissamen

> *Wortlaut der für die Standardzulassung vorgesehenen Packungsbeilage:*
>
> **6.1 Anwendungsgebiete**
> Zur unterstützenden Therapie von Funktionsstörungen im Bereich der Blase infolge von Beschwerden beim Wasserlassen.
>
> **6.2 Dosierungsanleitung und Art der Anwendung**
> Die Samen werden leicht zerquetscht. Bei Samen mit harter Schale wird diese vorher entfernt.
> Soweit nicht anders verordnet, werden morgens und abends 1–2 gehäufte Eßlöffel (15–30 g) voll **Kürbissamen**, am besten mit etwas Flüssigkeit verrührt, eingenommen.
>
> **6.3 Dauer der Anwendung**
> Um eine Wirkung zu erzielen, ist erfahrungsgemäß eine Anwendung über Wochen oder Monate erforderlich.
>
> **6.4 Hinweise**
> Vor Licht und Feuchtigkeit geschützt aufbewahren.

ren oxidativen Abbau ausüben [1]. In Betracht gezogen wurde auch der Einfluß, den Cucurbitacine auf die Bindung des 5α-Dihydrotestosterons an das SHBG (Sexual Hormon Binding Globulin) ausüben (Prostatabeschwerden werden als eine Störung dieses Vorgangs gedeutet), doch ist dieser Befund [6, 7] wegen des Fehlens von Cucurbitacinen in Kürbissamen für diese Droge ohne Bedeutung [2].

Der Gebrauch als Wurmmittel, besonders gegen Band- und Spulwürmer, früher in der *Volksmedizin* üblich, ist heute stark zurückgegangen.

Teebereitung: Entfällt. Zur Einnahme werden 10–20 g Samen (1–2 Eßlöffel) gut zerkaut.
1 Teelöffel = etwa 5 g, 1 Eßlöffel = etwa 10 g.

Phytopharmaka: Einige Fertigarzneimittel in der Gruppe Urologika, Prostatamittel, z.B. Prosta Fink®, Kürbis-Granufink Granulat, Prostatin Kanoldt®, Prostamed®, Salus Kürbis-Tonikum Compositum, Uvirgan® u.a. Auch das fette Öl der Kürbissamen ist in solchen Präparaten enthalten, z.B. Cysto-Fink® u.a.

Prüfung: Makroskopisch (s. Beschreibung) und mikroskopisch. Die Samenschale ist bei den meisten Kulturformen stark reduziert; Keimblattgewebe aus dünnwandigem Parenchym mit fettem Öl und Aleuron.

Verfälschungen: Durch nicht genügend reife Samen oder durch insektenbefallene Droge, beides bereits makroskopisch feststellbar.

Literatur:
[1] H. Schilcher, Z. angew. Phytother. **2**, 14 (1981).
[2] H. Schilcher, persönliche Mitteilung (15.5.1984).
[3] H. Lützelberger, Ärztl. Praxis **76**, 3278 (1974).
[4] H. Haefele, Ärztl. Praxis **79**, 3321 (1977).
[5] R. Nitsch-Fitz, H. Egger, H. Wutzl und H. Maruna, Erfahrungsheilkunde **28**, 1009 (1979).
[6] K. Schmidt, V. Hagmaier, K. Schmitt-Landherr, M. Gaissmaier und H. Moeller, Helv. Chir. Acta **47**, 439 (1980).
[7] K. Schmidt, V. Hagmaier und A. Seebauer, Klin. Exp. Urol. **4**, 152 (1982).

Wichtl

Kurkumawurzel   Curcumae longae rhizoma, Rhizoma Curcumae longae

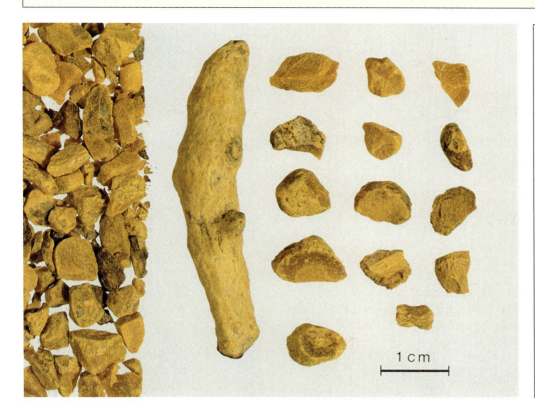

Abb. 185: Kurkumawurzel

Beschreibung: Walzenförmige oder fingerförmige, bis 15 mm dicke Nebenrhizome („Curcuma longa"), mit Narben von Seitenzweigen, oder knollig-eiförmige, bis 4 cm lange Hauptrhizome („Curcuma rotunda") mit quergeringelten Blattnarben. Alle Drogenstücke durch das nach der Ernte geübte Abbrühen außen gelbbraun, gelb oder graubraun, fleckig. Bruch feinkörnig, glatt, etwas glänzend, gleichmäßig orangegelb, außen eine schmale, dunklere Rindenzone.
Geruch: Schwach aromatisch-würzig.
Geschmack: Brennend scharf, bitter.

DAC 1979: Curcumawurzelstock

Stammpflanze: *Curcuma domestica* VAL. (syn. *Curcuma longa* L.), Zingiberaceae.

Synonyme: Gelbwurzel, Gelbwurzwurzelstock, Gelbsuchtwurzel. Turmeric root (engl.). Rhizome de curcuma (franz.).

Herkunft: Kultiviert im tropischen Asien und Afrika. Drogenimporte aus China, Indien und Indonesien.

Inhaltsstoffe: 3–5% gelbe, nicht wasserdampfflüchtige Farbstoffe (Curcuminoide), nach DAC 1979 mind. 3%, bestehend aus Curcumin (Diferuloylmethan), Monodesmethoxycurcumin und Bisdesmethoxycurcumin [1, 2]. 2–7% ätherisches Öl (nach DAC 1979 mind. 3%), vorwiegend aus Sesquiterpenen bestehend, Turmeron, ar-Turmeron, Zingiberen u.a.; das früher beschriebene p-Tolylmethylcarbinol [3] ist wohl ein bei der Destillation des ätherischen Öles entstandenes Artefakt [4]. Die reichlich vorkommende Stärke ist weitgehend verkleistert.

Indikationen: Kurkumawurzel findet in erster Linie als Gewürz Verwendung, es ist wesentlicher Bestandteil des Curry-Pulvers. Daneben spielt die Droge auch als Cholagogum eine Rolle [1, 2, 5–8]. Da dem Bisdesmethoxycurcumin eine choleresehemmende Wirkung zugeschrieben wird [2], dürfte die galletreibende Wirkung insgesamt geringer sein als bei der Javanischen Gelbwurz. Curcumine besitzen eine beachtliche antiphlogistische Wirkung sowie antibakterielle Effekte, sie sollen allerdings auch eine Induktion von Magengeschwüren bewirken können [9].
Die Droge kann auch als Stomachikum und Karminativum Verwendung finden.

Teebereitung: Kaum gebräuchlich, empfehlenswerter ist die Einnahme standardisierter Präparate (geringe Wasserlöslichkeit des ätherischen Öles und der Curcumine!), s. auch Javanische Gelbwurz. Einnahme als Drogenpulver: 0,5–1 g, mehrmals täglich.

Phytopharmaka: Etwa 70 Fertigarzneimittel in der Gruppe Cholagoga/Gallenwegstherapeutika, z.B. Bilgast®, Cholagogum Nattermann®, Cholhepan®, Esberigal® forte, als Monopräparat Choloplant® u.v.a.

Prüfung: Makroskopisch und mikroskopisch nach DAC 1979; bei der DC treten drei Curcuminoid-Zonen auf (Unterschied zu Javanischer Gelbwurz, s. dort). Charakteristisch das Vorkommen von vorwiegend verkleisterter Stärke.

Verfälschungen: Sehr selten. Verwechslungen mit Javanischer Gelbwurz, sofern sie überhaupt vorkommen, lassen sich im DC des ätherischen Öles (Xanthorrhizol in Javan. Gelbwurz typisch) erkennen.

Aufbewahrung: Vor Licht geschützt, dicht verschlossen, nicht in Kunststoffbehältern (ätherisches Öl!).

Vgl. auch → Javanische Gelbwurz, Rhizoma Curcumae xanthorrhizae

Literatur
[1] K. Jentzsch, Th. Gonda und H. Höller, Pharm. Acta Helv. **34**, 181 (1959).
[2] K. Jentzsch, P. Spiegl und R. Kamitz, Sci. Pharm. **36**, 251 (1968).
[3] H. Dieterle und Ph. Kaiser, Arch. Pharm. **271**, 337 (1933).
[4] Th.M. Malingré, Pharm. Weekbl. **110**, 601 (1975).
[5] J.C. Baumann, Med. Monatsschr. **29**, 173 (1975).
[6] G. Harnischfeger und H. Stolze, notabene medici **12**, 562 (1982).
[7] H. Kalk und K. Nissen, Dtsch. Med. Wochenschr. **57**, 1613 (1931) und **58**, 1718 (1932).
[8] R.C. Srimal und B.N. Dhawan, J. Pharm. Pharmacol. **25**, 447 (1973).
[9] B. Gupta, V.K. Kulshrestha, R.K. Srivastava und D.N. Prasad, Ind. J. Med. Res. **71**, 806 (1980).

Frohne

Lavendelblüten   Lavandulae flos, Flores Lavandulae

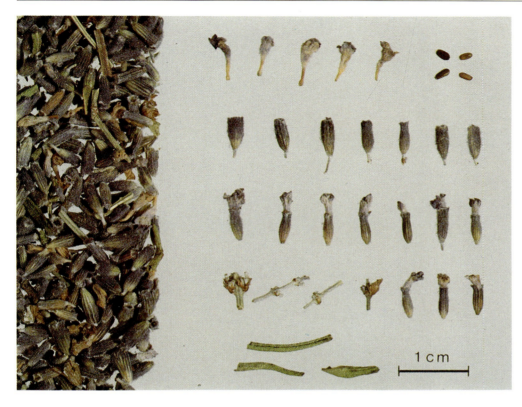

Abb. 186: Lavendelblüten

Zur Drogengewinnung werden die in Scheinquirlen angeordneten Blüten kurz vor dem Aufblühen abgestreift und getrocknet.

Beschreibung: Da die Blumenkronblätter beim Trocknen leicht abfallen, überwiegen in der Droge die röhrenförmig-ovalen, rippigen, blaugrauen Kelche, die 5 Zähne besitzen; davon sind 4 kurz, der fünfte Zahn bildet ein ovales oder herzförmiges, hervortretendes Lippchen. Die in der Droge stark geschrumpften Kronblätter sind zu einer Röhre verwachsen, mit einer Unterlippe aus drei kleinen Lappen und einer Oberlippe aus zwei größeren aufgerichteten Lappen; ihre Farbe variiert von tiefblaugrau bis mißfarben braun. Innerhalb der Blumenkrone 4 Staubblätter und der oberständige Fruchtknoten.

Geruch: Intensiv, angenehm aromatisch-duftend.

Geschmack: Bitter.

DAC 1979: Lavendelblüten

Stammpflanze: *Lavandula angustifolia* MILL. (Lavendel), Lamiaceae.

Synonyme: Flores Spicae. Lavender flowers (engl.). Fleurs de lavande (franz.).

Herkunft: Im Mittelmeergebiet heimisch, dort auch in größerem Umfang kultiviert. Einfuhren der Droge kommen aus Frankreich, Jugoslawien, Bulgarien und Spanien.

Inhaltsstoffe: 1–3% ätherisches Öl (DAC 1979 mind. 1,5%), das vorwiegend Monoterpene enthält (Lavendelöl DAB 8), wichtigster Bestandteil ist Linalylacetat (30–50%), daneben kommen Linalool (15–35%), β-Ocimen, Cineol und Campher vor; Gerbstoffe (5–10%), vermutlich Rosmarinsäurederivate; Cumarinderivate; Flavonoide; Phytosterole.

Indikationen: Die Droge wird als mild wirkendes Sedativum bei Unruhe, nervöser Erschöpfung, Schlafstörungen verwendet und häufig als Bestandteil von Beruhigungsteegemischen eingesetzt. Auch als Cholagogum spielt die Droge eine Rolle, ohne daß man bisher für diese Wirkung, ebenso wie für die sedative, bestimmte Inhaltsstoffe als wirksame Bestandteile definieren kann.
In der *Volksmedizin* wird die Droge auch als Spasmolytikum, Karminativum, Stomachikum und Diuretikum gebraucht. Viel geübt wird immer noch die Bereitung von Lavendelbädern zur Wundbehandlung und als mildes Hautreizmittel sowie die Herstellung von Kräuterkissen als Einschlafmittel.

Teebereitung: 1,5 g Lavendelblüten werden mit kochendem Wasser übergossen und 5–10 min lang bedeckt stehengelassen; anschließend abseihen.
1 Teelöffel = etwa 0,8 g.

Phytopharmaka: Droge und Extrakt sind Bestandteil einiger Fertigarzneimittel der Gruppe Sedativa, z.B. Sedatruw®, Beruhigungstee Nervoflux®, Kneipp® Nerven-Tee, Salus® Nerven-Schlaf-Tee u.a., Cholagoga z.B. Chol-Truw® u.a. und Tonika.

Prüfung: Makroskopisch und mikroskopisch nach DAC 1979. Mehrere

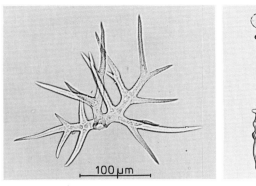 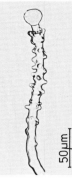 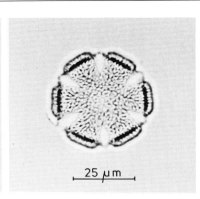

Abb. 187: Verzweigtes Gliederhaar („Etagenhaar", „Geweihhaar")
Abb. 188: Knotenhaar mit Drüsenköpfchen
Abb. 189: Hexacolpates Pollenkorn

mikroskopische Merkmale sind für Lavendelblüten charakteristisch: die „Geweihhaare" der Kelch- und Korollblätter, d.s. verzweigte, mehrzellige Haare mit warziger Kutikula (Abb. 187), die auf der Innenseite der Kronblätter befindlichen, langen, knorrigen Drüsenhaare mit abgerundeter Endzelle (Abb. 188); die eigenartigen Pollenkörner mit sechs Austrittsspalten und sechs Bändern auf der Exine (Abb. 189) sind für Lamiaceen typisch.

Verfälschungen: Solche kommen vor mit Blüten nahe verwandter Arten, bes. *Lavandula hybrida,* einem Bastard aus *L. angustifolia* MILL. und *L. latifolia* MED., der zur Lavandinölgewinnung verwendet wird. Eine Erkennung solcher Verfälschungen ist praktisch nur durch genaue Analyse des ätherischen Öles möglich, wobei ein höherer Cineol- und ein niedrigerer Linalylacetatgehalt gefunden wird [1]; Untersuchung mittels DC nach DAB 8, wie bei Lavendelöl angegeben.

Aufbewahrung: Vor Licht geschützt, dicht verschlossen, nicht in Kunststoffbehältern (ätherisches Öl!).

Literatur:
[1] Kommentar DAB 8 (Lavendelöl).

Wortlaut der für die Standardzulassung vorgesehenen Packungsbeilage:

7.1 Anwendungsgebiete
Innerlich: Bei Befindensstörungen wie Unruhezuständen, Einschlafstörungen, Appetitlosigkeit sowie bei funktionellen Oberbauchbeschwerden (nervöser Reizmagen, Roemheld-Syndrom, Meteorismus, nervöse Darmbeschwerden).

7.2 Dosierungsanleitung und Art der Anwendung
Innerlich: 1–2 Teelöffel voll **Lavendelblüten** werden mit heißem Wasser (ca. 150 ml) übergossen und nach etwa 10 min durch ein Teesieb gegeben.
Soweit nicht anders verordnet, wird mehrmals täglich, besonders abends vor dem Schlafengehen, eine Tasse frisch bereiteter Tee getrunken.

7.3 Hinweise
Vor Licht und Feuchtigkeit geschützt aufbewahren.

Wichtl

Leinsamen   DAB 8: Lini semen, Semen Lini

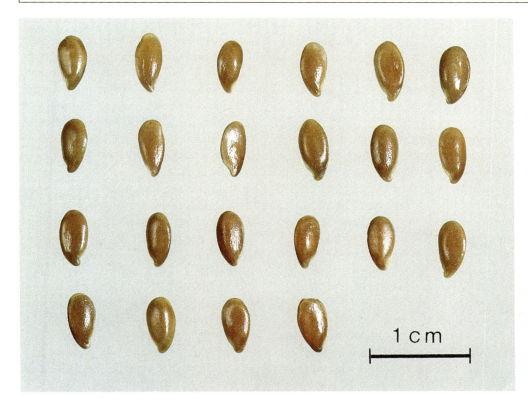

Abb. 190: Leinsamen

Beschreibung: Länglich eiförmige, meist lackartig glänzende, braune bis rötlichbraune, flachgedrückte, 4–6 mm lange, 2–3 mm breite und 0,75–1,5 mm dicke Samen, die an einem Ende breit abgerundet, am anderen Ende konisch zugespitzt und hier meist zu einem seitlich gebogenen, kleinen Schnabel ausgezogen sind. An dieser unsymmetrischen Spitze sind mit der Lupe in der seitlichen Einbuchtung (konkaven Seite) die Mikropyle und als hellgefärbtes Grübchen der Nabel zu erkennen, von dem ausgehend als heller Streifen die Raphe an der Kante entlang zum anderen Samenende hin verläuft. Die glatte Oberfläche erscheint bei Lupenbetrachtung unregelmäßig feingrubig. Beim Einlegen in Wasser bildet sich eine dicke Schleimhülle.

Geschmack: Mild ölig, beim Kauen schleimig.

2. AB-DDR: Semen Lini
ÖAB: Semen Lini
Ph. Helv. VI: Semen lini

Stammpflanze: *Linum usitatissimum* L. (Lein, Flachs), Linaceae.

Synonyme: Flachssamen, Flachslinsen, Haarlinsen, Leinwanzen, Hornsamen. Linseed, flaxseed (engl.). Grain de lin (franz.).

Herkunft: Als eine der ältesten Kulturpflanzen in vielen Varietäten und Formen zur Faser- und Ölgewinnung sowie zur Gewinnung der arzneilich verwendeten Samen weltweit angebaut. Die wichtigsten Lieferländer sind Marokko, Argentinien und die Türkei.

Inhaltsstoffe: Ca. 3–6% Schleime, in der Epidermis der Samenschale lokalisiert, zerlegbar in eine neutrale und zwei saure Komponenten, nach Hydrolyse Galactose (8–12%), Arabinose (9–12%), Rhamnose (13–29%), Xylose (25–27%) sowie Galacturon- und Mannuronsäure (ca. 30%) liefernd (nach anderen Angaben auch Glucuronsäure und Fucose); ca. 30–45% fettes Öl, vorwiegend aus den Triglyceriden der Linolen-, Linol- und Ölsäure bestehend; ca. 25% Proteine; ca. 0,7% Phosphatide; Sterole und Triterpene: Cholesterol, Campesterol, Stigmasterol, Sitosterol, Δ^5-Avenasterol, Cycloartenol u.a.; die cyanogenen Glykoside Linamarin und Lotaustralin (0,1–1,5%).

Indikationen: Leinsamen sind ganz oder geschrotet ein mild wirkendes Quellstoff-Abführmittel. Die Wirksamkeit basiert auf dem in der Epi-

$$\begin{array}{c} CH_3 \\ | \\ C - O-\beta-\text{Glucose} \\ | \\ CH_2 \cdot R \end{array} \xrightarrow[H_2O]{\text{Linase}} HCN + \text{Glucose} + \begin{array}{c} CH_3 \\ | \\ C=O \\ | \\ CH_2 \cdot R \end{array}$$

Linamarin : R = H
Lotaustralin : R = CH₃

Aceton : R = H
Methylethylketon : R = CH₃

dermis, d.h. an der Oberfläche lokalisierten Schleim, unterstützt vom Rohfasergehalt (Zellulose) der Samenschale. Es kommt zur Anregung der Darmperistaltik, vor allem des Dickdarms, durch Erhöhung des Füllungsvolumens. Der Transport des Darminhalts wird durch den Schleim als Gleitschicht und durch die konsistenzverbessernde Wirkung erleichtert. *Bei Bestehen von Übergewicht* sollten wegen des beträchtlichen Energiegehaltes (100 g Leinsamen haben einen Nährwert von ca. 1960 J oder 470 Kcal) *stets die ganzen Samen* verwendet werden, die bis auf die Schleimquellung in der Samenschale den Darm intakt verlassen. Das zusätzlich als Gleitmittel wirkende fette Öl kommt hierbei allerdings nicht zum Tragen.

In der <u>Volksmedizin</u> werden die Samen auch als Mucilaginosum bei Katarrhen und akuter oder chronischer Gastritis benutzt, wozu auch relativ dünne Schleimabkochungen (1 Eßlöffel Samen pro Tasse oder auch ca. 30–50 g Samen in 1 Liter) zur Anwendung kommen. Äußerlich wird gepulverter Samen (Leinsamenmehl) oder der bei der Ölpressung anfallende Preßrückstand (Placenta Seminis Lini, auch als Viehfutter dienend) als Emolliens in Kataplasmen bei Furunkeln, Geschwüren und anderen Hautleiden verwendet.

Die *innerliche Verwendung* von Leinsamen soll *mit einer reichlichen Flüssigkeitszufuhr* verbunden sein, da andernfalls Blähungen auftreten können. Bei bestehenden Darmverschlüssen ist die Droge kontraindiziert!

Nebenwirkungen: Die vor allem in der Laienpresse behaupteten toxischen Wirkungen infolge Abspaltung von Blausäure aus den cyanogenen Glykosiden sind selbst bei Langzeitverwendung nicht zu befürchten und noch nie beobachtet worden [1, 2, 3]. Theoretisch können unter optimalen Bedingungen (u.a. mehlfein zerkleinerter Samen, pH-Werte zwischen 4 und 6, Spaltungszeit 4 Std.) aus 100 g Leinsamen mit Hilfe des Enzyms Linase (= Linamarase) bis zu 50 mg HCN freigesetzt werden, was für Vergiftungserscheinungen ausreichend wäre. Im sauren Milieu des Magens wird die Linase jedoch teilweise inaktiviert und selbst bei mittlerer Azidität weniger als 1% der cyanogenen Glykoside gespalten (bei pH 6 ca. 75–84%). Die relativ lange Spaltungszeit von 4 Std. ist auch in vivo gegeben [2, 4]. Die über diesen Zeitraum freigesetzte Blausäure wird über einen schnell funktionierenden Entgiftungsmechanismus des Körpers unschädlich gemacht. Ein geringer Teil wird abgeatmet und über Harn und Fäzes eliminiert, der Großteil mit Hilfe des Enzyms Rhodanase metabolisiert, das pro Stunde 30–60 mg HCN in das wenig toxische Thiocyanat überführen kann. Der relativ langsamen Entstehung steht somit eine relativ rasche Eliminationsgeschwindigkeit gegenüber. Selbst bei Gaben von 150–300 g Leinsamenschrot konnten bei Versuchspersonen keine Vergiftungssymptome beobachtet werden [1]. Einmalige Gaben von bis zu 100 g Leinsamen führten zu keinem signifikanten Anstieg des Blausäure- und Thiocyanatspiegels im Blut [3]. Bei Einnahme von 3mal 15 g Leinsamen täglich wurden nach 3–4 Wochen erhöhte Thiocyanatspiegel im Blut und Urin gemessen. Die Werte entsprechen denen, wie sie auch bei starken Rauchern vorkommen. Hieraus resultierende Gesundheitsschäden sind nicht zu erwarten [3].

Teebereitung: Entfällt. Zur Einnahme als Laxans 10 g unzerkleinerten (oder frisch geschroteten, siehe dazu Indikationen!) Leinsamen mit reichlich Flüssigkeit zu den Mahlzeiten einnehmen; Vorquellenlassen ist bei Darmentzündungen empfehlenswert. Zur Bereitung eines Schleimes zur Anwendung bei Katarrhen oder bei Gastritis setzt man 5–10 g Leinsamen (unzerkleinert) mit kaltem Wasser an und läßt 20–30 min lang stehen, hierauf gießt man die Flüssigkeit ab.
1 Teelöffel = etwa 4 g, 1 Eßlöffel = etwa 10 g.

Phytopharmaka: Einige wenige Fertigarzneimittel in der Gruppe Magen-

---

Wortlaut der für die Standardzulassung vorgesehenen Packungsbeilage:

6.1 Anwendungsgebiete
Quellstoff-Abführmittel zur Behandlung von Verstopfung und funktionellen Darmerkrankungen (Colon irritabile). In Form von Schleimzubereitungen zur Unterstützung bei der Behandlung von entzündlichen Magen-Darm-Erkrankungen.

6.2 Gegenanzeigen
Darmverschluß

Hinweis: Bei entzündlichen Darmerkrankungen soll Leinsamen nur in vorgequollenem Zustand angewendet werden.

6.3 Nebenwirkungen
Bei Beachtung der Dosierungsanleitung nicht bekannt.

6.4 Dosierungsanleitung und Art der Anwendung
Soweit nicht anders verordnet, 2–3mal täglich 1 Eßlöffel voll **Leinsamen** unzerkleinert oder auch frisch geschrotet mit reichlich Flüssigkeit zu den Mahlzeiten einnehmen. Bei ungenügender Flüssigkeitszufuhr können Blähungen auftreten. Die Wirkung tritt nach 12–24 Std. ein.

Hinweis: Bei mißbräuchlicher Anwendung von zu hohen Dosen kann es zu Störungen des Wasser- und Elektrolythaushaltes mit Verlust von zuviel Kalium kommen.

6.5 Hinweis
100 g Leinsamen entsprechen einem Nährwert von ca. 1960 kJ (470 kcal).

Darm-Mittel, z.B. Linusit® und Linusit® Gold (gelbfarbene, beim Bundessortenamt eingetragene Kultursorten) und in der Gruppe Laxantia, z.B. Salus® Abführ-Tee u.a. Auch der Preßrückstand der Leinölgewinnung (Placenta Seminis Lini) wird zur Herstellung solcher Präparate verwendet.

Prüfung: Makroskopisch, mikroskopisch und sensorisch (kein ranziger Geruch, kein ranziger oder bitterer Geschmack!) nach DAB 8; diese als Identitäts- und Qualitätsprüfung vollkommen ausreichend.

Am Querschnitt des Leinsamens sind deutlich die Samenschalenepidermis und die Pigmentschicht sowie die beiden großen Keimblätter zu erkennen (Abb. 191); die Pigmentschicht bietet in der Aufsicht ein charakteristisches Bild (Abb. 192).

Im DAB 8 zusätzlich zur mikroskopischen Prüfung die DC-Prüfung des fetten Öls nach Extraktion mit Chloroform (erscheint aber entbehrlich!). Vorschrift und Abbildung des Chromatogramms finden sich bei [5].

Die Quellungszahl für die unzerkleinerte Droge soll mind. 4, für die gepulverte Droge mind. 4,5 betragen.

Verfälschungen: Kommen praktisch nicht vor, zu achten ist allenfalls auf Verunreinigungen durch fremde Pflanzenteile.

Aufbewahrung: Die zerkleinerten Samen dürfen nach DAB 8 nicht länger als 24 Std. gelagert werden (2. AB-DDR: 8 Tage).

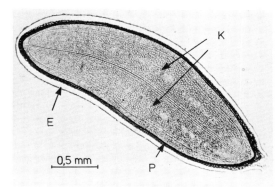 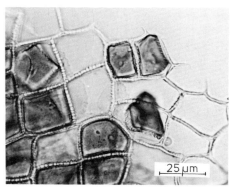

Abb. 191: Querschnitt durch einen Samen (E = Schleimepidermis, P = Pigmentschicht, K = Keimblätter)

Abb. 192: Tafelförmige Pigmentplatten

Literatur
[1] C. Härtling, Dtsch. Apoth. Ztg. **109**, 1025 (1960).
[2] H. Schilcher, Pharmaz. Ztg. **127**, 2178 (1982).
[3] DAZ-aktuell, Dtsch. Apoth. Ztg. **123**, 876 (1983).
[4] H. Schilcher, Dtsch. Ärzteblatt **76**, 955 (1979).
[5] P. Pachaly, Dünnschichtchromatographie in der Apotheke, 2. Aufl., Wiss. Verlagsges. Stuttgart 1983.

Willuhn

Liebstöckelwurzel   Levistici radix, Radix Levistici

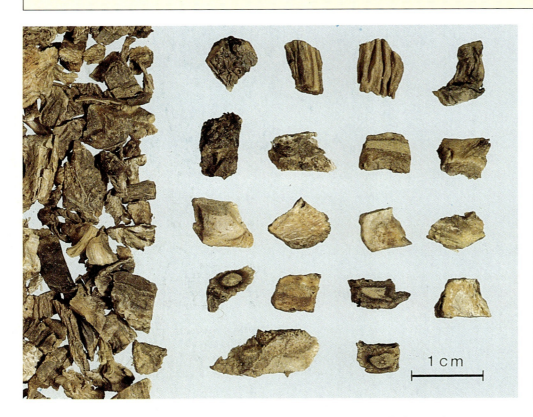

Abb. 193: Liebstöckelwurzel

Beschreibung: Wachsartig weiche, gelb- bis dunkelrotbraune Wurzel- und Rhizomstücke, außen längsgerunzelt, manchmal auch quergeringelt. Das Querschnittsbild zeigt eine sehr breite, lückig-schwammige, außen weißliche, nach innen zu gelb- bis rötlichbraune Rinde mit Exkretgängen (ca. 70–150 µm), die als feine braune, oft glänzende Punkte sichtbar sind. Der schmale Holzkörper ist zitronengelb und radial gestreift, bei Rhizomstücken Mark. Der Bruch ist glatt.

Geruch: Charakteristisch, aromatisch, an Suppenwürze erinnernd.

Geschmack: Süßlich-würzig, dann schwach bitter.

2. AB-DDR: Radix Levistici
ÖAB: Radix Levistici
Ph. Helv. VI: Radix levistici
DAC 1979: Liebstöckelwurzel

Stammpflanze: *Levisticum officinale* KOCH (Liebstöckel), Apiaceae.

Synonyme: Liebstockwurzel, Liebstengelwurzel, Maggiwurzel, Gebärmutterwurzel, Labstockwurzel, Sauerkrautwurz, Gichtstockwurzel, Radix Ligustici, Radix Laserpitii germanici. Lovage root (engl.). Racine de livèche (franz.).

Herkunft: Heimisch ursprünglich in Westasien, Orient und Südeuropa. Seit über tausend Jahren in Europa und später auch in Nordamerika angebaut und z.T. verwildert. Die Droge stammt ausschließlich aus Kulturen. Hauptlieferländer sind Polen, DDR, Holland und einige Balkanstaaten.

Inhaltsstoffe: Etwa 0,4–1,7% ätherisches Öl (DAC mind. 0,4%) mit bis zu 70% Alkylphthaliden als charakteristische Geruchsträger der Droge: 3-Butylphthalid (32%), cis- und trans-Butylidenphthalid (= Ligusticumlacton), cis- und trans-Ligustilid (24%), 3-Butyl-4,5-dihydrophthalid

(= Senkyunolid = Sedanenolid), α- und β-Phellandren, α- und β-Pinen, α- und γ-Terpinen, Camphen, Myrcen, u.a.; Cumarine: Cumarin, Umbelliferon, Bergapten, Psoralen; β-Sitosterol; Ferulasäure, Benzoesäure, Angelica- und Isovaleriansäure sowie weitere flüchtige Säuren.

Indikationen: Als Diuretikum, besonders bei ödematösen Schwellungen (z.B. an den Füßen). Die harntreibende Wirkung basiert vor allem auf dem Gehalt an ätherischem Öl, dessen diuretische Wirkung tierexperimentell an Kaninchen und Mäusen bestätigt wurde. Es handelt sich vorwiegend um eine Wasserdiurese. Die Anwendung bei entzündlichen Nierenerkrankungen ist infolge der örtlich reizenden Wirkung des ätherischen Öls kontraindiziert.

In der *Volksheilkunde* wird die Liebstöckelwurzel auch als Stomachikum und Karminativum, als Emmenagogum und als schleimlösendes Mittel bei Katarrhen der Luftwege verwendet. Für Butylidenphthalid und Ligustilid wurde eine spasmolytische Wirkung nachgewiesen. Butylphthalid und Sedanenolid wirken sedativ [1]. Des weiteren dient die Droge zur Herstellung von Gewürzextrakten, Kräuterlikören und Bitterschnäpsen.

Nebenwirkungen: Furocumarine können Photodermatosen hervorrufen [2, 3]. Phototoxische, photomutagene und -kanzerogene Wirkungen sind bei der therapeutischen Anwendung der Droge, besonders als Tee, unter anderem auch wegen der geringen Wasserlöslichkeit der Furocumarine nicht zu befürchten [4].

Teebereitung: 1,5–3 g der fein geschnittenen Droge werden mit kochendem Wasser übergossen und bedeckt 10–15 min lang stehenlassen; anschließend abseihen. Als Diuretikum 2–3mal täglich 1 Tasse Tee, als Stomachikum jeweils $^1/_2$ Stunde vor den Mahlzeiten 1 Tasse Tee.
1 Teelöffel = etwa 3 g.

Phytopharmaka: Die Droge ist Bestandteil von Kombinationspräparaten in den Gruppen Urologika, Diuretika und Kardiaka.

Prüfung: Makroskopisch und mikroskopisch nach DAC 1979. Verwechslungen mit anderen Apiaceenwurzeln lassen sich bereits über den charakteristischen Geruch ausschließen. Im DAC Identitätsprüfung durch DC-Auftrennung des ätherischen Öls mit Ligustilid als Hauptfleck im Chromatogramm. DC-Identitätsprüfung über die Cumarine bei [5–7], jeweils mit Abbildungen der Chromatogramme. Führt man die DC-Prüfung wie bei Angelikawurzel angegeben (S. 51) aus, so erscheint unter UV 366 das Umbelliferon als Vergleichssubstanz bei Rf etwa 0,4 als intensiv blau fluo-

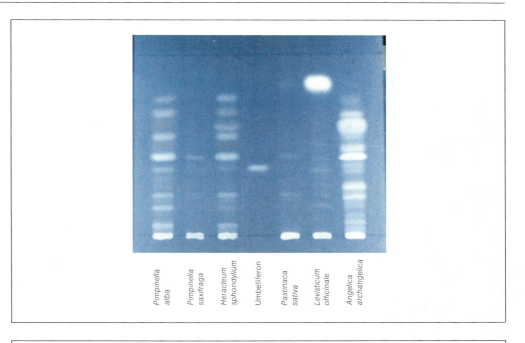

Abb. 194: DC-Prüfung von Liebstöckelwurzel auf Verfälschung mit anderen Apiaceenwurzeln, Auswertung unter UV 366; von links nach rechts: *Pimpinella alba*, *Pimpinella saxifraga*, *Heracleum sphondylium*, Umbelliferon (Vergleichssubstanz), *Pastinaca sativa*, *Levisticum officinale* und *Angelica archangelica*. Einzelheiten s. Text

Wortlaut der für die Standardzulassung vorgesehenen Packungsbeilage:

7.1 Anwendungsgebiete
Verdauungsbeschwerden wie Aufstoßen, Sodbrennen und Völlegefühl.

7.2 Gegenanzeigen
Tee aus Liebstöckelwurzel soll bei Entzündungen der Niere und ableitenden Harnwege sowie bei eingeschränkter Nierentätigkeit nicht angewendet werden.

7.3 Dosierungsanleitung und Art der Anwendung
1–2 Teelöffel (2–4 g) voll **Liebstöckelwurzel** werden mit siedendem Wasser (ca. 150 ml) übergossen und nach etwa 10–15 min durch ein Teesieb gegeben. Soweit nicht anders verordnet, wird mehrmals täglich 1 Tasse frisch bereiteter Teeaufguß zwischen den Mahlzeiten getrunken.

7.4 Hinweise
Vor Licht und Feuchtigkeit geschützt aufbewahren.

reszierende Zone, im DC der Liebstöckelwurzel bei Rf etwa 0,8 eine große, intensiv grün-blau fluoreszierende Zone, die bei möglichen Verfälschungen (vor allem Rad. Angelicae, Rad. Pimpinellae, Rad. Pastinacae u.a.) nicht vorhanden ist, siehe Abb. 194.

Verfälschungen: Vor allem in der Schnittdroge sind Beimengungen oder Verwechslungen mit Angelikawurzel nicht selten. Nachweis über DC (siehe Prüfung) möglich.

Aufbewahrung: Vor Licht geschützt in dicht verschlossenen Gefäßen. Nicht in Kunststoffbehältern (ätherisches Öl!). Die Droge wird leicht von Insekten befallen.

Literatur:
[1] M.J.M. Gijbels, J.J.C. Scheffer und A. Baerheim Svendsen, Rivista Italiana E.P.P.O.S. **61**, 335 (1979).
[2] J. Buchnicek, Planta Med. **21**, 89 (1972).
[3] K.W. Glombitza, Dtsch. Apoth. Ztg. **112**, 1593 (1972).
[4] O. Schimmer, Planta Med. **47**, 79 (1983).
[5] L. Hörhammer, H. Wagner und D. Kraemer-Heydweiller, Dtsch. Apoth. Ztg. **106**, 267 (1966).
[6] O.-B. Genius, Dtsch. Apoth. Ztg. **121**, 386 (1981).
[7] H. Wagner, S. Bladt und E.M. Zgainski, Drogenanalyse. Dünnschichtchromatographische Analyse von Arzneidrogen. Springer-Verlag, Berlin, Heidelberg, New York 1983.

Willuhn

Lindenblüten DAB 8, Tiliae flos, Flores Tiliae

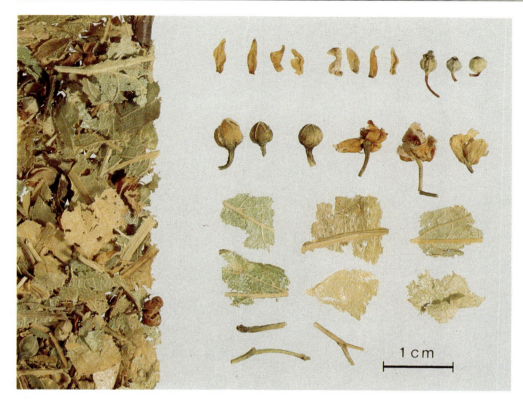

Abb. 195: Lindenblüten

Beschreibung: Charakteristisch sind Fragmente der bleichen, gelbgrünen, ganzrandigen, auffällig netznervigen Hochblätter, die zum Teil mit der Blütenstandsachse verwachsen sind. Daneben gelblich-weiße Blüten mit 5 Kelchblättern, 5 freien Kronblättern, zahlreichen Staubblättern und oberständigem, dicht behaarten Fruchtknoten (Abb. 196). Gelegentlich finden sich auch geschlossene Blütenknospen.

Geruch: Eigenartig, schwach aromatisch.

Geschmack: Leicht süß, schleimig, angenehm.

---

2. AB-DDR: Flores Tiliae
ÖAB: Flos Tiliae
Ph. Helv. VI: Flos tiliae

Stammpflanzen: *Tilia cordata* MILL. (Winterlinde) und *Tilia platyphyllos* SCOP. (Sommerlinde), Tiliaceae.

Synonyme: Für Winterlinde auch Steinlinde, Spätlinde, Waldlinde, Bastbaum, für Sommerlinde auch Graslinde, Frühlinde. Lime tree flowers (engl.). Fleur de tilleul (franz.).

Herkunft: Heimisch in ganz Europa, z.T. angepflanzt. Die Droge stammt aber zum Teil aus China, zum Teil kommt sie aus den Balkanländern (Jugoslawien, Bulgarien, Rumänien) und der Türkei.

Inhaltsstoffe: Etwas über 1% an Flavonoiden, vor allem Quercetinglykoside (Rutin, Hyperosid, Quercitrin, Isoquercitrin, ein Rhamnoxylosid und ein 3-Gluco-7-rhamnosid) sowie Kämpferolglykoside (Astragalin, sein 6''-p-Cumarsäureester Tilirosid, das 3-Gluco-7-rhamnosid und 3,7-Dirhamnosid). Beachtliche Mengen eines komplex zusammengesetzten Schleimes [1]. Etwa 2% Gerbstoff (2. AB-DDR mindestens 1,7%). Leukoanthocyanidine. Kaffee-, p-Cumar- und Chlorogensäure. Etwa 0,02% ätherisches Öl mit Alkanen und Monoterpenen sowie Farnesol, Farnesylacetat, Geraniol, Geranylacetat, 2-Phenylethanol, 2-Phenylethylbenzoesäureester und Eugenol als Geruchsträger.

Indikationen: Zur Linderung des Hustenreizes bei Katarrhen der Atemwege (Schleime). Als Diaphoretikum bei fiebrigen Erkältungs- und Infektionskrankheiten, bei denen eine Schwitzkur erwünscht ist. Ob für die schweißtreibende Wirkung bestimmte Inhaltsstoffe verantwortlich sind oder diese nur auf den zugeführten größe-

Tilirosid

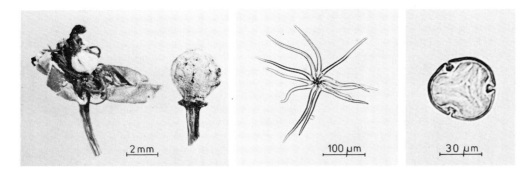

Abb. 196: Einzelblüte (links) und behaarte Frucht (rechts)
Abb. 197: Büschelartiges Sternhaar
Abb. 198: Tricolpates Pollenkorn

ren Mengen an heißer Flüssigkeit basiert, ist umstritten (s. bei Holunderblüten).

In der *Volksmedizin* finden Lindenblüten gelegentlich noch Anwendung als Diuretikum, Stomachikum, Antispasmodikum und auch Sedativum.

Teebereitung: 2 g Lindenblüten mit kochendem Wasser übergießen oder mit kaltem Wasser ansetzen und kurz zum Sieden erhitzen; nach 5–10 min durch ein Teesieb geben.

Teepräparate: Die Droge wird als Filterbeutel (1–1,5 g) angeboten.

Phytopharmaka: Lindenblütenextrakte sind Bestandteil einiger Fertigarzneimittel in den Gruppen Urologika, Antitussiva und Sedativa. Die Droge ist Bestandteil verschiedener Teemischungen, die bei Erkältungskrankheiten empfohlen werden.

Prüfung: Makroskopisch und mikroskopisch nach DAB 8. Auffällige Merkmale bei der mikroskopischen Untersuchung sind die Sklereiden des Hochblattes, Büschelhaare der Kelchblätter und Sternhaare des Fruchtknotens (Abb. 197); die Pollen sind 30–40 µm groß, rundlich und tricolpat (Abb. 198).

Nach DAB 8 weiters Prüfung auf Identität anhand der mittels Methanol aus der Droge extrahierten Flavonoide, die einerseits nach Shinoda mit Magnesium/Salzsäure nachgewiesen werden (Überführung in rot gefärbte Anthocyanidine), andererseits mittels DC getrennt werden (Abb. in [2]).

Als Reinheitsprüfung ist die Bestimmung der Quellungszahl vorgesehen, die mindestens 12 betragen muß; dieser Wert wird von Verfälschungen nicht erreicht. Kürzlich wurde hierzu eine kritische Stellungnahme publiziert [3], wonach die Bestimmung der Quellungszahl nur mit stark reduzierter Einwaage möglich ist, außerdem müßte der Zerkleinerungsgrad genauer angegeben sein und die Art des Umschüttelns präzisiert werden, um reproduzierbare Werte zu erhalten.

Verfälschungen: Nicht gerade selten, besonders mit den Blüten von *Tilia tomentosa* MOENCH (Syn.: *T. argentea* DC. = Silberlinde) und *T.* × *euchlora* C. KOCH (vermutlich Bastard zwischen *T. cordata* und *T. dasystyla* STEVEN) (beide Arten werden häufig als Zierbäume gepflanzt!), aber auch anderen Tilia-Arten (chinesische Ware z.B. *Tilia chinensis* MAXIM. und *Tilia mandschurica* RUPR.). Diese besitzen meist einen abweichenden Geruch und Geschmack (nach ÖAB darf ein wässeriger Aufguß von Lindenblüten keinen unangenehmen, widerlichen Geruch oder Geschmack besitzen). Mikroskopisch sind Verfälschungen auch daran zu erkennen, daß die Hochblätter dicht behaart sind (z.B. *T. americana* L., *T. tomentosa*) und/oder die Blüten kronblattartige Staminodien tragen (*T. tomentosa*). – Einige Arten kann man auch an ihren Früchten erkennen, die fast immer in der Droge zu finden sind: Frucht an den Enden zugespitzt bei *T.* × *euchlora*; Frucht kugelig bei *T. cordata*; Frucht birnenförmig bei *T. platyphyllos*; Frucht eiförmig fein warzig bei *T. tomentosa* (nach Flora Europaea).

Die Verfälschungen besitzen meist eine niedrigere Quellungszahl als die offizinelle Droge (s. dazu aber Prüfung).

> *Wortlaut der für die Standardzulassung vorgesehenen Packungsbeilage:*
>
> **5.1 Anwendungsgebiete**
> Milderung des Hustenreizes bei Katarrhen der Atemwege; fieberhafte Erkältungskrankheiten, bei denen eine Schwitzkur erwünscht ist.
>
> **5.2 Dosierungsanleitung und Art der Anwendung**
> Etwa 1–2 Teelöffel (2–4 g) voll **Lindenblüten** werden mit siedendem Wasser (ca. 150 ml) übergossen und nach etwa 5 min durch ein Teesieb gegeben.
> Soweit nicht anders verordnet, werden mehrmals täglich, besonders in der zweiten Tageshälfte, 1–2 Tassen frisch bereiteter Teeaufguß so heiß wie möglich getrunken.
>
> **5.3 Hinweise**
> Vor Licht und Feuchtigkeit geschützt aufbewahren.

Literatur:
[1] G. Kram und G. Franz, Planta Med. **49**, 149 (1983).
[2] P. Pachaly, Dünnschichtchromatographie in der Apotheke, Wiss. Verlagsges., 2. Aufl., Stuttgart 1983.
[3] H. Kanschat und C. Lander, Pharm. Ztg. **129**, 370 (1984).

Willuhn

Löwenzahnkraut, -wurzel   Taraxaci radix cum herba, Herba, Radix Taraxaci

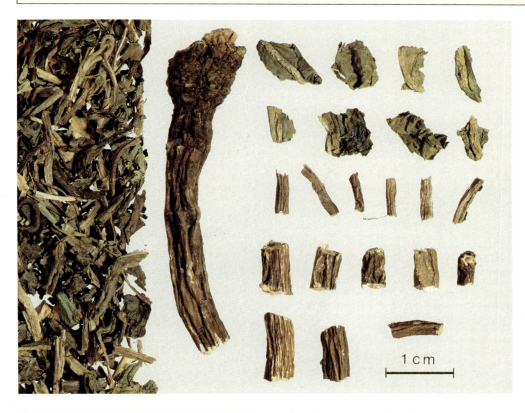

Abb. 199: Löwenzahnkraut und -wurzel

Die Droge besteht aus den vor der Blüte geernteten, getrockneten gesamten Pflanzenteilen des Löwenzahns.

Beschreibung: Außen grob längsrunzelige, dunkelbraune bis schwärzliche Wurzelstücke. Ihr Querschnittsbild zeigt in der breiten, weißlichgrauen bis bräunlichen Rinde mehrere konzentrische Zonen mit tangential aneinandergereihten, braunen Milchsaftröhren (Abb. 200). Die dunkler gefärbte Kambiumzone umschließt einen zitronengelben, porösen, nicht strahligen Holzkörper, der bei manchen Stücken auch zerklüftet sein kann. Der Bruch ist hornig-spröde, nicht faserig. Des weiteren unbehaarte oder auch zottig behaarte Blattfragmente, oft mit violettem Mittelnerv, rotviolette Blattstielteile, Blütenstandsknospen und nur vereinzelt gelbe Zungenblüten mit weißem Pappus.

Geruch: Schwach, eigenartig.

Geschmack: Etwas bitter.

DAC 1979: Löwenzahn (Taraxaci radix cum herba)

Stammpflanze: *Taraxacum officinale* WEB. (Löwenzahn), Cichoriaceae.

Synonyme: Kuhblumenkraut, Butterblumenkraut, Kettenblumenkraut, Ackerzichorienkraut, Pfaffendistelkraut, Wiesenlattichkraut, Seicherwurzel, Bettseicherwurzel, Radix et Folia Dentis Leonis. Dandelion root and herb (engl.). Racine et herbe de dent de lion, racine et herbe de pissenlit (franz.).

Herkunft: Heimisch mit vielen Unterarten und Varietäten auf der gesamten nördlichen Halbkugel, nach Südamerika eingeschleppt. Die Droge stammt aus Wildvorkommen und aus Kulturen. Hauptlieferländer sind Bulgarien, Jugoslawien, Rumänien, Ungarn und Polen.

Inhaltsstoffe: Die in der älteren Literatur als Taraxacin bezeichneten Bitterstoffe wurden inzwischen identifiziert [1]. Es handelt sich um die anderweitig noch nicht gefundenen Eudesmanolide Tetrahydroridentin B und Taraxacolid-β-D-glucopyranosid und die ebenfalls neuen Germacranolide Taraxinsäure-β-D-glucopyranosid und 11,13-Dihydrotaraxinsäure-β-D-glucopyranosid. Das vermutete Lactucapikrin konnte nicht gefunden werden. Triterpene: Taraxasterol (= α-Lactucerol), ψ-Taraxasterol (= Isolactucerol), ihre Acetate und 16-Hydroxyderivate Arnidiol und Faradiol, β-Amyrin. Sterole: Sitosterol, Stigmasterol; Carotine; Xanthophylle; Flavonoide: Apigenin-7-glucosid, Luteolin-7-glucosid; Kaffeesäure, p-Hydroxyphenylessigsäure; Kohlenhydrate (Wurzel): ca. 1,1% Schleim, im Frühjahr ca. 18% Zucker (Fructose), ca. 2% Inulin, zum Herbst bis zu 40% ansteigend. Erwähnenswert ferner ein hoher Kaliumgehalt (im Kraut bis zu 4,5%).

Indikationen: Als mild wirkendes Choleretikum, Diuretikum, appetitanregendes Amarum und als Adjuvans bei Hepatopathien, Cholezystopathien sowie bei Verdauungsbeschwerden, insbesondere bei mangelhafter Fettverdauung.

In der *Volksheilkunde* gilt die Droge als sog. „Blutreinigungsmittel" und wird als mildes Laxans, zur Behandlung von Gicht und Erkrankungen

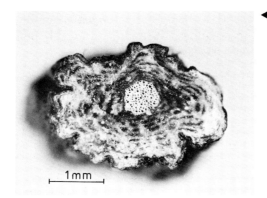

Abb. 200: Bruchstück einer Wurzel; weißliche Rinde mit zahlreichen, konzentrischen, bräunlichen Zonen (Milchröhren)

Abb. 201: Langes Gliederhaar mit völlig kollabierten Zellen

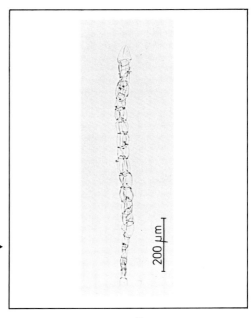

des rheumatischen Formenkreises sowie von Ekzemen und anderen Hauterkrankungen genutzt. Neben dem Tee werden hier auch aus der frischen Pflanze hergestellte Preßsäfte verwendet. Beliebt ist des weiteren, besonders in den romanischen Ländern, die Verwendung der im Frühjahr gesammelten frischen Blätter als Salat (sog. „Frühjahrskuren"). Die im Herbst geernteten (dann inulinreichen) Wurzeln werden geröstet als Kaffee-Ersatz verwendet.

Hinweise auf die cholagoge und diuretische Wirkung der Droge sind in älteren tierexperimentellen [2, 3, 4, 5] und klinischen Untersuchungen [5, 6] zu finden. In neuerer Zeit wurde für Fluidextrakte an Ratten eine diuretische und saluretische Wirkung nachgewiesen [8]. Sie entspricht der Wirkung des mitgetesteten Saluretikums Furosemid und ist stärker als die anderer pflanzlicher Diuretika (u.a. Herba Equiseti, Fruct. Juniperi). Parallel zur Diurese zeigten Ratten und Mäuse nach täglichen Gaben des Fluidextrakts einen Gewichtsverlust von ca. 30%. Toxische Wirkungen wurden nicht beobachtet. Obwohl mit den isolierten Sesquiterpenlactonen noch keine pharmakologischen Untersuchungen durchgeführt wurden, darf nach den bisher vorliegenden Kenntnissen über die Wirkungen dieser Bitterstoffe (s. bei Arnikablüten) angenommen werden, daß sie die Hauptwirkstoffe der Droge sind. Für die diuretische Wirkung ist möglicherweise der ungewöhnlich hohe Kaliumgehalt mit verantwortlich zu machen [8].

Nebenwirkungen: Über Nebenwirkungen bei therapeutischer Verwendung ist nichts bekannt. Bei häufigem Kontakt mit Löwenzahn (insbesondere dem Milchsaft) wurden gelegentlich Kontaktdermatitiden hervorgerufen [9], für die wegen seiner α-Methylen-γ-lacton-Struktur das Taraxinsäureglucosid verantwortlich sein dürfte.

Wortlaut der für die Standardzulassung vorgesehenen Packungsbeilage:

6.1 Anwendungsgebiete

Störungen im Bereich des Galleabflusses; Befindensstörungen im Bereich von Magen und Darm wie Völlegefühl, Blähungen und Verdauungsbeschwerden.

6.2 Dosierungsanleitung und Art der Anwendung

Etwa 1–2 Teelöffel voll **Löwenzahn** werden mit Wasser (ca. 150 ml) kurz aufgekocht und nach etwa 15 min Ziehen durch ein Teesieb gegeben.
Soweit nicht anders verordnet, wird morgens und abends 1 Tasse frisch bereiteter Teeaufguß warm getrunken.

6.3 Dauer der Anwendung

Zubereitungen aus Löwenzahn sollen kurmäßig 4–6 Wochen lang angewendet werden.

6.4 Hinweise

Vor Licht und Feuchtigkeit geschützt aufbewahren.

Teebereitung: 1–1,5 g der fein geschnittenen Droge werden mit kaltem Wasser angesetzt, kurz aufgekocht und nach 10 min durch ein Teesieb gegeben.
1 Teelöffel = etwa 1,2 g.

Phytopharmaka: Die Droge ist in etwa 50 Fertigarzneimitteln der Gruppe Cholagoga/Gallenwegstherapeutika enthalten (Cholagogum Nattermann®, Aristochol®, Esberigal®, Galleb® [Tropfen], Hepagallin®, Neurochol® [Dragees] u.v.a.), ferner auch in den Gruppen Urologika, Magen-Darm-Mittel, Laxantia, Roborantia-Tonika u.a.

Prüfung: Makroskopisch und mikroskopisch nach DAC 1979, dort eine sehr ausführliche Beschreibung anatomischer Merkmale. Besonders auffallend sind die langen, dünnwandigen Gliederhaare der Blätter, die meist kollabiert sind (Abb. 201). Der histochemische Nachweis von Inulin (nach DAB 8 mit 1-Naphthol-Schwefelsäure) und von Schleim (nach DAB 8 mit Tusche, bzw. Methylenblau) ist möglich. Im DAC 1979 ist auch eine DC-Prüfung des Methanolextraktes der Droge angegeben; die Aussagekraft der dort angegebenen Vorschrift ist fraglich.

Verfälschungen: In der Praxis sehr selten. Beschrieben sind Beimengungen von *Leontodon*-Arten, bes. *Leontodon autumnalis* L. (Herbst-Löwenzahn), kenntlich an Blütenknospen, die einen aus gefiederten Haaren bestehenden, ungestielten Pappus aufweisen. Die Wurzeldroge könnte mit den Wurzeln von *Cichorium intybus* L. (Gemeine Wegwarte) verunreinigt sein (selten!), deren Querschnitt eine nur schmale Rinde zeigt und einen durch breite Markstrahlen deutlich strahligen Holzkörper.

Literatur:
[1] R. Hänsel, M. Kartarahardia, J.-T. Huang und F. Bohlmann, Phytochemistry **19**, 857 (1980).
[2] J. Büssemaker, Arch. exp. Path. Pharmakol. **181**, 512 (1936).
[3] J. Büssemaker, Pharmaz. Ztg. **82**, 851 (1937).
[4] M.R. Bonsmann, Arch. exp. Path. Pharmakol. **199**, 376 (1942).
[5] K. Böhm, Arzneimittel-Forsch. **9**, 376 (1959).
[6] Mercks Jahresbericht **46**, 87, 138 (1932).
[7] W. Ripperger, Med. Welt **41**, 1467 (1935).
[8] E. Rácz-Kotilla, G. Rácz und A. Solomon, Planta Med. **26**, 212 (1974).

Willuhn

Lungenkraut   Pulmonariae herba, Herba Pulmonariae

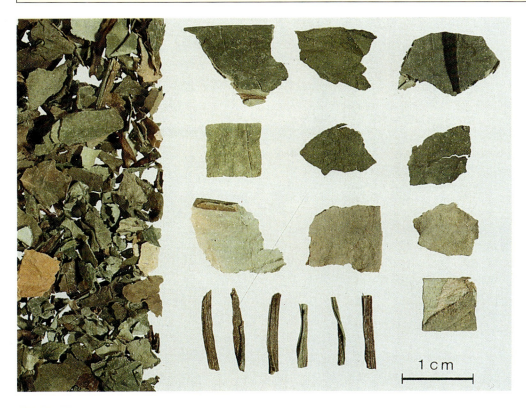

Abb. 202: Lungenkraut

Beschreibung: Die Schnittdroge ist gekennzeichnet durch die meist quadratisch geschnittenen, teils einzelnen, teils mehrschichtig übereinanderliegenden, knäuelig eingerollten, borstig behaarten (Abb. 203), mitunter(!) gefleckten, unterseits hell-, oberseits dunkelgrünen Blattstückchen, durch Stengelteile mit schwarzbraunen, geschrumpften Blattstielbasen und durch ganze, braune, borstig behaarte Blütenkelche oder Teile davon.

Geruch: Nicht charakteristisch.

Geschmack: Etwas schleimig.

Erg. B. 6: Herba Pulmonariae

Stammpflanze: *Pulmonaria officinalis* L. (Lungenkraut), syn. *Pulmonaria maculosa* (LIEBL.) GAMS, Boraginaceae.

Synonyme: Echtes Lungenkraut, Hirschmangold, Hirschkohl, Unserer-Lieben-Frauen-Milchkraut, Blaue Schlüsselblume; Lungen- und Schwindsuchttee, Fleckenkraut. Lungwort, Dage of Jerusalem (engl.). Pulmonaire, Herbe de pulmonaire officinale, Herbe aux poumons (franz.).

Herkunft: Heimat Europa; Droge aus Wildsammlungen in Südost- und Osteuropa, vor allem aus Jugoslawien und Bulgarien.

Inhaltsstoffe: Schleime und weitere Kohlenhydrate (u.a. Fructane); bis 15% Mineralien, darunter bis ca. 3% Gesamtkieselsäure (lösliche und unlösliche); Flavonoide (u.a. Kämpferol, Quercetin); das für Boraginaceen typische Allantoin; Saponine fehlen [1]. Das Vorkommen von Pyrrolizidinalkaloiden, von denen einige hepatotoxisch sind, wird vermutet [2], ist aber bisher nicht bewiesen [3].

Indikationen: Trotz früherer Wertschätzung besitzt die Droge heute keine praktisch-medizinische Bedeutung [4].
Anwendung daher heute nur noch in der *Volksmedizin* als schwach reizmilderndes und auswurfförderndes Hustenmittel, gelegentlich auch als Muzilaginosum und Antidiarrhoikum [1]. In einer älteren Arbeit wird auch ein diuresesteigernder Effekt der Droge beschrieben [5].
Wie manch andere Kieselsäure enthaltende Pflanze so wurde auch Lungenkraut (Name!) früher als Mittel gegen Lungenkrankheiten, z.B. Tuberkulose, verwendet. Diese völlig obsolete Anwendung hängt wohl mit der Signaturenlehre zusammen, da die breitlanzettlichen, gefleckten Blätter an menschliches Lungengewebe erinnern.

Teebereitung: 1,5 g fein zerschnittene Droge werden mit kaltem Wasser angesetzt und kurz aufgekocht oder aber mit kochendem Wasser übergossen und nach 5–10 min durch ein Teesieb gegeben. Als Bronchialtee (volksmedizinisch) mehrmals täglich 1 Tas-

se Tee, mit Honig gesüßt, schluckweise trinken.
1 Teelöffel = etwa 0,7 g.

Phytopharmaka: Droge und daraus hergestellter Extrakt sind Bestandteil vor allem von Hustentees (tassenfertig z.B. Bronchostad®, Bronchiflux®, u.a.) oder flüssigen Antitussiva, z.B. Bronchangin®, Phytpulmon®, Tussedat® u.a.

Prüfung: Makroskopisch (s. Beschreibung) und mikroskopisch: Die Droge ist gekennzeichnet durch die bis zu 2 mm langen, 1-zelligen, am Grunde mehr oder weniger deutlich retortenförmig erweiterten und 150–170 µm breiten, dickwandigen, allmählich sich zuspitzenden Borstenhaare (Abb. 204), durch 1-zellige, weniger verdickte, spitzkegelförmige, an der Basis gegen 50 µm breite und 100–200 µm lange Borstenhaare und durch Drüsenhaare mit 3–4-zelligem Stiel und keulenförmigem oder kugeligem Köpfchen. Fast alle Blatt-, Blüten- und Stengelteile zeigen diese Haarbildungen. Blattbruchstückchen zeigen derbwandige, zum Teil getüpfelte, oberseits etwas buchtige, unterseits wellig zackige Epidermiszellen. Die Pollenkörner sind etwa 35 µm groß, kurz walzenförmig, glatt und mit 5 in der Längsachse angeordneten Austrittsstellen versehen. Die Endotheziumzellen sind spiralfaserig oder sternartig verdickt.

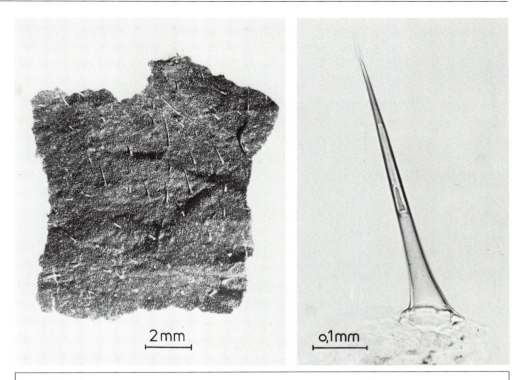

Abb. 203: Borstig behaarte Blattoberseite von *Pulmonaria officinalis*
Abb. 204: Mehrzelliges Borstenhaar mit kugeliger Anschwellung der Basis

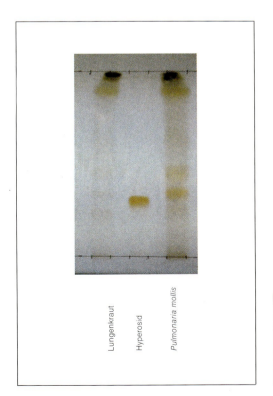

Abb. 205: DC-Prüfung von Lungenkraut (links) auf Verfälschung mit *Pulmonaria mollis* (rechts); Mitte Hyperosid (Vergleichssubstanz). Einzelheiten s. Text

Verfälschungen: Die Droge wird gelegentlich durch andere *Pulmonaria*-Arten verfälscht, vor allem mit *Pulmonaria mollis* WULF ex HORNEM. (Berg-Lungenkraut). Ein in Wasser eingeweichtes Blatt von *Pulmonaria mollis* fühlt sich samtartig an, ein Blatt von *Pulmonaria officinalis* hingegen rauh. *Pulmonaria mollis* besitzt nicht die für die offizinelle Droge typischen einzelligen, spitzkegeligen

Borstenhaare, dafür findet man vor allem auf den Rosettenblättern viele drei- bis vierzellige Drüsenhaare mit kugeliger oder keulenförmiger Endzelle.

Auch eine DC-Differenzierung ist möglich: 2 g gepulverte Droge mit 10 ml Methanol 15 min lang unter Rückflußkühlung zum Sieden erhitzen, nach dem Abkühlen filtrieren. 60 µl des Filtrates und 20 µl einer 0,05%igen Lösung von Hyperosid in Methanol auf eine Kieselgelschicht bandförmig auftragen. Mit Ethylacetat-Ameisensäure-Wasser (88+6+6) ohne Kammersättigung 15 cm hoch entwickeln. Nach Abdunsten des Fließmittels mit einer 1%igen Lösung von Diphenylboryloxyethylamin in Methanol besprühen und unter UV 366 und im Tageslicht auswerten. Hyperosid erscheint als gelb fluoreszierende, im Tageslicht gelbe Zone bei Rf etwa 0,3. Die offizinelle Droge zeigt in diesem Bereich keine gelbe Zone, hingegen erscheint bei *Pulmonaria mollis* knapp oberhalb von Hyperosid eine orange fluoreszierende Zone, die im Tageslicht gelb bis gelborange ist, knapp darüber befindet sich eine weitere, schwächer gelb gefärbte Zone (Abb. 205).

Literatur:
[1] Hager: Band **6A**, 972 (1977).
[2] Th. Danninger, U. Hagemann, V. Schmidt und P.S. Schönhöfer: Pharm. Ztg. **128**, 289 (1983).
[3] E. Röder, Pharmazie in unserer Zeit **13**, 33 (1984).
[4] R.F. Weiß, Lehrbuch der Phytotherapie, Hippokrates. Verlag, Stuttgart 1982.
[5] R. Jaretzky, K. Breitwieser und F. Neuwald, Arch. Pharm. **276**, 552 (1938).

Czygan

Maisgriffel   Maydis stigma, Stigmata Maydis

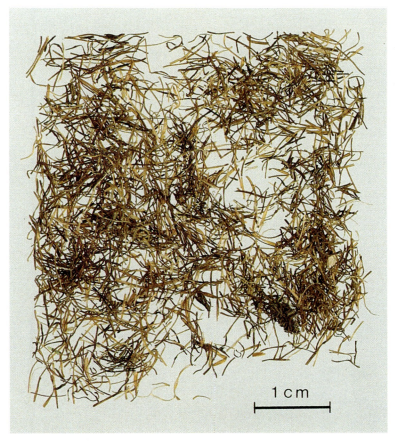

Abb. 206: Maisgriffel

Die Droge besteht aus den zur Blütezeit, vor der Bestäubung gesammelten und rasch im Schatten getrockneten Griffeln der weiblichen Blüten.

Beschreibung: Fadenförmige, etwa 0,1–0,2 mm dicke und bis über 20 cm lange, hellgelbliche oder bräunliche Maisgriffel. Unter der Lupe erscheinen sie bandartig flach oder rinnig eingerollt mit abstehenden Haaren (Abb. 207).
Die Schnittdroge besteht aus 5–10 mm langen, fadenartigen, rinnigen Griffelstückchen von hellgelblicher oder bräunlichroter Farbe.

Geruch: Schwach, eigentümlich.

Geschmack: Etwas süßlich.

Erg. B. 6: Stigmata Maidis

Stammpflanze: *Zea mays* L. (Mais), Poaceae (= Gramineae).

Synonyme: Maisnarben, Maishaare, Welschkornnarben, Welschkornhaare. Indian Corn silk, Maize silk, Maize stigmas (engl.). Stigmates de mais, Styles de blé de Turquie (franz.).

Herkunft: In Mittelamerika beheimatet, heute weltweit angebaut. Die Droge wird aus der UdSSR, aus Bulgarien, Albanien und Jugoslawien importiert.

Inhaltsstoffe: Angaben über bestimmte Inhaltsstoffe findet man nur in der älteren Literatur, so daß die Droge einer Nachuntersuchung bedürfte. Etwa 2% fettes Öl, etwa 0,1% ätherisches Öl (mit Carvacrol u.a. Terpenen); Flavonoide(?); Bitterstoffe(?); Saponine(?); etwa 12% gerbstoffartige Polyphenole, reduzierende Zucker, bis 0,85% Alkaloide(?), Schleime (nach [1]); relativ reich an Kaliumsalzen [2].

Indikationen: Als mildes Diuretikum, vermutlich aufgrund des relativ hohen Kaliumgehaltes.
In der *Volksmedizin* außerdem als Abmagerungsmittel, bei Zystitis, Rheuma und Gicht.
Die gelegentlich in der *Volksmedizin* behauptete antidiabetische Wirkung ist durch nichts belegt und deshalb abzulehnen.
Die Anwendung als Rauschmittel bei den Indianern Perus soll auf den Alkaloiden unbekannter Zusammensetzung beruhen, die nach Inhalation psychische Erregung, bei längerem Gebrauch Erbrechen, Koliken und Diarrhöe erzeugen [1].

Teebereitung: 0,5 g Maisgriffel werden mit kaltem Wasser angesetzt, kurz aufgekocht und nach einigen min abgeseiht. Als mildes Diuretikum mehrmals täglich 1 Tasse Tee.
1 Teelöffel = etwa 0,5 g.

Phytopharmaka: Aus der Droge her-

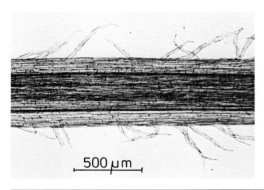 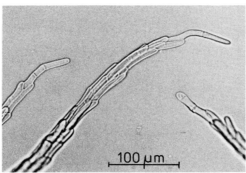

Abb. 207: Fadenartiges Griffelstück mit schräg abstehenden Haaren
Abb. 208: Vielzellige, mehrreihige Haare

Prüfung: Makroskopisch (s. Beschreibung) und mikroskopisch. Charakteristisch sind die schief aufwärts gerichteten, 400–800 µm langen, vielzelligen, mehrreihigen, teilweise stumpf gezähnten Haare (Abb. 208).
Ein Dekokt 1:10 gibt auf Zusatz von Bleiacetatlösung einen bräunlichen Niederschlag.

Verfälschungen: Kommen in der Praxis nicht vor.

Literatur:
[1] Hager, Band **6**, 550 (1979).
[2] R. Hänsel und H. Haas, Therapie mit Phytopharmaka. Springer, Berlin-Heidelberg-New York 1983.

gestellte Extrakte werden in Kombination mit anderen Drogenauszügen als Diuretikum (auch in Homöopathika) verwendet.

Czygan

Malvenblätter   Malvae folium, Folia Malvae

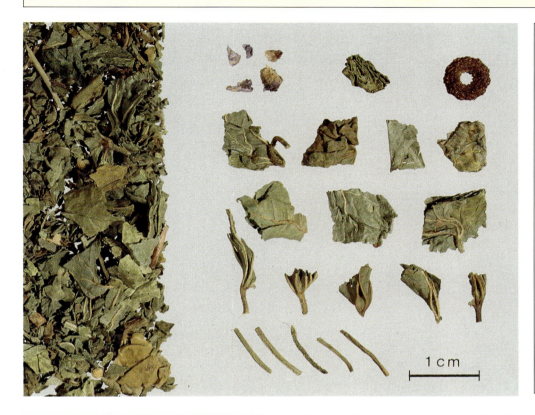

Abb. 209: Malvenblätter

Beschreibung: Rundliche, drei- bis siebenlappige, langgestielte Blätter mit handförmiger Nervatur und ungleich kerbig-gezähntem Blattrand. Spreite dünn, schwach behaart. Die Schnittdroge enthält meist quadratische, stark zerknitterte, manchmal in Paketen zusammenhängende Blattstückchen.

Geschmack: Schleimig.

ÖAB: Folium Malvae
Ph. Helv. VI: Folium malvae
DAB 6: Folia Malvae

Stammpflanzen: *Malva silvestris* L. (Wilde Malve), *Malva neglecta* WALLR. (Weg-Malve), Malvaceae.

Synonyme: Käsepappelblätter, Hasenpappelblätter, Käsekraut, Käsepappeltee. Mallow leaves (engl.). Feuilles de mauve (franz.).

Herkunft: In Europa heimisch, aber in andere Kontinente verschleppt, z.T. kultiviert. Die Droge wird aus Bulgarien, Albanien und Marokko importiert.

Inhaltsstoffe: Etwa 8% Schleim, der bei der Hydrolyse Arabinose, Glucose, Rhamnose, Galaktose und Galakturonsäure liefert; kleine Mengen an Gerbstoff, ansonsten nur ubiquitäre Stoffe nachgewiesen.

Indikationen: Aufgrund des Schleimgehaltes bei Erkältungskrankheiten, Katarrhen der oberen Luftwege, Rachenentzündungen, aber auch als mildes Adstringens bei Angina, bzw. bei Magen-, Darm-Entzündungen.
In der *Volksmedizin* äußerlich zur Wundbehandlung in Form von Umschlägen.

Teebereitung: 1,5–2 g fein geschnittene Droge mit kaltem Wasser ansetzen und kurz aufkochen oder auch mit kochendem Wasser übergießen und nach 5–10 min durch ein Teesieb geben. Auch Kaltauszug (5–10 Std.) wird empfohlen. Als Bronchialtee mehrmals täglich 1 Tasse Tee, mit Honig gesüßt.

Phytopharmaka: Die Droge ist Bestandteil einiger Bronchialtee-Mischungen, der Extrakt ist in einigen sofortlöslichen Tees mit gleicher Indikation enthalten.

Prüfung: Makroskopisch und mikroskopisch. Typisch sind die nicht sehr häufig vorkommenden, zwei- bis sechsstrahligen Büschelhaare sowie einzeln stehende Haare (Abb. 211), beide Arten relativ dickwandig, zugespitzt. Die Epidermiszellen sind oberseits *und* unterseits wellig-buchtig. Oxalatdrusen und Schleimzellen kommen im Mesophyll vor.
Die Droge enthält gelegentlich auch (mitgeerntete) Spaltfrüchte (Abb. 210), die die Form eines Käselaibes haben (Name Käsepappel).
Stark von dem Pilz *Puccinia malva-*

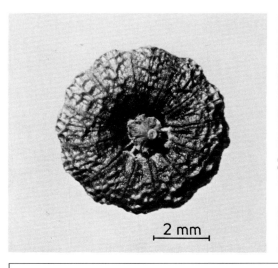
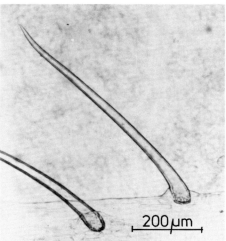

Abb. 210: Handkäseförmige Spaltfrucht von *Malva neglecta*

Abb. 211: Große, einzellige Borstenhaare vor allem an den Blattnerven

Wortlaut der für die Standardzulassung vorgesehenen Packungsbeilage:

6.1 **Anwendungsgebiete**

Zur Reizlinderung bei Schleimhautentzündungen im Mund- und Rachenraum sowie im Magen-Darm-Bereich; Katarrhe der oberen Luftwege.

6.2 **Dosierungsanleitung und Art der Anwendung**

Etwa 2 Teelöffel (3–5 g) voll **Malvenblätter** werden mit siedendem Wasser (ca. 150 ml) übergossen und nach 10 bis 15 min durch ein Teesieb gegeben. Der Tee kann auch durch Ansetzen mit kaltem Wasser und zwei- bis dreistündiges Ziehen unter gelegentlichem Umrühren bereitet werden.

Soweit nicht anders verordnet, wird mehrmals täglich und abends vor dem Schlafengehen 1 Tasse Teeaufguß getrunken.

6.3 **Hinweise**

Vor Licht und Feuchtigkeit geschützt aufbewahren.

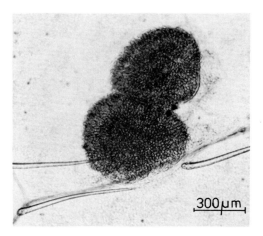

Abb. 212: Zwei Sporenlager des Rostpilzes *Puccinia malvacearum*

cearum befallene Blätter, kenntlich an orangeroten oder bräunlichen Pusteln, sind zu verwerfen. Sie sind im mikroskopischen Bild als Sporenhäufchen zu erkennen (Abb. 212).

Quellungszahl der mittelfein gepulverten Droge mindestens 8 (ÖAB) bzw. 7 (Ph. Helv. VI).

Verfälschungen: Nicht häufig, Verwechslungen mit Eibischblättern kommen vor. Diese sind samtartig behaart; im mikroskopischen Bild sind viele Büschelhaare sichtbar, deren Basis verholzt und grob getüpfelt ist; unter der Basis der Büschelhaare liegen meist Oxalatdrusen. Die Epidermiszellen sind nur unterseits wellig-buchtig.

Wichtl

Malvenblüten   Malvae flos, Flores Malvae

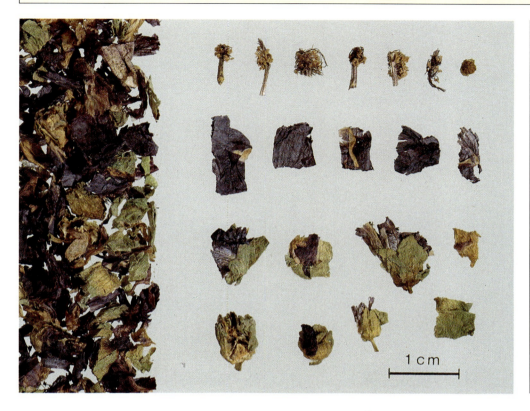

Abb. 213: Malvenblüten

Beschreibung: Verwachsenblättriger, fünfspaltiger Kelch mit einem aus drei freien, lanzettlichen Hochblättern bestehenden Außenkelch, alle Kelchblätter borstig behaart. Fünf verkehrt eiförmige, an der Spitze ausgerandete und am Grund weiß gebartete, blaßviolette oder dunkelblauviolette (ssp. *mauritiana*) Kronblätter. Zahlreiche Staubblätter zu einer Röhre verwachsen, Griffel mit zehn fadenförmigen, violetten Narben. Vereinzelt ist auch der abgeplattete, zehnfächerige Fruchtknoten zu finden.

Geschmack: Schleimig.

ÖAB: Flos Malvae
Ph. Helv. VI: Flos malvae
DAB 7: Malvenblüten

Stammpflanze: *Malva silvestris* L. (Wilde Malve), Malvaceae, oder auch *Malva silvestris* L. ssp. *mauritiana* (L.) A. et GR. (Mauretanische Malve), Malvaceae.

Synonyme: Wilde Malvenblüten, Käsepappelblüten, Waldmalvenblüten, Roßmalvenblüten, Blaue Pappelblumen. Mallow flowers (engl.). Fleurs de mauve (franz.).

Herkunft: In Europa heimisch (ssp. *mauritiana* in Südeuropa), nach Asien hin verbreitet, z.T. kultiviert. Importe der Droge aus Ungarn, CSSR, Jugoslawien und Albanien.

Inhaltsstoffe: Über 10% Schleim, der bei der Hydrolyse Galaktose, Arabinose, Glucose, Rhamnose und Galakturonsäure liefert [1]; geringe Mengen an Gerbstoffen; Anthocyane (Malvin u.a.); ansonsten nur ubiquitäre Stoffe nachgewiesen.

Indikationen: Zur Bereitung von Teegetränken, die bei Erkältungskrankheiten angewendet werden, bei Katarrhen, Entzündungen im Mund- und Rachenraum; auch als mildes Adstringens bei Gastroenteritis.
In der *Volksmedizin* innerlich bei Blasenleiden, äußerlich zu Umschlägen in der Wundbehandlung und zu erweichenden Bädern.
Aufgrund des Anthocyangehaltes auch zum Färben von Lebensmitteln verwendet.

Teebereitung: 1,5–2 g feingeschnittene Droge mit kaltem Wasser ansetzen, kurz aufkochen oder auch mit kochendem Wasser übergießen und nach 10 min abseihen.
1 Teelöffel = etwa 0,5 g.

Phytopharmaka: Die Droge ist häufig Bestandteil von Teemischungen zur Therapie des Hustens; Zusätze zu anderen Teemischungen erfolgen wohl als „Schmuckdroge", um Tees einen Farbakzent zu geben.

Prüfung: Makroskopisch (s. Beschreibung) und mikroskopisch. Recht charakteristisch sind die zu einer Säule verwachsenen Staubfäden (Abb. 214), die Drüsenhaare und Büschelhaare der Kelchblätter (Abb. 216), die Schleimzellen in den Korollblättern

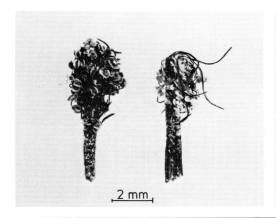 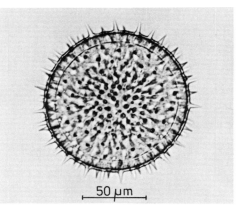

Hinweis:
Flores Malvae arboreae stammen nicht von *Malva*-Arten sondern von *Althaea rosea* (L.) CAV., der Stockrose, die in Bauerngärten als Zierpflanze gezogen wird; die Droge enthält meist „gefüllte" Blüten (zahlreiche Kronblätter).
Im Lebensmittelhandel versteht man unter Malventee meist Hibiscusblüten, siehe diese.

Abb. 214: Säulenartig verwachsene Staubfäden (Columniferae!)
Abb. 215: Großes Pollenkorn mit spitzstacheliger Exine

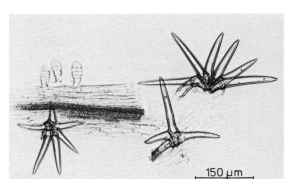 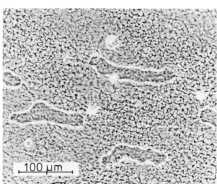

Abb. 216: Sternartige Büschelhaare und mehrzellige Drüsenhaare
Abb. 217: Schlauchförmige Schleimidioblasten der Blütenblätter

(Abb. 217) und die sehr großen, stacheligen Pollenkörner (Abb. 215). Sporen des Pilzes *Puccinia malvacearum* dürfen nur in geringer Menge vorhanden sein (s. Malvenblätter). Quellungszahl der mittelfein gepulverten Droge mindestens 15 (ÖAB) bzw. mindestens 14 (Ph. Helv. VI).

Verfälschungen: Kommen praktisch nicht vor; sie waren früher mit Blüten anderer Malvaceen gelegentlich beobachtet worden.

Literatur
[1] G. Franz, Planta Med. **14**, 90 (1966).

Wichtl

Mariendistelfrüchte

DAB 8, Cardui mariae fructus, Fructus Cardui mariae

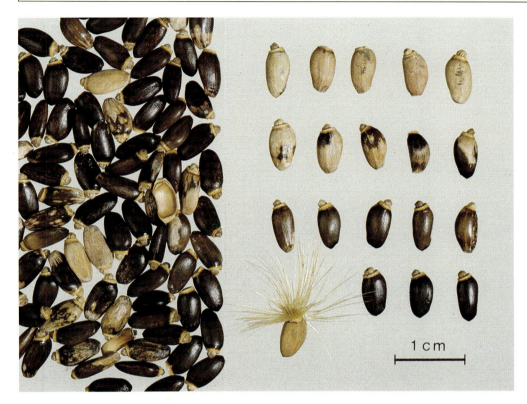

Abb. 218: Mariendistelfrüchte

Beschreibung: Schief eiförmige, 6–7 mm lange, bis 3 mm breite und ca. 1,5 mm dicke Früchte (Achänen) mit glänzend braunschwarzer oder matt graubrauner Fruchtschale, die dunkel oder weißgrau gestrichelt ist. Am oberen Ende findet sich ein vorspringender, knorpeliger, ringförmiger, gelblicher Wulst, am unteren Ende seitlich ein rinnenförmiger Nabel. Der silbrig glänzende Pappus in der Droge fehlt (da leicht abfallend). Handelssorten weiß, grau und schwarz.

Geruch: Kaum wahrnehmbar.

Geschmack: Ölig (Samen) und bitter (Fruchtschale).

Stammpflanze: *Silybum marianum* (L.) GAERTN., syn. *Carduus marianus* L. (Mariendistel), Asteraceae.

Synonyme: Marienkörner, Stechkörner, Frauendistelfrüchte, Magendistelsamen, Stichsaat, Stichsamen, Fructus Silybi mariae, fälschlich auch Semen Cardui mariae. St. Mary's thistle fruit (engl.). Fruit de chardon Marie (franz.).

Herkunft: Heimisch in Südeuropa, Südrußland, Kleinasien, Nordafrika, in Nord- und Südamerika sowie Südaustralien eingebürgert, in Mitteleuropa verwildert. Die Droge stammt ausschließlich aus dem Anbau, z.T. in Norddeutschland, hauptsächlich jedoch importiert, vor allem aus Argentinien, China, Rumänien und Ungarn.

Inhaltsstoffe: 1,5–3% Silymarin (DAB 8 mind. 1,0%), ein Gemisch verschiedener Flavanonderivate (Flavonolignane), ausschließlich in der Fruchtschale lokalisiert. Hauptkomponenten sind Silybin, Silychristin und Silydianin, daneben 2,3-Dehydrosilybin u.a., Tri- bis Pentamere des Silybins (= Silybinomer); des weiteren Taxifolin, Quercetin, Dihydrokämpferol und Kämpferol; Dehydrodiconiferylalkohol. Ca. 20–30% fettes Öl mit hohem Anteil an Linolsäure (ca. 60%), Ölsäure (ca. 30%) und Palmitinsäure (ca. 9%) in den Triglyceriden; Tocopherol (38 mg%), Sterole (630 mg%): Cholesterol, Campesterol, Stigmasterol, Sitosterol; ca. 25–30% Eiweiß; etwas Schleim.

Indikationen: Prophylaxe und Therapie toxisch-metabolischer Leberschäden (z.B. Alkohol, Gewerbegifte), bei Leberfunktionsstörungen bei und nach Hepatitiden (Posthepatitissyndrom), bei chronisch degenerativen Lebererkrankungen wie Leberzirrhose und Fettleber, bei latenten Hepatopathien.

Der antihepatotoxische Wirkstoffkomplex ist das Silymarin, über dessen pharmakodynamische und therapeutische Wirkung eine umfangreiche Literatur vorliegt [1, 2]. Unter Silymaringabe wurde in vitro und in vivo die Wirkung von hepatotoxischen Stoffen (u.a. Tetrachlorkohlenstoff, Thioacetamid und die Toxine des Knollenblätterpilzes Phalloidin und α-Amanitin), die zu Lebernekrosen und -zirrhosen führen, kompetitiv aufgehoben. Die prophylaktische

Gabe ist wirkungsvoller als die therapeutische Gabe nach Setzung einer Leberschädigung. Die günstigste Applikationszeit war 6 Std. vor Toxingabe. Im Zeitraum von 30 min nach Toxingabe (Phalloidin) wurde der Toxineffekt reduziert, danach war kein Effekt mehr feststellbar. Der nachgewiesene antihepatotoxische Effekt wird durch eine „membranstabilisierende Wirkung" erklärt. In vitro und in vivo konnte darüber hinaus gezeigt werden, daß Silybin über die Stimulierung der nucleolären Polymerase I die Synthesegeschwindigkeit von ribosomalen Ribonukleinsäuren erhöht. Dadurch werden die Proteinsynthese verstärkt und Zellregenerationsprozesse beschleunigt, so daß neben der prophylaktischen Wirkung auch ein kurativer Effekt gegeben ist [3].

Silymarin ist selbst bei Zufuhr großer Dosen (20,0 g/kg Maus per os) untoxisch. Es wird vom Menschen in Form von Sulfat- und Glucuronidkonjugaten bevorzugt biliär (ca. 20–40% innerhalb von 24 Std., renal ca. 3–7%) ausgeschieden [4]. Eine Akkumulation findet nicht statt. Die bei therapeutischen Dosen in der Galle auftretenden Konzentrationen an Silybin liegen im pharmakologisch wirksamen Bereich [5]. Das pharmakokinetische Verhalten von Silybin beim Menschen steht damit in Einklang mit der therapeutischen Wirksamkeit.

Die Silymarinkomponenten sind als Reinsubstanzen schlecht wasserlöslich. Die in der älteren Literatur vorliegenden Erfolgsberichte aus der ärztlichen Praxis, in denen auch chologoge und spasmolytische Wirkungen angegeben werden [s. bei 6], beziehen sich ausschließlich auf alkoholische Auszüge (Tinkturen). Erfahrungen über die Wirkungen von Tee-Darreichungen liegen nicht vor. Eine Beurteilung kann deshalb erst nach Bestimmung des bei der Teebereitung in Lösung gehenden Silymarins erfolgen.

Teebereitung: Nicht sehr gebräuchlich; die Einnahme von auf einen Silymaringehalt standardisierten Präparaten ist vorzuziehen. 1 g zerquetschte Früchte mit kaltem Wasser ansetzen und kurz aufkochen oder mit kochendem Wasser überbrühen, nach 10–20 min abseihen.
1 Teelöffel = etwa 1,1 g.

Wortlaut der für die Standardzulassung vorgesehenen Packungsbeilage:

5.1 Anwendungsgebiete
Zur Unterstützung bei der Behandlung von funktionellen Gallenblasenbeschwerden.

5.2 Dosierungsanleitung und Art der Anwendung
Ein gehäufter Teelöffel (3–5 g) voll **Mariendistelfrüchte** wird zerstoßen, mit siedendem Wasser übergossen und nach 10–15 min durch ein Teesieb gegeben.
Soweit nicht anders verordnet, wird 3–4mal täglich 1 Tasse frisch bereiteter Teeaufguß eine halbe Stunde vor den Mahlzeiten getrunken.

5.3 Dauer der Anwendung
Zubereitungen aus Mariendistelfrüchten sollen kurmäßig über längere Zeit bis zum Abklingen der Beschwerden eingenommen werden.

5.4 Hinweise
Vor Licht und Feuchtigkeit geschützt aufbewahren.

Phytopharmaka: Zahlreiche Fertigarzneimittel in den Gruppen Cholagoga/Gallenwegstherapeutika und Lebertherapeutika, die entweder den isolierten Wirkstoffkomplex Silymarin enthalten (z.B. Legalon®, Durasilymarin® u.a.) oder standardisierte Extrakte (mehr als 50 Präparate), sowie auch in den Gruppen Magen-Darm-Mittel und Venenmittel (10 Präparate; Anwendung wohl wegen angenommener Rückwirkung einer Pfortaderstauung auf den venösen Rückfluß).

Prüfung: Makroskopisch und mikroskopisch nach DAB 8. Dort auch DC-Identitätsprüfung über den Nachweis von Silymarin und Taxifolin. Eine farbige Abbildung des Chromatogramms findet sich bei [7].

Verfälschungen: Kommen praktisch nicht vor.

Literatur:

[1] R. Braatz und C.C. Schneider (Eds.), Symposium on the pharmacodynamics of silymarin, Köln 1974, Urban & Schwarzenberg, München, Berlin, Wien 1976.
[2] Experimentelle und klinische Hepatologie. III. Internationales Lebersymposium, Köln 1978. Hansisches Verlags-Kontor, Lübeck 1979.
[3] H. Wagner, in: Natural Products as Medicinal Agents (Hrsg. J. Beal und E. Reinhard), Hippokrates, Stuttgart 1981, S. 217.
[4] P.J. Flory, G. Krug, D. Lorenz und W.H. Mennicke, Planta Med. **38**, 227 (1980).
[5] D. Lorenz, W.H. Mennicke und H. Berendt, Planta Med. **45**, 216 (1982).
[6] W. Spaich, Moderne Phytotherapie, Haug-Verlag, Heidelberg 1977.
[7] H. Wagner, S. Bladt und E.M. Zgainski, Drogenanalyse. Dünnschichtchromatographische Analyse von Arzneidrogen. Springer-Verlag, Berlin, Heidelberg, New York 1983.

Willuhn

Melissenblätter DAB 8, Melissae folium, Folia Melissae

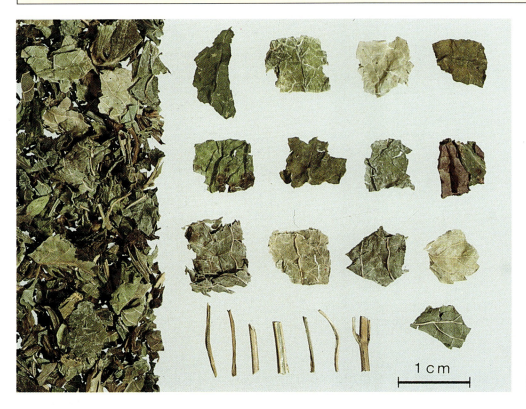

Abb. 219: Melissenblätter

Beschreibung: Die mehr oder weniger langgestielten Blätter sind etwa 8 cm lang und bis 3 cm breit, breit eiförmig, am Grunde abgerundet oder fast herzförmig. Die Blattspreite ist dünn, etwas zerknittert, oberseits dunkelgrün, unterseits heller grün. Die dünne Nervatur tritt auf der Unterseite stark hervor. Der Blattrand ist unregelmäßig gekerbt oder gesägt. Die Oberseite ist schwach behaart, die Unterseite fast kahl oder nur entlang der Nerven schwach behaart, aber fein drüsig punktiert (Abb. 220).

<u>Geruch:</u> Würzig-aromatisch, an Zitrone erinnernd.

<u>Geschmack:</u> Angenehm würzig.

2. AB-DDR: Folia Melissae
ÖAB: Folium Melissae
Ph. Helv. VI: Folium melissae

Stammpflanze: *Melissa officinalis* L. (Melisse), Lamiaceae.

Synonyme: Folia Citronellae, Folia Melissae citratae, Zitronenkraut, Zitronenmelisse, Frauenkraut, Herzkraut, Gartenmelisse. Balm leaves, Balm gentle, Balm mint, Honey plant, Sweet balm, Sweet Mary, Lemon balm (engl.). Feuilles de mélisse (franz.).

Herkunft: Ursprünglich im östlichen Mittelmeergebiet und Westasien beheimatet; in Mitteleuropa (in geringen Mengen in Süddeutschland), Westeuropa (insbes. Spanien) und Osteuropa angebaut. Importe der Droge kommen aus Bulgarien, Rumänien und der DDR.

Inhaltsstoffe: 0,02–0,2% ätherisches Öl (Mindestgehalt nach DAB 8: 0,05%) mit den Hauptkomponenten Citronellal (ca. 40%), Citral (ca. 30%), Citronellol, Linalool und Geraniol, sowie mit verschiedenen Sesquiterpenkohlenwasserstoffen, z.B. Caryophyllen. Außerdem enthält die Droge etwa 4% Rosmarinsäure (sog. Labiatengerbstoff), glykosidisch gebundene Chlorogen- und Kaffeesäure, Triterpene und Flavonoide [1, 2]. – Unter besonderen Klima- und Kulturbedingungen (z.B. in Spanien) kann in manchen Herkünften (chemische Rassen?) der Gehalt an ätherischem Öl auf 0,8% steigen [3].

Indikationen: Melissenpräparate wirken sedativ, spasmolytisch und antibakteriell. Sie werden daher bei ner-

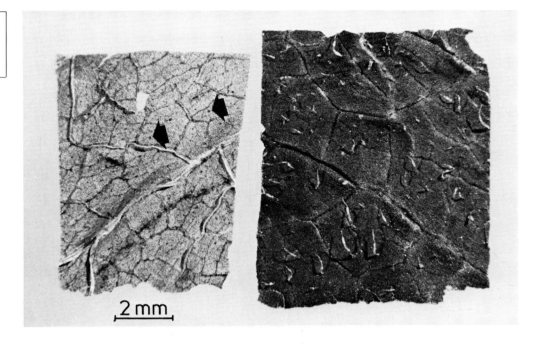

Abb. 220: Hellere Blattunterseite mit drüsiger Punktierung (Pfeile) und dunklere Blattoberseite mit weißlichen Borstenhaaren von *Melissa officinalis*

vösen Magen- und Darmbeschwerden, bei psychovegetativen Herzbeschwerden, bei Migräne und als „Nervinum" eingesetzt. Für die schon lange bekannte [4] choleretische Wirkung der Melissenblätter sind möglicherweise die Labiatengerbstoffe verantwortlich [5, 6]. Ob das auch für die nachgewiesene virustatische Wirkung [7], insbesondere bei Herpes-Viren [8] gilt oder ob es ein Effekt des Gesamtwirkstoffkomplexes ist, wird zur Zeit diskutiert. Mit großer Wahrscheinlichkeit liegt die Ursache für diesen Effekt in einer Reaktion der Labiatengerbstoffe mit den Virus- und Zellmembranproteinen. Diese Phenole besetzen Virusrezeptoren und verhindern damit die Adsorption von Viren an die Zellwand. – Auf die im Tierversuch beobachtete Senkung des Thyreotropin-Spiegels durch Melissenextrakte sei hingewiesen [9].

In der *Volksmedizin* werden Melissenpräparate auch bei Erkältungskrankheiten (als „schweißtreibendes", „nervenberuhigendes", „kräftigendes" Mittel), bei funktioneller Kreislaufschwäche („nervösem Herzklopfen", „Migräne", „Hysterie", „Melancholie") empfohlen.

Teebereitung: 1,5–2 g fein geschnittene Droge werden mit kochendem Wasser übergossen und bedeckt 5–10 min lang stehengelassen; anschließend durch ein Teesieb geben. 1 Teelöffel = etwa 1,0 g.

Teepräparate: Die Droge wird auch in Filterbeuteln (1,0 bzw. 1,5 g) abgegeben. Auf Arzneibuchqualität ist dabei zu achten. In Teeaufgußpulvern wird der Drogenextrakt meist mit anderen Drogenextrakten kombiniert.

Phytopharmaka: Eine Reihe von Präparaten, die den pflanzlichen Hypnotika und Sedativa zugerechnet werden, enthalten u.a. auch wäßrige oder meist alkoholische Auszüge von Melissenblättern. Aus ökonomischen Gründen ist der Anteil an echter Melisse meist sehr gering. – Alkoholische Destillate wie Melissen- oder Karmelitergeist werden nicht nur aus Melissenblättern, sondern auch aus anderen Ätherisch-Öl-Drogen (z.B. Koriander, Kardamom, Muskatnuß, Nelken, Zimt, Angelikawurzel, Ingwer, Galgant, Alantwurzel) hergestellt. Beachtenswert ist, daß im Spiritus Melissae compositus DAB 6 Melissenöl durch Citronellöl ersetzt wird. Auch Melissen-Badeöle enthalten meistens kein echtes Melissenöl, son-

---

Wortlaut der für die Standardzulassung vorgesehenen Packungsbeilage:

6.1 **Anwendungsgebiete**

Nervös bedingte Einschlafstörungen und Magen-Darm-Beschwerden; Appetitlosigkeit.

6.2 **Dosierungsanleitung und Art der Anwendung**

1–3 Teelöffel voll **Melissenblätter** werden mit heißem Wasser (ca. 150 ml) übergossen und nach etwa 10 min durch ein Teesieb gegeben.
Soweit nicht anders verordnet, werden mehrmals täglich eine Tasse frisch bereiteter Tee getrunken.

6.3 **Hinweise**

Vor Licht und Feuchtigkeit geschützt, kühl aufbewahren.

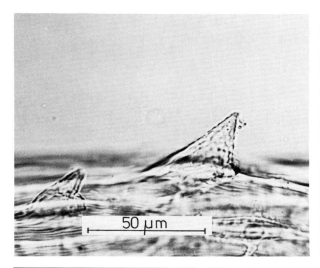
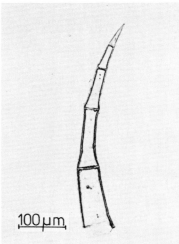

Abb. 221: Eckzahnförmige Kegelhaare auf der Blattnervatur
Abb. 222: Mehrzelliges Borstenhaar

dern „Indisches Melissenöl" (= Citronellöl), ein relativ billiges ätherisches Öl, das aus Citronell- und Lemongras (*Cymbopogon*-Arten; Poaceae) gewonnen wird. Gelegentlich wird über Melissenkraut destilliertes Zitronenöl (Melissae citratum Oleum) als Ersatz für teures Melissenöl verwendet.

Prüfung: Makroskopisch (s. Beschreibung) und mikroskopisch. Hierbei ist besonders auf die zahlreichen kegel- oder eckzahnförmigen Haare (Abb. 221) zu achten, ferner auf die derbwandigen, drei- bis fünfzelligen Gliederhaare (Borstenhaare, Abb. 222) mit warziger oder gestreifter Kutikula. Außerdem findet man kleine Lamiaceendrüsenhaare mit 1-, seltener 3-zelligem Stiel und meist 1-zelligem Köpfchen. – Zur DC-Prüfung s. [10, 11]; hier erfolgt – besser als im DAB 8 – eine Zuordnung der Flecken zu den Hauptkomponenten Citronellal, Citral und Caryophyllen. – Eine quantitative Bestimmung des Mindestgehalts ist nach dem DAB 8 wegen des geringen Mindestwertes von 0,05 ml/100 g Droge nicht möglich. Eine Bestimmungsmöglichkeit mit einer veränderten und für die Ph. Eur. (2. Ausgabe) vorgeschlagenen Apparatur findet sich bei [11].

Verfälschungen: Kommen hin und wieder vor. Blätter von *Nepeta cataria* L. var. *citriodora* (Katzenminze) sind oberseits weichhaarig, unterseits filzig graugrün und riechen intensiver nach Zitrone als Melisse. Die Gliederhaare sind denen der Melisse ähnlich, die Köpfchenhaare haben aber meist zweizellige Köpfchen, auch kommen Drüsenhaare mit einzelligem Stiel und vierzelligem Köpfchen vor. Die für Melisse typischen Eckzahnhaare sind nicht vorhanden. Blätter von *Stachys*- und *Ballota*-Arten haben im Mesophyll Oxalatnadeln und zeigen eine gestreifte Kutikula auf den Epidermiszellen.

Aufbewahrung: Vor Licht und Feuchtigkeit geschützt, in dicht schließenden Behältern, nicht in Kunststoffgefäßen (ätherisches Öl!). Der Gehalt der geschnittenen Droge an ätherischem Öl kann innerhalb von drei Monaten bei normaler Lagerung (Zimmertemperatur, Lichtabschluß) auf 30% der Ausgangsmenge absinken [12].

Literatur:
[1] Kommentar DAB 8
[2] Zusammenfassende Literatur über Melisseninhaltsstoffe bei:
F.W. Hefendehl, Arch. Pharm. **303**, 345 (1970).
J. Morelli, Boll. Chim. Farm. **116**, 334 (1977).
G. Tittel, H. Wagner und R. Bos, Planta Med. **46**, 91 (1982).
[3] Persönl. Mittlg. von Dr. Wolf (Fa. Klosterfrau, Köln)
[4] C.R. Soc. Biol. **109**, 275 (1932).
[5] H. Braun, Heilpflanzenlexikon für Ärzte und Apotheker, Gustav Fischer Verlag, Stuttgart/New York 1981.
[6] R. Hänsel und H. Haas, Therapie mit Phytopharmaka, Springer Verlag, Berlin etc. 1983.
[7] R.A. Cohen, L.S. Kucera und E.C. Herrmann, Proc. Soc. Exp. Biol. med. **117**, 431 u. 869 (1967).
R.R. Paris und M. Moyse, Précis de Matière Medicinale. Vol. 3. pp. 264. Masson. Paris 1971.
V.I. Litvinenko, T.P. Popova, A.V. Simonjan, I.G. Zoz und V.S. Solokov, Planta Med. **27**, 372 (1975).
G. May und G. Willuhn, Arzneim. Forsch. **28**, 1 (1978).
[8] S. Aschoff, Z. angew. Phytotherapie **2**, 219 (1981).
[9] H. Sourgens, H. Winterhoff, H.G. Gumbinger und F.H. Kemper, Planta Med. **45**, 78 (1982).
[10] P. Pachaly, Dünnschichtchromatographie in der Apotheke, Wissenschaftl. Verlagsges. m.b.H., 2. Aufl., Stuttgart 1983.
[11] E. Stahl, W. Schild, Pharmazeutische Biologie. Bd. 4. Gustav Fischer Verlag, Stuttgart/New York 1981.
[12] Eigene, nicht veröffentl. Unters., Czygan (1980).

Czygan

Mistelkraut Visci herba, Herba Visci

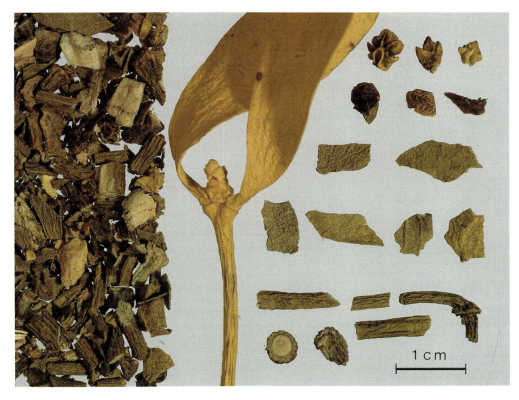

Abb. 223: Mistelkraut

Beschreibung: Auffallend die wiederholt dichotom verzweigten, 2–4 mm dicken, gelbgrünen, längsrunzeligen Zweigstücke mit ungestielten, ganzrandigen, lederig-steifen, lanzettlich bis spateligen Blättern von gelbgrüner Farbe und 2–6 cm Länge und 1–2 cm Breite. Die unscheinbaren, gelblichgrünen männlichen und weiblichen Blüten sind meist abgefallen, ebenso die fast erbsengroßen, geschrumpften, gelblichweißen oder blaßrötlichen Beerenfrüchte.
Geruch: Sehr schwach, eigenartig.
Geschmack: Bitter.

DAC 1979: Mistelkraut
Erg. B. 6: Herba Visci albi

Stammpflanze: *Viscum album* L. (Mistel, Laubholz-Mistel), Loranthaceae.

Synonyme: Vogelmistel, Leimmistel, Hexenbesen, Drudenfuß, Mistelsenker, Folia Visci, Stipites Visci. White misteltoe (engl.). Herbe de gui (franz.).

Herkunft: In Europa und Asien heimischer Halbschmarotzer, auf nahezu allen Laubbäumen (nicht auf Buche), zwei Unterarten nur auf Nadelhölzern. Drogenimporte aus Bulgarien, der Türkei, Jugoslawien, Albanien und der UdSSR.

Inhaltsstoffe: Physiologisch und pharmakologisch stark wirksame Peptide, bzw. Glykopeptide, die Viscotoxine und die Lectine, bei denen jedoch Mengenangaben über den Gehalt in der Droge fehlen. Viscotoxine sind ein Gemisch von Polypeptiden, meist aus 46 Aminosäuren bestehend; die Aminosäuresequenz der Viscotoxine A_2, A_3 und B ist bekannt [1], zwei weitere sind in reiner Form isoliert worden [2].
Lectine sind Glykoproteine mit spezifischem Bindungsvermögen für Zucker (früher als Phythaemagglutinine oder Toxalbumine bezeichnet); es sind bisher drei Lectine der Mistel in annähernd reiner Form gewonnen worden [3]; eines dieser Lectine besitzt ein Molekulargewicht von 115000 und enthält etwa 10% Zucker, es bindet spezifisch D-Galaktose [4], ein weiteres Lectin mit MG 60000 ist kürzlich rein dargestellt und Viscumin benannt worden [5].
Weitere Inhaltsstoffe sind Triterpene (Oleanolsäure, β-Amyrin u.a.); Polysaccharide [6]; Flavonoide, bes. Quercetinderivate; biogene Amine (Cholin, Tyramin u.a.); ansonsten ubiquitär vorkommende Pflanzensäuren, Zucker u.a.

Indikationen: Es muß streng unterschieden werden zwischen oraler Anwendung der Droge in Form von wäßrigen Auszügen, z.B. Teezubereitung, und der Anwendung isolierter Inhaltsstoffe, z.B. in Form von Injektionspräparaten.
Viscotoxine zeigten in zahlreichen Tierversuchen bei parenteraler Gabe (oral werden sie inaktiviert) deutliche blutdrucksenkende Effekte; eine the-

Mistelkraut

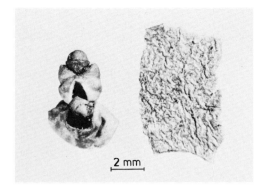

Abb. 224: Zapfenartiger Blütenstand (links) und lederartig gerunzeltes Blattstück (rechts)

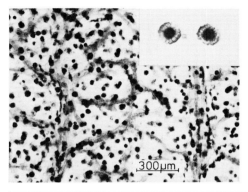
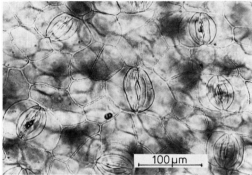

Abb. 225: Massenhaftes Vorkommen von Calciumoxalat-Drusen mit dunklem Zentrum und grauem Hof (rechts oben)

Abb. 226: Blattepidermis mit paracytischen Spaltöffnungen

rapeutische Anwendung dieser Peptide ist jedoch nicht möglich, weil sie stark hautirritierend und gewebsreizend sind, bei höherer Dosierung wirken sie lokal nekrotisierend, was wohl auf zytotoxische Effekte zurückzuführen ist [2].

Die isolierten, rein dargestellten Viscum-Lectine erwiesen sich bei bestimmten Tumoren und Karzinomen (Mäuse-Aszites-Tumor; menschliche Tumorzellen KB und HeLa-Stämme in Gewebekultur u.a.) als deutlich zytotoxisch wirksam, wobei auch eine Aktivierung der Thymusdrüse, verbunden mit einer Steigerung der Immunabwehr, diskutiert wird [2, 6, 7, 8]. Zur Injektion bestimmte Präparate, die zur Beeinflussung von Karzinomen angewendet werden, enthalten möglicherweise solche Lectine, evtl. auch zytotoxisch wirksame Viscotoxine oder immunstimulierende Polysaccharide [2]; die Anwendung solcher Präparate (Iscador®, Plenosol®, Helixor® u.a.) ist allerdings umstritten, vielleicht wegen ihrer Ableitung aus der Anthroposophie. Die noch in vollem Fluß befindliche Erforschung der Wirkstoffe dieser Präparate könnte ihren Einsatz auf eine rationale Basis stellen.

Es ist jedoch unzulässig, aus dem Vorkommen dieser hochwirksamen Viscotoxine und Lectine in der Mistel und den mit ihnen bei parenteraler(!) Applikation erhaltenen pharmakologischen Befunden Rückschlüsse auf die Wirksamkeit von Misteltee ziehen zu wollen, wie dies in manchen Kräuterbüchern oder verantwortungslosen Gesundheitsratgebern geschieht (Anpreisung von Misteltee als Krebsheilmittel).

Misteltee wird, *rein empirisch,* als Adjuvans in der Therapie des Bluthochdruckes, bei Schwindelgefühl, Blutandrang zum Kopf, angewendet. Eine rationale Begründung fehlt bisher, da die hypotensiv wirksamen Viscotoxine, falls sie in das Teegetränk übergehen, im Magen-Darm-Trakt abgebaut bzw. nicht unzersetzt resorbiert werden. Patienten, die Misteltee einnehmen, sollte die kontinuierliche Kontrolle des Blutdruckes angeraten werden.

In der <u>Volksmedizin</u> wird Mistelkraut auch bei Schwindelanfällen, Amenorrhöe und Gelenkserkrankungen angewendet.

Nebenwirkungen: Nicht bekannt; bei langdauernder Einnahme können allergische Reaktionen auftreten.

Teebereitung: 2,5 g feingeschnittene Droge werden mit kaltem Wasser übergossen und bei Raumtemperatur 10–12 Std. stehengelassen, dann abgeseiht. 1–2 Tassen täglich (siehe dazu Indikationen!).
1 Teelöffel = etwa 2,5 g.

Teepräparate: Die Droge wird auch in Filterbeuteln (2 g) angeboten.

Phytopharmaka: Die Droge ist Bestandteil einiger Fertigarzneimittel in den Gruppen Antihypertonika (z.B. Asgoviscum®, Craviscum®, Dreluso 33®, Hyperidist®, Mistelan®, Viscoserpin® [alle rezeptpflichtig], Mistel-Pflanzensaft Kneipp®, Viscysat, Antihypertonicum „Schuck", Verus®), Kardiaka (z.B. zirkulin® forte u.a.) und Sedativa; Injektionspräparate s. Indikationen.

Prüfung: Makroskopisch (s. Beschreibung) und mikroskopisch nach DAC 1979. Die ledrigen, gerunzelten Blattbruchstücke sowie die zapfenartigen Blütenstände (sitzende Trugdolden!) sind in der Schnittdroge auffallende Merkmale (Abb. 224). Bei der mikroskopischen Prüfung erkennt man relativ große, paracytische Spaltöffnungen (Abb. 226) und zahlreiche Oxalatdrusen mit grauem, scharf begrenztem Hof im Inneren (Abb. 225).

Verfälschungen: Kommen in der Praxis nicht vor.

Literatur:

[1] T. Olson und G. Samuelsson, Acta Chem. Scand. **26**, 585 (1972); ref. C.A. **77**, 88840 (1972).
[2] J. Konopa, J.M. Woynarowski und M. Lewandowska-Gumieniak, Hoppe-Seyler's Z. Physiol. Chem. **361**, 1525 (1980).
[3] H. Franz, P. Ziska und A. Kindt, Biochem. J. **195**, 481 (1981).
[4] P. Ziska, H. Franz und A. Kindt, Experientia **34**, 123 (1978).
[5] S. Olsnes, F. Stirpe, K. Sandvig und A. Pihl, J. Biol. Chem. **257**, 13263 (1982).
[6] N. Bloksma, P. Schmiermann, M. de Reuver, H. van Dijk und J. Willers, Planta Med. **46**, 221 (1982).
[7] P. Luther und W.H. Mehnert, Acta Biol. Med. Ger. **33**, 351 (1974).
[8] P. Luther, H. Franz, B. Haustein und K.C. Bergmann, Acta Biol. Med. Ger. **36**, 119 (1977).

Wichtl

Myrrhe DAB 8, Myrrha

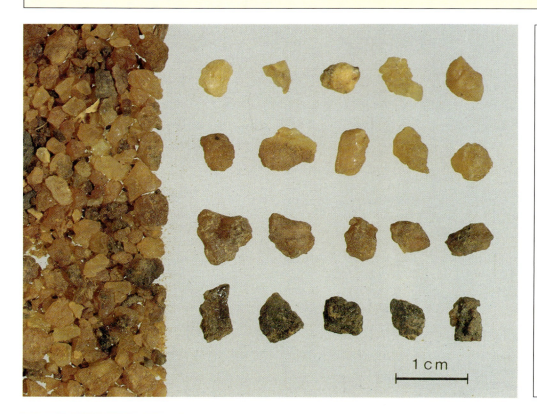

Abb. 227: Myrrhe

Myrrhe besteht aus dem aus der Rinde von Commiphora-Arten ausgetretenen und an der Luft getrockneten Gummiharz.

<u>Beschreibung</u>: Unregelmäßig gerundete Körner oder löcherige Klumpen verschiedener Größe von dunkel- bis schwarzbrauner, hell- bis dunkelorangebrauner Farbe und gelbe sowie farblose bis hellgelbe Anteile. Die Oberfläche ist zumeist grau bis gelbbraun bestäubt; muscheliger Bruch, dünne Splitter, durchscheinend.

<u>Geruch</u>: Aromatisch.

<u>Geschmack</u>: Bitter-aromatisch, kratzend; klebt beim Kauen an den Zähnen.

ÖAB: Myrrha
Ph. Helv. VI: Myrrha

Stammpflanze: *Commiphora molmol* ENGLER u.a. *Commiphora*-Arten, Burseraceae.

Synonyme: Gummi Myrrha, Gummiresina Myrrha, Myrrha vera, Echte Myrrhe, Heerrabol-Myrrha, Männliche Myrrhe (Weibliche Myrrhe = Opopanax von *Opopanax chironium* KOCH), Rote Myrrhe. Myrrh (engl.). Myrrhe (franz.).

Herkunft: Beheimatet in Erythrea, Abessinien, Somalia, Yemen, Sudan; aus diesen Ländern importiert; es werden nach der Herkunft verschiedene Handelssorten unterschieden: u.a. Somali-, Yemen-, Heerabol-Myrrha [1].

Inhaltsstoffe: Die Zusammensetzung ist sehr komplex und nur zum Teil bekannt. 40–60% in Ethanol lösliche Anteile aus einem Harz (u.a. Triterpensäuren, -ester, -alkohole) und aus ätherischem Öl. Das ätherische Öl ist in den letzten Jahren eingehend untersucht worden [3]. Es besteht

Curzerenon
(Furanoelemen-Typ)

Lindesten
(Furanoeudesman-Typ)

Furanogermacrene
(Furanogermacran-Typ)

Elemenol

(fast) ausschließlich aus Sesquiterpenen. Hauptbestandteile sind Furanosesquiterpene von Germacran-, Eleman-, Eudesman- und Guajantyp. Daneben finden sich im ätherischen Öl Sesquiterpen-Kohlenwasserstoffe (z.B. Elemen, β-Bourbonen, Caryophyllen, Humulen) und Sesquiterpen-Alkohole (z.B. Elemenol). Vermutlich sind einige der Furano-Sesquiterpene charakteristisch für die offizinelle Myrrhe. 50–60% in Ethanol unlösliche Anteile (= Rohgummi oder Rohschleim) mit ca. 20% Proteinen und ca. 65% Kohlenhydraten (aus Galaktose, 4-O-Methylglucuronsäure, Arabinose) [1, 2].

Indikation: Myrrhe (meist als Myrrhentinktur DAB 8) wird wegen ihrer desinfizierenden, desodorierenden und granulationsfördernden Wirkung bei entzündlichen Erkrankungen der Mund- und Rachenhöhle in Form von Pinselungen, Gargarismen und Spülungen (besonders in der Zahnmedizin) eingesetzt. Myrrhe wirkt jedoch nicht adstringierend [4]. Es kommt nicht zu einer lokalen Fällung von Proteinen und damit nicht zur Ausbildung einer mehr oder minder festen, oberflächlichen Schicht koagulierter Zellen, die eine Schutzdecke gegenüber chemischen, bakteriellen oder auch mechanischen Einwirkungen bildet. Die Wirkung der Myrrhe läßt sich auch schlecht auf den lokalreizenden Effekt bestimmter Bestandteile im ätherischen Myrrhenöl (α-Pinen etc.) zurückführen, da im Gegenteil eher eine entzündungswidrige Wirkung von der Myrrhentinktur erwartet wird [zitiert nach 4].
In der *Volksmedizin* gelegentlich auch innerlich als Karminativum und als Expektorans. – Alkoholische Auszüge werden in der Parfümindustrie als Fixatur benutzt.

Teebereitung: Entfällt. Die Droge wird praktisch stets in Form der Tinktur angewendet.
Myrrhe bildet auch einen Bestandteil der sog. „Schwedenkräutermischung", die verschiedene Hersteller zum Selbstansetzen mit Alkohol vertreiben.

Phytopharmaka: Eine Reihe von Präparaten, denen entweder Myrrhen-Tinktur DAB 8 (Mazeration aus 2 Teilen gepulv. Myrrhe und 10 Teilen 90%igem Ethanol) oder Kombinationen mit Ätherisch-Öl-Drogen (z.B. Salbeiblätter) bzw. mit Gerbstoff-Drogen (z.B. Tormentillwurzel) zugrunde liegen, in Form von Zahnpflegemitteln und Mundwässern, Salben, Pinselungen und Dragées.

Prüfung: Makroskopisch (s. Beschreibung) und mikroskopisch. Das bräunlichgelbe Pulver ist gekennzeichnet durch gelbliche Splitter oder Kügelchen von wechselnder Größe sowie feinkörnige in Wasser aufquellende Massen. Im Chloralhydrat-Präparat finden sich nur wenige Gewebefragmente der Stammpflanzen: rotbraune Korkfragmente, einzelne und zusammenhängende, polyedrische bis längliche Steinzellen mit teilweise stark verdickter, getüpfelter und verholzter Wand und bräunlichem Inhalt; Fragmente von dünnwandigem Parenchym und Sklerenchymfasern, etwa 10–25 µm große, unregelmäßig prismatische bis polyedrische Calciumoxalatkristalle.
Dünnschichtchromatographisch nach dem DAB 8: Fingerprint-Chromatogramm mit verschiedenen für die offizinelle Myrrhe charakteristischen roten Zonen (nach Besprühen der Platte mit Vanillin-Salzsäure-Reagenz); um welche Inhaltsstoffe es sich hier handelt, ist nicht bekannt. Vermutlich sind es phenolische Verbindungen, da entsprechende Kondensationsprodukte mit Vanillin-Salzsäure entstehen. – Beim Behandeln mit Salpetersäure purpurfarben bis violett. – Auf Sesquiterpene prüft die Ph. Helv. VI folgendermaßen: Werden 0,5 g zerriebene Myrrhe mit 10 ml Ether 10 min lang kräftig geschüttelt und hierauf abfiltriert, so darf sich der nach dem Eindampfen des Filtrats verbleibende Rückstand durch darübergeblasene Dämpfe von Brom nicht anders als tiefviolett bis rotviolett färben (Fehlen dieser Reaktion weist auf alte bzw. nicht offizinelle Myrrhe hin); diese Prüfung findet sich auch im ÖAB. Dort als weitere Identitätsprüfung: übergießt man etwa 0,1 g zerriebene Myrrhe mit 1 ml 6 N Salzsäure und fügt ein Kriställchen Vanillin hinzu, so färbt sich die Flüssigkeit rot; diese Färbung bleibt auch beim Verdünnen mit Wasser bestehen. Die für offizinelle Myrrhe typischen Furanosesquiterpene lassen sich nach [5] auch durch folgende Farbreaktion erkennen: mit salzsaurer p-Dimethylaminobenzaldehyd-Lösung (1% in N-HCl) liefern sie eine rotviolette Farbe.

Verfälschungen: DAB 8-Qualität ist im Handel schwierig zu beschaffen, meist sind große Mengen unlöslicher Bestandteile vorhanden.

Aufbewahrung: Vor Licht und Feuchtigkeit geschützt in dicht schließenden Gefäßen; am besten mit einem Trocknungsmittel zusammen, da der Kohlenhydratanteil der Droge leicht Wasser aufnimmt; nicht gepulvert aufbewahren.

Literatur:
[1] Hager, Band **4**, 256 (1973).
[2] Kommentar DAB 8.
[3] C.H. Brieskorn und P. Noble, Tetrahedron Lett. 1511 (1980).
C.H. Brieskorn und P. Noble, Planta Med. **44**, 87 (1982).
C.H. Brieskorn und P. Noble, Phytochemistry **22**, 187 und 1207 (1983).
[4] R. Hänsel, Pharmazeutische Biologie (Spezieller Teil), Springer-Verlag, Berlin etc. 1980.
[5] A.R. Pinder, in: L. Zechmeister, Fortschr. d. Chem. Org. Naturst. **34**, 81 (1977).

Czygan

Odermennigkraut Agrimoniae herba, Herba Agrimoniae

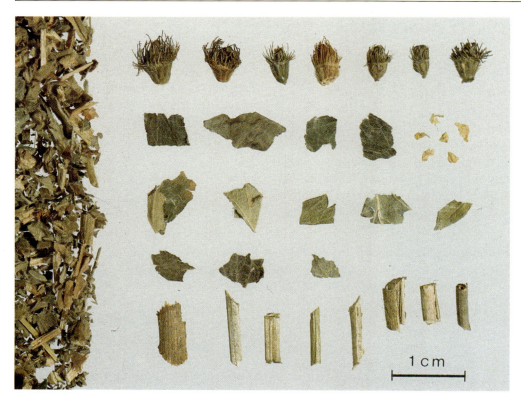

Abb. 228: Odermennigkraut

Beschreibung: Fiederblättchen 2–3 cm lang, mit grobgesägtem Blattrand; Blattbruchstücke unterseits graufilzig behaart (Abb. 230), oberseits nur wenig behaart, grün. Stengelteile borstig behaart. Für die Schnittdroge charakteristisch sind die vereinzelt zu findenden kleinen Sammelfrüchte mit hakig gekrümmten Kelchrand-Borsten (Abb. 229). Selten gelbe Blütenteile.

Geruch: Sehr schwach aromatisch.

Geschmack: Etwas bitter.

ÖAB: Herba Agrimoniae
DAC 1979: Odermennigkraut

Stammpflanzen: *Agrimonia eupatoria* L. (Kleiner Odermennig) und, seltener, *Agrimonia procera* WALLR., syn. *Agrimonia odorata* auct. non MILL. (Großer Odermennig), Rosaceae.

Synonyme: Fünffingerkraut, Ackerkraut, Ackermennig, griechisches Leberkraut, Herba Lappulae hepaticae, Herba Eupatoriae. Agrimony herb, Liverwort (engl.). Herbe d'aigremoine, Herbe d'eupatoire (franz.).

Herkunft: Auf der nördlichen Erdhälfte verbreitet. Importe aus Bulgarien, Ungarn und Jugoslawien.

Inhaltsstoffe: In den Blättern 4–10% Catechingerbstoffe neben wenig Ellaggerbstoff, in den Stengeln in Spuren auch Gallotannine [1], Gerbstoffgehalt nach DAC 1979 mindestens 2,5%; Triterpene, darunter Ursolsäure; angeblich bis zu 12% (?) Kieselsäure [2]; Spuren an ätherischem Öl (wohl nur, wenn in der Droge *Agrimonia procera* vorhanden ist); sonstige Angaben beziehen sich nur auf ubiquitäre Pflanzenstoffe.

Indikationen: Als mild wirkendes Adstringens, innerlich und äußerlich, bei Rachenentzündungen, Gastroenteritis, Darmkatarrhen.
In der *Volksmedizin* bei Cholezystopathien (Leberkraut!), wofür es jedoch von den bisher bekannten Inhaltsstoffen her keine Begründung gibt; insofern ist die Droge als Bestandteil von Phytopharmaka mit Skepsis zu beurteilen.

Teebereitung: 1,5 g feingeschnittene Droge werden mit kaltem Wasser angesetzt und kurz aufgekocht oder mit kochendem Wasser übergossen und nach 5 min durch ein Teesieb gegeben. Als Adstringens zum Gurgeln oder Spülen. Innerlich bei Darmstörungen 2–3mal täglich 1 Tasse Tee.
1 Teelöffel = etwa 1 g.

Phytopharmaka: Die Droge ist Bestandteil einiger Leber-Galle-Tees, Extrakte der Droge findet man in Fertigarzneimitteln der Gruppen Cholagoga, Magen-Darm-Mittel (z.B. Divinal®-Bohnen u.a.) und Urologika (z.B. Incounturina®, Rhoival® u.a.).

Prüfung: Makroskopisch (s. Beschreibung) und mikroskopisch nach DAC 1979. Besonders auffallend sind die dickwandigen Borstenhaare mit Spiralstreifung (Abb. 231) und die im Mesophyll vorkommenden Oxalatkristalle und/oder -drusen (Abb. 231). Mehrzellige Drüsenhaare sind selten.

Nach DAC 1979 mindestens 2,5% mit Casein fällbare Gerbstoffe, berechnet als Gallussäure (Bezug auf Gallussäure bei Catechingerbstoffen nicht optimal!).

Verfälschungen: Kommen in der Praxis nicht vor.

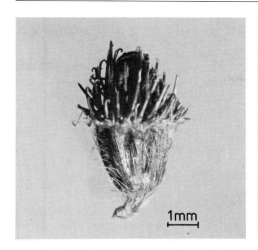
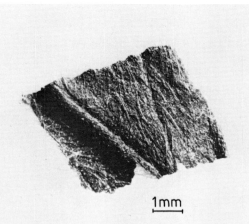

Abb. 229: Mit Widerhaken ausgestattete Borstenfrüchte von *Agrimonia eupatoria*
Abb. 230: Dicht behaarte Blattunterseite

Literatur:
[1] F. von Gizycki, Pharmazie **4**, 276 und 463 (1949).
[2] H.A. Hoppe, Drogenkunde Band 1, Verlag de Gruyter, Berlin-New York (1975).

Frohne

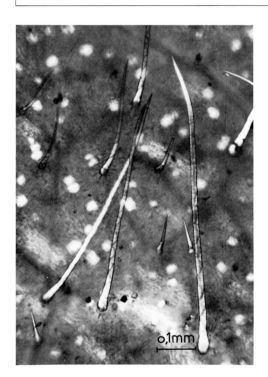

Abb. 231: Einzellige, dickwandige Haare mit Spirallinien und zahlreiche Oxalatkristalle (Drusen, Prismen) im Blattgewebe [polarisiertes Licht]

Orangenblüten Aurantii flos, Flores Aurantii

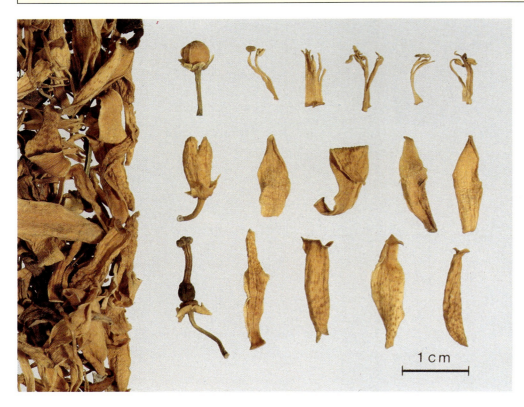

Abb. 232: Orangenblüten

Die Droge besteht aus den getrockneten, noch geschlossenen Blütenknospen.

Beschreibung: Hell bräunlichgelbe, 1–2 cm lange, gestielte Blütenknospen. Verwachsenblättriger, undeutlich fünfzähniger Kelch mit kurzen, derb abstehenden Spitzen. Die 5 Kronblätter sind deutlich bräunlich punktiert (Exkreträume mit ätherischem Öl), kahl und bilden eine sich nach oben verbreiternde Haube. Im Querschnitt oder an Bruchstücken sind zahlreiche (20–35) Staubfäden erkennbar, die an der Basis zu Bändern verwachsen sind. Der oberständige, braunschwarze Fruchtknoten ist kugelig und hat einen dicken Griffel mit kopfiger Narbe.

Geruch: Schwach, eigenartig aromatisch.

Geschmack: Würzig-aromatisch und schwach bitter.

ÖAB: Flos Aurantii
Ph. Helv. VI: Flos aurantii
Erg. B. 6: Flores Aurantii

Stammpflanzen: *Citrus aurantium* L. subsp. *aurantium* [=subsp. *amara* (L.) ENGLER] (Pomeranze, Bitterorange), Rutaceae; nach Ph. Helv. VI auch *Citrus sinensis* L. (OSBECK).

Synonyme: Bigaradeblüten, Neroliblüten, Flores Naphae. Orange flowers, Neroli flowers (engl.). Fleurs d'oranger (franz.).

Herkunft: In Südeuropa und in subtropischen Klimazonen kultiviert. Importe der Droge aus Spanien und Mexiko.

Inhaltsstoffe: Etwa 0,2–0,5% ätherisches Öl (ÖAB und Ph. Helv. VI mind. 0,2%), hauptsächlich aus Monoterpenen bestehend (Linalylacetat, α-Pinen, Limonen, Linalool, Nerol, Geraniol u.a.), als typischer Bestandteil Anthranilsäuremethylester; Bitterstoffe; Flavonoide.

Indikationen: Ausschließlich in der *Volksmedizin* als mild wirkendes Sedativum bei Nervosität und Schlafstörungen.
Ansonsten Anwendung als Aromatikum.
Das aus frischen Orangenblüten durch Wasserdampfdestillation gewonnene Neroliöl wird in der Parfümerie viel gebraucht (z.B. für „Kölnisch-Wasser", Eau de Cologne u.a.).

Teebereitung: 1–2 g Droge werden mit kochendem Wasser übergossen und nach 5 min durch ein Teesieb gegeben. Als mildes Sedativum abends 1–2 Tassen Tee.
1 Teelöffel = etwa 1 g.

Teepräparate: Die Droge wird auch in Filterbeuteln (1,2 g) angeboten.

Phytopharmaka: Die Droge findet sich in einigen Fertigarzneimitteln recht verschiedener Indikationen, in den meisten Fällen wohl nur als Aromatikum.

Prüfung: Makroskopisch und mikroskopisch. Im Mesophyll der Kelchblätter findet man große Oxalatdrusen, in der Epidermis einzellige Haare. Die Korollblattepidermis weist eine deutliche kutikulare Streifung auf, die schizolysigenen Ölräume haben einen Durchmesser von etwa 100 µm. Pollenkörner kugelig, mit zart punktierter Exine. DC des ätherischen Öles auf Kieselgel-Schichten mit Toluol-Ethylacetat (97+3) und Nachweis der Terpene mit Vanillin-Schwefelsäure liefert charakteristische Chromatogramme [1].

Verfälschungen: Kommen in der Praxis kaum vor.

Literatur:

[1] H. Wagner, S. Bladt und E.M. Zgainski, Drogenanalyse, Springer-Verlag, Berlin-Heidelberg-New York 1983.

Wichtl

Orthosiphonblätter   DAB 8, Orthosiphonis folium, Folia Orthosiphonis

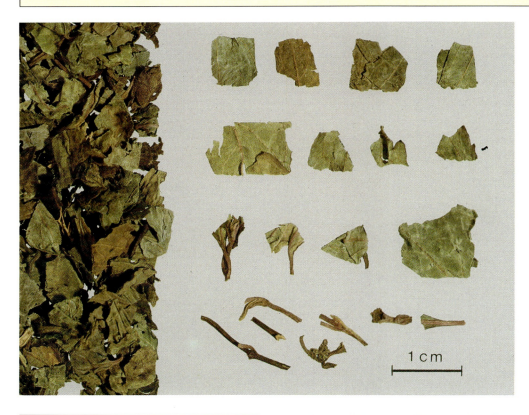

Abb. 233: Orthosiphonblätter

Beschreibung: Kurzgestielte, eilanzettliche, 2–7 cm lange, an der Basis keilförmige, lang zugespitzte Blätter mit fiederiger Nervatur und deutlich grobgezähntem Rand. Blattoberseite sattgrün oder gelbgrün, Blattunterseite hellgrau-grün; Nervatur auf der Unterseite mitunter violett überlaufen. Die Blattstiele annähernd vierkantig und wie die Nervatur bräunlichviolett.

Geruch: Sehr schwach aromatisch.

Geschmack: Etwas salzig, schwach bitter und adstringierend.

Ph. Helv. VI: Folium orthosiphonis

Stammpflanze: *Orthosiphon spicatus* BENTH. in DC., syn. *Orthosiphon stamineus* BENTH. in WALL., Lamiaceae.

Synonyme: Javatee, Javanischer Nierentee, Indischer Nierentee, Koemis koetjing oder kumis kuting (holländ./indones.). Java tea (engl.). Thé de Java, Feuilles de barbiflore (franz.).

Herkunft: Im tropischen Asien beheimatet, in Indonesien kultiviert und von dorther auch importiert.

Inhaltsstoffe: Die Droge ist nur unzureichend untersucht, daher sind die Angaben über Inhaltsstoffe noch unvollständig. Etwa 0,5% ätherisches Öl, vorwiegend aus Sesquiterpenen bestehend [1]; etwa 0,2% höher methoxylierte Flavone (Sinensetin, Eupatorin, Scutellareintetramethylether u.a.); Saponine(?); etwa 3% Kaliumsalze.

Indikationen: Als Diuretikum bei chronischer oder rezidivierender Nierenbeckenentzündung, bei Blasenkatarrhen, Nierenkatarrhen, Reizblase, bei Bakteriurie ohne deutliche Symptome. Es handelt sich nicht nur um eine Wasserdiurese, sondern es wird auch Natriumchlorid vermehrt ausgeschieden [2–5]. Es ist allerdings bisher nicht gelungen, die diuretische Wirkung der Droge mit einzelnen Inhaltsstoffen in Zusammenhang zu bringen; vermutlich liegt eine kombinierte Wirkung von Kaliumsalzen, Saponinen(?) und Flavonoiden vor.

Teebereitung: 2,5–3 g der feinzerschnittenen Droge werden mit kochendem Wasser übergossen und 5–20 min lang in einem bedeckten Gefäß stehengelassen; anschließend abseihen.
1 Teelöffel = etwa 1 g.

Phytopharmaka: Die Droge ist für sich (Folindor®) oder in Kombination mit anderen Drogen Bestandteil von Teemischungen der Gruppe Diuretika und Urologika (Salus® Nieren-Blasentee, Blasen-Nieren-Tee Stada®, Blasen- und Nierentee Hevert®, Blasen- und Nierentee Vetter, Buccotean®, Nephronorm®, Nephrubin®, Urealitan®, Urologicum Fink u.a.), sowie in Form des Extraktes in tassenfertigen Präparaten der gleichen Indikationsgruppen enthalten (Solubitrat®, Solvefort®, NB-tee

Siegfried®, Harntee 400, Knufinke Blasen- und Nieren-Tee, Uro-K u.a.).

Prüfung: Makroskopisch und mikroskopisch nach DAB 8. Schon bei Lupenbetrachtung erkennt man die feine drüsige Punktierung der Blattunterseite (Abb. 234); die Drüsenhaare zeigen im Unterschied zu vielen anderen Lamiaceen nur 4 Sekretionszellen (Abb. 235). Die Spaltöffnungen vom diacytischen Typ (Abb. 236) finden sich auf beiden Blattseiten, unterseits aber sehr dicht. Die mehrzelligen Glieder- bzw. Borstenhaare sind bis 450 µm lang, häufig der Epidermis schräg anliegend und manchmal mit rötlichem Zellsaft gefüllt (Abb. 237); die unterste Zelle ist ± bauchig.

Kocht man 2 g Droge mit 20 ml Wasser 2 min lang, so muß das Filtrat beim kräftigen Schütteln im Reagenzglas einen mindestens eine Stunde beständigen Schaum ergeben (Ph. Helv. VI).

Für die DC-Identitätsprüfung nach DAB 8 werden die lipophilen Flavone herangezogen.

Verfälschungen: Werden gelegentlich beobachtet, meist mit Blättern anderer *Orthosiphon*-Arten. Diese sind praktisch geruchlos; sie lassen sich mittels DC folgendermaßen erkennen: 1,0 g gepulverte Droge wird mit Dichlormethan 15 min lang unter Schütteln extrahiert; 20 µl des Filtrats trägt man auf eine Schicht aus Kieselgel F 254 auf (bandförmig, 2 cm). Man entwickelt 2mal 10 cm hoch mit Chloroform-Ethylacetat (60+40) und betrachtet unter UV 366 und UV 254. Orthosiphonblätter zeigen im Rf-Bereich zwischen 0 und 0,7 unter UV 366 vier blau fluoreszierende Zonen (Abb. 238, links), Verfälschungen durch andere *Orthosiphon*-Arten weisen nur eine fluoreszierende Zone bei Rf 0,95 auf (Abb. 238, rechts). Unter UV 254 zeigen Orthosiphonblätter im Rf-Be-

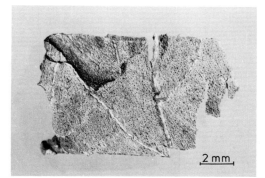
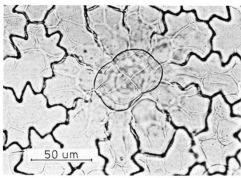

Abb. 234: Blattunterseite mit drüsiger Punktierung

Abb. 235: Lamiaceendrüsenschuppe mit nur 4 Sekretionszellen

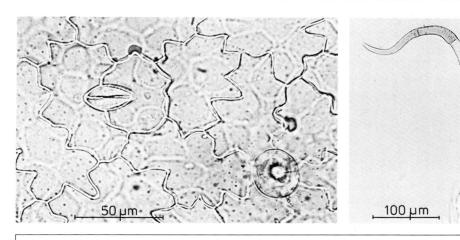

Abb. 236: Blattepidermis mit diacytischer Spaltöffnung und köpfchenartigem Drüsenhaar

Abb. 237: Mehrzelliges Gliederhaar mit z.T. rötlichem Zellsaft

Wortlaut der für die Standardzulassung vorgesehenen Packungsbeilage:

5.1 **Anwendungsgebiete**

Zur Förderung der Harnbildung, z.B. bei Katarrhen im Bereich von Niere und Blase.

5.2 **Gegenanzeigen**

Wasseransammlungen (Ödeme) infolge eingeschränkter Herz- und Nierentätigkeit.

5.3 **Dosierungsanleitung und Art der Anwendung**

Etwa ein Teelöffel (2–3 g) voll **Orthosiphonblätter** werden mit heißem Wasser (ca. 150 ml) übergossen und nach etwa 15 min durch ein Teesieb gegeben.

Der Tee kann durch Ansetzen mit kaltem Wasser und durch mehrstündiges Ziehen bereitet werden.

Soweit nicht anders verordnet, werden 2–3mal täglich 1 Tasse Tee zwischen den Mahlzeiten getrunken.

5.4 **Hinweise**

Vor Licht und Feuchtigkeit geschützt aufbewahren.

246 Orthosiphonblätter

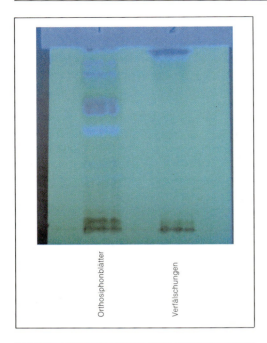

Abb. 238: DC-Prüfung von Orthosiphonblättern (links) auf Verfälschungen (rechts), Auswertung unter UV 366

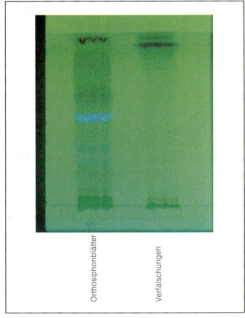

Abb. 239: DC-Prüfung von Orthosiphonblättern (links) auf Verfälschungen (rechts), Auswertung unter UV 254

reich 0,6–0,9 mehrere fluoreszenzlöschende Zonen und eine intensiv blau fluoreszierende Zone bei Rf etwa 0,5; andere Orthosiphon-Arten zeigen nur eine fluoreszenzmindernde Zone bei Rf 0,95 (Abb. 239).

Literatur:
[1] M. van der Veen, Th. M. Malingrè und J.H. Zwaving, Pharm. Weekbl. **114**, 965 (1969).
[2] R. Schumann, Über die diuretische Wirkung von Koemis Koetjing, Dissertation Marburg 1927.
[3] J. Westing, Weitere Untersuchungen über die Wirkung der Herba Orthosiphonis auf den menschlichen Harn. Dissertation Marburg 1928.
[4] F. Mercier und L.J. Mercier, Bull. med. **1936**, 523.
[5] S.Y. Chow, J. Formosan Med. Assoc. **78**, 11 (1979).

Wichtl

Passionsblumenkraut   Passiflorae herba, Herba Passiflorae

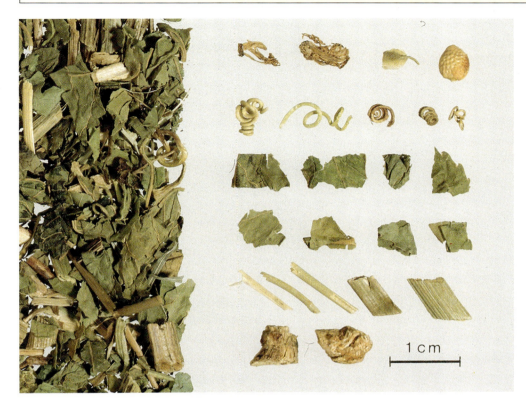

Abb. 240: Passionsblumenkraut

Beschreibung: Dünne, rundliche, hohle Stengelstücke mit gestielten, tief dreilappig geteilten, 6–15 cm langen, unterseits fein behaarten Blättern mit fein einfach gesägtem Rand (Abb. 241) und netziger Nervatur. Glatte, runde, aus den Blattachseln entspringende Ranken, die am Ende korkzieherartig eingerollt sind; solche Stücke auch in der Schnittdroge auffällig. Langgestielte, bis 9 cm große Blüten mit 3 Hochblättern, einem fünfblättrigen Kelch, einer aus 5 weißen Kronblättern und aus mehreren weißen und purpurroten, fädigen Nebenkronblättern bestehenden Korolle, 5 auffälligen, großen Staubblättern. Der graugrüne, behaarte Fruchtknoten ist oberständig, der Griffel trägt auf 3 langen Ästen kopfige Narben. Die flachgedrückten, grünlichen bis bräunlichen Früchte enthalten zahlreiche grubigpunktierte, bräunlichgelbe Samen.

Geruch: Leicht aromatisch.

Geschmack: Uncharakteristisch fade.

Ph. Helv. VI: Herba passiflorae

Stammpflanze: *Passiflora incarnata* L. (Passionsblume), Passifloraceae.

Synonyme: Fleischfarbige Passionsblume. Passion flower, Maypop (engl.). Herbe de passiflore (franz.).

Herkunft: In Nord-, Mittel- und Südamerika heimisch; z.T. in tropisch- bis subtropischen Gegenden kultiviert. Drogenimporte aus USA und Indien.

Inhaltsstoffe: Spuren an Harmanalkaloiden (nach Ph. Helv. VI mindestens 0,01%), der Gehalt ist offenbar stark abhängig vom Entwicklungsstadium [1] (Harman, Harmol, Harmin, ev. Harmolol); etwa 1,5–2,5% Flavonoide, besonders Glucosylverbindungen (Vitexin, Saponarin, Isovitexin, Orientin, Isoorientin u.a.); Cumarine; Spuren von ätherischem Öl noch unbekannter Zusammensetzung; Chlorogensäure; 0,05% Maltol (2-Methyl-3-hydroxy-γ-pyron); Sterole [1].

Indikationen: Als Sedativum bei Neurasthenie, neurovegetativer Dystonie, bei Einschlafschwierigkeiten, Angstzuständen, Unruhe, nervösen Störungen besonders bei Kindern.
In den Ursprungsländern werden Passionsblumen als Spasmolytikum, aber auch als Sedativum verwendet. In Tierversuchen erwiesen sich Drogenextrakte als dem Papaverin vergleichbar spasmolytisch wirksam [1, 2], zugleich wurde ein zentral dämpfender Effekt festgestellt.

Teebereitung: 2 g fein geschnittene Droge werden mit kochendem Wasser übergossen und nach 5–10 min durch ein Teesieb gegeben. 2–3 Tassen Tee tagsüber oder vor dem Schlafengehen 1–2 Tassen Tee.
1 Teelöffel = etwa 1,3 g.

Phytopharmaka: Die Droge oder aus ihr hergestellte Extrakte sind Bestandteil von Fertigarzneimitteln besonders in der Gruppe Sedativa (z.B. Plantival®, Sanadormin®, Sedinfant®, Gutnacht-Kräuter-Dragées, Passiflora-Tropfen Curarina, Aranidorm®, Bunetten® u.a.), aber auch Kardiaka.

Prüfung: Makroskopisch (s. Beschreibung) und mikroskopisch, zusätzlich mittels DC. Besonders charakteristisch sind die auf den Stengel- und Blattanteilen vorkommenden, dünnwandigen Gliederhaare, die häufig in eine abgerundete, hakig gebogene Spitze enden (Abb. 242). Im Blattmesophyll kommen zahlreiche kleine Oxalatdrusen (etwa 15 µm) vor. Die Epidermiszellen der Korolle, besonders der Innenseite sind knotig verdickt. Der Pollen, etwa 70 µm groß, weist eine netzartige Zeichnung der Exine auf.

Für den eindeutigen Nachweis von *Passiflora incarnata* mittels DC, brauchbar auch für die Identifizierung von Drogenextrakten – selbst in Mischpräparaten – ist der Einsatz von drei verschiedenen Trennsystemen notwendig [3]: n-Butanol-Eisessig-Wasser (40 + 10 + 50, Oberphase) auf Celluloseschichten; Ethylacetat-Ethylmethylketon-Ameisensäure-Wasser (50 + 30 + 10 + 10) auf Kieselgel 60; HPTLC-Schichten RP 18 mit dem Fließmittel Methanol – Wasser-Ameisensäure (28 + 12 + 5). Der Nachweis der charakteristischen Flavonoide, Cumarine und Pflanzensäuren erfolgt mit Diphenylboryloxethylamin [3] s. dazu auch [4].

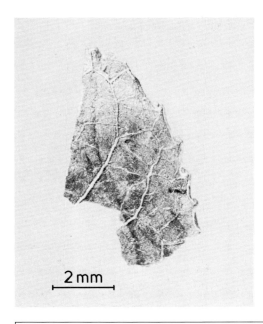
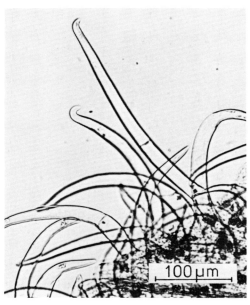

Abb. 241: Dünnes Blattstück mit gesägtem Rand

Abb. 242: Wenigzellige Gliederhaare mit z.T. hakenförmiger Spitze

Verfälschungen: Im Drogenhandel werden relativ häufig auch Drogen, die von anderen *Passiflora*-Arten stammen, angetroffen. Die Unterscheidung ist nicht leicht und erfordert sorgfältige mikroskopische *und* DC-Untersuchung.

Wortlaut der für die Standardzulassung vorgesehenen Packungsbeilage:

6.1 Anwendungsgebiete

Nervöse Unruhe, leichte Einschlafstörungen; nervös bedingte Beschwerden im Magen- und Darmbereich.

6.2 Dosierungsanleitung und Art der Anwendung

Ein Teelöffel (2–3 g) voll **Passionsblumenkraut** wird mit heißem Wasser (ca. 150 ml) übergossen und nach 10 min durch ein Teesieb gegeben.

Soweit nicht anders verordnet, wird 2–3mal täglich und eine halbe Stunde vor dem Schlafengehen eine Tasse frisch bereiteter Teeaufguß getrunken.

6.3 Hinweise

Vor Licht und Feuchtigkeit geschützt aufbewahren.

Literatur:
[1] J. Lutomski, E. Segiet, K. Szpunar und K. Grisse, Pharmazie in unserer Zeit **10**, 45 (1981).
[2] R. Paris, Ann. pharm. franç. **21**, 389 (1963).
[3] Th. Kartnig, G. Kummer-Fustinioni und B. Heydel, Sci. Pharm. **51**, 269 (1983).
[4] H. Schilcher, Dtsch. Apoth. Ztg. **107**, 849 (1967).

Wichtl

Pestwurzblätter Petasitidis folium, Folia Petasitidis

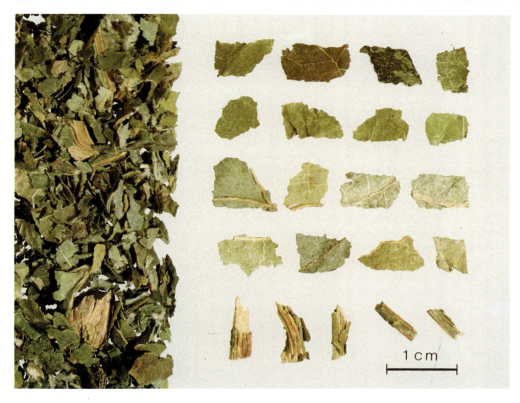

Abb. 243: Pestwurzblätter

Beschreibung: Mehr oder weniger derbe, oft ineinander gefaltete Blattfragmente mit trübgrüner, spärlich bis zerstreut behaarter Oberseite und bleichgrüner, meist wollig-filzig behaarter Unterseite. Netzige Nervatur auf der Unterseite etwas vortretend (Abb. 244).

Geruch: Schwach eigenartig.

Geschmack: Schleimig, etwas bitter.

Stammpflanze: *Petasites hybridus* (L.) GAERTN., MEYER et SCHERB. syn. *Petasites officinalis* MOENCH (Rote Pestwurz), Asteraceae.

Synonyme: Großblättriger Huflattich, falscher Huflattich, Folia Petasites. Butter bur leaves, Umbrella leaves, Butterfly dock leaves (engl.). Feuilles de pétasite (franz.).

Herkunft: Heimisch in ganz Europa, Nord- und Westasien, nach Nordamerika eingeschleppt. Die Droge stammt ausschließlich aus Wildsammlungen, sie spielt im Drogengroßhandel kaum eine Rolle.

Inhaltsstoffe: Ester der Sesquiterpenalkohole (vom Eremophilan-Typ) Petasol, Neopetasol und Isopetasol, mit Petasin (0,36%), Isopetasin (0,15%) und Angeloyl-Neopetasol als Hauptkomponenten; Fukinon sowie das β-Methylen-γ-lacton Bakkenolid (= Fukinanolid) u.a.; etwa 0,1% ätherisches Öl mit Dodecanal als Geruchsträger der Droge; Flavonoide: Isoquercitrin, Astragalin, Quercetin, Schleimstoffe; Gerbstoffe; Spuren

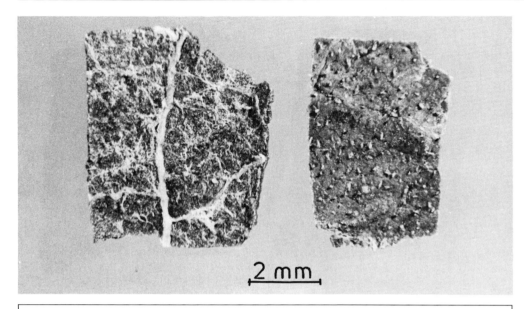

Abb. 244: Wollig behaarte Blattunterseite (links) und dunklere Oberseite mit einzelnen Gliederhaaren

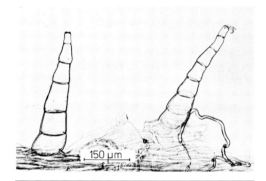

Abb. 245: Große mehrzellige Haare mit breiten Basis- und zylindrischen Gliederzellen. Wollhaar der Unterseite (rechts)

von Triterpensaponinen und Alkaloiden (Pyrrolizidine?). Neben der arzneilich verwendeten Petasin-Rasse existiert eine petasinfreie sog. Furan-Rasse mit Furanoeremophilanen, die als Verfälschung angesehen werden muß.

Indikationen: Die Droge wird als Spasmolytikum mit analgetischen Effekten im Sinne eines „Phytotranquilizers" bei neurodystonen Funktionsstörungen im Leber-Magen-Bereich verwendet, ferner bei Darmspasmen, Bronchialasthma sowie Dysmenorrhöe verschiedener Genese [1]. Als Wirkstoffe kommen Petasin, Isopetasin und evtl. die ähnlich gebauten Sesquiterpenverbindungen [2] in Betracht. An Ratten wurde nach i.m.- und i.v.-Applikation für Petasin eine analgetische und einschläfernde Wirkung nachgewiesen [3].

In der *Volksheilkunde* wurden Pestwurzblätter früher als schweiß- und harntreibendes Mittel sowie wegen ihrer schleimlösenden Eigenschaften bei Erkrankungen der Atmungsorgane (Husten und Heiserkeit) verwendet. Die frischen Blätter dienten äußerlich zur Behandlung von Wunden und Hauterkrankungen.

Teebereitung: 1,2–2 g geschnittene Droge mit kochendem Wasser übergießen und nach 5–10 min abseihen. 2–3mal täglich 1 Tasse Tee.
1 Teelöffel = etwa 0,6 g.

Phytopharmaka: Keine. Es werden jedoch aus den Rhizomen von *Petasites*-Arten gewonnene Extrakte als Bestandteil von Fertigarzneimitteln verwendet in den Gruppen Cholagoga, Sedativa, Bronchospasmolytika und Spasmolytika.

Prüfung: Makroskopisch und mikroskopisch nach den in der Monographie Huflattichblätter des DAB 8 zu findenden Angaben, wo Pestwurzblätter als Verfälschung beschrieben sind. Abb. 245 zeigt die typischen Gliederhaare der Droge. Das im DAB 8 angegebene dünnschichtchromatographische Verfahren zum Ausschluß von petasinhaltigen und petasinfreien Pestwurzblättern eignet sich als Identitätsprüfung für Folia Petasitidis sowie zum Ausschluß der petasinfreien Furan-Rasse, s. auch [4]. Farbige Abbildungen der Chromatogramme von *Petasites*-Blättern sowie Angaben zur Unterscheidung von *P. albus* und *P. paradoxus* finden sich bei [5].

Verfälschungen: Da die Droge meist aus Wildsammlungen stammt und meist ohne Prüfung in den Drogenhandel gelangt, sind Verwechslungen mit anderen *Petasites*-Arten möglich. Solche sind makroskopisch und mikroskopisch schwierig zu erkennen; am ehesten ist eine Unterscheidung mittels DC zu treffen (s. dazu [5, 6]).

Literatur:
[1] A. Crema, C. Milani und L. Rovati, Il Farmaco **12**, 726 (1957).
[2] H. Aebi, T. Waaler und J. Büchi, Pharm. Weekbl. **93**, 397 (1958).
[3] G. Hampel, C.A. **79**, 61795 (1973).
[4] P. Pachaly, Dünnschichtchromatographie in der Apotheke, Wiss. Verlagsges., 2. Aufl., Stuttgart 1983.
[5] H. Wagner, S. Bladt und E.M. Zgainski, Drogenanalyse. Dünnschichtchromatographische Analyse von Arzneidrogen. Springer-Verlag, Berlin, Heidelberg, New York 1983.
[6] Kommentar DAB 8 zu Huflattichblätter, Prüfung auf Reinheit.

Willuhn

Petersilienfrüchte
Petroselini fructus, Fructus Petroselini

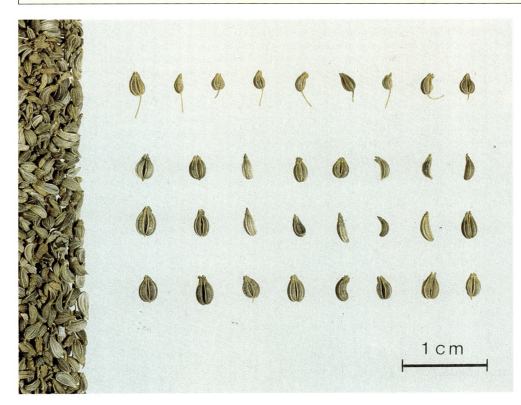

Abb. 246: Petersilienfrüchte

Beschreibung: Rundlich eiförmige bis birnenförmige, von der Seite her stark zusammengedrückte, grünlichgraue bis graublaue, an der Spaltfläche klaffende Doppelachänen, die leicht in die beiden schwach sichelförmig gekrümmten Teilfrüchtchen zerfallen, bis 2 mm lang und 1–2 mm breit.
Jede Teilfrucht hat 5 wenig hervortretende, glatte, gerade, strohgelbe Rippen; zwischen diesen liegen 4 breite, grünlichgraue, feingestrichelte Tälchen mit stark hervortretenden Ölstriemen. Die Doppelachänen sind am Grunde meist mit einem kurzen, fädchenartigen Stielchen versehen und an der Spitze von dem Griffelrest mit den 2 auswärts gebogenen Narben gekrönt.
Geruch: Charakteristisch würzig.
Geschmack: Charakteristisch würzig.

Erg. B. 6: Fructus Petroselini

Stammpflanze: *Petroselinum crispum* (MILL.) A.W. HILL, ssp. *crispum,* syn. *Petroselinum hortense* auct.; *Petroselinum sativum* HOFFM. (Garten-Petersilie), Apiaceae.

Synonyme: Peterleinsamen, Gartenteppichsamen, Semen Petroselini, Fructus Apii hortensis. Parsley seed (fruit) (engl.). Fruits de persil (franz.).

Herkunft: Heimisch vermutlich im Mittelmeergebiet; heute in verschiedenen Rassen und Sorten angebaut in Eurasien, Nord- und Südamerika, Südafrika, Indien, Japan, Australien. Die Droge stammt aus dem einheimischen Anbau.

Inhaltsstoffe: Je nach Herkunft und Sorte 2–6% ätherisches Öl mit den Hauptkomponenten Apiol, Myristicin und gelegentlich 1-Allyl-2,3,4,5-tetramethoxybenzol. Jede dieser Verbindungen kann in einzelnen chemischen Rassen mehr als 50% des Gesamtöls ausmachen [1]. Neben diesen Phenylpropanen auch Terpene (in manchen Ölen bis 50% α- u. β-Pinen, u.a. Mono- und Sesquiterpene) [2]. – Außerdem ca. 20% fettes Öl, Flavonoide (u.a. Apiin) und in Spuren Furanocumarine (z.B. Bergapten) [3].

Indikationen: Die Droge wird als kräftig wirkendes Diuretikum angewendet, was auf die Reizwirkung des Apiols auf das Nierenparenchym zurückgeführt wird [4, 5].
Aufgrund des Gehaltes an Apiol und

Myristicin wirken Petersilienfrüchte auch spasmolytisch und uteruserregend, so daß man die Droge in der *Volksmedizin* auch bei Dysmenorrhöe und bei Menstruationsbeschwerden verwendet. Ebenfalls *volksmedizinisch* als Emmenagogum, Galaktagogum und Stomachikum sowie äußerlich gegen Kopfläuse angewendet [3]. Das ätherische Öl wird in der Lebensmittelindustrie zur Aromatisierung von Fleisch, Soßen und für Gewürzextrakte gebraucht.

Nebenwirkungen: Reines Apiol wirkt in höheren Dosen abortiv durch schwere Blutüberfüllung im kleinen Becken [4, 5]. Nach Einnahme größerer Mengen des ätherischen Öls zunächst zentrale Erregungszustände, dann Rauschzustände möglich (Effekt des halluzinogenen Myristicins?). Außerdem reizt das ätherische Öl in größeren Dosen stark den Magen-Darmtrakt und das Nierensystem. Hinweise auf Schädigung des Leberparenchyms und Herzarrhythmien bei Überdosierungen finden sich bei [3]. Allerdings sind bei normaler Anwendung der Droge Intoxikationen nicht zu befürchten. Die früher bei Abusus von Apiol oder Oleum Petroselini gelegentlich auftretenden schweren Polyneuritiden mit symmetrischen Paresen der Hände, Füße und Unterschenkel waren auf Beimengungen von Trikresylphosphat zurückzuführen [4, 5].

Teebereitung: Nicht sehr gebräuchlich, da die Droge selten für sich, meist in Mischung mit anderen diuretisch wirksamen Drogen verwendet wird.
1 g Droge wird unmittelbar vor Gebrauch gequetscht oder angestoßen, mit kochendem Wasser übergossen und nach 5–10 min durch ein Teesieb geben. 2–3mal täglich 1 Tasse Tee.
1 Teelöffel = etwa 1,4 g.

Phytopharmaka: Die Droge ist Bestandteil von harntreibenden Tees, auch von Abführtees und „Schlankheitstees"; in Form des Extraktes in Fertigarzneimitteln der Gruppe Diuretika.

Prüfung: Makroskopisch (s. Beschreibung) und mikroskopisch. Exokarp und Mesokarp enthalten bis 10 µm große Oxalatdrusen, das Mesokarp enthält dünnwandige, tangential gestreckte Parenchymzellen, das Endokarp besteht aus langgestreckten braunen Zellen. Die bis 200 µm breiten Ölstriemen werden von Querzellen überlagert, die etwa 120 µm lang und bis 10 µm breit sind. Die Zellen des Endosperms enthalten fettes Öl und Aleuronkörner, in denen gut ausgebildete, 2–6 µm große Calciumoxalatrosetten liegen. Vorschriften zur Identifizierung mittels DC, die auf dem Nachweis der Phenylpropane beruhen, finden sich bei [6].

Verfälschungen: Kommen in der Praxis kaum vor; Nachweis am besten mittels DC.

Aufbewahrung: Vor Licht und Feuchtigkeit geschützt, in dicht schließenden Gefäßen, nicht aus Kunststoff (ätherisches Öl!); nicht gepulvert aufbewahren.

Literatur:
[1] E. Stahl und H. Jork, Arch. Pharm. **297**, 273 (1964).
[2] V. Formáček und K.-H. Kubeczka, Essential Oils Analysis by Capillary Gas Chromatography and Carbon-13 NMR Spectroscopy. John Wiley & Sons. Chichester etc. 1982.
[3] Hager, Band **6**, 542 (1977).
[4] H. Braun, Heilpflanzenlexikon für Ärzte und Apotheker, Gustav Fischer Verlag, Stuttgart/New York 1981
[5] R.F. Weiß, Lehrbuch der Phytotherapie, Hippokrates Verlag, Stuttgart 1982
[6] H. Wagner, S. Bladt und E.M. Zgainski, Drogenanalyse, Springer Verlag, Berlin etc. 1983

Czygan

Petersilienwurzel   Petroselini radix, Radix Petroselini

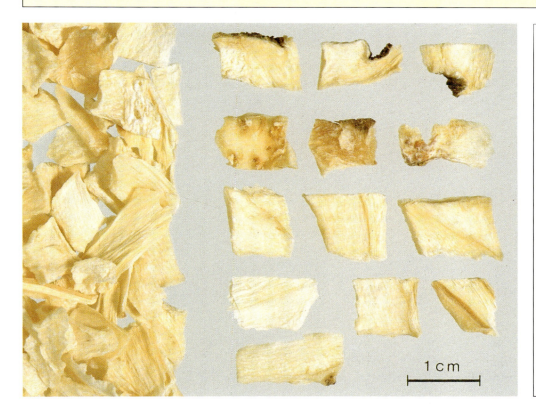

Abb. 247: Petersilienwurzel

Beschreibung: Die Ganzdroge besteht aus den meist der Länge nach zerschnittenen, durchschnittlich 15 cm langen und etwa 2 cm dicken, etwas gedrehten, gelblich-weißen bis rötlich-gelben, grobgerunzelten und im oberen Teil quergeringelten Wurzeln. Der Bruch ist hart und etwas uneben. Die Schnittdroge ist gekennzeichnet durch die gelblich-weißen bis rötlich-gelben Wurzelstückchen mit grobrunzeliger Oberfläche und stellenweise feiner, bräunlicher Querringelung. Auf den Querschnittsbruchstückchen hebt sich gegenüber der breiten, schmutzigweißen Rinde und der dunkelbraunen Kambiumlinie der außen zitronengelbe und innen weiße Holzkörper deutlich ab. Die Rinde, in der dunkelbraun glänzende Ölgänge vorhanden sind, und besonders der Holzkörper sind durch braune Markstrahlen radial gestreift.

Geruch: Eigentümlich aromatisch.

Geschmack: Süßlich, etwas scharf.

2. AB-DDR: Radix Petroselini
Erg. B. 6: Radix Petroselini

Stammpflanze: *Petroselinum crispum* (MILL.) A.W. HILL, ssp. *tuberosum* (BERNH.) SOO, syn. *Petroselinum hortense* ssp. *tuberosum* (BERNH.) JANSCH. (Gartenpetersilie), Apiaceae.

Synonyme: Wurzelpetersilie, Knollenpetersilie, Peterleinwurzeln, Radix Apii hortensis. Parsley root (engl.). Racine de persil (franz.).

Herkunft: Ausschließlich aus Kulturen, vorwiegend als Gemüse- und Gewürzpflanze angebaut. Die Droge wird in Deutschland produziert, z.T. auch aus Ungarn und der CSSR importiert.

Inhaltsstoffe: Bis 0,5% ätherisches Öl (2. AB-DDR mind. 0,3%) mit Apiol und Myristicin als Hauptkomponenten; daneben Flavonoide (z.B. Apiin), Polyine (u.a. Falcarinol), Furanocumarine (u.a. Bergapten, Isoimperatorin) [1, 2].

Indikationen: Als Diuretikum wie Petersilienfrüchte, aber etwas milder in der Wirkung.

Volksmedizinische Anwendung wie Petersilienfrüchte (s. diese).

Teebereitung: 2 g fein geschnittene Droge werden mit kochendem Wasser übergossen und bedeckt stehengelassen; nach 10–15 min abseihen. Als mildes Diuretikum 2–3 Tassen Tee über den Tag verteilt.
1 Teelöffel = etwa 2 g.

Bergapten: $R = -OCH_3$

Isoimperatorin: $R = -OCH_2-CH=C\binom{CH_3}{CH_3}$

7,6-Furanocumarine

$H_2C=CH-CH_2-(C\equiv C)_2-CH_2-CH=CH-(CH_2)_6-CH_3$
Falcarinol

Petersilienwurzel

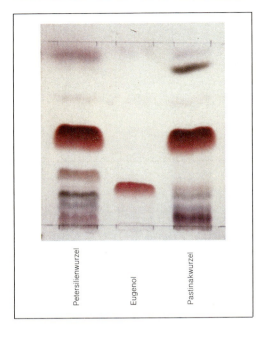

Abb. 248: DC-Unterscheidung von Petersilienwurzel (links) und Pastinakwurzel (rechts). Mitte: Eugenol (Vergleichssubstanz)

Phytopharmaka: Petersilienwurzel ist nicht sehr häufig Bestandteil von Blasen- und Nierentees.

Prüfung: Makroskopisch (s. Beschreibung) und mikroskopisch. Das Periderm besteht aus nur wenigen Lagen verkorkter Zellen, die breite Rinde enthält englumige Exkretgänge, die im inneren Teil der Rinde angereichert sind. Gefäße in radialen Reihen, Fasern fehlen. Im Parenchym sehr kleine Stärkekörner. Die DC-Analyse ist in [3] beschrieben.

Verfälschungen: Im Drogenhandel werden nicht selten Verwechslungen mit den Wurzeln von *Pastinaca sativa* L. (Pastinak) beobachtet. Pastinak-Wurzeln besitzen einen recht homogenen, breiten Holzkörper, der mehr als den halben Durchmesser der Wurzel einnimmt; einfache oder Zwillings-Stärkekörner fehlen.
Die Rinde der Petersilienwurzel wird durch $FeSO_4$-Lösung rot gefärbt, die der Pastinakwurzel bleibt unverändert.

Eine gute Unterscheidungsmöglichkeit bietet die DC. Dazu verwendet man das bei der Gehaltsbestimmung nach DAB 8 unter Vorlage von 1 ml Xylol erhaltene ätherische Öl; diese Lösung wird vorsichtig aus der Apparatur abgelassen. Man trägt davon 50 µl bandförmig (20 mm) auf eine Kieselgel 60 F 254-Schicht auf, daneben 50 µl einer Lösung von 2 µl Eugenol in 5 ml Ethylacetat. Bei Kammersättigung wird mit Toluol 10 cm hoch entwickelt. Nach vollständigem Abdunsten des Fließmittels betrachtet man das Chromatogramm zunächst unter UV 254: im mittleren Rf-Bereich erscheinen sowohl bei Petersilienwurzel als auch bei Pastinakwurzel eine große, fluoreszenzmindernde Zone; bei Radix Petroselini liegt darunter eine weitere fluoreszenzmindernde Zone, die unter UV 366 bräunlich fluoresziert und die im Tageslicht gelborange gefärbt erscheint, diese Zone fehlt bei Pastinak. Hingegen zeigt Pastinak unter UV 254 bei Rf etwa 0,9 eine stark fluoreszenzmindernde Zone, die im Tageslicht gelb erscheint. Man besprüht anschließend mit einer 1%igen Lösung von Vanillin in konz. Schwefelsäure und erwärmt unter Beobachtung auf 100 °C (etwa 3–5 min). Eugenol erscheint im Rf-Bereich von 0,2 als violette Zone. Direkt oberhalb zeigt Rad. Petroselini eine schwächere, aber ebenfalls violette Zone, die bei Pastinak fehlt. Im Rf-Bereich von 0,9 erscheint bei Rad. Pastinacae eine graue Zone, die bei Rad. Petroselini fehlt (Abb. 248), weitere Zonen werden nicht ausgewertet.

Aufbewahrung: Vor Licht und Feuchtigkeit geschützt, in dicht schließenden Gefäßen, nicht in Kunststoffbehältern (ätherisches Öl!).

Literatur:
[1] Kommentar DAB 7-DDR.
[2] Hager, Band **6**, 543 (1977).
[3] 2. AB-DDR.

Czygan

Pfefferminzblätter
Menthae piperitae folium (Ph. Eur. III), Folia Menthae piperitae

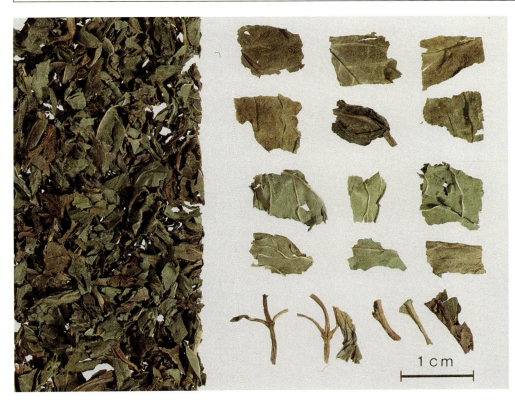

Abb. 249: Pfefferminzblätter

Beschreibung: Dünne, brüchige, eiförmig bis lanzettlich geformte Blätter, 3–9 cm lang, mit fiederiger, oft violett überlaufener Nervatur (Mitcham-Minze, beste Qualität) und scharf gesägtem Rand. Bei Betrachtung mit der Lupe sind die Drüsenhaare als gelbe Punkte erkennbar (Abb. 250).

Geruch: Charakteristisch, sehr intensiv.

Geschmack: Würzig-aromatisch und kühlend.

2. AB-DDR: Folia Menthae piperitae
ÖAB: Folium Menthae piperitae
Ph. Helv. VI: Folium menthae

Stammpflanze: *Mentha × piperita* L. (Pfefferminze), Lamiaceae.

Synonyme: Katzenkraut, Mutterkraut, Schmecker, Prominzen. Peppermint (engl.). Menthe poivrée, Feuilles de menthe (franz.).

Herkunft: Ausschließlich aus (vegetativ vermehrten) Kulturen. Für den Drogenimport wichtige Länder sind derzeit Bulgarien, Griechenland, Spanien und einige weitere Balkanländer; ein kleiner Anteil an Droge wird in Süddeutschland produziert.

Inhaltsstoffe: 0,5–4% (Ph. Eur. III mind. 1,2%) ätherisches Öl (Menthol, Mentholester [bes. -acetat und -isovalerianat], Menthon, Menthofuran u.a. Monoterpene, kleine Mengen Sesquiterpene); 6–12% Gerbstoffe; Flavonoide; Triterpene; Bitterstoffe (?).

Indikationen: Als Spasmolytikum, Karminativum und Cholagogum; in Mischung mit anderen Teedrogen auch als Sedativum. Die Wirkung wird vorwiegend, aber nicht ausschließlich, vom Gehalt an ätherischem Öl bestimmt, dessen direkter Angriff an glattmuskeligen Organen eine stärkere Spasmolyse hervorruft als einzelne seiner Komponenten [1]. Pfefferminztee führt zu einer beträchtlichen Steigerung der Gallenproduktion [2], wobei an der Wirkung neben dem ätherischen Öl vermutlich auch Flavonoide beteiligt sind [3].

Pfefferminztee ist indiziert bei akuter und chronischer Gastritis und Enteritis, bei kolikartigen Beschwerden im Magen- und Darmbereich und bei Blähungen; ferner bei chronischen Cholezystopathien. Pfefferminztee ist auch bei Dauergebrauch (d.h. bei nicht übermäßigem Gebrauch) frei von schädlichen Nebenwirkungen [1, 4].

256 Pfefferminzblätter

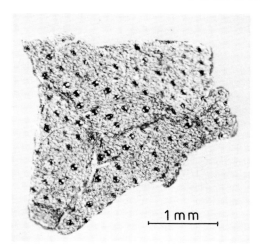

Abb. 250: Braunpunktierte Blattunterseite (zahlreiche Drüsenschuppen)

Arzneibuchanforderungen (hoher Stengelanteil, geringer Gehalt an ätherischem Öl).

Phytopharmaka: Pfefferminzblätter oder aus ihnen hergestellte Extrakte sind in zahlreichen Fertigarzneimitteln enthalten, besonders in den Gruppen Cholagoga und Gallenwegstherapeutika (etwa 50, z.B. Cholagogum Nattermann® [Kapseln, Tropfen], Bilgast® [Kapseln, Tropfen], Glissitol®, u.a.), Magen-Darm-Mittel (etwa 50, z.B. Gastricholan®, Iberogast®, rohasal®-Magentee Instant, Ventrodigest®, u.a.), Lebertherapeutika (über 10), Hypnotika/Sedativa (über 10, z.B. Nerventee Stada®, Esberi-Nervin® Tropfen u.a.) und Laxantien.

Prüfung: Makroskopisch und mikroskopisch nach Ph. Eur. III. Die charakteristischen Drüsenhaare besitzen 8 sezernierende Zellen, die Kutikula ist blasig abgehoben (Abb. 251); die Kutikula der langen Gliederhaare ist streifig oder körnig (Abb. 252); Kristalle fehlen. Von Minzenrost (*Puccinia menthae*) befallene Blätter sind auszuschließen.

Verfälschungen: Relativ selten, da die Droge aus Kulturen stammt; zu ach-

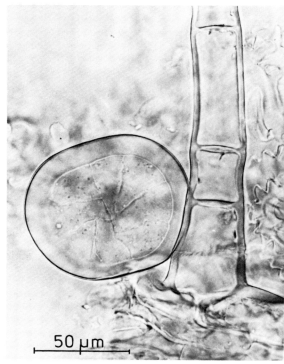
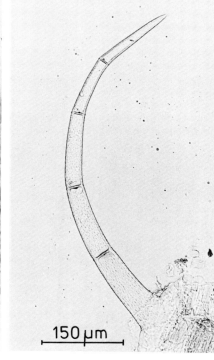

Abb. 251: Lamiaceendrüsenschuppe mit 8 sezernierenden Zellen und Basis eines Gliederhaares
Abb. 252: Großes Gliederhaar mit streifiger Kutikula

Teebereitung: 1,5 g Droge mit kochendem Wasser übergießen und in bedecktem Gefäß 5–10 min stehen lassen, anschließend durch ein Teesieb geben.
1 Teelöffel = etwa 0,6 g, 1 Eßlöffel = etwa 1,5 g.

Teepräparate: Die Droge wird auch als sofortlöslicher Tee (instant tea, meist sprühgetrocknete Extrakte) und in Filterbeuteln (1,3–1,5 g) angeboten. Hinweis: Der Inhalt von Pfefferminztee-Filterbeuteln in „Kräutertee-Qualität" entspricht nicht immer den

Wortlaut der für die Standardzulassung vorgesehenen Packungsbeilage:

6.1 **Anwendungsgebiete**
Magen-Darm-Galle-Beschwerden

6.2 **Dosierungsanleitung und Art der Anwendung**
Ein Eßlöffel voll **Pfefferminzblätter** wird mit heißem Wasser (ca. 150 ml) übergossen und nach 5–10 min durch ein Teesieb filtriert.
Soweit nicht anders verordnet, wird 3–4mal täglich eine Tasse frisch bereiteter Teeaufguß warm zwischen den Mahlzeiten getrunken.

ten ist auf unzulässige Mengen an Stengelanteilen.

In letzter Zeit ist aufgrund des steigenden Bedarfs an Menthol auch die Blattdroge von *Mentha arvensis* var. *piperascens* (L.) HOLMES auf dem Markt vorgekommen. Geringe Beimengungen in Folia Menthae pip. können aufgrund der sehr ähnlichen morphologischen und anatomischen Merkmale nicht nachgewiesen werden. Hingegen bietet der DC-Nachweis von Menthofuran, das in allen *Mentha piperita*-Herkünften enthalten ist, in *Mentha arvensis* aber fehlt oder nur in Spuren vorkommt, eine gute Möglichkeit der Unterscheidung: Das bei der Gehaltsbestimmung nach Ph. Eur. III erhaltene ätherische Öl wird vorsichtig aufgefangen. Man trägt davon 10 µl bandförmig (15 mm) auf eine Kieselgel 60 F 254-Schicht auf, daneben 10 µl einer frisch bereiteten 0,1%igen Lösung von Menthofuran in n-Hexan (falls vorhanden, die Vergleichslösung ist aber entbehrlich). Man entwickelt bei Kammersättigung mit n-Hexan 12–13 cm hoch. Nach Abdunsten des Fließmittels wird mit Anisaldehydlösung R (0,25 ml Anisaldyhd, 5 ml Eisessig, 42,5 ml Methanol und 2,5 ml konz. Schwefelsäure in dieser Reihenfolge mischen) besprüht und 5–10 min lang auf 105 °C erhitzt. Im Tageslicht erscheint bei Rf etwa 0,6 die orange gefärbte Zone des Menthofurans, falls echte Pfefferminze vorlag (Abb. 253); bei *Mentha arvensis,* var. *piperascens* fehlt diese Zone.

Aufbewahrung: Kühl, trocken, vor Licht geschützt. Nicht in Kunststoffbehältern (ätherisches Öl!).

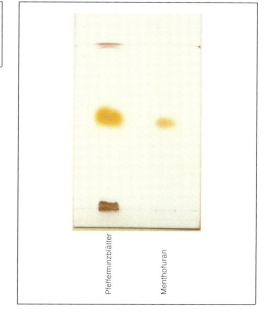

Abb. 253: DC-Prüfung der Pfefferminzblätter (links) auf Verfälschungen durch Nachweis des Menthofurans (rechts, Vergleichssubstanz). Einzelheiten s. Text

Literatur:
[1] K. Dinckler, Pharm. Zentralhalle **77**, 281 (1936).
[2] K. Steinmetzer, Wiener Klin. Wschr. **39**, 1418; 1455 (1926).
[3] I.K. Pasechnik, Farmakol. Toksikol. **29**, 735 (1966); ref. Chem. Abstr. **66**, 54111 (1967); s.a. **66**, 36450 (1967).
[4] W.D. Erdmann, Dtsch. Med. Wschr. **83**, 2140 (1958).

Wichtl

Pomeranzenschale DAB 8, Aurantii pericarpium, Pericarpium (Cortex) Aurantii

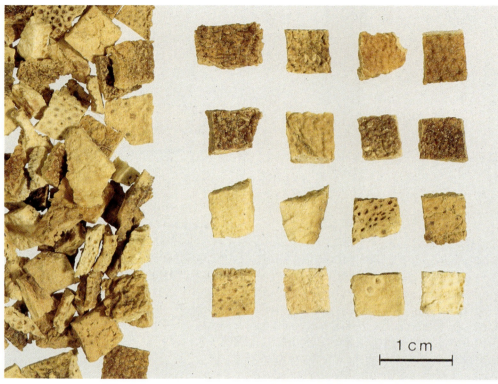

Abb. 254: Pomeranzenschale

Die Droge besteht aus der durch Abschälen der reifen Bitterorangen gewonnenen, äußeren Schicht (Flavedo) der Fruchtwand, wobei das schwammige weiße Parenchym (Albedo) weitgehend entfernt ist.

Beschreibung: Bis etwa 2 mm dicke grobhöckerige Streifen oder Stückchen, verbogen oder gewölbt, außen gelb- bis rötlichbraun, auf der Innenseite weißlichgelb bis hellockerfarben, infolge der durchschimmernden Ölräume punktiert erscheinend (Abb. 255).

Geruch: Würzig-aromatisch.

Geschmack: Würzig und bitter.

---

2. AB-DDR: Pericarpium Aurantii
ÖAB: Pericarpium Aurantii amari
Ph. Helv. VI: Flavedo aurantii amari

Stammpflanze: *Citrus aurantium* L. ssp. *aurantium,* syn. ssp. *amara* (L.) ENGLER (Bitterorange), Rutaceae.

Synonyme: Bitterorangenschale, Bigaradeschale, Cortex Pomorum Aurantii. Bitter orange peel (engl.). Ecorce de fruit d'oranger amer (franz.).

Herkunft: In Südeuropa und anderen subtropischen Zonen kultiviert. Importe der Droge aus Spanien und Westindien.

Inhaltsstoffe: Bitter schmeckende Flavonoidglykoside wie Neohesperidin und Naringin, deren Zuckerkomponente Neohesperidose (2-Rhamnosyl-glucose, isomer mit Rutinose = 4-Rhamnosyl-glucose) für den bitteren Geschmack verantwortlich ist; Flavonoide ohne Bitterstoffcharakter wie Hesperidin, Eriocitrin, Rutin und höher methoxylierte, lipophile Flavonoide; 1 bis über 2% ätherisches Öl mit Limonen als Hauptbestandteil; größere Mengen an Pektin.

Indikationen: Als Amarum aromaticum zur Anregung der Magensaftsekretion und des Appetits, bei hypoaziden Magenstörungen. Daneben häufig auch als Geschmackskorrigens verwendet.

Teebereitung: Nicht sehr gebräuchlich; die Droge wird häufiger in Form

Naringin: $R^1, R^2 = H$
Neohesperidin: $R^1 = CH_3$; $R^2 = OH$

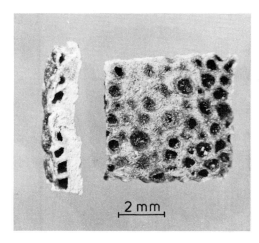

Abb. 255: Grubig vertiefte Fruchtwand (Exkretbehälter) in der Seitenansicht (links) und Aufsicht (rechts)

der Tinktur oder des Sirups verwendet (1 g Tinctura Aurantii = 25 Tropfen bzw. 6 g Sirupus Aurantii amari = 1 Teelöffel), verdünnt mit Wasser oder Tee.

Die Droge ist häufig Bestandteil von sog. „Schwedenkräuter-Mischungen" zum Ansetzen mit Alkohol, sowie des „Elixir ad longam vitam".

Wortlaut der für die Standardzulassung vorgesehenen Packungsbeilage:

6.1 **Anwendungsgebiete**

Als unterstützende Maßnahme bei Magenbeschwerden, z.B. durch mangelnde Magensaftbildung; zur Appetitanregung.

6.2 **Gegenanzeigen**

Magen- oder Darmgeschwüre.

6.3 **Dosierungsanleitung und Art der Anwendung**

1–2 Teelöffel (3–6 g) voll gut zerkleinerte **Pomeranzenschalen** werden mit heißem Wasser (ca. 150 ml) übergossen und nach etwa 10–15 min durch ein Teesieb gegeben. Der Tee kann auch durch Ansetzen mit kaltem Wasser und 6–8stündiges Ziehen bei gelegentlichem Umrühren bereitet werden.

Soweit nicht anders verordnet, wird mehrmals täglich eine Tasse Teeaufguß kalt oder mäßig warm eine halbe Stunde vor den Mahlzeiten getrunken.

6.4 **Hinweise**

Vor Licht und Feuchtigkeit geschützt aufbewahren.

Phytopharmaka: In einigen Fertigarzneimitteln der Gruppe Magen-Darm-Mittel, Tonika und Roborantia und Cholagoga enthalten (z.B. Meteophyt®, Selectafer® B 12, Zettagall® u.a.).

Prüfung: Nach DAB 8; die mikroskopische Prüfung ist wenig ergiebig, hingegen kann die DC nach DAB 8 (Flavonoide, Cumarine) mit Erfolg zur Identitäts- und Reinheitsprüfung herangezogen werden; Abbildungen hierzu s. [1].
Bitterwert mindestens 600. Gehalt an ätherischem Öl mindestens 1%.

Verfälschungen: Kommen in der Praxis kaum vor. Fruchtschalen anderer *Citrus*-Arten mit gelblicher oder gelblich grüner Außenseite besitzen einen deutlich geringeren Bitterwert.

Aufbewahrung: Vor Licht geschützt, in gut schließenden Behältnissen, nicht in Kunststoffbehältern (ätherisches Öl!).

Literatur:
[1] H. Wagner, S. Bladt und K. Münzing-Vasirian, Pharm. Ztg. **120**, 1262 (1975).

Frohne

Pomeranzen, unreife
Aurantii fructus immaturus, Fructus Aurantii immaturi

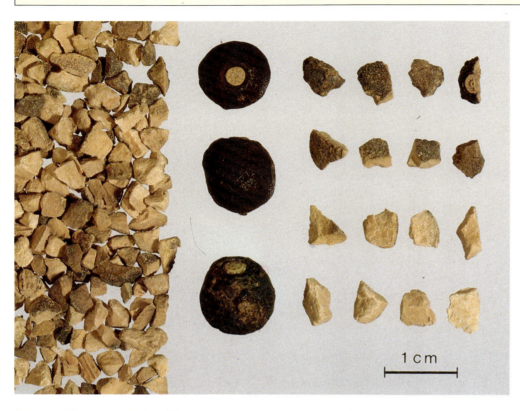

Abb. 256: Unreife Pomeranzen

Beschreibung: Fast kugelige, sehr harte Früchte von 0,5–2 cm Durchmesser, außen dunkelgrün bis bräunlichgrau, durch zahlreiche punktförmige Vertiefungen (Ölbehälter) warzig oder runzelig. Im Querschnitt (Abb. 257) erkennt man bei Lupenbetrachtung die knapp unter der Oberfläche liegenden Ölbehälter, in der Mitte die Fruchtknotenfächer.

Geruch: Würzig-aromatisch.

Geschmack: Würzig und bitter.

Stammpflanze: Siehe Pomeranzenschale.

Synonyme: Grüne Orangen, Orangetten, Baccae Aurantii immaturae. Orange peas, immature orange (engl.). Fruits d'oranger amer, verts (franz.).

Herkunft: Siehe Pomeranzenschale.

Inhaltsstoffe: Siehe Pomeranzenschale. Darüber hinaus sind (in den Samen lokalisierte) Triterpenbitterstoffe vom Typ des Limonins enthalten.

Indikationen: Wie Pomeranzenschale, s. dort.

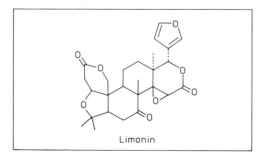

Limonin

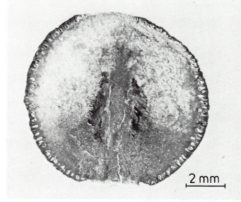

Abb. 257: Querschnitt durch eine unreife Frucht mit zahlreichen großen Exkretbehältern unter der Epidermis

Prüfung: Makroskopisch (s. Beschreibung) und mikroskopisch. In der kleinzelligen Epidermis findet man sehr große Spaltöffnungen. Das Parenchym der Fruchtwand enthält vereinzelt Oxalatkristalle, auch Hesperidin kommt in Form von Schollen oder Klumpen im Parenchym vor; es ist in Wasser unlöslich, löst sich aber in Kalilauge mit intensiv gelber Farbe, in konz. Schwefelsäure mit orangegelber, bei schwachem Erwärmen in rot übergehender Farbe. Der Bitterwert sollte mindestens 1000 betragen.

Verfälschungen: Selten. Unreife Zitronen sind länglich und besitzen oben einen zitzenförmigen Fortsatz; sie schmecken nur wenig bitter.

Aufbewahrung: Wie Pomeranzenschale, s. dort.

Frohne

Primelblüten Primulae flos, Flores Primulae

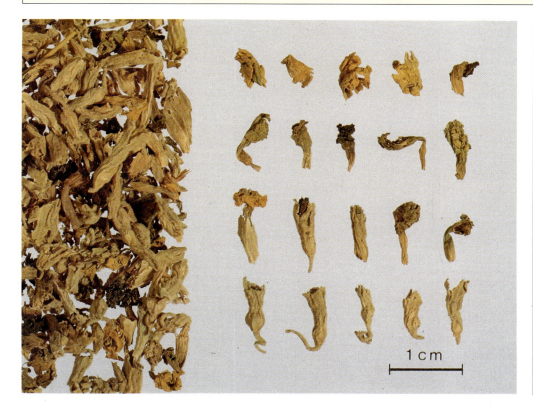

Abb. 258: Primelblüten

Die Droge besteht entweder aus den vollständigen Blüten oder nur aus Kronblättern, Staubblättern und Fruchtknoten (Flores Primulae sine calycibus); letztere Droge ist weniger gebräuchlich und zu deklarieren („ohne Kelch").

Beschreibung: Die etwa 15 mm lange Blumenkronröhre ist hell- bis bräunlich-gelb mit einem zitronengelben Kronsaum; sie endet in 5 verkehrt herzförmigen Lappen (diese Form ist nur nach Einweichen in Wasser erkennbar!), die am Grunde orangegelbe Flecken (beim Trocknen verblassend) besitzen. Kronsaum und Korollappen können z.T. grün verfärbt sein (s. Prüfung).
Der Kelch ist grünlichbraun mit 5 stark hervortretenden Rippen und kurz zugespitzten Zähnen.

Geruch: Schwach, eigenartig, an Honig erinnernd.

Geschmack: Schwach süßlich.

Erg. B. 6: Flores Primulae cum Calycibus
Erg. B. 6: Flores Primulae sine Calycibus

Stammpflanze: *Primula veris* L., syn. *Primula officinalis* (L.) HILL. (Wiesen-Schlüsselblume), Primulaceae.

Synonyme: Schlüsselblumen (-blüten), Himmelschlüsselblumen, Aurikeln, Flores Paralyseos. Primrose flowers, Cowslip (engl.). Fleurs de primevère (franz.).

Herkunft: In Zentral- und Vorderasien sowie in Europa verbreitet auf sonnigen Wiesen und in lichten Gebüschen, z.T. aber lokal fehlend. Drogenimporte aus Bulgarien, Albanien, Jugoslawien, Rumänien und der UdSSR.

Inhaltsstoffe: Kleine Mengen an Saponinen (bes. Primulasäure), allerdings nur in den Kelchblättern (da bis etwa 2%). In den übrigen Blütenteilen keine Saponine, jedoch Flavonoide [1] (Hauptkomponente Gossypetin; Kämpferol-dirhamnosid, Kämpferol-3-gentiotriosid, Quercetin u.a.); Carotinoide; Spuren von ätherischem Öl; Enzyme (Primverase).

Gossypetin

Indikationen: Als mild wirkendes Sekretolytikum und Expektorans bei Husten, Bronchitis und Erkältungskrankheiten.
Volksmedizinisch als Nervinum bei Kopfschmerzen, Neuralgien, Gliederzittern, als Hydrotikum, auch als „Herztonikum" bei Schwindelgefühl und Herzschwäche; alle diese Indikationen empirisch und ohne rechte Begründung.

Teebereitung: 1 g Droge wird mit kochendem Wasser übergossen und nach 10 min durch ein Teesieb gegeben. Als Bronchialtee mehrmals täglich 1 Tasse Tee, mit Honig gesüßt.
1 Teelöffel = etwa 1,3 g.

Phytopharmaka: Primelblüten sind Bestandteil einiger Fertigarzneimittel der Gruppe Antitussiva (z.B. Salus® Bronchial-Tee u.a.) doch sind sie auch in sog. „Blutreinigungstees", „Gefäß- und Kreislauftees" enthalten.

Prüfung: Makroskopisch (s. Beschreibung) und mikroskopisch. Mehr als 30% Anteil an grün verfärbten Blüten darf nicht vorhanden sein. Im mikroskopischen Bild fallen die fein knotig verdickten, kutikular gestreiften Epidermiszellen der Korolle auf, ferner die auf den Kelchblättern vorkommenden Gliederhaare mit birnenförmiger Endzelle (Abb. 259); ähnliche Haare finden sich auch auf den Korollblättern.

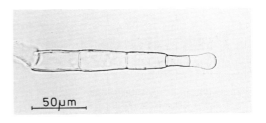

Abb. 259: Gliederhaar mit birnenförmiger Endzelle

Verfälschungen: Als solche kommen die Blüten von *Primula elatior* (L.) HILL. in Betracht. Sie sind schwefelgelb und zeigen in der Schlundröhre keine orangegelben Flecken. Der Kelch ist nicht bauchig wie bei *Primula veris,* die Kelchzähne sind lang zugespitzt.

Literatur:
[1] J.B. Harborne, Phytochemistry **7**, 1215 (1968).

Nagell

Wortlaut der für die Standardzulassung vorgesehenen Packungsbeilage:

6.1 Anwendungsgebiete
Als unterstützende Maßnahme zur Förderung der Schleimsekretion und Reizlinderung bei Katarrhen der oberen Luftwege.

6.2 Nebenwirkungen
Bei bestimmungsgemäßem Gebrauch nicht bekannt.
Hinweis: Nach Kontakt der Blüten mit der Haut können in seltenen Fällen Überempfindlichkeiten (Allergien) in Form von Hautrötungen mit Bläschenbildung auftreten.

6.3 Dosierungsanleitung und Art der Anwendung
Etwa 1–2 Teelöffel (2–4 g) voll **Schlüsselblumenblüten** werden mit siedendem Wasser (ca. 150 ml) übergossen und nach 10 min durch ein Teesieb gegeben.
Soweit nicht anders verordnet, wird mehrmals täglich, besonders morgens nach dem Aufwachen und abends vor dem Schlafengehen, 1 Tasse Teeaufguß möglichst heiß getrunken.

6.4 Hinweise
Vor Licht und Feuchtigkeit geschützt aufbewahren.

Primelwurzel DAB 8, Primulae radix, Radix Primulae

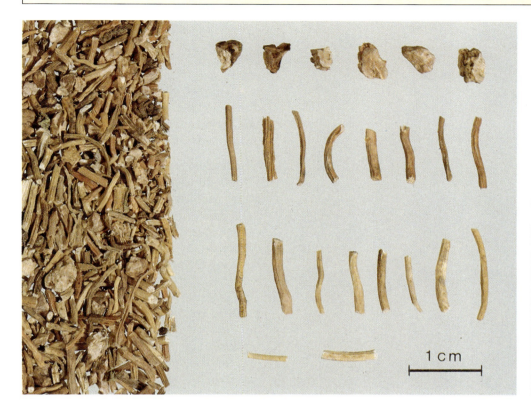

Abb. 260: Primelwurzel

Die Droge besteht aus Rhizom und Wurzeln.

Das dichtbewurzelte Rhizom ist graubraun, unregelmäßig gekrümmt, warzig-höckerig, 2–5 mm dick und 1–5 cm lang. Die nur etwa 1 mm dicken, mehrere cm langen, brüchigen, schwach längsgefurchten Wurzeln sind hellgelb bis weißlichgelb (*Primula veris*) oder blaßbraun bis rötlichbraun (*Primula elatior*).

Geruch: Schwach, eigentümlich, an Salicylsäuremethylester (*Primula elatior*) oder an Anis (*Primula veris*) erinnernd.

Geschmack: Widerlich kratzend.

Vorsicht beim Zerkleinern, das Drogenpulver reizt beim Verstäuben stark zum Niesen.

ÖAB: Radix Primulae
Erg. B. 6: Radix Primulae

Stammpflanzen: *Primula veris* L. syn. *Primula officinalis* (L.) HILL. (Wiesen-Schlüsselblume) und *Primula elatior* (L.) HILL. (Hohe oder Wald-Schlüsselblume), Primulaceae.

Synonyme: Schlüsselblumenwurzel, Rhizoma Primulae, Radix Paralyseos. Primrose root (engl.). Racine de primevère (franz.).

Herkunft: In Zentral- und Vorderasien sowie in Europa verbreitet, aber stellenweise fehlend. Die Wurzeln der ausdauernden Pflanzen werden am besten im 3. Jahr geerntet. Drogenimporte aus Jugoslawien, der Türkei und Bulgarien.

Inhaltsstoffe: 5–10% Triterpensaponine (in *Primula veris* von mehreren, nahe verwandten Aglykonen abgeleitet wie Priverogenin A, B u.a., in *Primula elatior* von Protoprimulagenin A stammend [1]); Phenolglykoside, bes. Primulaverin (= Primulaverosid), deren fermentativer Abbau beim Trocknen zu den charakteristischen Geruchsstoffen der Droge führt, z.B. dem 5-Methoxy-salicylsäuremethylester; seltene Zucker und Zuckeralkohole; kleine Mengen an Gerbstoff (nur in *Primula veris*).

Indikationen: Aufgrund des Saponingehaltes als sekretomotorisch und sekretolytisch wirksames Expektorans bei Bronchitis, Katarrhen der Atemwege, Husten, Erkältungskrankheiten und Verschleimungen im bronchopulmonalen Bereich.

Volksmedizinisch wird Primelwurzel auch bei Keuchhusten, Asthma, Gicht und neuralgischen Beschwerden verwendet.

Nebenwirkungen: Nur bei Überdosierung; Symptome sind Brechreiz, Übelkeit und Diarrhöe.

Teebereitung: 0,2–0,5 g fein zerschnittene oder grob gepulverte Droge werden mit kaltem Wasser angesetzt, zum Sieden erhitzt und 5 min lang stehen gelassen; anschließend abseihen. Als Expektorans alle 2–3 Stunden 1 Tasse Tee, mit Honig gesüßt.
1 Teelöffel = etwa 3,5 g.

Teepräparate: Trockenextrakte aus Primelwurzel sind Bestandteil von sofortlöslichen Tees der Indikationsgruppe Expektorantia, z.B. Solubifix® (Bronchialtee) u.a.

264 Primelwurzel

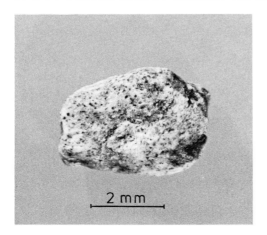

Abb. 261: Helles Rhizombruchstück mit Gerbstoffidioblasten (Inklusen; dunkle Punktierung)

Hauptsaponin aus Primula elatior

Priverogenin A: R = — CHO
Priverogenin B: R = — CH$_2$OH

von *Primula elatior* enthalten im Mark gelbgrüne, stark getüpfelte Steinzellen. Die Stärkekörner sind einfach oder mehrfach zusammengesetzt; die Einzelkörner sind sack-, keulen- oder stäbchenförmig und 5–15 μm lang.
Die DC-Prüfung nach DAB 8 erlaubt durch den Nachweis der charakteristischen Saponine eine Unterscheidung beider Primula-Arten [1, 2].
Hämolytischer Index nach ÖAB 9 mindestens 3000.

Verfälschungen: Als solche sind im Drogenhandel und in der Praxis die recht ähnlich aussehenden Wurzeln und Rhizome von *Vincetoxicum hirundinaria* MEDIK., syn. *Vincetoxicum officinale* MOENCH (Weiße Schwalbenwurz), Asclepiadaceae beobachtet worden. Die Wurzeln dieser (giftigen) Verfälschung lassen sich mikroskopisch an dem sehr breiten Holzkörper mit diarchem Leitbündel und am Vorkommen zahlreicher Oxalatdrusen im Rindenparenchym erkennen. Zusätzlich läßt sich mittels einer Farbreaktion [3] *Vincetoxicum* nachweisen: 0,5 g gepulverte Droge werden mit 10 ml Benzol 15 min lang unter Rückfluß extrahiert; 0,25 ml des Filtrats werden eingedampft, der Rückstand wird mit 0,25 ml einer Mischung aus 5 ml konz. Schwefelsäure +0,4 ml 10,5%iger Eisen(III)-chloridlösung versetzt: wenn *Vincetoxicum*-Wurzeln vorhanden waren, färbt sich die Lösung schwach violett, die Färbung geht innerhalb 30 min in blaugrün über.

Phytopharmaka: Die Droge ist Bestandteil einiger Teemischungen, sie wird aber viel häufiger in Form von Extrakten (Tinktur, Fluidextrakt, Trockenextrakt, Sirup), kombiniert mit anderen Drogenauszügen, in Fertigarzneimitteln der Gruppe Antitussiva-Expektorantia eingesetzt, z.B. in Primotussan®, Pertussin® Tolusot®, Pectamed® (alles Tropfen), Stoyet®, Perdiphen®, Thymosirol® (Säfte), Perdiphen® (Sirup) u.v.a.

Prüfung: Makroskopisch und mikroskopisch nach DAB 8. Die hellen Rhizombruchstücke zeigen in der Lupenvergrößerung deutliche Gerbstoffidioblasten (Abb. 261). Die Rhizome

Literatur:
[1] Kommentar DAB 8.
[2] E. Stahl, Arch. Pharm. **306**, 693 (1973).
[3] L. Langhammer, Dtsch. Apoth. Ztg. **104**, 1183 (1964).

Wichtl

Queckenwurzel   Graminis rhizoma, Rhizoma Graminis

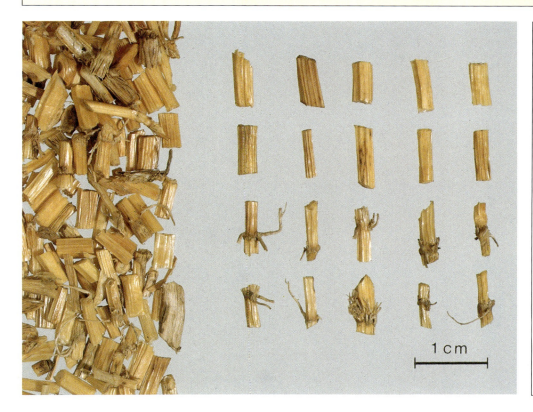

Abb. 262: Queckenwurzel

Die Droge besteht aus Rhizomen, Wurzeln und kurzen Stengelabschnitten.

Beschreibung: Blaß strohgelbe, glänzende, längsgefurchte, 2–3 mm dicke, hohle Rhizom- und Stengelteile. An den nicht verdickten Knoten weißliche bis bräunliche, kurz zerfaserte Niederblätter und sehr dünne Wurzeln sichtbar.

Geschmack: Fade, schwach süßlich.

Ph. Helv. VI: Rhizoma graminis
Erg. B. 6: Rhizoma Graminis

Stammpflanze: *Elymus repens* (L.) GOULD; syn. *Agropyron repens* (L.) P. BEAUV., *Triticum repens* L. (Gemeine Quecke), Poaceae.

Synonyme: Laufqueckenwurzel, Schließgraswurzel, Graswurzel, Kriechwurzel, Ackergraswurzel, Knotengraswurzel, Radix Agropyri, Radix Graminis albi, Radix Cynagrostis, Stolones graminis. Quick grass root, Couch grass root, Quitch grass root (engl.). Rhizome de chiendent (franz.).

Herkunft: Weit verbreitetes Unkraut der nördlichen Erdhälfte. Drogenimporte aus Rumänien, Ungarn, Jugoslawien und Albanien.

Inhaltsstoffe: 3–8% Triticin, ein dem Inulin verwandtes Polysaccharid, das bei der Hydrolyse Fructose liefert; etwa 10% Schleim; möglicherweise Saponine (hämolytische Aktivität nachweisbar); 2–3% Zuckeralkohole (Mannit, Inosit); 0,01–0,05% ätherisches Öl mit Polyacetylenen (Agropyren), Carvon u.a.; kleine Mengen Vanillosid (Vanillin-monoglucosid); Kieselsäure und Silikate.

Indikationen: Fast ausschließlich in der *Volksmedizin*, einerseits als Diuretikum bei Blasenkatarrhen und Blasen- bzw. Nierensteinleiden, andererseits als reizlinderndes Hustenmittel bei Bronchialkatarrhen. Weitere *volksmedizinische* Anwendung findet die Droge bei Gicht, rheumatischen Beschwerden und chronischen Hauterkrankungen. Extrakte aus der Droge werden als Diätetikum für Zuckerkranke verwendet. Pharmakologische oder klinische Untersuchungen fehlen.

Teebereitung: 5–7 g feinzerschnittene Droge werden mit kochendem Wasser übergossen und nach 5–10 min durch ein Teesieb gegeben; auch Ansetzen der Droge mit kaltem Wasser und langsames Erhitzen zum Sieden wird empfohlen.
1 Teelöffel = etwa 1,5 g.

Phytopharmaka: Die Droge und aus ihr hergestellte Extrakte sind in einigen Fertigarzneimitteln der Gruppen Diuretika, Cholagoga und bei den (nicht als Arzneimittel bewerteten) Diätetika enthalten.

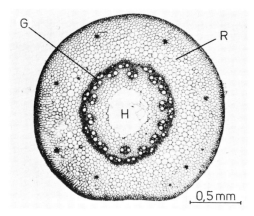

Abb. 263: Querschnitt durch den Wurzelstock (gequollen) von *Elymus repens*. R = Rindenparenchym, G = Leitbündelring des Zentralzylinders, H = Markhöhle

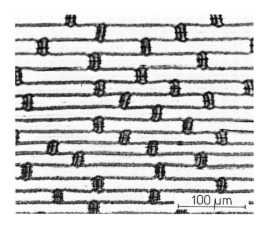

Abb. 264: Stengelepidermis mit alternierenden Kurz- und Langzellen (Aufsicht)

Wortlaut der für die Standardzulassung vorgesehenen Packungsbeilage:

6.1 Anwendungsgebiete

Zur Förderung des Harnflusses bei Katarrhen der ableitenden Harnwege; als Ergänzung bei der Behandlung von Katarrhen der oberen Luftwege.

6.2 Dosierungsanleitung und Art der Anwendung

Etwa 2–3 Teelöffel (ca. 5–10 g) voll **Queckenwurzelstock** wird mit siedendem Wasser (ca. 150 ml) überbrüht und nach 10 min durch ein Teesieb gegeben.
Soweit nicht anders verordnet, wird bis zu 4mal täglich 1 Tasse frisch bereiteter Teeaufguß getrunken.

6.3 Hinweise

Vor Feuchtigkeit geschützt aufbewahren.

Prüfung: Makroskopisch (s. Beschreibung) und mikroskopisch. Nach dem Aufquellen in Wasser läßt sich das Rhizom gut schneiden und liefert ein charakteristisches Querschnittsbild (Abb. 263), an dem man Rindenparenchym, Zentralzylinder und Markhöhle erkennt. Die Endodermis wird von U-förmig verdickten, getüpfelten Zellen gebildet, deren Zellwand deutlich geschichtet ist. Die Epidermis der Stengelstücke zeigt in der Aufsicht wellige, abwechselnd kurze und lange Zellen (Abb. 264). Stärke fehlt! Bei Zusatz von *a*-Naphthol-Schwefelsäure zu Drogenstückchen tritt eine rotviolette Färbung auf (Triticin).

Verfälschungen: Als solche kommen hauptsächlich die Rhizome von *Cynodon dactylon* (L.) PERS. (Hundszahngras), Poaceae, in Betracht, die auch als Rhizoma Graminis italici bezeichnet werden; da sie Stärke enthalten, sind sie leicht nachzuweisen: Schnittflächen färben sich beim Betupfen mit Jodlösung blauschwarz.
Die ebenfalls als Verfälschung beobachteten Rhizome von *Imperata cylindrica* (L.) RAEUSCH., Poaceae, sind an den 2–3 cm langen, nur sehr fein längsgerunzelten Internodienabschnitten zu erkennen.

Nagell

Quendel   Serpylli herba, Herba Serpylli

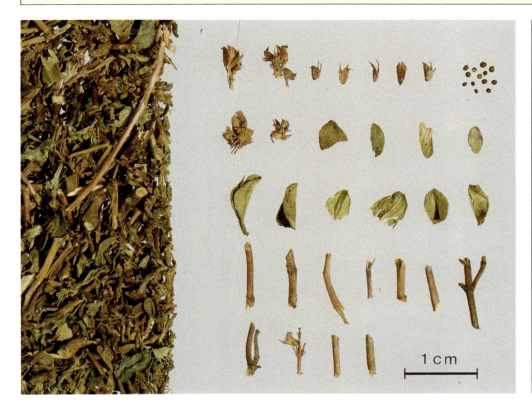

Abb. 265: Quendel

Die Droge besteht aus den getrockneten oberirdischen Teilen, die zur Zeit der Blüte gesammelt werden.

Beschreibung: Die blauvioletten Zweige sind ca. 1 mm dick, hohl, undeutlich vierkantig und schwach behaart. Die bis 1 cm langen Blätter stehen kreuzgegenständig, sind rundlich bis länglich-eiförmig, ganzrandig und am Rande kaum eingerollt. Die Behaarung ist verschieden stark, der Blattgrund ist gewimpert. Mit der Lupe ist eine drüsige Punktierung zu erkennen (Abb. 266). Die rosa Blumenkrone ist stark geschrumpft; der rotviolette Kelch ist zweilippig und fünfzähnig, röhrig und im Schlund weiß behaart (Abb. 266).

Geruch: Stark würzig.

Geschmack: Stark würzig-aromatisch, etwas bitter.

Ph. Helv. VI: Herba serpylli
DAB 6: Herba Serpylli

Stammpflanze: *Thymus serpyllum* L. (Quendel), Lamiaceae; von vielen Taxonomen heute als Sammelart zu *Thymus pulegioides* L. vereinigt. In Flora Europaea wird noch unterschieden in *Thymus serpyllum* (2n = 24; Stengel ringsum behaart) und *Thymus pulegioides* (2n = 28 oder 30; Stengel nur an den Kanten behaart).

Synonyme: Wilder Thymian, Feldthymian, Sandthymian, Feldpoley, Feldkümmel, Rainkümmel, Grundling, Marienbettstroh (nicht zu verwechseln mit *Galium verum*), Wurstkraut, Kuttelkraut. Wild Thyme, Mother of Thyme, Shepard's Thyme (engl.). Herbe de serpolet (franz.).

Herkunft: In fast ganz Europa heimisch; die Droge wird aus der UdSSR, aus Bulgarien und Jugoslawien eingeführt.

Inhaltsstoffe: 0,1–0,6% ätherisches Öl (Ph. Helv. VI mind. 0,2%), das in Abhängigkeit von der Herkunft der Pflanzen in seiner Zusammensetzung stark variiert: u.a. Thymol, Carvacrol, p-Cymol, Linalool, Cineol, Terpeneol, α-Pinen, und weitere Terpene. Außerdem Gerbstoffe (bis etwa 7%), Bitterstoffe unbekannter Zusammensetzung, Flavonoide u.a.m. [1]; zur Variation der Zusammensetzung des ätherischen Öles s. [2].

Indikationen: Ähnlich dem Echten Thymian (s. dort), aber schwächer wirksam. In der *Volksmedizin* als Stomachikum, Karminativum, Expektorans, bei Blasen- und Nierenerkrankungen, als Aromatikum; äußerlich zu Kräuterkuren und Bädern; alkoholische Auszüge zu Einreibungen bei rheumatischen Schmerzen, Verstauchungen; Dekokte mit Milch als Diaphoretikum; auch als Antiseptikum [1].

Teebereitung: 1,5–2 g fein zerschnittene Droge werden mit kochendem Wasser übergossen und nach 10 min abgeseiht. Als Expektorans mehrmals täglich 1 Tasse Tee, als Stomachikum vor oder zu den Mahlzeiten 1 Tasse Tee.
1 Teelöffel = etwa 1,4 g.

Phytopharmaka: Die Droge ist in Fertigarzneimitteln in der Gruppe Antitussiva enthalten (Hustentees, Bronchialtees). Alkoholische Aus-

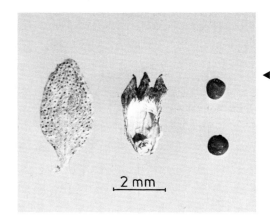

Abb. 266: Laubblatt mit zahlreichen Drüsenschuppen (links), aufgeschnittene Kelchröhre mit weißem Borstensaum (Mitte) und Samen (rechts) von *Thymus serpyllum*

Abb. 267: Mehrzelliges Gliederhaar mit feinsten Oxalatnadeln (◁)

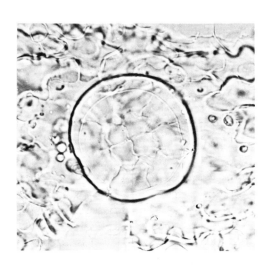

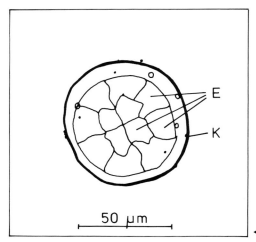

Abb. 268: Lamiaceendrüsenschuppe mit 12(!) Exkretionszellen (E) und abgehobener Kutikula (K)

züge sind zusammen mit weiteren pflanzlichen Expektorantien in Hustentropfen enthalten.

Prüfung: Makroskopisch (s. Beschreibung) und mikroskopisch. Es ist besonders auf folgende Haartypen der Stengel- und Blatteile zu achten: a) einzellige, kurze bis längere Deckhaare mit längsgestreifter Kutikula, b) mehrzellige Gliederhaare, kutikular längsgewarzt, in den Zellecken häufig winzige Oxalatnädelchen (Abb. 267), c) Lamiaceendrüsenschuppen mit 12(!) Exkretionszellen (Abb. 268) und d) Köpfchenhaare mit einzelligem Stiel und Köpfchen (selten). Das Parenchymgewebe führt meist neben dem Chlorophyll einen roten Farbstoff. Blattstücke mit den für *Thymus vulgaris* typischen Knie- und Kegelhaaren dürfen nicht vorhanden sein. DC-Prüfung nach Ph. Helv. VI.

Verfälschungen: Kommen selten vor. Meist unbeabsichtigte Vermengungen mit Thymian (Herba Thymi) lassen sich mikroskopisch und mittels DC (s. Prüfung) sicher erkennen, siehe auch Thymian.

Aufbewahrung: Vor Feuchtigkeit und Licht geschützt, in gut verschlossenen Metall- oder Glasgefäßen, nicht in Kunststoffgefäßen (ätherisches Öl!).

Literatur:
[1] Hager, Band **6c**, 169 (1979).
[2] E. Schratz und G. Cromm, Sci. Pharm. **36**, 13; 110 (1968).

Czygan

Ratanhiawurzel   Ratanhiae radix (Ph. Eur. II), Radix Ratanhiae

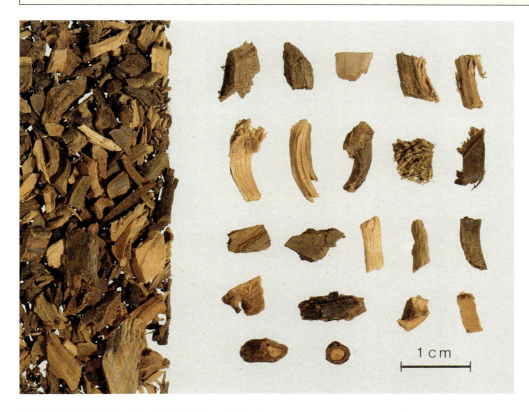

Abb. 269: Ratanhiawurzel

Beschreibung: Rotbraune, 1–3 cm dicke Wurzeln mit schmaler Rinde, die bei älteren Wurzeln schuppig, bei jüngeren glatt ist und sich leicht vom Holz löst. Holzkörper feinporig mit zahlreichen, schmalen Markstrahlen, Splintholz hellbräunlich, Kernholz dunkler; Bruch faserig (außen) und splitternd (innen).

Geschmack: Adstringierend, schwach bitter.

2. AB-DDR: **Radix Ratanhiae**
ÖAB: **Radix Ratanhiae**
Ph. Helv. VI: **Radix ratanhiae**

Stammpflanze: *Krameria triandra* RUIZ et PAV., Krameriaceae.

Synonyme: Rote Ratanhia, Peru-Ratanhia, Payta-Ratanhia, Radix Krameriae. Rhatany root (engl.). Racine de ratanhia (franz.).

Herkunft: In den Anden Boliviens und Perus heimisch. Drogenimporte aus Peru und Ekuador.

Inhaltsstoffe: Bis zu 15% Catechingerbstoffe (besonders in der Rinde lokalisiert), nach Ph. Eur. II mind. 10%; bei längerer Lagerung nimmt der Gehalt infolge zunehmender Kondensation der Gerbstoffe (Übergang in unlösliche Phlobaphene, das sog. „Ratanhiarot") ab. Sonstige Inhaltsstoffe: Stärke, Zucker, N-Methyltyrosin u.a.

Indikationen: Aufgrund des hohen Gerbstoffgehaltes als Adstringens, hauptsächlich in Form der Tinktur; als Gurgelmittel und für Pinselungen, besonders im Mund- und Rachenraum bei Zahnfleischentzündungen, Zungenrhagaden, Stomatitis, Pharyngitis, seltener auch bei Angina. Bei der Anwendung wird Ratanhiatinktur oft auch mit Myrrhentinktur gemischt.
Innerlich als Antidiarrhoikum bei Enteritis, nicht mehr so häufig in Gebrauch; gleiches gilt für die äußerliche Anwendung bei Frostbeulen oder Schenkelgeschwüren.

Teebereitung: (Soweit nicht die Anwendung der Tinktur vorgezogen wird) 1,5–2 g der grob gepulverten Wurzel werden mit kochendem Wasser übergossen und 10–15 min lang bedeckt im Sieden gehalten; anschließend abseihen.
1 Teelöffel = etwa 3 g.

Phytopharmaka: Ratanhiatinktur ist Bestandteil einiger Fertigarzneimittel in der Gruppe Mund- und Rachentherapeutika (z.B. Echtrosept®, Salviathymol® u.a.).

Prüfung: Makroskopisch (s. Beschreibung) und mikroskopisch nach Ph. Eur. II. Zur quantitativen spektralphotometrischen Gerbstoffbestimmung nach Ph. Eur. II mit Phosphorwolframsäure s. auch die Bemerkungen von Glasl [1] und Stahl [4].

Verfälschungen: Solche kommen vor, besonders mit den Wurzeln anderer *Krameria*-Arten. Nach Schier [2] „scheint im Handel gar keine echte Droge mehr zu sein". In der echten Droge finden sich weitgehend in allen Zellen (insbesondere der Rinde) braunrote Inhaltsstoffe, während bei den Handelsdrogen meist nur vereinzelt derartige Zellen vorkommen. Da eine Beschaffung einwandfreier Droge offensichtlich schwierig ist, sollte der Austausch der Droge z.B. gegen Tormentillwurzel(stock) erwogen werden.

Wortlaut der für die Standardzulassung vorgesehenen Packungsbeilage:

5.1 **Anwendungsgebiete**

Entzündungen von Zahnfleisch und Mundschleimhaut (Gingivitiden und Stomatitiden).

5.2 **Dosierungsanleitung und Art der Anwendung**

Ein knapper Teelöffel (1–1,5 g) voll **Ratanhiawurzel** wird mit kochendem Wasser (ca. 150 ml) übergossen und 15 min im Sieden gehalten und dann durch ein Teesieb gegeben.

Soweit nicht anders verordnet, wird 2–3mal täglich mit dem frisch bereiteten Teeaufguß gespült oder gegurgelt.

5.3 **Hinweise**

Vor Licht und Feuchtigkeit geschützt aufbewahren.

Literatur:
[1] H. Glasl, Dtsch. Apoth. Ztg. **123**, 1979 (1983).
[2] W. Schier, Dtsch. Apoth. Ztg. **121**, 323 (1981); und: Z. Phytother. **4**, 537 (1983).
Ferner (als guter Übersichtsartikel empfehlenswert):
[3] W.F. Daems, Dtsch. Apoth. Ztg. **121**, 46 (1981).
[4] E. Stahl und H. Jahn, Arch. Pharm. **317**, 573 (1984).

Frohne

Rhabarber DAB 8, Rhei radix, Radix Rhei

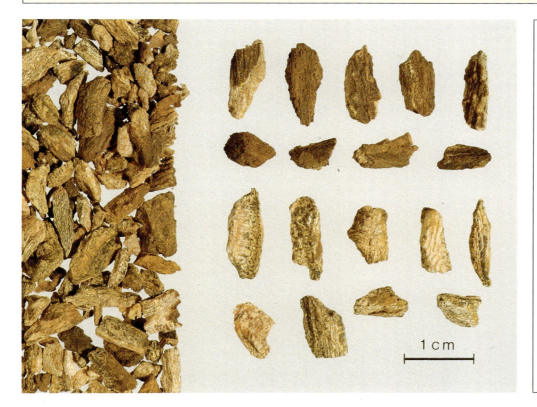

Abb. 270: Rhabarber

Die Droge besteht aus den geschälten unterirdischen Organen (rübenförmigen Wurzeln mit sehr kleinen Rhizomen).

Beschreibung: Ockergelbe bis bräunliche, außen oft etwas bestäubte Stücke, die eine orange Streifung oder eine orangerote Marmorierung erkennen lassen. Der Bruch ist körnig, bröckelnd (nicht faserig) und rötlichbraun.

Geruch: Eigenartig, schwach rauchig.

Geschmack: Etwas bitter und herb.

2. AB-DDR: Radix Rhei
ÖAB: Radix Rhei
Ph. Helv. VI: Radix rhei

Stammpflanzen: *Rheum palmatum* L. s.l. (Medizinalrhabarber) und/oder *Rheum officinale* BAILL. (Südchinesischer Rhabarber), Polygonaceae, sowie Bastarde dieser beiden Arten.

Synonyme: Rhabarberwurzel, Rhizoma Rhei (botanisch falscher Ausdruck), Radix Rhei sinensis, Radix Rhabarbari. Rhubarb (root) (engl.). Racine de rhubarbe (franz.).

Herkunft: Heimisch in Nordwestchina und Osttibet, z.T. auch in Europa kultiviert. Die Droge wird aus China und Indien importiert; Pakistan liefert ebenfalls Rhabarber, der jedoch zumeist nicht dem Arzneibuch entspricht (s. Verfälschungen).

Inhaltsstoffe [1]: 3–12% Hydroxyanthracenderivate, nach DAB 8 mind. 3%, ber. als Rhein (die Mengenangaben spiegeln nicht nur variablen Gehalt wider [2], sondern hängen auch stark davon ab, auf welche Substanz [Aglykon, Glykoside] bezogen wird); etwa 60–80% davon entfallen auf Anthrachinonglykoside (der fünf Aglykone Rheumemodin, Aloeemodin, Rhein, Chrysophanol und Physcion), etwa 10–25% auf Dianthronglykoside; etwa 5–10% Gerb-

	R^1	R^2
Rheumemodin	CH_3	OH
Aloeemodin	CH_2OH	H
Rhein	COOH	H
Chrysophanol	CH_3	H
Physcion	CH_3	OCH_3

Rhaponticosid: R = β-D-Glucose
Rhapontigenin: R = H

stoffe, ein Gemisch aus Gallocatechinen und tanninähnlichen Verbindungen (Mono-, Di- und Trigalloylglucose, Galloyl-dihydrocinnamoylglucose u.a.); etwa 2–3% Flavonoide (Rutin u.a.).

Indikationen: Aufgrund des Gehaltes an Anthraderivaten und Gerbstoffen je nach Dosierung als Laxans (1,0–2,0 g) oder als Adstringens und Stomachikum (0,1–0,2 g) – ein Beispiel sich kreuzender Dosis-Wirkungs-Kurven; hauptsächlich wird die Droge aber als Abführmittel gebraucht, bei Obstipation, beim Vorliegen von Hämorrhoiden oder Analverletzungen und nach operativen Eingriffen im Rektum. Zum Wirkungsmechanismus siehe Aloe. Von der laxierenden Wirkung macht man auch bei Leber- und Gallenerkrankungen Gebrauch, die nicht selten mit einer Obstipation einhergehen; Droge und Drogenextrakte sind dementsprechend Bestandteil vieler Cholagoga.

Die Anwendung als Adstringens, z.B. als Antidiarrhoikum, tritt demgegenüber stark zurück. Aufgrund des bitteren Geschmackes der Anthraglykoside wird Rhabarber in kleinen Mengen z.B. in Form alkoholischer Auszüge (Tinctura Rhei vinosa) als Stomachikum verwendet.

Von einer Komponente des Gerbstoffgemisches (Galloyl-dihydrocinnamoylglucose) sind kürzlich analgetische und antiinflammatorische Wirkungen, dem Phenylbutazon bzw. der Acetylsalicylsäure vergleichbar, bekannt geworden [3].

Nebenwirkungen: Bei bestimmungsgemäßer Anwendung keine. Wie bei allen Anthraglykosid-Drogen sollte auch Rhabarber nicht über einen längeren Zeitraum kontinuierlich eingenommen werden, da dann Störungen des Wasser- und Salzhaushaltes eintreten. Während der Schwangerschaft (reflektorische Erregung des Uterus) und der Stillzeit (partieller Übergang der Aglykone in die Muttermilch) sollte Rhabarber nicht angewendet werden, ebenso nicht bei Darmverschluß (Gefahr eines Darmrisses).

Anthrachinone werden z.T., an Glucuronsäure und Schwefelsäure gebunden, in den Harn ausgeschieden, der dann eine tiefe gelbbraune Farbe annimmt, die beim Alkalisieren nach rot (bis rotbraun) umschlägt.

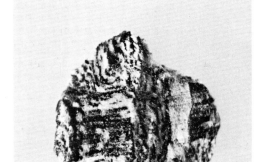

Abb. 271: Wurzelbruchstück mit charakteristischer Marmorierung (Masern)

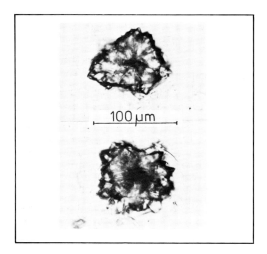

Abb. 272: Große Oxalatdrusen der Rhabarberwurzel

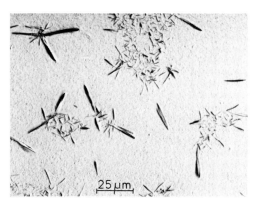

Abb. 273: Gelbliche Nadeln des Mikrosublimats

Wortlaut der für die Standardzulassung vorgesehenen Packungsbeilage:

5.1 Anwendungsgebiete

Verstopfung; alle Erkrankungen, bei denen eine leichte Darmentleerung mit weichem Stuhl erwünscht ist, wie z.B. bei Analfissuren, Hämorrhoiden und nach rektalanalen operativen Eingriffen.

5.2 Gegenanzeigen

Rhabarberzubereitungen sind nicht anzuwenden bei Vorliegen von Darmverschluß sowie während der Schwangerschaft und der Stillzeit.

5.3 Nebenwirkungen

Bei bestimmungsgemäßem Gebrauch nicht bekannt. Bei häufiger und langdauernder Anwendung oder bei Überdosierung ist ein erhöhter Verlust von Wasser und Salzen, insbesondere von Kalium möglich.

5.4 Wechselwirkung mit anderen Mitteln

Aufgrund erhöhter Kaliumverluste kann die Wirkung von Herzglykosiden verstärkt werden.

5.5 Dosierungsanleitung und Art der Anwendung

Etwa $1/2$–1 gestrichener Teelöffel voll kleingeschnittener **Rhabarber** wird mit heißem Wasser (ca. 150 ml) übergossen und nach etwa 10–15 min durch ein Teesieb gegeben.
Soweit nicht anders verordnet, werden bei Verstopfung morgens und/oder abends vor dem Schlafengehen eine Tasse frisch bereiteter Tee getrunken. Bei Magen- und Darmkatarrhen werden mehrmals 1 Eßlöffel voll Tee eingenommen.

5.6 Dauer der Anwendung

Tee aus Rhabarber soll ohne Rücksprache mit dem Arzt nur kurzfristig eingenommen werden.

5.7 Hinweise

Vor Licht und Feuchtigkeit geschützt aufbewahren.

Teebereitung: Als Laxans 1,0–2,0 g grob gepulverte Droge, als Stomachikum 0,1–0,2 g gepulverte Droge mit ausreichend Flüssigkeit verrühren (evtl. mit Zimt, Ingwer oder Pfefferminzöl aromatisieren) oder mit kochendem Wasser übergießen und nach 5 min abseihen.
1 Teelöffel = etwa 2,5 g.

Teepräparate: Die Droge ist fast stets Bestandteil der sog. Schwedenkräuter zum Ansetzen mit Alkohol.

Phytopharmaka: Die Droge oder aus ihr hergestellte Extrakte sind häufig Bestandteil von Fertigarzneimitteln der Gruppen Laxantien, Cholagoga und Magen-Darm-Mittel; sie sind auch in verschiedenen „Schlankheitsmitteln", „Frühjahrskuren" und sog. „Blutreinigungstees" enthalten.

Prüfung: Makroskopisch und mikroskopisch nach DAB 8. Schon bei der Betrachtung mit der Lupe fällt die Marmorierung („Masern", anormale Ausbildung leptozentrischer Leitbündel im Holzkörper) auf (Abb. 271), bei der mikroskopischen Untersuchung sind die großen Oxalatdrusen (Abb. 272) und derbe, unverholzte Netzgefäße recht charakteristisch. Bei der Mikrosublimation (140–160 °C) erhält man ein gelbes kristallines Sublimat (Abb. 273), das sich auf Zusatz von verdünnter Kalilauge mit roter Farbe löst.

Die sicherste Identitätsprüfung stellt die im DAB 8 angegebene DC-Untersuchung dar, bei der im Hydrolysat alle fünf Aglykone nachzuweisen sind [1].

Verfälschungen: Solche werden hin und wieder beobachtet, vor allem mit *Rheum rhaponticum* L. (Rhapontik), aber auch *Rheum rhabarbarum* L. und andere *Rheum*-Arten kommen vor; sie enthalten alle wesentlich weniger Anthracenderivate als die offizinelle Droge. Der Nachweis gründet sich auf das Vorkommen von Stilbenderivaten, besonders Rhaponticosid (= Rhaponticin): streicht man mit einem Drogenbruchstück über feuchtes Filterpapier, so darf bei der Betrachtung unter UV 366 kein blau fluoreszierender Strich sichtbar sein (Fluoreszenz der Stilbene).

Die im DAB 8 angegebene DC-Prüfung auf rhaponticinhaltige *Rheum*-Arten ist etwas aufwendiger, aber zuverlässiger [1].

Die in den letzten Jahren aus Pakistan importierte Droge hat sich häufig als Verfälschung erwiesen: bei der DC-Prüfung auf Anthrachinone (Identitätsprüfung nach DAB 8) wird kein Rhein gefunden. Es ist bisher nicht bekannt, um welche *Rheum*-Art es sich bei dieser Droge handelt.

Löcher in Drogenstücken können von Insektenbefall herrühren, aber auch Bohrlöcher (zum Aufhängen der Droge zwecks Trocknung) sein.

Literatur:
[1] Kommentar DAB 8.
[2] E.H.C. Verhaeren, M. Dreessen und J. Lemli, Planta Med. **45**, 15 (1982).
[3] G. Nonaka, I. Nishioka, T. Nagasawa und H. Oura, Chem. Pharm. Bull. **29**, 2862 (1981).

Wichtl

Ringelblumen Calendulae flos, Flores Calendulae

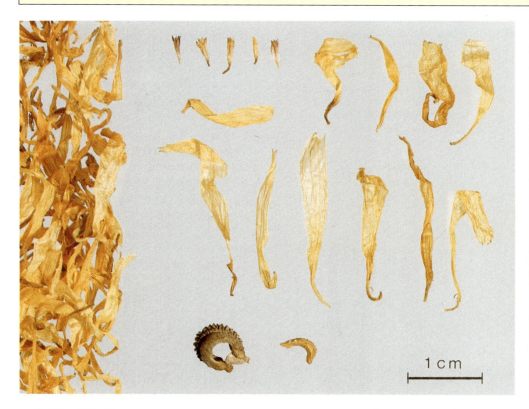

Abb. 274: Ringelblumen

Beschreibung: In den Handel gelangen die ganzen oder teilweise zerfallenen Blütenkörbchen (Durchmesser 5–7 cm) insbesondere gefüllter Sorten mit zahlreichen Zungenblüten und wenigen Röhrenblüten, seltener die vom Blütenstandsboden und von den Hüllkelchblättern befreiten Einzelblüten (Flores Calendulae sine calycibus). Charakteristisch sind die gelbroten, glänzenden, bei Lagerung leicht ausbleichenden, 20–30 mm langen und 5–7 mm breiten weiblichen Zungenblüten. Sie sind an der Spitze dreizähnig und besitzen keinen Pappus.
Etwas weniger häufig kommen die viel kleineren Röhrenblüten (links oben) vor.
Die gekrümmten, kahnförmigen Früchte mit kurzstacheligem Rücken (unterste Zeile) sollen in der Droge nicht oder nur vereinzelt vorkommen.

<u>Geruch</u>: Schwach, eigenartig.

<u>Geschmack</u>: Etwas bitter und salzig.

2. AB-DDR: Flores Calendulae
Erg. B. 6: Flores Calendulae sine Calycibus

Stammpflanze: *Calendula officinalis* L. (Ringelblume), Asteraceae.

Synonyme: Gartenringelblume, Goldblume, Studentenblume, Sonnwendblume, Totenblume. Feminell, Marigold, Garden Marigold, Holligold, Goldbloom (engl.). Fleur de tous les mois, Fleur de souci (franz.).

Herkunft: Heimisch in Mittel-, Ost- und Südeuropa. Kulturen finden sich in den Mittelmeerländern, auf dem Balkan, in Osteuropa, zum kleinen Teil auch in Deutschland. Importe der Droge kommen aus Ägypten, Polen und Ungarn.

Inhaltsstoffe: Ätherisches Öl (Zungenblüten bis 0,12%, Blütenstandsboden bis 0,4%), u.a. mit Menthon, Isomenthon, γ-Terpinen, α-Muurolen, γ- und δ-Cadinen, Caryophyllen; Flavonoide (Zungenblüten bis 0,88%, Blütenstandsboden bis 0,33%), u.a. Isorhamnetin- und Quercetinglykoside; mehrere hämolytisch wirkende Oleanolsäureglykoside (Calenduloside); Triterpenalkohole (u.a. α- und β-Amyrin, Taraxasterol, Calenduladiol, Arnidiol, Faradiol; freie, veresterte und glucosidierte Sterole; Carotine und Xanthophylle; Polyacetylene; phenolische Säuren; Bitterstoffe, hier das bisher nicht identifizierte Sesquiterpenlacton Calendin ($C_{15}H_{22}O_4$) [= Alantolacton?]; Tannine.

Indikationen: Zubereitungen aus der Droge wirken entzündungshemmend und fördern die Bildung von Granulationsgeweben. Sie werden in gleicher Weise wie die Arnikablüten verwendet: äußerlich in Form von Aufgüssen, Tinktur und Salben als Wundheilmittel bei Entzündungen der Haut und Schleimhäute, bei schlecht heilenden Wunden, Quetschungen, Furunkeln und Ausschlägen (z.B. Pharyngitis, Dermatitis, Ulcus cruris). Die *innerliche Anwendung* als Antiphlogistikum und Spasmolytikum (u.a. bei Cholezystitis, Cholangitis, Gastritis, Zystitis, Spasmen des Verdauungstrakts) ist *weitgehend obsolet,* doch als Bestandteil einiger Fertigpräparate noch gegeben. Das eigentliche Wirkprinzip der Droge ist noch nicht geklärt [1]. Diskutiert wer-

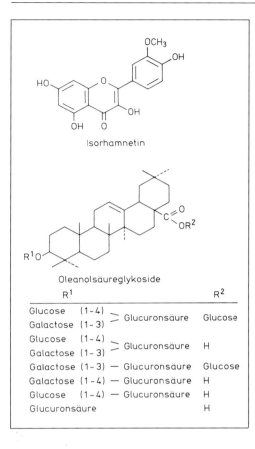

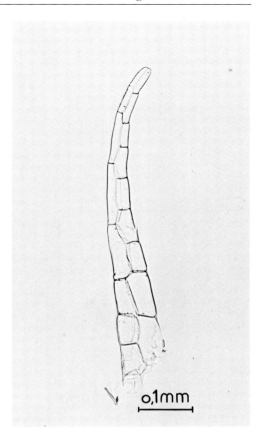

Abb. 275: Zweireihige Gliederhaare der Blütenbasen (Zungenblüten) von *Calendula officinalis*

den das ätherische Öl und Xanthophylle sowie die noch nicht identifizierten Bitterstoffe [2]. In neueren Untersuchungen ist an Ratten nochmals die antiphlogistische Wirkung (bei durch Carrageenan und Prostaglandin E_1 induzierten Entzündungen) nachgewiesen worden und eine Hemmung der Leukozyten-Infiltration [3, 4] sowie ein uterustonisierender Effekt wäßriger Extrakte [5], eine antiphlogistische und choleretische Wirkung eines Flavonoidextraktes [6] und die bakterizide Wirkung gegenüber *Staphylococcus aureus* [7].

Isolierte Inhaltsstoffe, z.B. die Calenduloside, zeigten in Tierversuchen (Ratte) antihyperlipidämische Effekte und einen gewissen Einfluß auf das Zentralnervensystem [8].

Die Droge wird in beträchtlichem Umfang verschiedenen Teemischungen auch als Schmuckdroge beigegeben.

In der *Volksmedizin* wird die Droge als Diaphoretikum, Diuretikum, Antispasmodikum, Anthelmintikum, Emmenagogum sowie bei Leberleiden verwendet auch hierfür fehlt noch eine wissenschaftliche Begründung.

Teebereitung: 1 g Droge wird mit kochendem Wasser übergossen und nach 5–10 min durch ein Teesieb gegeben.

1 Teelöffel = etwa 0,8 g.

Wortlaut der für die Standardzulassung vorgesehenen Packungsbeilage:

6.1 Anwendungsgebiete

Innerlich: Bei Gallenblasenbeschwerden.
Äußerlich: Entzündungen von Haut- und Schleimhäuten; Riß-Quetsch- und Brandwunden.

6.2 Dosierungsanleitung und Art der Anwendung

Etwa 1–2 Teelöffel (2–3 g) voll **Ringelblumenblüten** werden mit heißem Wasser übergossen und nach 10 min durch ein Teesieb gegeben.
Soweit nicht anders verordnet, wird bei Gallenbeschwerden mehrmals täglich 1 Tasse frisch bereiteter Aufguß vor den Mahlzeiten getrunken.
Bei Entzündungen im Mund- und Rachenraum wird mit dem noch warmen Aufguß mehrmals täglich gespült oder gegurgelt.
Zur Behandlung von Wunden wird Leinen oder ein ähnliches Material mit dem Aufguß durchtränkt und auf die Wunden gelegt. Die Umschläge werden mehrmals täglich gewechselt.

6.3 Hinweise

Vor Licht und Feuchtigkeit geschützt aufbewahren.

Phytopharmaka: Ringelblumen sind Bestandteil vieler Teemischungen unterschiedlicher Indikationsgruppen, wobei sie offenbar die Funktion einer Schmuckdroge erfüllen. Drogenextrakte sind in mehreren Fertigarzneimitteln der Gruppen Dermatika, Wundbehandlungsmittel (Salben, Puder) und Cholagoga enthalten.

Prüfung: Makroskopisch (s. Beschreibung) und mikroskopisch. An der Basis der Zungenblüten finden sich lange, aus zwei Zellreihen bestehende Gliederhaare (Abb. 275). Auch andere Teile der Droge sind behaart, insbesondere mit Gliederhaaren und Drüsenzotten; typische Asteraceen-Drüsenschuppen fehlen.

Eine DC-Identitätsprüfung ist anhand der Flavonoide (charakteristische Isorhamnetinglykoside) möglich und im 2. AB-DDR vorgeschrieben. Man kann aber auch die – sehr ähnliche – Vorschrift des DAB 8 für Arnikablüten anwenden, dort findet sich auch ein Hinweis auf *Calendula*-Blüten; weitere Trennsysteme und Abbildungen als Zuordnungshilfen finden sich bei [9, 10].

Verfälschungen: Kommen praktisch nicht vor.

Literatur:

[1] J.J.C. Scheffer, Pharm. Weekbl. **114**, 1149 (1979).
[2] O. Gessner und G. Orzechowski, Gift- und Arzneipflanzen von Mitteleuropa, 3. Aufl., Carl Winter Universitätsverlag, Heidelberg 1974.
[3] T. Shipochliew, A. Dimitrov und E. Aleksandrova, Vet. Med. Nauki **18**, 87 (1981).
[4] J. Peyroux. P. Rossignol und P. Delaveau, Plant. Med. Phytother. **15**, 210 (1982).
[5] T. Shipochliew, Vet. Med. Nauki **18**, 94 (1981).
[6] T.J. Isakowa, Farmatsiva (Mosc.) (**5**), 31 (1980).
[7] G. Dumenil, R. Chemli, G. Balansard, H. Guiraud und M. Lallemand, Ann. pharm. franç. **38**, 493 (1980).
[8] J. Lutomski, Pharmazie in unserer Zeit **12**, 149 (1983).
[9] E. Stahl und S. Juell, Dtsch. Apoth. Ztg. **122**, 1951 (1982).
[10] G. Willuhn, J. Kresken und I. Merfort, Dtsch. Apoth. Ztg. **123**, 2431 (1983).

Willuhn

Rosmarinblätter   Rosmarini folium, Folia Rosmarini

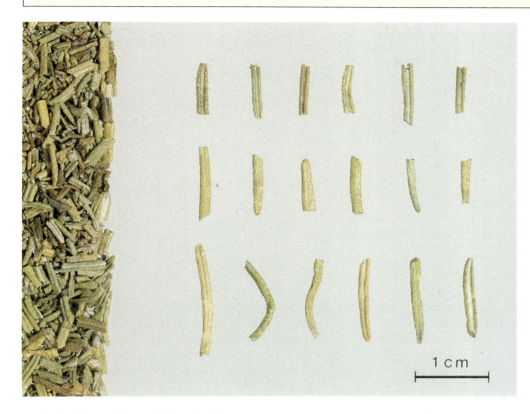

Abb. 276: Rosmarinblätter

Beschreibung: Die bis 3 cm langen und bis 4 mm breiten Blätter sind schmallanzettlich, ungestielt, lederig und sehr brüchig, der Rand ist nach unten eingerollt (obere Reihe). Junge Blätter sind auf der Oberseite behaart, alte Blätter kahl. Sie sind runzelig und durch die eingesenkte Mittelrippe gefurcht; diese springt auf der dicht weiß behaarten Unterseite deutlich hervor.

Geruch: Streng-würzig, fast kampferartig.

Geschmack: Herb-würzig, bitter-aromatisch, etwas scharf.

2. AB-DDR: Folia Rosmarini
DAC 1979: Rosmarinblätter

Stammpflanze: *Rosmarinus officinalis* L. (Rosmarin), Lamiaceae.

Synonyme: Krankrautblätter, Kranzenkrautblätter, Rosmarein, Folia Anthos, Folia Roris marini. Rosmary leaves (engl.). Feuilles de romarin (franz.).

Herkunft: Beheimatet im Mittelmeergebiet, dort auch in vielen Ländern angebaut. Drogenimporte aus Spanien, Marokko, Jugoslawien und Tunesien.

Inhaltsstoffe: 1,0–2,5% ätherisches Öl (nach DAC mind. 1,2%). Mit den Hauptkomponenten 1,8-Cineol (15–30%), Campher (15–25%), α-Pinen (bis 25%) und weiteren Monoterpenen (u.a. Borneol, Limonen) [1]. Die Zusammensetzung des ätherischen Öls kann je nach dem Entwicklungszustand und der Herkunft der Blätter variieren [1, 2, 3]. Außerdem Rosmarinsäure (=„Labiatengerbstoff"), Diterpen-Bitterstoffe, (Carnosol [=Pikrosalvin], Rosmanol, Rosmadial u.a. [4, 5, 6]), Triterpensäuren (z.B. Ursolsäure [4, 7, 8]), Triterpenalkohole (z.B. α- und β-Amyrin, Betulin [9]), Flavonoide (z.B. Luteolin, Apigenin, Diosmetin und entsprechende Glykoside [10]).

Indikationen: Aufgrund des Gehaltes an ätherischem Öl als Karminativum und Stomachikum bei Verdauungsstörungen, Blähungen, Völlegefühl, aber auch zur Anregung des Appetits und der Magensaftsekretion. Seltener auch als (wohl nur schwach wirksames) Choleretikum, wofür der Gehalt an Bitterstoffen verantwortlich ist.
Äußerlich in Form von Hautölen oder Salben bei Muskel- und Gelenkrheumatismus für analgetische Einreibungen, als Zusatz (Droge oder ätherisches Öl) zu lokal reizenden und hyperämisierenden Bädern.
In der *Volksmedizin* zu Umschlägen bei schlecht heilenden Wunden, bei Ekzemen; als Insektenvertilgungsmittel [2].
Beliebtes Gewürz, besonders in Italien und Frankreich.
Die Droge wird als Konservierungsmittel und Antioxidans (z.B. bei Fleisch und Fett) viel gebraucht. Eine besonders starke Wirksamkeit

kommt dabei dem Rosmanol und Carnosol zu [5].

Als Ingredienz der Likörindustrie (z.B. als Komponente des Benediktiners, des Goldwassers) [2].

Nebenwirkungen: Bei Applikation größerer Mengen Rosmarinöl (wohl kaum von Rosmarinblättern) besteht die Gefahr von Gastroenteritis und Nephritis [11]. Während der Schwangerschaft sollen Zubereitungen aus Rosmarinblättern nicht eingenommen werden (toxische Nebenwirkungen von Komponenten des ätherischen Öles).

Teebereitung: 1,5 g fein geschnittene Droge werden mit kochendem Wasser übergossen und nach 15 min durch ein Teesieb gegeben.

Zur externen Anwendung (z.B. für Bäder) läßt man 50 g Droge mit 1 l Wasser kurz aufkochen und anschließend 15–30 min lang bedeckt stehen; die von der Droge abgetrennte wäßrige Extraktlösung dem Bad zugeben. Zur Herstellung von Rosmarinwein läßt man 20 g Droge in 1 l Wein unter gelegentlichem Umschütteln 5 Tage stehen.

1 Teelöffel = etwa 2 g.

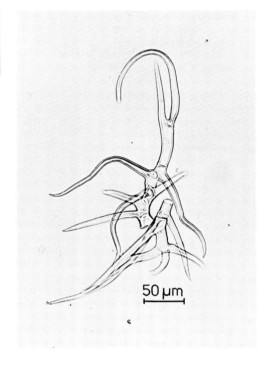

Abb. 277: Stark verzweigte Etagenhaare der Blattunterseite von *Rosmarinus officinalis*

Phytopharmaka: Vor allem Rosmarinöl in externen Kombinationspräparaten als Einreibemittel in Salben, Linimenten, weingeistigen Auszügen; in Badeölen und Badezusätzen; innerlich in Form des Rosmarinweins, als Drogenauszug in Fertigarzneimitteln der Gruppe „Magen-Darm-Mittel" (Stomachika, Karminativa).

Prüfung: Makroskopisch (s. Beschreibung) und mikroskopisch. Besonders typisch sind die strauchig-ästigen, „monopodial" verzweigten Etagenhaare, die mehrzellig, bis 300 μm lang sind (Abb. 277) und meist in dichten knäueligen Büscheln zusammen auftreten. Eine DC-Prüfung des Rosmarinöls DAB 8 mit der Zuordnung der

Hauptkomponenten zu entsprechenden Testsubstanzen findet sich bei [3]. Der Gehalt an ätherischem Öl wird nach der Ph. Eur. III bestimmt.

Verfälschungen: Kommen in der Praxis kaum vor.

Aufbewahrung: Vor Feuchtigkeit und Licht geschützt in gut schließenden Glas- oder Metallbehältern, nicht in Kunststoffgefäßen (ätherisches Öl!).

Wortlaut der für die Standardzulassung vorgesehenen Packungsbeilage:

7.1 Anwendungsgebiete

Innerlich: Bei Befindensstörungen wie Völlegefühl, Blähungen und leichten krampfartigen Magen-Darm-Galle-Störungen.

Äußerlich: Zur Unterstützung bei der Behandlung von Muskel- und Gelenkrheumatismus.

7.2 Gegenanzeigen

Zubereitungen aus Rosmarinblättern sollen während der Schwangerschaft nicht eingenommen werden.

7.3 Dosierungsanleitung und Art der Anwendung

Innerlich: 1–2 Teelöffel (2–4 g) voll **Rosmarinblätter** werden mit heißem Wasser (ca. 150 ml) übergossen und nach etwa 15 min durch ein Teesieb gegeben.
Soweit nicht anders verordnet, wird 3–4mal täglich eine Tasse frisch bereiteter Teeaufguß warm zwischen den Mahlzeiten getrunken.
Äußerlich: Soweit nicht anders verordnet, werden zur Bereitung eines Teilbades etwa 100 g Rosmarinblätter 20 Litern Wasser zugesetzt.

7.4 Hinweise

Vor Licht und Feuchtigkeit geschützt aufbewahren.

Literatur:

[1] V. Formáček und K.-H. Kubeczka, Essential Oils Analysis by Capillary Gas Chromatography and Carbon-13 NMR Spectroscopy. J. Wiley u. Sons, Chichester etc. 1982.
[2] Hager, Band **6 B**, 172 (1979).
[3] Kommentar DAB 8, Rosmarinöl.
[4] E. Wenkert, A. Fuchs und J.D. McChesney, J. org. Chem. **30**, 2931 (1965).
[5] R. Inatani, N. Nakatani und H. Fuwa, Agric. Biol. Chem. **47**, 521 (1983).
[6] N. Nakatani und R. Inatani, Agric. Biol. Chem. **47**, 353 (1983).
[7] C.H. Brieskorn und G. Zweyrohn, Pharmazie **25**, 488 (1970).
[8] C.H. Brieskorn, Dtsch. Apoth. Ztg. **105**, 1524 (1965).
[9] C.H. Brieskorn, M. Decken, U. Degel und A. Atallah, Arch. Pharm. **299**, 663 (1966).
[10] C.H. Brieskorn, H.J. Michek und W. Biechele, Dtsch. Lebensm. Rundsch. **69**, 245 (1973).
[11] H. Braun, Heilpflanzenlexikon für Ärzte und Apotheker, Gustav Fischer Verlag, Stuttgart/New York 1981.

Czygan

Safran   Croci stigma (Ph. Eur. III), Flores Croci, Crocus

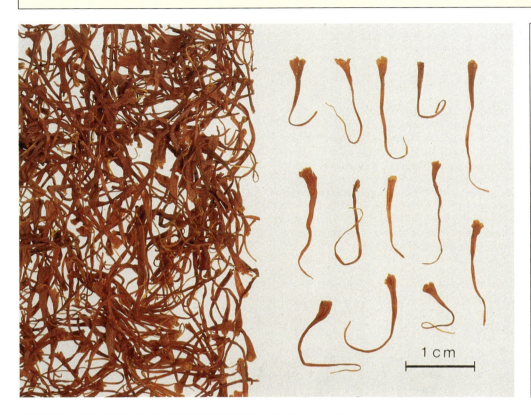

Abb. 278: Safran

Safran besteht aus den meistens durch ein kurzes Griffelstück zusammengehaltenen Narbenschenkeln des im Herbst blühenden *Crocus sativus*.

Beschreibung: Die ziegelroten Narben sind im trockenen Zustand 20–40 mm, in nassem Zustand 35–50 mm lang. Die auf einer Seite aufgespaltenen Röhren erweitern sich tütenförmig nach oben. Der obere Rand ist offen und feingezackt. Das die Narben zusammenhaltende Griffelstück ist blaßgelb und höchstens 5 mm lang.

Geruch: Stark aromatisch.

Geschmack: Würzig, aromatisch, etwas scharf, leicht bitter, nicht süß, an Jodoform erinnernd. Der Speichel wird stark gelb gefärbt.

ÖAB: Flos Croci
Ph. Helv. VI: Crocus

Stammpflanze: *Crocus sativus* L. (Safran), Iridaceae.

Synonyme: Crocus orientalis, C. hispanicus, Gewürzsafran. Saffron (engl.), Safran (franz.).

Herkunft: Uralte Kulturpflanze, vermutlich in Süd-Europa und Südwest-Asien beheimatet; die Droge stammt heute fast ausschließlich aus Kulturen in Spanien. Diverse Handelsformen: vor allem Crocus naturalis: mit Griffelresten vermengt; Crocus electus: ausgesuchte, von Griffelresten befreite Ware, sog. Safranspitzen. Weitere Handelssorten bei [1].

Inhaltsstoffe: Gelbe, wasserlösliche Farbstoffe, die sich von dem formal den Diterpenen zuzurechnenden, biosynthetisch aber den Carotinoiden zugehörenden Crocetin ableiten: z.B. Crocin (Crocetin-di-β-D-gentiobiosylester); dazu Bitterstoffe (z.B. Picrocrocin) und der durch Wasserabspaltung aus dem Aglykon (β-Hydroxycyclocitral) des Picrocrocins beim Trocknen entstehende, für Safran typische Duftstoff Safranal. Er ist Hauptkomponente des ätherischen Öls, das bis 1% der Droge ausmachen

Crocetin : R = H
Crocin   : R = Gentiobiose

Picrocrocin → 4-Hydroxycyclocitral → Safranal

kann. Außerdem fettes Öl (bis 10%) und Oleanolsäurederivate [2].

Indikationen: Die Droge hat *keine medizinische Bedeutung* mehr, ihre Aufnahme in die Ph. Eur. III verdankt sie dem Umstand, daß für das Europäische Arzneibuch eine Monographie „Tinctura Opii crocata" vorgesehen ist (bzw. war).

Crocetin besitzt nach tierexperimentellen Untersuchungen lipidsenkende Eigenschaften; es verhindert am Kaninchen eine künstlich induzierte Hypercholesterinämie, erhöht die Sauerstoffdiffusion im Plasma beträchtlich (bis 80%) und führt zu einer Senkung der Serumcholesterinwerte um etwa 30% [4].

In der <u>Volksmedizin</u> wird Safran gelegentlich noch als Sedativum, Spasmolytikum und Stomachikum gebraucht.

Die Hauptbedeutung der Droge ist heute die eines Geruchs- und Geschmackskorrigens; in der Küche als Gewürz gebraucht (z.B. Zusatz zu Curry-Reis; Bouillabaise, Paella); vor allem aber in der Industrie als Färbemittel von Backwaren, Likören, Kosmetika und Arzneimitteln.

Nebenwirkungen: In größeren Mengen genossen ist Safran stark toxisch, *Dosis letalis* ca. 20 g. Aber auch geringere Mengen führen bereits zu Vergiftungen mit folgenden Symptomen: Erbrechen, Uterusblutungen (früher wegen der erregenden Wirkung auf die glatte Muskulatur des Uterus mißbräuchlich als Abortivum benutzt), blutige Durchfälle, Hämaturie, Blutungen in der Nasen-, Lippen- und Lidhaut, Schwindelanfälle, Benommenheit, Gelbfärbung von Haut- und Schleimhäuten (es wird ein Ikterus vorgetäuscht!) [2].

Teebereitung: Entfällt.

Teepräparate: Die Droge ist Bestandteil von sog. Schwedenkräuter-Mischungen zum Ansetzen mit Alkohol.

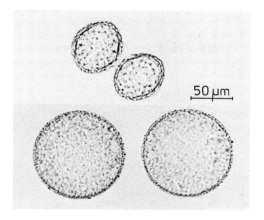

Abb. 279: Pollenkörner von *Carthamus tinctorius* (oben) und *Crocus sativus* (unten)

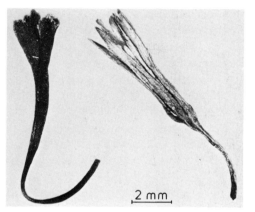

Abb. 280: Narbenschenkel von *Crocus sativus* (links) und Röhrenblüte von *Carthamus tinctorius* (rechts; Saflor)

Phytopharmaka: Drogenauszüge sind nur selten in Fertigarzneimitteln enthalten; hinzuweisen ist auf Elixir aromaticum Ph. Helv. VI und evtl. Tct. Opii crocata.

Prüfung: Diese ist bei der recht teuren Droge besonders wichtig, weil sie sehr häufig, vor allem in gepulverter Form, verfälscht ist. Makroskopische (s. Beschreibung) und mikroskopische Untersuchung daher unerläßlich.

Die Epidermiszellen sind von gestreckter Form und weisen oft im Zentrum eine kurze Papille auf; im Wasserpräparat tritt ein gelber Farbstoff aus. Der obere Rand der Narben besitzt fingerartige, bis 150 μm lange Papillen. Zwischen den Papillen finden sich einzelne kugelige, dickwandige, bis 100 μm im Durchmesser messende Pollen mit feinkörniger Exine (Abb. 279, unten) ohne vorgebildete Austrittsöffnungen. Die Leitbündel enthalten enge Gefäße mit spiraligen Verdickungen, Fasern dürfen nicht vorhanden sein, ebensowenig verholzte Elemente (Reaktion mit Phloroglucin-Salzsäure negativ!), Pollen mit 3 Poren (z.B. Verfälschungen durch die Blüten der Färberdistel = Saflor), Fragmente des Endotheciums von Antheren (Verfälschung durch Staubblätter und Pollensäcke von *Crocus sativus*) und Kristalle (diverse gelbe Blüten). – Wird auf dem Objektträger einer Spur Safranpulver 1 Tropfen konzentrierte Schwefelsäure zugesetzt, verfärbt sich die Drogenprobe zunächst dunkelblau und geht dann in rot-braun bis rot-violett über

(Nachweis für Carotinoide im Safran, aber auch in anderen carotinoidhaltigen Blütenblättern!).

Nach Ph. Helv. VI prüft man folgendermaßen auf Crocetin und entsprechende Vorstufen: Werden einige mg Pulver auf einem Objektträger mit 1 Tropfen Phosphormolybdänschwefelsäure-Reagenz einige Sekunden verrieben und sofort mit dem Deckglas bedeckt, so muß bei 50–100facher Vergrößerung der stark überwiegende Teil der Pulverfragmente sich innerhalb 1 min blau färben und sich mit einem blauen Hof umgeben. Die Pollenkörner werden blaugrün und die Fragmente des Griffelstückes bleiben ungefärbt. – Folgender Schnelltest kann zur Prüfung einer Safranprobe nützlich sein: je eine Spatelspitze Safran wird mit 50 ml Wasser bzw. Chloroform wenige Minuten geschüttelt. Die Wasserlösung muß dunkelgelb sein (wasserlösliches Crocin), die Chloroformlösung muß fast farblos sein (Gelbfärbung weist auf lipophile Blütencarotinoide, auf Fruchtcarotinoide von *Capsicum* und auf Anilinfarbstoffe hin). – DC-Prüfung und Bestimmung des Färbevermögens im Vergleich mit einer Kaliumdichromatlösung nach Ph. Eur. III.

Verfälschungen: Sehr häufig; gepulverte Droge ist zumeist mehr oder weniger stark verfälscht oder verunreinigt. Es ist deshalb empfehlenswert, nur die leichter identifizierbare Ganzdroge einzukaufen.

Als Verfälschungen werden beobachtet: gelb gefärbte Blüten und Blütenteile, z.B. von *Calendula officinalis* (s. Ringelblume), *Carthamus tinctorius* (Saflor), kenntlich als Röhrenblüte schon bei schwacher Vergrößerung (Abb. 280) und an den viel kleineren Pollenkörnern (Abb. 279, oben) mit dicker, grobwarziger Exine; bei der mikroskopischen Prüfung fallen hier auch Sekretschläuche mit braunem, harzartigem Inhalt in der Nähe der Leitbündel auf.

Weniger häufig sind Verfälschungen mit *Tagetes*-Arten (Amerikanischer Safran), durch Griffel von *Crocus sativus* (Feminell) oder durch Paprikapulver, *Curcuma*-Pulver, durch ausgebleichte und mit Anilinfarben nachgefärbte Safran-Chargen, durch rotes Sandelholz u.a.m. [1, 2, 3, 5]. Oft ist Safranpulver auch durch Glycerol, Bariumsulfat, Ziegelmehl usw. beschwert. Siehe dazu auch unter Prüfung. – In letzter Zeit wurden im Handel Safran-Proben angeboten, die ausschließlich aus Saflor (s.o.) bestanden, der mit wasserlöslichen, gelben (bisher nicht identifizierten) Farbstoffen gefärbt war.

Aufbewahrung: Vor Licht und Feuchtigkeit geschützt, in fest schließenden Metall- oder Glasgefäßen (nicht in Kunststoffgefäßen), da die Droge schnell ausbleicht und sich das ätherische Öl relativ leicht verflüchtigt.

Literatur:
[1] Hager, Band **4**, Seite 336, 1973.
[2] Kommentar Ph. Eur. III.
[3] Berger, Band **1**, 287 (1949).
K. Staesche in: Handbuch der Lebensmittelchemie, Band **6** (Gewürze), 426–610. Springer Verlag Berlin etc. 1970.
G. Gassner, Mikroskopische Untersuchung pflanzlicher Lebensmittel, 4. Aufl., G. Fischer Verlag Stuttgart 1973.
[4] J. Gainer und J. Jones, Experientia **31**, 548 (1978).
[5] F.-C. Czygan, Pharm. Ztg. **125**, 1853 (1980).

Czygan

Salbeiblätter   DAB 8, Salviae folium, Folia Salviae

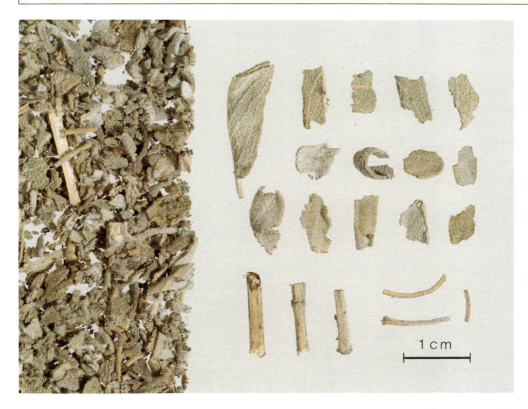

Abb. 281: Salbeiblätter

Beschreibung: Langgestielte, 3–10 cm lange und bis 3 cm breite, ovale, länglich-eiförmige bis lanzettliche, beiderseits dicht behaarte Blätter mit deutlich fein gekerbtem Blattrand, tief eingesenkter netziger Nervatur, die vor allem auf der Blattunterseite stark hervortritt, und mit einem abgerundeten, bisweilen einfach oder doppelt geöhrtem Spreitengrund.
Die Schnittdroge besteht aus kleinen, infolge der Behaarung oft aneinanderhängenden Blattbruchstücken, die auf beiden Seiten die feine Behaarung, auf der Unterseite die netzige Nervatur erkennen lassen (Abb. 282).

Geruch: Stark würzig-aromatisch.

Geschmack: Gewürzhaft, bitter und adstringierend.

2. AB – DDR: Folia Salviae
ÖAB: Folium Salviae
Ph. Helv. VI: Folium salviae

Stammpflanze: *Salvia officinalis* L. (Echter Salbei), Lamiaceae. Dem Arzneibuch entsprechen nur die ssp. *minor* (GMELIN) GAMS und ssp. *major* (GARSAULT) GAMS, nicht aber die ssp. *lavandulifolia* (VAHL) GAMS (diese nach Flora Europaea eine eigene species).

Synonyme: Edelsalbei, Königssalbei, Gartensalbei, Herba Salviae, Folia Herbae saccae. Garden sage leaves (engl.). Feuilles de sauge (franz.).

Herkunft: Im Mittelmeergebiet, bes. im Adria-Raum, heimisch, z.T. in verschiedenen europäischen Ländern kultiviert. Die Drogenimporte stammen aus Albanien und Jugoslawien.

Inhaltsstoffe: 1–2,5% ätherisches Öl (nach DAB 8 mind. 1,5%), das zu etwa 35–60% aus Thujon besteht, etwa 20% weitere Monoterpene (darunter besonders Cineol) enthält und kleine Mengen an Sesquiterpenen; 3–7% Gerbstoffe, darunter Rosmarinsäure („Labiatengerbstoff"); Bitterstoffe vom Diterpentyp (Carnosol [= Pikrosalvin] u.a.); 1–3% Flavonoide (Luteolin u.a.); Triterpene (Oleanolsäure und Derivate) [1].

Indikationen: Als Antiphlogistikum bei Entzündungen im Mund- und Rachenraum, bei Gingivitis, Stomatitis, hier vorwiegend in Form von Gurgelwasser, aber auch als Teegetränk bei Verdauungsstörungen, Blähungen, Entzündungen der Darmschleimhaut, bei Durchfällen.

Als Antihydrotikum, z.B. bei Nachtschweißbildung von Tuberkulosepatienten, aber auch gegen psychosomatisch bedingte übermäßige Schweißbildung.
Bei beiden Indikationsgebieten erfolgt der Einsatz der Droge empirisch, pharmakologische Prüfungen einzelner Inhaltsstoffe stehen noch aus; die antihydrotische Wirkung ist jedoch in Tierexperimenten und klinisch am Menschen nachgewiesen (so wird z.B. eine durch Pilocarpin ausgelöste Schweißbildung rasch aufgehoben).
Volksmedizinisch wird Salbei wegen einer die Milchsekretion hemmenden Wirkung auch zum Erleichtern des Abstillens verwendet; auch eine leichte blutzuckersenkende Wirkung (unbewiesen) und menstruationsför-

284 Salbeiblätter

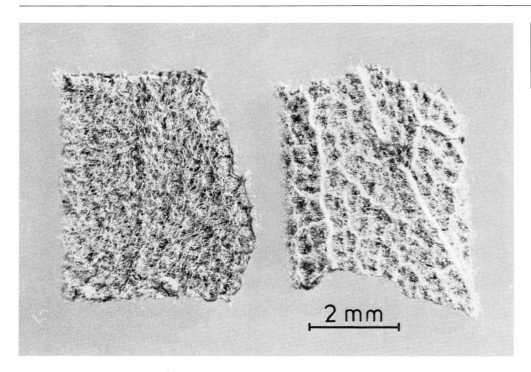

Abb. 282: Blattober- (links) und -unterseite (rechts) des echten Salbei

dernde Wirkung (ebenfalls unbewiesen) wird der Droge nachgesagt. Obschon kein Cholagogum, wird die Droge doch gelegentlich in Mischung mit anderen Drogen in diesem Sinne verwendet (Bitterstoff-Wirkung?).

Nebenwirkungen: Nur bei Überdosierung (mehr als 15 g Salbeiblätter pro Dosis) oder längerem Gebrauch zu befürchten. Der toxische Bestandteil des ätherischen Öles, das Thujon, führt dann zu Symptomen wie Tachykardie, Hitzegefühl, Krämpfe und Schwindelgefühl.

Teebereitung: Je nach Indikation; zum Gurgeln 3 g feingeschnittene Droge mit kochendem Wasser übergießen, nach 10 min abseihen; gegen Nachtschweiß Teebereitung wie vorstehend, das Getränk jedoch abkühlen lassen; gegen Magen-Darm-Beschwerden: 1,5–2 g feingeschnittene Droge mit kochendem Wasser übergießen und nach 5 min abseihen.
1 Teelöffel = etwa 1,5 g.

Teepräparate: Die Schnittdroge wird auch in Filterbeuteln (1,0 bzw. 1,6 g) angeboten.

Phytopharmaka: Die Droge, aus ihr hergestellte Auszüge (Tinktur, Fluidextrakt) oder das ätherische Öl sind Bestandteil einiger Fertigarzneimittel in den Gruppen Mund- und Rachentherapeutika, z.B. Salus® Salbei-Tropfen, Salviathymol®, Stringiet® u.a., Magen-Darm-Mittel, z.B. entero sanol® (Dragees, Saft, Kapseln) u.a., sowie Cholagoga und einiger anderer Indikationsgruppen.

Prüfung: Makroskopisch (s. Beschreibung) und mikroskopisch nach DAB 8.

Wortlaut der für die Standardzulassung vorgesehenen Packungsbeilage:

6.1 **Anwendungsgebiete**

Entzündungen von Zahnfleisch, Mund- und Rachenschleimhaut; Prothesendruckstellen; zur Unterstützung bei der Behandlung von Magen-Darm-Katarrhen; zur Verminderung erhöhter Schweiß- und Speichelsekretion.

6.2 **Dosierungsanleitung und Art der Anwendung**

Zur Behandlung von Magen-Darm-Beschwerden wird 1 Teelöffel (ca. 2 g), zur Behandlung von Nachtschweiß und Entzündungen im Bereich der Mundhöhle 1 Eßlöffel (ca. 3 g) voll **Salbeiblättern** mit heißem Wasser übergossen und nach 10 min durch ein Teesieb gegeben.

Soweit nicht anders verordnet, wird bei Magen-Darm-Beschwerden mehrmals täglich eine Tasse warmer Teeaufguß ½ Std. vor den Mahlzeiten getrunken.
Zur Behandlung des Nachtschweißes wird der Tee 2 Std. vor dem Zubettgehen getrunken.
Bei Entzündungen der Schleimhaut im Mund- und Rachenbereich wird mehrmals täglich mit dem noch warmen Teeaufguß gespült oder gegurgelt.

6.3 **Dauer der Anwendung**

Tee aus Salbeiblättern soll nicht über längere Zeit eingenommen werden.

6.4 **Hinweise**

Vor Licht und Feuchtigkeit geschützt aufbewahren.

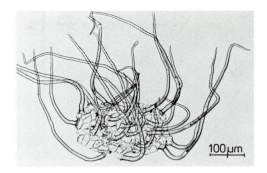

Abb. 283: Lange, mehrzellige und gebogene Deckhaare der Blattoberseite

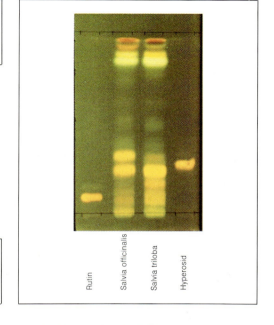

Abb. 284: DC-Prüfung von Salbeiblättern (Mitte links) auf *Salvia triloba* (Mitte rechts); links außen Rutin, rechts außen Hyperosid (Vergleichssubstanzen). Einzelheiten s. Text

Bei der mikroskopischen Untersuchung ist darauf zu achten, daß die Gliederhaare der Blattober- und -unterseite gleich aussehen (Unterschied zu Dreilappiger Salbei); sie sind etwa 200–600 µm lang, an der Basis höchstens 20 µm breit und haben eine kurze, sehr stark verdickte Basalzelle (Abb. 283).

Bei der DC-Prüfung nach DAB 8 wird die Zusammensetzung des ätherischen Öles untersucht; es ist jedoch auch die DC der Flavonoide zur Identifizierung hilfreich (s. Verfälschungen).

Verfälschungen: Gelegentlich durch die Blätter anderer *Salvia*-Arten, in erster Linie mit *Salvia triloba* L. (Dreilappiger Salbei). Diese Blätter sind beidseitig weiß-filzig behaart, dichter als die von *Salvia officinalis* (vergleiche die Abb. 282 und 286!). Die Haare der Blattoberseite sind nicht peitschenförmig geschwungen, sondern gerade und starr, an der Basis meist 30–40 µm breit (Abb. 287).

Bei der DC-Prüfung nach DAB 8 sind Verfälschungen an der abweichenden Zusammensetzung (hoher Cineol-, niedriger Thujongehalt) zu erkennen.

Eine Unterscheidung ist auch aufgrund des Flavonoidmusters möglich; sie wird mittels DC nach folgender Vorschrift vorgenommen:

1 g gepulverte Droge mit 20 ml Methanol bei 60 °C unter Rückfluß 10 min lang extrahieren, anschließend filtrieren; 50 µl davon bandförmig (15 mm) auf eine Kieselgel 60 F 254-Schicht auftragen, daneben je 20 µl einer 0,1%igen Lösung von Rutin in Methanol und 20 µl einer 0,05%igen Lösung von Hyperosid in Methanol. Fließmittel: Ethylacetat-Ameisensäure-Wasser (88 + 6 + 6). Nach Abdunsten des Fließmittels besprüht man mit einer 1%igen Lösung von Diphenylboryloxyethylamin in Methanol und wertet unter UV 366 aus. Rutin erscheint als gelb-orange fluoreszierende Zone bei Rf etwa 0,09, Hyperosid als gelb-orange fluoreszierende Zone bei Rf etwa 0,27. Bei beiden *Salvia*-Arten ist knapp unterhalb der Hyperosid-Zone eine orangegelb-fluoreszierende Zone sichtbar, bei *Salvia officinalis* darüber eine weitere, annähernd gleich stark fluoreszierende Zone, die bei *Salvia triloba* nur schwach ausgeprägt ist. Unterhalb der Hyperosidzone erscheint bei *Salvia triloba* eine orange fluoreszierende Zone, die bei *Salvia officinalis* fehlt. Im oberen Rf-Bereich bei etwa 0,82 zeigen beide *Salvia*-Arten eine intensiv grün fluoreszierende Zone. Bei *Salvia triloba* liegt darüber eine gelb fluoreszierende Zone, bei *Salvia officinalis* eine grün fluoreszierende (Abb. 284).

Aufbewahrung: Vor Licht geschützt, in dicht schließenden Gefäßen, nicht aus Kunststoff (ätherisches Öl!). Zur Lagerstabilität [2, 3]: sie ist abhängig vom Zerkleinerungsgrad (besser grob geschnittene Droge aufbewahren als feingeschnittene) und von der Verpackung (Vakuum-Standbeutel sind besser als doppelschichtige Papiertüten).

Literatur:
[1] Kommentar DAB 8.
[2] D. Fehr, Pharm. Ztg. **127**, 111 (1982).
[3] L. Kreutzig, Pharm. Ztg. **127**, 893 (1982).

Wichtl

Dreilappiger Salbei DAB 8, Salviae trilobae folium, Folia Salviae trilobae

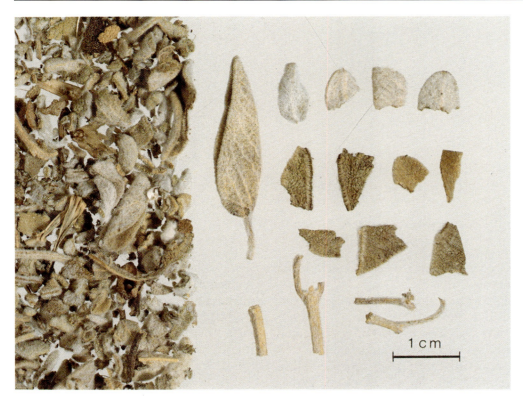

Abb. 285: Dreilappiger Salbei

Beschreibung: Länglich-eiförmig bis lanzettliche, gestielte Blätter, die häufig am stumpfen Spreitengrund ein oder zwei seitliche Läppchen besitzen. Sie sind beiderseits dicht filzig behaart, auf der Unterseite stärker als oberseits, wodurch die feinnetzige Nervatur und der wellig gekerbte Blattrand nur undeutlich zu erkennen sind. Kleine Anteile der Blattstiele und des vierkantigen Stengels sind ebenfalls dicht weißfilzig behaart.

Geruch: Würzig, beim Zerreiben deutlich an Eucalyptusöl erinnernd (hoher Cineolgehalt!).

Geschmack: Aromatisch-würzig, etwas bitter, schwach adstringierend.

Stammpflanze: *Salvia triloba* L. fil. (Dreilappiger Salbei), Lamiaceae.

Synonyme: Griechischer Salbei. Greek sage leaves (engl.). Feuilles de sauge à trois lobes (franz.).

Herkunft: In Griechenland, Teilen Italiens, auf Kreta und Zypern vorkommender Halbstrauch. Importe der Droge kommen aus der Türkei, Griechenland und der UdSSR.

Inhaltsstoffe: 2–3% ätherisches Öl (nach DAB 8 mind. 1,8%), das zu über 60% aus Cineol besteht, der Anteil an Thujon liegt bei etwa 5%; das Öl enthält noch andere Mono- und Sesquiterpene; etwa 5% Gerbstoffe; etwa 2% Flavonoide, darunter das artspezifische Salvigenin; Diterpene (Carnosol) und Triterpene (Ursolsäure u.a.) ähnlich dem echten Salbei [1].

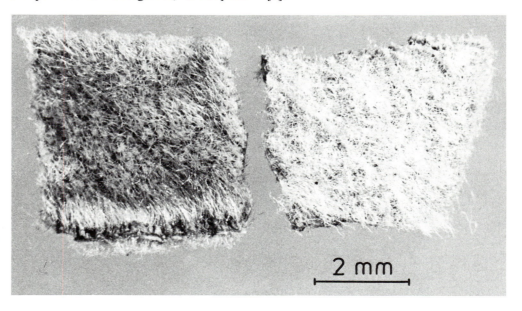

Abb. 286: Blattober- (links) und -unterseite (rechts) des Dreilappigen Salbei

Indikationen: Als Antiphlogistikum ähnlich wie echter Salbei (s. dort), vor allem bei Mund- und Rachenentzündungen. Ob die Droge so wie echter Salbei auch als Antihydrotikum verwendet werden kann, ist noch nicht überprüft worden.

Teebereitung: 3 g fein geschnittene Droge werden mit kochendem Wasser übergossen und nach 10 min durch ein Teesieb gegeben.
1 Teelöffel = etwa 1,3 g.

Phytopharmaka: Die Droge wird nur sehr selten in Fertigarzneimitteln, in gleicher Weise wie Salbeiblätter, verwendet.

Prüfung: Makroskopisch (s. Beschreibung) und mikroskopisch nach DAB 8. Die Blätter sind viel dichter behaart als Salbeiblätter (vergleiche Abb. 282 und 286), die Haare der Blattoberseite sind an der Basis 30–40 µm breit und gerade (Abb. 287). Prüfung des ätherischen Öles nach DAB 8. Eine Identifizierung anhand der Flavonoide mittels DC ist möglich, s. unter Salbeiblätter, Verfälschung.

Verfälschungen: Selten, am ehesten sind Verwechslungen mit Salbeiblättern möglich, die aber an mikroskopischen Merkmalen und mittels DC erkannt werden können, s. Prüfung.

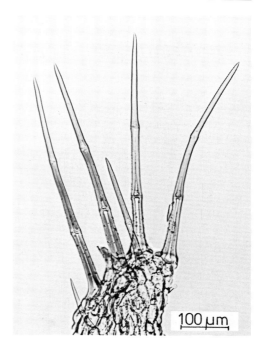

Abb. 287: Steife, dickwandige Gliederhaare der Blattoberseite

Aufbewahrung: Vor Licht geschützt, in dicht schließenden Gefäßen, nicht in Kunststoffbehältern (ätherisches Öl!).

Literatur:
[1] Kommentar DAB 8.

Wichtl

Sandelholz   Santali lignum rubri, Lignum Santali

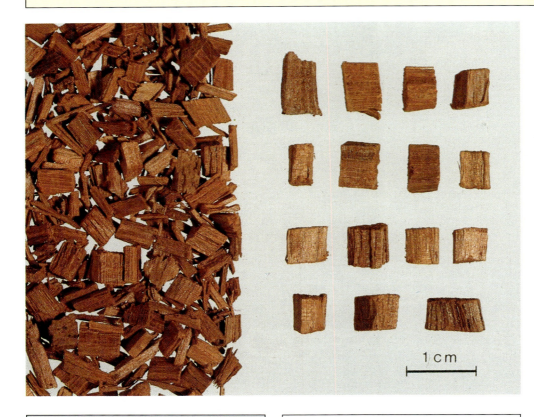

Abb. 288: Sandelholz

Die Droge besteht aus dem vom hellen Splintholz befreiten Kernholz.

Beschreibung: Dichte, schwere, aber leicht spaltbare, in dickeren Stücken fast schwarzviolette Blöcke oder Scheiben. In der Schnittdroge dunkel blutrote Holzsplitter, die Punkte oder Löcher zeigen (Gefäße, schon mit freiem Auge erkennbar); an radialen und tangentialen Spaltflächen sind hellere Querstreifen (Parenchymbänder) und feine Striche (Markstrahlen) zu sehen.

Geruch: Beim Zerreiben sehr schwach würzig.
Geschmack: Schwach adstringierend.

Erg. B. 6: Lignum Santali rubri

Stammpflanze: *Pterocarpus santalinus* L., Fabaceae.

Synonyme: Rotsandelholz, Kaliaturholz. Red sanders wood, red sandal wood (engl.). Bois de santal rouge (franz.). Hinweis: Das weiße Sandelholz (Erg. B. 6) stammt von der Santalacee *Santalum album* L.; diese Droge ist kein Farbholz, sondern enthält ätherisches Öl.

Herkunft: In Indien beheimateter Baum, auf den Philippinen kultiviert. Importe der Droge kommen aus diesen Ländern.

Inhaltsstoffe: Rote Farbstoffe, Derivate des Benzoxanthenons, die beiden Hauptpigmente sind Santalin A und B; kleine Mengen ätherisches Öl (mit Cedrol, Pterocarpol, Pterocarpdiolon, Pterocarptriol, Eudesmol u.a. Sesquiterpenen); Triterpene und Sterole; Phenolcarbonsäuren.

Indikationen: Als Schmuckdroge in Teemischungen, in gepulverter Form auch zum Färben von Zahnputzpulvern.
Die Droge spielte früher in der Wollfärberei eine bedeutende Rolle, ist heute aber durch synthetische Farbstoffe verdrängt.

Teebereitung: Entfällt. Zum Herstellen von Farblösungen (z.B. Färben von Eierschalen) werden 10–20 g Sandelholz mit 1 l Wasser etwa 15 min

lang gekocht und anschließend abgeseiht.
1 Teelöffel = etwa 2 g.

Prüfung: Makroskopisch (s. Beschreibung) und mikroskopisch. Die Hauptmasse des Holzes besteht aus dunkelroten, dickwandigen, langen Holzfasern mit weitem Lumen. Die bis 300 µm weiten Hoftüpfelgefäße sind nicht selten durch rotgefärbte Thyllen verschlossen. Kristallkammerfasern und einreihige Markstrahlen kommen vor.
Mit Kalilauge oder Ammoniak färbt sich das Holz tiefdunkelrot bis schwarz.

Verfälschungen: Kommen in der Praxis kaum vor; sie würden an abweichenden mikroskopischen Merkmalen leicht erkannt werden, ebenso an abweichender Färbung mit Kalilauge.

Nagell

Sassafrasholz   Sassafras lignum, Lignum Sassafras

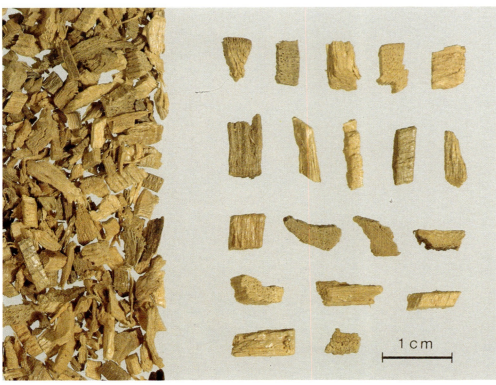

Abb. 289: Sassafrasholz

Die Droge besteht aus den im Herbst gegrabenen und entrindeten Wurzeln (Wurzelholz).

<u>Beschreibung</u>: Unregelmäßig dicke, bräunliche oder rötlichgraue Stücke oder Scheiben, an denen noch Reste der dünnen, braunroten Rinde anhaften können. Am Querschnitt rötliche Markstrahlen und weniger deutlich Jahresringe erkennbar. Der Bruch ist faserig.

<u>Geruch</u>: Würzig, an Fenchel erinnernd.

<u>Geschmack</u>: Aromatisch und süßlich.

DAB 6: Lignum Sassafras

Stammpflanze: *Sassafras albidum* (NUTT.) NEES (= *Sassafras officinalis* NEES et EBERM.), Lauraceae.

Synonyme: Fenchelholz, Lignum floridum, Lignum pavanum. Sassafras root (engl.). Bois de Sassafras (franz.).

Herkunft: In Nordamerika heimisch; die Droge wird aus den USA importiert.

Inhaltsstoffe: 1–2% ätherisches Öl, das zu etwa 80% aus Safrol besteht, daneben kommen weitere Mono- und Sesquiterpene sowie Phenylpropane vor; bisher sind 19 Komponenten des ätherischen Öles in ihrer Struktur bekannt [1]. Kleine Mengen an Lignanen (dimere Phenylpropane) wie Sesamin, Desmethoxyaschantin u.a.; Gerbstoffe; Sitosterol u.a. Sterole.
In der Wurzelrinde sind 6 Alkaloide (Aporphin- und Benzylisochinolin-Derivate) nachgewiesen worden [2].

Indikationen: Ausschließlich in der <u>Volksmedizin</u> als Diuretikum und „Blutreinigungsmittel", wegen des Safrolgehaltes jedoch abzulehnen (s. Nebenwirkungen).
Zum Aromatisieren von Lebensmitteln ist nur ein Extrakt aus der Wurzelrinde, den man von Safrol befreit hat, geeignet.

Nebenwirkungen: In höherer Dosis kann die Droge Vergiftungen hervorrufen, die sich in Absenken der Körpertemperatur, Mattigkeit, Tachykardie und Kollaps äußern. Der toxische Bestandteil ist Safrol (und besonders dessen Metabolit 1′-Hydroxysafrol), das als Nervengift einzustufen ist und das sich bei pharmakologischen Prüfungen an verschiedenen Tierarten als hepatokanzerogen wirksam erwiesen hat.

Teebereitung: Heute obsolet; jedenfalls nicht über längere Zeit anwenden! 2,5 g fein geschnittene Droge mit kochendem Wasser übergießen und nach 10 min abseihen.
1 Teelöffel = etwa 3 g.

Phytopharmaka: Sassafrasholz ist Bestandteil einiger weniger Fertigarzneimittel, Kräuterkuren und Tees zur „Blutreinigung".

Prüfung: Makroskopisch (s. Beschrei-

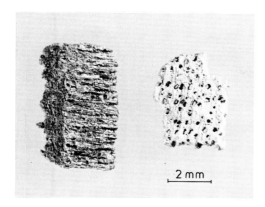

Abb. 290: Schwammige, grobporige Bruchstücke des Wurzelholzes

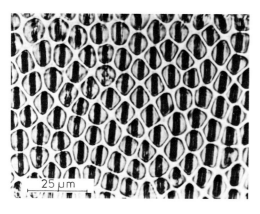

Abb. 291: Gefäßwandbruchstück mit typischen schlitzförmigen Hoftüpfeln („Katzenaugentüpfel")

bung) und mikroskopisch. Das Holz ist ziemlich porös (Abb. 290) mit zu Gruppen vereinigten Gefäßen von 100–160 µm Durchmesser, die charakteristische Tüpfel besitzen (Abb. 291); Ölzellen im Parenchym mit gelblichem Inhalt; kein Mark.

Verfälschungen: Als solche gelten auch das Stammholz der gleichen Pflanze (sehr schwacher Geruch, Mark enthaltend) sowie andere Safrol enthaltende Hölzer, die aber anatomische Unterschiede aufweisen.

Literatur:
[1] M.L. Sethi, G.S. Rao, B.K. Chowdhury, J.F. Morton und G.J. Kapadia, Phytochemistry **15**, 1773 (1976).
[2] B.K. Chowdhury, M.L. Sethi, H.A. Lloyd und G.J. Kapadia, Phytochemistry **15**, 1803 (1976).

Wichtl

Schachtelhalmkraut   DAB 8, Equiseti herba, Herba Equiseti

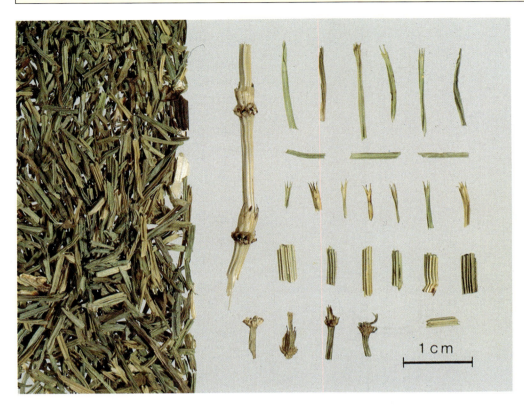

Abb. 292: Schachtelhalmkraut

Die Droge besteht aus den getrockneten sterilen, grünen Sproßteilen des Ackerschachtelhalmes.

Beschreibung: Der Hauptsproß ist etwa 1–3,5 mm, selten bis 5 mm dick. Er besteht aus etwa 2–6 cm langen, durch Knoten getrennten Abschnitten, ist hohl und weist etwa 6–19, meist 9–13 erhabene Längsrippen auf. Alle Knoten an Haupt- und Seitensprossen sind von trockenhäutigen Blattscheiden umhüllt. Diese tragen dreieckig-lanzettliche, oft braune Zähne, deren Anzahl mit der Zahl der Rippen des umhüllten Sprosses übereinstimmt. Das unterste Internodium jedes Seitenzweiges ist länger als die zugehörige Scheide am Hauptsproß. Hauptsproß und Seitenzweige sind grün bis graugrün, rauh und brüchig. Die zahlreichen, meist unverzweigten Seitenzweige (Abb. 293) sind nur 1 mm dick, markig und meist vierkantig geflügelt (kreuzförmiger Querschnitt).

Geschmack: Geschmacklos; knirscht beim Kauen zwischen den Zähnen.

---

2. AB-DDR: Herba Equiseti
ÖAB: Herba Equiseti
Ph. Helv. VI: Herba equiseti

Stammpflanze: *Equisetum arvense* L. (Acker-Schachtelhalm), Equisetaceae.

Synonyme: Ackerschachtelhalmkraut, Zinnkraut (die Droge wird aufgrund des hohen Kieselsäuregehaltes auch zum Putzen von Zinngeschirr benutzt!), Scheuerkraut, Kannenkraut, Tannenkraut, Pferdeschwanzkraut. Herb of horse-tail, Horse willow, Toadpipe, Scouring rush (engl.). Herbe de prêle des champs (franz.).

Herkunft: In den gemäßigten Zonen der nördlichen Erdhalbkugel verbreitet. Die Droge wird aus der UdSSR, Jugoslawien, Albanien, Ungarn und Polen importiert.

Inhaltsstoffe: Über 10% mineralische Bestandteile, davon etwa $^2/_3$ auf Kieselsäure entfallend (10% davon wasserlösliche Silikate) sowie Kaliumsalze [1]. Flavonoide (u.a. Quercetin-

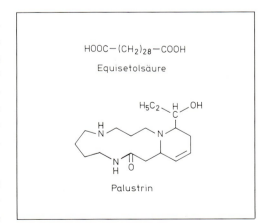

und Kämpferolglykoside [2]), Spuren von Alkaloiden (u.a. Nikotin [3]); außerdem Polyensäuren [4] und seltene Dicarbonsäuren (z.B. Equisetolsäure [5]). Das immer wieder in Büchern der Volksmedizin erwähnte Vorkommen von Saponinen ist fraglich [6].

Indikationen: Verwendung als Diuretikum, das bei Nierenbeckenentzündung und Bakteriurie wegen der Vermehrung der Durchströmung der abführenden Harnwege von Nutzen ist. Die Droge bewirkt eine typische Wasserdiurese ohne Veränderungen im Elektrolythaushalt [7, 8].

In der *Volksmedizin* als Hämostyptikum und, wie viele andere silikathaltige Drogen auch, als Adjuvans bei Tuberkulose. Pharmakologische oder klinische Beweise für eine positive

Abb. 293: Hohler, gerippter Hauptstengel (links) und vierkantiges Seitenaststück (rechts), z.T. mit Blattscheiden (Mitte)

Abb. 294: Paracytische Spaltöffnungen, überwölbt von 2 Nebenzellen mit leistenförmigen Verdickungen

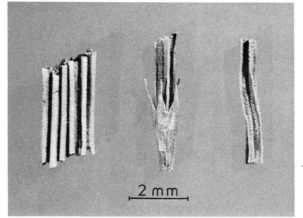

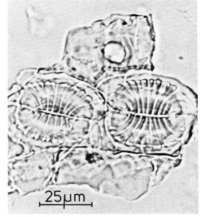

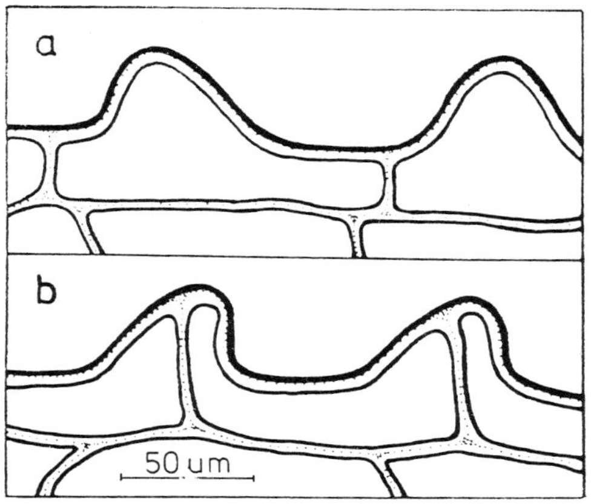

Abb. 295: Epidermalhöcker von *Equisetum palustre* (a) und *Equisetum arvense* (b)

Wirkung bei Tuberkulose liegen jedoch nicht vor. Beobachtungen, wonach resorbierbare Silikate die Leukozytenaktivität stimulieren, liegen beinahe 50 Jahre zurück [9] und sind seither nicht wieder bestätigt (aber auch nicht widerlegt) worden.

Teebereitung: 2 g Droge werden mit kochendem Wasser übergossen und 5 min lang gekocht; nach etwa 10–15 min abseihen.
Von einigen Autoren wird auch empfohlen, die Droge 10–12 Std. mit kaltem Wasser zu extrahieren.
1 Teelöffel = etwa 1,0 g.

Teepräparate: Die Droge wird auch in Filterbeuteln (1,5 bzw. 2,0 g) angeboten. Drogenextrakte sind auch Bestandteil von sofortlöslichen Tees in der Gruppe Diuretika.

Phytopharmaka: Die Droge ist Bestandteil vieler Teemischungen mit diuretischer Wirkung; Drogenextrakte sind in einigen Fertigarzneimitteln der Gruppe Diuretika enthalten.

Prüfung: Makroskopisch (s. Beschreibung) und mikroskopisch nach DAB 8. Auffällig sind vor allem die zwei mit Kieselsäureleisten verdickten Nebenzellen, die die Schließzellen der Spaltöffnungen überdecken (Abb. 294).
Eine noch bessere Identifizierung (nach [10]) ist über die Beobachtung der Epidermishöcker möglich. Dazu werden einige Drogenstücke (am besten Seitenäste) zerkleinert und mit Chloralhydrat aufgekocht.
Bei *Equisetum arvense* bestehen die Höcker aus zwei Zellen, während sie bei *Equisetum palustre* nur von einer Zelle gebildet werden (Abb. 295). Zur mikroskopischen Unterscheidung

---

Wortlaut der für die Standardzulassung vorgesehenen Packungsbeilage:

5.1 Anwendungsgebiete
Zur Erhöhung des Harnflusses sowie als Zusatzbehandlung bei Katarrhen im Bereich von Niere und Blase.

5.2 Gegenanzeigen
Wasseransammlungen (Ödeme) infolge eingeschränkter Herz- und Nierentätigkeit.

5.3 Dosierungsanleitung und Art der Anwendung
2–3 Teelöffel (2–4 g) voll **Schachtelhalmkraut** werden in siedendem Wasser (ca. 150 ml) 5–10 min gekocht und nach etwa 15 min durch ein Teesieb gegeben.
Soweit nicht anders verordnet, wird mehrmals täglich eine Tasse frisch bereiteter Tee zwischen den Mahlzeiten getrunken.

3.4 Hinweise
Vor Licht und Feuchtigkeit geschützt aufbewahren.

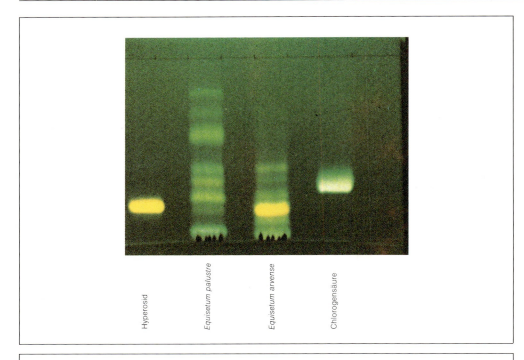

Abb. 296: DC-Prüfung von Schachtelhalmkraut auf Verfälschung mit *Equisetum palustre*; von links nach rechts: Hyperosid (Vergleichssubstanz), *Equisetum palustre* (Verfälschung), *Equisetum arvense*, Chlorogensäure (Vergleichssubstanz). Einzelheiten s. Text

weiterer *Equisetum*-Arten s. [10]. Im DAB 8 ist zusätzlich noch eine DC-Identitätsprüfung (anhand des Flavonoid-Musters) vorgesehen.

Verfälschungen: Solche kommen häufig vor! Es handelt sich meist um andere *Equisetum*-Arten, von denen besonders *Equisetum palustre* L. (Sumpf-Schachtelhalm oder Duwock) wegen des Gehaltes an toxischen Alkaloiden (Palustrin u.a.) auszuschließen ist. Die im DAB 8 angegebene DC-Prüfung auf *Equisetum palustre* (nach [11]) ist jedoch unzuverlässig, da oft schon nach einjähriger Lagerung – nicht immer! – Palustrin nicht mehr oder nur noch unsicher nachzuweisen ist. Besser geeignet ist die nachstehend angegebene Prüfung mittels DC.

1 g gepulverte Droge mit 20 ml Ethanol 15 min lang bei 60 °C unter Rückfluß erhitzen, das Filtrat unter vermindertem Druck eindampfen und den Rückstand in 2 ml Methanol aufnehmen. Davon werden 20 µl bandförmig (15 mm) auf eine Kieselgel-60-Schicht aufgetragen, daneben je 20 µl einer 0,1%igen Lösung von Chlorogensäure in Ethanol und einer 0,05%igen Lösung von Hyperosid in Ethanol. Man chromatographiert ohne Kammersättigung mit Ethylacetat-Ameisensäure-Eisessig-Wasser (100 + 11 + 11 + 26) 12 cm hoch. Nach dem Abdunsten des Fließmittels besprüht man mit einer 1%igen Lösung von Diphenylboryloxyethylamin in Methanol.

Unter UV 366 erscheint im Rf-Bereich des Hyperosids (etwa 0,2) bei *Equisetum arvense* eine intensiv orange fluoreszierende Zone, die bei *Equisetum palustre* fehlt. Hingegen erscheinen im DC des Sumpfschachtelhalms drei gelb-orange fluoreszierende Zonen zwischen Rf 0,2–0,4 (im Bereich der Chlorogensäure, blau fluoreszierend), die bei *Equisetum arvense* fehlen (Abb. 296). Die genannten Zonen erscheinen im Tageslicht gelb gefärbt.

Mikroskopischer Nachweis von *Equisetum palustre* auch durch die einzelligen Epidermishöcker (Abb. 295), s. auch Prüfung.

Literatur:
[1] R. Piekos und S. Paslawska, Planta Med. **27**, 145 (1975).
[2] N.A.M. Saleh, W. Majak und G.H.N. Towers, Phytochemistry **11**, 1095 (1972).
[3] J.D. Philipson und C. Melville, J. Pharm. Pharmacol. **12**, 506 (1960).
[4] A. Radunz, Phytochemistry **6**, 399 (1967).
[5] R. Bonnet, F.A. Middlemiss und T. Noro, Phytochemistry **11**, 2801 (1972).
[6] B. Wolters, Dtsch. Apoth. Ztg. **106**, 1723 (1966).
[7] Kommentar DAB 8
[8] G. Harnischfeger und H. Stolze, Bewährte Pflanzendrogen in Wissenschaft und Medizin. notamed-Verlag, Bad Homburg/Melsungen. 1983.
[9] W. Schneider, Münch. Med. Wschr. **83**, 1760 (1936).
[10] W. Schier und B. Lube, Dtsch. Apoth. Ztg. **124**, 797 (1984).
[11] L. Langhammer, K. Blaszkiewitz und I. Kotzorek, Dtsch. Apoth. Ztg. **112**, 1749 (1972).

Czygan

Schafgarbenkraut
Millefolii herba, Herba Millefolii

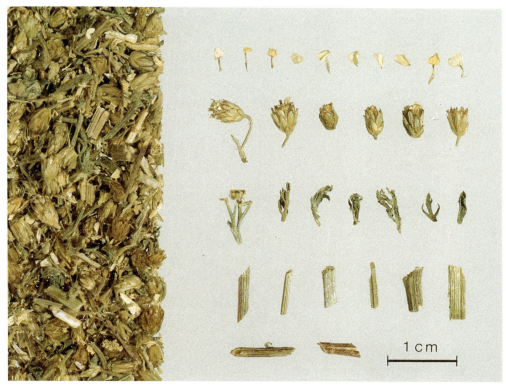

Abb. 297: Schafgarbenkraut

Beschreibung: Die Blütenköpfchen (eigene Droge nach Ph. Helv. VI) sind etwa 3 mm breit und 5 mm lang, elliptisch und zeigen außen dachziegelartig angeordnete, am Rande trockenhäutige Hüllkelchblätter; sie enthalten 4–5 weiße oder rötliche Zungenblüten, 3–20 Röhrenblüten und auf dem gewölbten Blütenstandsboden schmale Spreublätter. Die Laubblätter sind mehrfach fiederschnittig, ihre Spreite besteht daher vorwiegend aus fädigen oder dünnen Abschnitten. Der Stengel ist markig, längsgefurcht und mehr oder weniger feinzottig behaart.

Geruch: Aromatisch, aber nicht intensiv.

Geschmack: Etwas bitter, schwach aromatisch.

2. AB-DDR: Herba Millefolii
ÖAB: Herba Millefolii
Ph. Helv. VI: Flos millefolii
DAC 1979: Schafgarbenkraut

Stammpflanze: *Achillea millefolium* L. (Gemeine Schafgarbe), Asteraceae.

Synonyme: Achilleskraut, Bauchwehkraut, Schafrippenkraut, Feldgarbenkraut, Garbenkraut, Katzenkraut, Jungfrauenkraut, Grundheil, Herba Achilleae millefolii, Herba Achilleae albae. Milfoil, Yarrow Nosebleed (engl.). Herbe de millefeuille, Herbe au charpentier (franz.).

Herkunft: Als zytogenetisch und chemisch polymorphe Sammelart heimisch in Europa, Nordasien und Nordamerika, u.a. mit den Unterarten *millefolium* HAYEK (di-, tri- und hexaploid, $n=9$), *collina* BECKER (tetraploid, $= A.\ collina$ BECKER), *sudetica* (OPIZ) WEISS (hexaploid) und *pannonica* (SCHEELE) HAYEK (octoploid, $= A.\ pannonica$ SCHEELE). Hauptlieferländer sind die südost- und osteuropäischen Länder, besonders UdSSR, Bulgarien, Jugoslawien, Ungarn, Polen, CSSR und die DDR.

Inhaltsstoffe: 0,2 bis über 1% ätherisches Öl (ÖAB mind. 0,3%, DAC 1979 mind. 0,15%, für Flos millefolii nach Ph. Helv. VI mind. 0,2%), das je nach Herkunft azulenfrei ist oder bis zu 25% Chamazulen enthalten kann (die Droge muß nach 2. AB-DDR 0,04–0,07% Matricin enthalten, s. dazu nächster Absatz). Es besteht eine Korrelation zwischen Prochamazulenführung und Chromosomenzahl. In der Regel enthalten nur die tetraploiden Pflanzen Prochamazulene, die Mehrzahl der anderen Karyotypen ist azulenfrei [1, 2, 3]. Im azulenfreien Öl wurden 42 Komponenten nachgewiesen, 24 davon identifiziert ($=95\%$ des Öls). Hauptkomponenten (%) sind: Campher (18), Sabinen (12), 1,8-Cineol (10), α-Pinen (9), Isoartemisiaketon (9) [4]. Im chamazulenhaltigen Öl (25%) sind β-Pinen (23%), Caryophyllen (10%) und α-Pinen (5%) die weiteren Hauptkomponenten [5]. Als einziges Proazulen wurde bisher Achillicin ($=$ 8-Acetoxyartabsin) identifiziert. Das in der Literatur häufig zitierte Matricin (s. Kamillenblüten) wurde noch nicht gefunden. Weitere Sesquiterpenlactone sind die Guaianolide 2,3-Dehydrodesacetoxymatricin und

[Strukturformeln: Achillicin, Leukodin, Millefin, Ponticaepoxid, Dehydromatricariaester]

Leukodin, die Germacranolide Millefin und Balchanolidacetat u.a.; Polyine: Ponticaepoxid sowie cis- und trans-Matricariaester. Flavonoide: Apigenin und Luteolin und deren 7-O-Glucoside. Phenolische Säuren: Kaffeesäure und Salicylsäure. Triterpene und Sterole; N-haltige Verbindungen: Achillein (=Betonicin), Stachydrin, Cholin, Glycinbetain und das cyanogene Glykosid Prunasin. Ca. 0,35% Cumarine. Etwa 3–4% Tannin-Gerbstoffe.

Indikationen: Innerliche und äußerliche Anwendung dieser Droge stimmen weitgehend mit denen der Kamillenblüten (s. dort) überein: als Antiphlogistikum, Spasmolytikum, Stomachikum, Karminativum und Cholagogum häufig gebraucht. Hauptanwendungsgebiete sind Magen-Darmbeschwerden (Entzündungen, Durchfälle, Blähungen, Krämpfe). Daneben findet die Droge Verwendung als Amarum aromaticum (bei Appetitlosigkeit) sowie zur Förderung der Gallensekretion. Die choleretische Wirksamkeit ist durch Tierexperimente objektiviert [6]. Die Wirkung dürfte wie bei den Kamillenblüten aus dem Zusammenspiel unterschiedlich strukturierter Verbindungen resultieren, die in den beiden Drogen ähnlich, z.T. auch identisch sind (z.B. Chamazulen, Flavonoide).

Äußerlich in Form von Umschlägen, Spülungen und Bädern, meist jedoch in Form von alkoholischen Zubereitungen (Perkolate, Fluidextrakte) bei entzündlichen Haut- und Schleimhauterkrankungen sowie als Wundheilmittel. Wäßrige und ätherische Extrakte wirken antibiotisch gegenüber verschiedenen Bakterien [7]. Aus dem wäßrigen Extrakt wurde ein Protein-Kohlenhydrat-Komplex isoliert, der in Tierversuchen systemisch (40 mg/kg) und topisch antiphlogistisch wirkte, wobei eine „counter irritation" ausgeschlossen wurde [8]. An der antiseptischen und antiphlogistischen Wirkung dürften auch die Sesquiterpenlactone beteiligt sein (s. bei Arnika- und Kamillenblüten).

In der *Volksmedizin* wird die Droge vielfach als Hämostyptikum (z.B. bei Hämorrhoidenblutungen) sowie bei Menstruationsbeschwerden und zur Beseitigung von Schweiß (Bäder) verwendet.

Nebenwirkungen: Bei Bestehen von Allergien gegenüber Korbblütlern können juckende und entzündliche Hautveränderungen mit Bläschenbildung (Schafgarbendermatitis) auftreten, was darauf hindeutet, daß einige der nachgewiesenen, aber noch nicht identifizierten Sesquiterpenlactone die α-Methylen-γ-Lactongruppe besitzen, die auch für die antiphlogistische Wirkung dieser Verbindungen wesentlich ist. Die Behandlung ist dann sofort abzubrechen.

Teebereitung: 2,0 g fein geschnittene Droge werden mit kochendem Wasser übergossen und 10–15 min lang bedeckt stehengelassen; anschließend durch ein Teesieb geben.
1 Teelöffel = etwa 1,5 g.

Teepräparate: Die Droge wird auch in Filterbeuteln (1,25 g bzw. auch 2,0 g) angeboten.

Phytopharmaka: Die Droge bzw. daraus hergestellte Extrakte sind Bestandteil zahlreicher Fertigarzneimittel, vorwiegend der Gruppe Cholagoga/Gallenwegstherapeutika (z.B. Aristochol®, Asgocholan®, Cholagogum Nattermann® [Tropfen], Gallemolan®, Cheihepar® u.a.; Teeaufgußpulver und Tubentees) und Magen-Darm-Mittel (z.B. Ullus®, Presselin® 214, Magentee Stada® u.a.). Daneben als Adjuvans in Präparaten vieler anderer Indikationsgebiete wie Laxantia, Antitussiva/Expektorantia, Gynäkologika, Kardiaka, Venenmittel/Antivarikosa u.a. sowie in Heilsalben.

Prüfung: Makroskopisch (s. Beschreibung) und mikroskopisch nach DAC 1979. Besonders charakteristisch sind die Deckhaare der Blätter (Abb. 298), die aus einem einreihigen, 4–6zelligen Stiel und einer langen, dickwandigen,

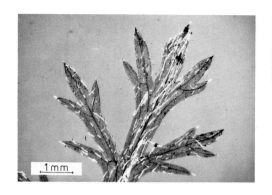

Abb. 298: Fiederspaltiger Blattabschnitt von *Achillea millefolium* mit zottiger Behaarung (polarisiertes Licht)

Verfälschungen: Kommen in der Praxis nicht vor.

Aufbewahrung: Vor Licht und Feuchtigkeit geschützt, nicht in Kunststoffbehältern (ätherisches Öl!).

oft etwas gewundenen Endzelle bestehen (Abb. 299). Prüfung auf Proazulene nach DAC 1979: 1 g gepulverte Droge mit 10 ml Chloroform 2 min lang schütteln. Filtrat auf dem Wasserbad auf 1 ml einengen, nach Zusatz von 5 ml 4-Dimethylaminobenzaldehydlösung (R-DAB 8; 0,25 g in einer Mischung von 50 g Eisessig, 5 g Phosphorsäure und 45 g Wasser gelöst) noch 5 min im Wasserbad erhitzen; nach Abkühlen mit 10 ml Petroläther schütteln: die untere Phase muß deutlich blau gefärbt sein.
DC-Prüfung des ätherischen Öles nach DAC 1979, eine Abbildung findet sich bei [9].

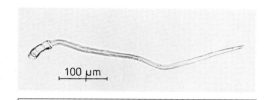

Abb. 299: Gliederhaar mit 4(–6) kurzen Basalzellen und sehr langer, dickwandiger Endzelle

Wortlaut der für die Standardzulassung vorgesehenen Packungsbeilage:

6.1 Anwendungsgebiete
Leichte krampfartige Magen-Darm-Gallestörungen; Magenkatarrh; Appetitlosigkeit.

6.2 Gegenanzeigen
Bekannte Überempfindlichkeit (Allergien) gegenüber Korbblütlern, wie z.B. Arnika, Kamillenblüten oder Ringelblumen.

6.3 Nebenwirkungen
Gelegentlich können juckende und entzündliche Hautveränderungen (Bläschenbildung) auftreten. Die Behandlung ist dann abzubrechen und ein Arzt aufzusuchen.

6.4 Dosierungsanleitung und Art der Anwendung
Zwei Teelöffel (2–4 g) **Schafgarbenkraut** werden mit heißem Wasser (ca. 150 ml) übergossen und nach 10 min durch ein Teesieb gegeben. Soweit nicht anders verordnet, wird 3–4mal täglich eine Tasse frisch bereiteter Teeaufguß warm zwischen den Mahlzeiten getrunken.

6.5 Hinweise
Vor Licht und Feuchtigkeit geschützt aufbewahren.

Literatur:
[1] M. Oswiecinska, Planta Med. **16**, 201 (1968).
[2] S. Pchová, V. Spurna und Z. Karpfel, Planta Med. **19**, 75 (1970/71).
[3] M. Oswiecinska, Planta Med. **25**, 389 (1974).
[4] A.J. Falk, L. Bauer und C.L. Bell, Lloydia **37**, 598 (1974).
[5] M.Y. Haggag, A.S. Shalaby und G. Verzar-Petri, Planta Med. **27**, 361 (1975).
[6] E. Chabrod, R. Charonnat, M. Maximin, R. Weitz und J. Porin, C.R. Séances Soc. Biol. Filiales Associées **108**, 1100 (1931).
[7] G. Orzechowski, Pharmazie in unserer Zeit **1**, 43 (1972).
[8] A.S. Goldberg, E.C. Müller, E. Eigen und S.J. Desalva, J. Pharm. Sci. **58**, 938 (1972).
[9] P. Pachaly, Dünnschichtchromatographie in der Apotheke, 2. Aufl., Wiss. Verlagsges., Stuttgart 1983.

Willuhn

Schneeballbaumrinde Viburni prunifolii cortex, Cortex Viburni

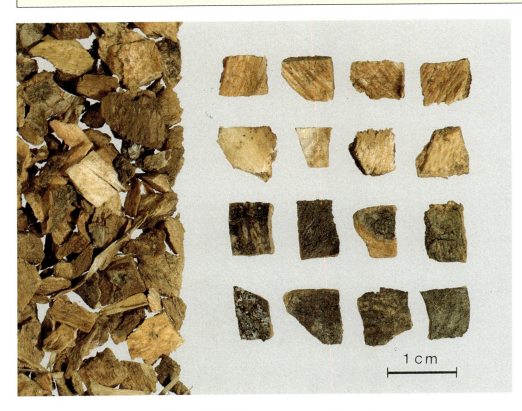

Abb. 300: Schneeballbaumrinde

Die Droge besteht aus Stamm- und Zweigrinde, im Handel befindet sich gelegentlich auch Wurzelrinde.

Beschreibung: Die Schnittdroge ist außen graubraun und je nach Alter mehr oder weniger stark mit grauen Flechten und runden bis quergestellten Korkwarzen bedeckt. Die Innenseite ist rötlichbraun, glatt bis schwach längsstreifig und oft noch mit anhaftenden gelblichen Holzresten besetzt. Der Bruch ist kurz, fast eben oder grob körnig. Mit der Lupe lassen sich im Querschnitt gelbe Punkte oder Flecken erkennen (Steinzellnester).

Geruch: Eigentümlich, schwach loheartig.

Geschmack: Bitter und adstringierend.

Erg. B. 6: Cortex Viburni prunifolii

Stammpflanze: *Viburnum prunifolium* L. (Amerikanischer Schneeballbaum), Caprifoliaceae.

Synonyme: Amerikanische Schneeballrinde, Viburnumrinde. Black haw bark, Sloe bark, Viburnum bark (engl.). Ecorce à aubepine, Ecorce de viorne (franz.).

Herkunft: Heimisch in Nordamerika; in Europa als Zierstrauch angebaut. Die Droge wird aus den USA eingeführt.

Inhaltsstoffe: Amentoflavon (ein Biflavon); Triterpene: α- und β-Amyrin, Oleanol- und Ursolsäure sowie deren Essigsäureester; Sitosterol; Cumarine: Scopoletin, Scopolin, Aesculetin; Arbutin(?); Chlorogensäure, Isochlorogensäure, Salicylsäure und Salicosid(?) (=Salicin); Fettsäuren und niedermolekulare organische Säuren; Alkane; etwa 2% Gerbstoffe.

Aesculetin: $R^1 = R^2 = -H$
Scopoletin: $R^1 = H, R^2 = -CH_3$
Scopolin: $R^1 = $ Glucose, $R^2 = -CH_3$

Indikationen: Schneeballbaumrinde gilt als ein uteruswirksames Spasmolytikum, das zur Beruhigung und Schmerzlinderung im Bereich der Gebärmutter, so bei Menstruationsstörungen (Dysmenorrhoe und Amenorrhoe) Verwendung findet. Die spasmolytische Wirksamkeit auf die Uterusmuskulatur auch nach oraler Zufuhr ist von verschiedenen Arbeitsgruppen experimentell in vitro und in vivo mehrfach beschrieben worden (u.a. [1–3], dort weitere Literatur). Das Wirkprinzip ist immer noch ungeklärt. Nach [4] enthält der Methanolextrakt mindestens vier Substan-

zen, die direkt an der Uterusmuskulatur angreifen und nicht sympathomimetisch wirken sollen. Muskulotropspasmolytisch wirksam sind auch Scopoletin und Aesculetin [1, 2].
In der _Volksmedizin_ wird die Droge auch bei Schwangerschaftserbrechen und klimakterischen Beschwerden verwendet. Auch die Benutzung als Kontrazeptivum wurde erwähnt [5].

Teebereitung: 1,0 g fein geschnittene Droge wird mit kochendem Wasser übergossen und nach 10 min durch ein Teesieb gegeben. Als Spasmolytikum, vorwiegend bei Dysmenorrhoe, 2–3mal täglich 1 Tasse Tee.
1 Teelöffel = etwa 1,2 g.

Phytopharmaka: Die Droge wird nur selten verwendet, so z.B. im homöopathischen Arzneimittel Sejungin®.

Prüfung: Makroskopisch (s. Beschreibung) und mikroskopisch. Kork aus dünnwandigen, tafelförmigen Zellen mit braunem Inhalt; Parenchym der primären Rinde derbwandig und tangential gestreckt, gelegentlich dazwischen kleine Steinzellen. An der Grenze zur sek. Rinde vereinzelt stark verdickte Sklerenchymfasern, oft zu Bündeln zusammengefaßt. Bei Stücken älterer Rinden nur sek. Rinde. In der sek. Rinde Steinzellgruppen sowie ein und zwei Reihen breite Markstrahlen, deren Zellinhalt sich mit Kalilauge braunrot färbt. Die etwas verdickten Parenchymzellen führen Stärke und Gerbstoff (Grünfärbung mit Eisen(III)-chlorid). Im Längsschnitt Kristallkammerfasern mit Calciumoxalatdrusen, seltener Einzelkristallen.

Verfälschungen: Als solche kommen Rindenstücke von _Viburnum opulus_ L. (Gemeiner Schneeball) gelegentlich vor; sie lassen sich makroskopisch und mikroskopisch nicht mit Sicherheit von der echten Droge unterscheiden, hingegen ist die DC hierfür geeignet. Ausführung: 2 g gepulverte Rinde werden mit 50 ml Petrolether etwa 15 min lang am Rückfluß zur Entfernung störender Harz- und Fettbestandteile extrahiert. Der Drogenrückstand wird anschließend mit 50 ml Methanol etwa 20 min lang gekocht, das Filtrat auf ca. 1 ml eingeengt (auftretende Trübungen stören nicht!); davon 50 μl strichförmig (15 mm) auf eine Kieselgel-60-F-254-Schicht auftragen, daneben 10 μl einer frisch bereiteten 0,02%igen Lösung von Catechin in Methanol. Fließmittel: Chloroform-Aceton-Eisessig (75 + 10 + 25); 15 cm ohne Kammersättigung entwickeln.
Bei der Auswertung unter UV 366 erkennt man bei Rf 0,85 eine hellblau fluoreszierende Zone, die bei _Viburnum opulus_ fehlt. Man besprüht anschließend mit einer 1%igen Lösung von Vanillin in konz. Salzsäure. Catechin erscheint bei Rf etwa 0,2 als schwach rotgefärbte Zone, bei der echten Droge findet sich keine derartige Zone, hingegen tritt bei _Viburnum opulus_ eine intensiv rote Zone auf (Abb. 301); ist im Chromatogramm eine etwa gleich intensive Zone vorhanden wie sie die Vergleichssubstanz zeigt, so entspricht dies etwa 3% Verunreinigung mit _Viburnum opulus_. Ein in gleicher Weise angefertigtes DC läßt nach Besprühen mit Diphenylboryloxyethylamin (R des DAB 8) bei Rf 0,4 die grün fluoreszierende Zone des Amentoflavons erkennen, die bei _Viburnum opulus_ fehlt. Farbige Abbildungen der DC beider Rinden findet man bei [6].

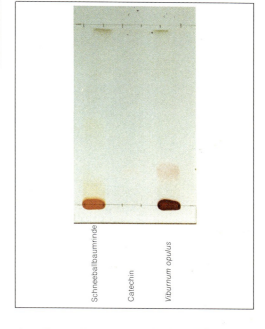

Abb. 301: DC-Prüfung von Schneeballbaumrinde (links) auf Verfälschung mit _Viburnum opulus_ (rechts); Mitte: Catechin (Vergleichssubstanz)

Literatur:
[1] L. Hörhammer, H. Wagner und H. Reinhardt, Dtsch. Apoth. Ztg. **105**, 1371 (1965)
[2] L. Hörhammer, H. Wagner und H. Reinhardt, Z. Naturforschg. **22b**, 768 (1967)
[3] F. Morales und J.S. Mutis, Farmacoterap. actual **3**, 84 (1946)
[4] C.H. Jarboe, C.M. Schmidt, K.A. Nicholson und K.A. Zirvi, Nature **212**, 837 (1967)
[5] V.J. Brondegaard, Planta Med. **23**, 167 (1973)
[6] H. Wagner, S. Bladt und E.M. Zgainski, Drogenanalyse. Dünnschichtchromatographische Analyse von Arzneidrogen. Springer-Verlag, Berlin, Heidelberg, New York 1983.

Willuhn

Seifenrinde   Quillaiae cortex, Cortex Quillajae

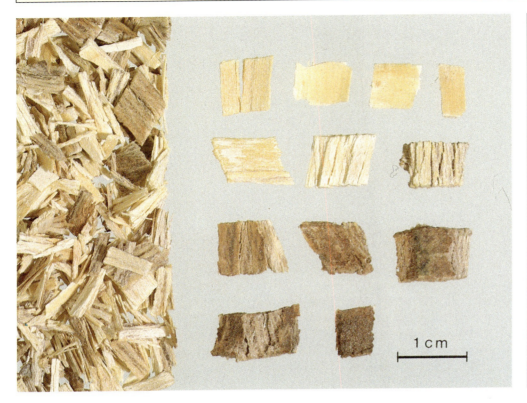

Abb. 302: Seifenrinde
Die Droge besteht aus der von der Borke befreiten Stammrinde.

Beschreibung: Flache oder nur wenig rinnenförmige, hellrosa bis gelblichweiße Stücke, die auf der Außenseite grob längsgestreift und stellenweise braun gefleckt sind; die Innenseite ist fast völlig glatt. Der Bruch ist splitterig-faserig, an den Bruchflächen lassen sich schon mit bloßem Auge, besser noch mit der Lupe, glitzernde Kristalle (Prismen aus Calciumoxalat) erkennen.
Geschmack: Zunächst schleimig-süßlich, dann kratzend.
Vorsicht, der Staub reizt beim Einatmen zum Niesen.

ÖAB: Cortex Quillajae
Ph. Helv. VI: Cortex quillaiae
DAC 1979: Seifenrinde

Stammpflanze: *Quillaja saponaria* MOLINA, Rosaceae.

Synonyme: Panamarinde, Waschrinde, Waschholz, Cortex Saponariae. Quillaja bark (engl.). Ecorce de quillaya, Ecorce de saponaire (franz.).

Herkunft: In Chile, Peru und Bolivien heimisch; die Droge wird aus Chile importiert.

Inhaltsstoffe: Etwa 10% Saponine, ein Gemisch verschiedener Triterpenglykoside; Hauptsapogenin ist Quillajasäure; daneben etwa 10–15% Gerbstoff; reichlich Calciumoxalat; Stärke.

Indikationen: Aufgrund des Saponingehaltes innerlich als Expektorans bei Erkrankungen der Atmungsorgane, jedoch heute weitgehend durch andere Drogen (Primelwurzel, Senegawurzel u.a.) ersetzt. Die Droge besitzt noch eine gewisse Bedeutung als Schaumbildner in der Lebensmitteltechnologie, zur Herstellung von Haarwaschmitteln, Kopfwässern, Zahnputzpulvern und Mundwässern.

Nebenwirkungen: Nur bei Überdosierungen zu befürchten; es kommt dann zu gastrointestinalen Reizerscheinungen mit Magenschmerzen, Durchfall und ähnlichen Beschwerden. Im Tierversuch (Ratten, Mäuse) erwiesen sich *Quillaja*-Extrakte auch in Langzeitexperimenten über 108 Wochen als untoxisch [1], wenn 0,7 g Extrakt pro kg und Tag verfüttert wurde.

Teebereitung: Nur noch wenig gebräuchlich. Nach ÖAB gebräuchliche Einzeldosis 0,2 g mittelfein geschnittene Droge als Dekokt.
1 Teelöffel = etwa 2,3 g.

Phytopharmaka: Drogenextrakte sind nur in sehr wenigen Fertigarzneimitteln der Gruppe Antitussiva enthalten.

Prüfung: Makroskopisch (s. Beschreibung) und mikroskopisch nach DAC 1979. Die von zwei- bis fünfreihigen Markstrahlen durchzogene Rinde enthält Gruppen von 300–1000 µm langen, stark verdickten und verholzten Bastfasern, die im polarisierten Licht aufleuchten (Abb. 303). Auffällig sind auch die bis über 120 µm langen prismatischen Calciumoxalat-Einzelkristalle (Abb. 304).

0,1 g Droge, mit 5 ml kochendem Wasser übergossen, liefert nach dem Abkühlen beim Schütteln einen beständigen Schaum.

DC-Prüfung auf Saponine nach DAC 1979; s. dazu auch [2]. Nach ÖAB Hämolytischer Index mind. 3000, nach Ph. Helv. VI mind. 9 Pharmakopöe-Einheiten pro g.

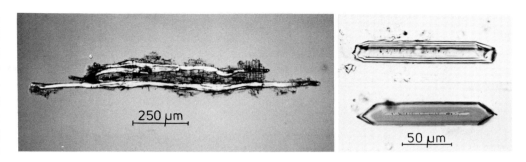

Abb. 303: Dickwandige, knorrige, hellaufleuchtende Fasern (polarisiertes Licht)
Abb. 304: Große Oxalatprismen der Seifenrinde

Verfälschungen: Kommen in der Praxis kaum vor; sie würden schon bei der mikroskopischen Prüfung erkennbar sein.

Literatur:
[1] J.P. Drake, K.R. Butterworth, I.F. Gaunt, J. Hooson, J.G. Evans und S.D. Gangolli, Food Chem. Toxicol. **20**, 15 (1982).
[2] E. Stahl, Arch. Pharm. **306**, 693 (1973).

Wichtl

Seifenwurzel   Saponariae rubrae radix, Radix Saponariae (rubrae)

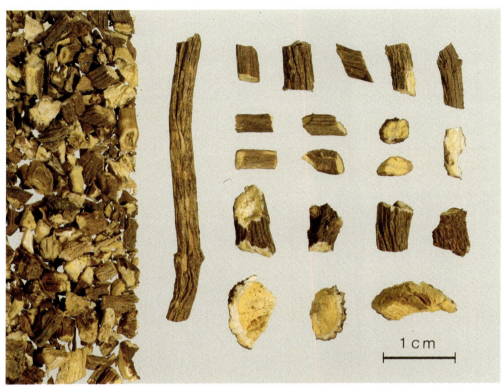

Abb. 305: Seifenwurzel

<u>Beschreibung:</u> Stielrunde, außen rotbraune, 1–5 mm dicke Wurzelstücke. Harter, nicht faseriger Bruch. Am Querschnitt (Lupe!) eine helle weiße Rinde erkennbar, innerhalb des Kambiumringes ein zitronengelber, nicht strahliger Holzkörper (Abb. 306).

<u>Geschmack:</u> Zunächst süßlich-bitter, dann kratzend.

DAC 1979: Rote Seifenwurzel

Stammpflanze: *Saponaria officinalis* L. (Gemeines Seifenkraut), Caryophyllaceae.

Synonyme: Waschwurzel, Seifenkrautwurzel. Soapwort root, Soap root (engl.). Racine de saponaire (franz.).

Herkunft: In Europa und West- bis Zentralasien heimisch, häufig auch kultiviert. Drogenimporte kommen aus der Türkei, China und Iran.

Inhaltsstoffe: Etwa 2–5% Saponine, ein Gemisch verschiedener Triterpenglykoside: das Hauptsapogenin ist nach neueren Untersuchungen nicht das (vielfach genannte) Gypsogenin sondern Quillajasäure [1] (s. Seifenrinde); verschiedene Zucker und Kohlenhydrate.

Indikationen: Aufgrund des Saponingehaltes als Expektorans bei Bronchitis, aber ebenso wie Seifenrinde heute durch andere Drogen (Radix Primulae, Radix Senegae) ersetzt.
In der *Volksmedizin* gelegentlich noch bei Hautkrankheiten und bei rheumatischen Beschwerden.
Anwendung als Schaumbildner ähnlich wie Seifenrinde, siehe diese. Bei pharmakologischen Prüfungen von saponinhaltigen Extrakten dieser Droge sind antiphlogistische Effekte (am Carrageenin-Ödem der Rattenpfote) nachgewiesen worden, in vitro hemmen die Saponine die Prostaglandin-Synthetase [2]; auch analgetische Wirkungen wurden dabei beobachtet. Die Saponine der Seifenwurzel besitzen auch eine spermizide Wirkung, die aber derzeit (noch) nicht ausgenützt wird [3].

Teebereitung: Nur noch wenig gebräuchlich; analog zu Seifenrinde (s. dort), aber mit 0,4 g mittelfein geschnittener Droge.
1 Teelöffel = etwa 2,6 g.

Phytopharmaka: Droge und daraus hergestellter Extrakt sind in einigen wenigen Fertigarzneimitteln der Gruppe Antitussiva enthalten.

Prüfung: Makroskopisch (s. Beschreibung) und mikroskopisch nach DAC 1979. Die Wurzel enthält im Rinden- und Holzparenchym Calciumoxalatdrusen; die Gefäße sind nur 10–60 µm

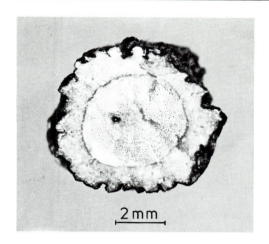

Abb. 306: Querbruch einer Seifenwurzel mit hellgelbem, zerstreutporigem Holzkörper und weißlicher Rinde

weit und liegen unregelmäßig verstreut im Holzparenchym.

0,1 g gepulverte Droge, mit 5 ml kochendem Wasser übergossen, gibt nach dem Abkühlen beim Umschütteln einen stabilen Schaum.

DC-Identitätsprüfung anhand der Saponine nach DAC 1979. Zum Nachweis von Saponinen auf DC-Schichten mit Nilblau s. [4].

Verfälschungen: Kommen in der Praxis nicht vor.

Literatur:
[1] M. Henry, J.D. Brion und J.L. Guignard, Plantes Med. Phytothér. **15**, 192 (1981).
[2] B. Cebo, J. Krupinska, H. Sobanski, J. Mazur und R. Czarnecki, Herba Pol. **22**, 154 (1976); ref. C.A. **88**, 31943 (1978).
[3] A. Abd Elbary und S.A. Nour, Pharmazie **34**, 560 (1979).
[4] H.P. Franck, Dtsch. Apoth. Ztg. **115**, 1206 (1975).

Wichtl

Selleriefrüchte Apii fructus, Fructus Apii

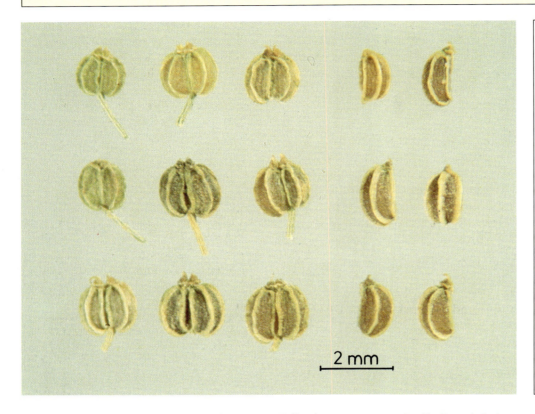

Abb. 307: Selleriefrüchte

Beschreibung: Graugrüne bis bräunliche, nur 0,8–1,5 mm lange, ovale Doppelachänen mit kegeligem Griffelpolster am oberen Ende und zwei kurzen Griffelresten. Am Rücken drei schmale, vom dunklen Grund hell bis weißlich hervorstehende Rippen. Die Doppelachänen sind teilweise in Einzelfrüchte zerfallen; kurze Fruchtstiele kommen vor.

Geruch: Charakteristisch, würzig.

Geschmack: Würzig, etwas bitter.

Stammpflanze: *Apium graveolens* L. (Küchen-Sellerie), Apiaceae.

Synonyme: Selleriesamen, Semen Apii graveolentis. Celary fruit (engl.). Fruit de céleri (franz.).

Herkunft: Heimisch in ganz Europa, Westasien bis Indien, Nord- und Südafrika. Auf Salzböden fast über die ganze Erde verbreitet. Als Nutzpflanze in verschiedenen Kulturformen angebaut. Die Droge stammt ausschließlich aus Kulturen. Importe der Droge stammen aus Indien und China.

Inhaltsstoffe: Etwa 2–3% ätherisches Öl, mit Limonen (60%) und Selinen (10%) als Hauptkomponenten. Des weiteren u.a. p-Cymen, β-Terpineol, β-Pinen, β-Caryophyllen, α-Santalol, Dihydrocarvon sowie die Butylphthalide Sedanolid (2,5–3%) und Sedanonsäure (0,5%) als Geruchsträger. C-Prenyl-Cumarine: Osthenol, Apigravin, Celerin; Furocumarine und Furocumaringlucoside: Apiumetin, Rutaretin, Nodakenetin u.a.; Flavonoide: Apigenin, Isoquercitrin u.a.;

Sedanolid

Osthenol : R = —H
Apigravin : R = —OCH$_3$

Apiumetin

Akaloide sind nachgewiesen, aber noch nicht identifiziert worden.

Indikationen: Selleriefrüchte werden nur noch gelegentlich in der _Volksmedizin_ vor allem als Diuretikum bei Blasen- und Nierenleiden sowie als Adjuvans bei Gicht und rheumatischen Beschwerden verwendet. Die Wirkung ist in erster Linie dem ätherischen Öl zuzuschreiben. Des weiteren wird über die Verwendung als Nervinum bei „nervöser Unruhe" sowie als Stomachikum und Karminativum berichtet. Sedative Wirkungen des ätherischen Öls und verschiedener Fraktionen des ätherischen Öls sind beschrieben worden [1, 2]. Verschiedene Methylphthalide wirken spasmolytisch und sedativ [3]. Für die aus den Früchten isolierte, anscheinend nur sehr gering toxische Alkaloidfraktion wurden in umfangreichen Tierversuchen depressive, tranquillierende Wirkungen auf das zentrale Nervensystem nachgewiesen [4]. Auch einzelne Cumarine besitzen zentralsedierende und bakterizide Eigenschaften.

Nebenwirkungen: Die Droge ist bei Nierenentzündungen kontraindiziert, da das ätherische Öl (wie auch andere Apiaceenöle) infolge Reizung des Epithels eine Entzündung verstärken kann.

In Zusammenwirken mit UV-A-Licht sind die Furocumarine der Früchte toxisch und verursachen die als Wiesenpflanzen-Dermatitis bekannten Photodermatosen [5, 6].

Teebereitung: Wenig gebräuchlich. 1 g Droge unmittelbar vor Gebrauch quetschen, mit kochendem Wasser übergießen und nach 5–10 min abseihen.
1 Teelöffel = etwa 1,5 g.

Phytopharmaka: Keine.

Prüfung: Makroskopisch (s. Beschreibung) und mikroskopisch. Der Querschnitt zeigt den typischen Aufbau einer Apiaceenfrucht. In den leicht vorgewölbten Tälchen befinden sich jeweils 2–3 Ölstriemen. Die Exocarpzellen sind in Aufsicht buchtig und besitzen eine feingestreifte, stellenweise auch warzige Kutikula.

Verfälschungen: Kommen in der Praxis kaum vor. Verwechslungen mit den ebenfalls ziemlich kleinen Petersilienfrüchten oder mit _Ammi visnaga_-Früchten lassen sich mikroskopisch erkennen, s. bei diesen Drogen.

Aufbewahrung: Vor Licht und Feuchtigkeit geschützt, nicht in Kunststoffbehältern (ätherisches Öl!).

Literatur:
[1] A. Osol und G.E. Farrer, The Dispensatory of the United States of America. 5th ed. **2**, 1620 (1955).
[2] R.P. Kohli, P.R. Dua, K. Shanker und R.C. Saxena, Indian J. Med. Res. **55**, 1099 (1967).
[3] M.J.M. Gijbels, J.J.C. Scheffer und A. Baerheim Svendsen, Rivista Italiana E.P.P.O.S. **61**, 335 (1979).
[4] V.K. Kulshrestha, N. Singh, R.L. Saxena und R.P. Kohli, Indian J. Med. Res. **58**, 99 (1970).
[5] O. Schimmer, Planta Med. **47**, 79 (1983).
[6] K.W. Glombitza, Dtsch. Apoth. Ztg. **112**, 1593 (1972).

Willuhn

Senegawurzel   Senegae radix, Radix Senegae

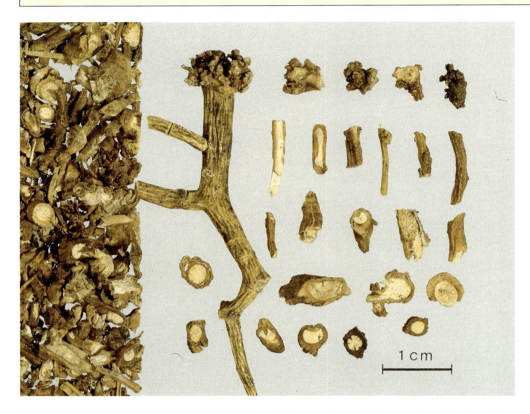

Abb. 308: Senegawurzel

Beschreibung: Die spindelförmige, gekrümmte oder etwas spiralig gedrehte Wurzel ist an der Oberfläche gelbbraun bis dunkelbraun und trägt oben einen krausen, breiten Wurzelkopf, an dem viele Knospenreste und Abbruchstellen von Stengelbasen sichtbar sind. Auf der Innenseite der Krümmung ist eine kielförmige Aufwulstung sichtbar (an der aufgeweichten Droge nicht mehr erkennbar!), die äußere Seite zeigt eine Querfaltung. Der Querschnitt zeigt eine weiße Rinde und einen gelben Holzkörper, der an der dem Kiel gegenüberliegenden Seite abgeflacht oder sogar sektorförmig ausgeschnitten erscheint (Abb. 309). Der Bruch ist hornartig und uneben.

Geruch: Eigenartig, meist etwas „ranzig" oder an Methylsalicylat erinnernd.

Geschmack: Schwach kratzend, etwas scharf.

ÖAB: Radix Senegae
Ph. Helv. VI: Radix senegae

Stammpflanze: *Polygala senega* L., Polygalaceae.

Synonyme: Klapperschlangenwurzel, Virginische Schlangenwurzel, Radix Polygalae senegae. Snake root, Senega root (engl.). Racine de sénéga, Racine de Polygala (franz.).

Herkunft: In den Wäldern Nordamerikas beheimatet; die Droge wird aus Indien, Kanada und den USA importiert.

Inhaltsstoffe: 5–10% Saponine, ein Gemisch verschiedener Triterpenglykoside (Senegasaponine A–D) mit den Hauptsapogeninen Presenegin und Tenuifolin (Hämolyt. Index der Droge etwa 3000–5000); 5% Lipide; verschiedene Mono- und Oligosaccharide (u.a. 1,5-Anhydro-D-glucitol und dessen Derivate); Phenolcarbonsäuren; Spuren von ätherischem Öl.

Indikationen: Aufgrund des Saponingehaltes als Expektorans bei Bronchitis mit zähem oder geringem Auswurf, bei Luftröhrenkatarrh und Emphysemen.
Die aus der Droge isolierten Saponine bewirken, i.p. an der Ratte, eine Steigerung des ACTH-, Corticosteron- und Glucose-Blutspiegels [1].

Nebenwirkungen: Nur bei Überdosierung: Brechreiz, Durchfall, Magenbeschwerden, Übelkeit.

Teebereitung: 0,5 g fein geschnittene oder grob gepulverte Droge werden mit kaltem Wasser angesetzt, langsam zum Sieden erhitzt und nach 10 min durch ein Teesieb gegeben. Als Sekretolytikum 2–3mal täglich 1 Tasse Tee, in schwereren Fällen alle 2 Stunden, dann aber Nebenwirkungen beachten!
1 Teelöffel = etwa 2,5 g.

Phytopharmaka: In Form des Fluidextraktes oder Trockenextraktes Bestandteil einiger Fertigarzneimittel in der Gruppe Antitussiva, z.B. Makatussin® (Tropfen, Saft) u.a.

Prüfung: Makroskopisch (s. Beschreibung) und mikroskopisch. Die Droge enthält weder Stärke noch Oxalatkristalle, auch Steinzellen und Bastfasern fehlen, dafür kommen im Rindenparenchym Öltröpfchen vor. Im Holzkörper Hoftüpfeltracheiden, kurze Gefäße und Holzfasern.

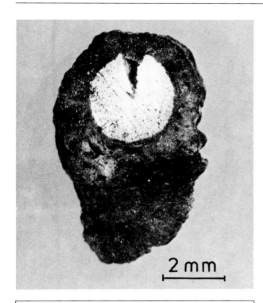

Abb. 309: Querbruch der Wurzel mit kielartiger Leiste (unten) und gegenüberliegend keilförmig ausgespartem Holzkörper (oben)

0,1 g gepulverte Droge, mit kochendem Wasser übergossen, gibt nach dem Abkühlen beim Umschütteln einen beständigen Schaum.

Hämolytischer Index nach ÖAB mind. 2500, nach Ph. Helv. VI mind. 8 Pharmakopöe-Einheiten pro g.

DC-Prüfung auf Saponine mit dem Fließmittel Chloroform-Methanol-Wasser (64+50+10) und Vanillin-Schwefelsäure als Sprühreagenz. Dabei gibt Senegawurzel im Rf-Bereich 0,30–0,50 sofort stark rote Farbzonen, die beim Erwärmen verblassen, im oberen Rf-Bereich erscheinen nach dem Erhitzen 7–8 violett gefärbte Zonen (nur z.T. Saponine!); genaue Beschreibung und Farbbilder bei [2, 3].

Verfälschungen: Kommen gelegentlich vor, vorwiegend durch Wurzeln anderer *Polygala*-Arten; sie lassen sich oft schon makroskopisch, sicher aber bei der mikroskopischen Prüfung (Stärke, Kristalle, Steinzellen etc.) erkennen.

Literatur:
[1] H. Yokojama, S. Hiai, H. Oura und T. Hayashi, Yakugaku Zasshi **102**, 555 (1982); ref. C.A. **97**, 156258 (1982).
[2] E. Stahl, Arch. Pharm. **306**, 693 (1973).
[3] H. Wagner, S. Bladt und E.M. Zgainski, Drogenanalyse. Springer-Verlag Berlin, Heidelberg, New York 1983.

Wichtl

Senfsamen, schwarze Sinapis nigrae semen, Semen Sinapis

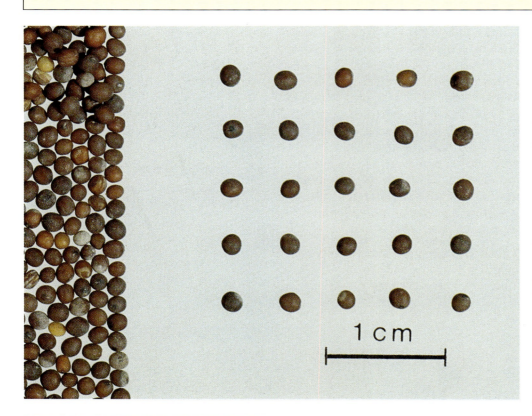

Abb. 310: Senfsamen

Beschreibung: Dunkelrotbraune, gelegentlich auch hellere, annähernd kugelige Samen mit 1–1,5 mm Durchmesser. Der Nabel tritt als heller Punkt hervor. Mit der Lupe ist die feingrubige Oberfläche erkennbar (Abb. 311). Im Inneren ist der Samen gelb.

Geruch: Unzerkleinert geruchlos; nach dem Anrühren zerkleinerter Samen mit Wasser entsteht rasch der Geruch nach Senföl.

Geschmack: Anfangs mild ölig und schwach säuerlich, dann brennend scharf.

ÖAB: Semen Sinapis
DAC 1979: Schwarze Senfsamen
Ph. Helv. VI: Semen sinapis nigrae

Stammpflanze: *Brassica nigra* (L.) W.D.J. KOCH (Schwarzer Senf), Brassicaceae.

Synonyme: Brauner Senf, Grüner Senf, Holländischer Senf, Französischer Senf, Semen Sinapis viridis, Semen Sinapeos. Black mustard, brown mustard, red mustard, mustard seed (engl.). Moutarde noire, Graine de moutarde noire, Semence de moutarde noire (franz.).

Herkunft: Im Mittelmeergebiet heimisch, weltweit in gemäßigten Zonen kultiviert. Drogenimporte kommen aus Rumänien, UdSSR, Türkei, China, Indien und Pakistan.

Inhaltsstoffe: Bis 30% fettes Öl; medizinisch und volksmedizinisch von Interesse sind die Senfölglucoside (= Glucosinolate), die postmortal durch das in Idioblasten lokalisierte und daher im intakten Samen isolierte und inaktive Enzym Myrosinase in Gegenwart von Wasser zu den Senfölen umgesetzt werden. So entsteht aus 1,0–1,2% Sinigrin etwa 0,7% flüchtiges Allylsenföl (Gehalt der Samen nach ÖAB mind. 0,7%, nach Ph.

Helv. VI mind. 0,7%, nach DAC 1979 mind. 0,6% Allylsenföl). [Anmerkung: Im Gegensatz dazu wird aus dem Glucosinolat des Weißen Senfs (Semen Erucae DAB 6, Semen Sinapis albae von *Sinapis alba* L.), dem Sinalbin, das nicht flüchtige p-Hydroxybenzylsenföl gebildet.] Daneben ca. 1% Sinapin (= Ester des Cholins mit Sinapinsäure); 20% Schleim [1].

Indikationen: Die medizinische Nutzung des Senfpflasters und der Senfwickel ist heute selten, da Senföle (biogen oder synthetisch) die Haut besonders stark hyperämisieren. Senfpflaster erzeugen sehr schnell Rötung der Haut und stechende Schmerzen. Allylsenföl dringt rasch in tiefere Hautschichten und führt dort zu Entzündungen.
Allerdings finden Senfölpräparationen heute wieder Anwendung in einigen „Naturheilverfahren": Senfwickel zur ableitenden Therapie auf der Haut bei akuter Bronchitis sowie bei Bronchopneumonie: Man verrührt etwa zwei Handvoll Senfmehl mit *lauwarmem* Wasser zu einem dicken Brei. *Heißes* Wasser (60 °C) inaktiviert das Enzym! Sobald die Augen reizende Dämpfe aufsteigen, auf Leinen aufstreichen und (z.B. auf die Brust) auflegen. Wenn starkes Brennen auftritt, entfernt man die Wickel und wäscht die Haut ab. Senfpflaster zur Segmenttherapie: Auch das Senfpflaster muß vor der Anwendung einige Zeit mit lauwarmem Wasser durchfeuchtet werden, um die Myrosinase wirken zu lassen. Etwa 5 min nach Auflegen des Pflasters beginnt sich die Haut zu röten; die Hauttemperatur steigt beträchtlich an. Nach spätestens 15–30 min muß das Pflaster entfernt werden (Unterschied zu einem Capsaicin enthaltenden Pflaster!). Der lokale Hautreizeffekt hält

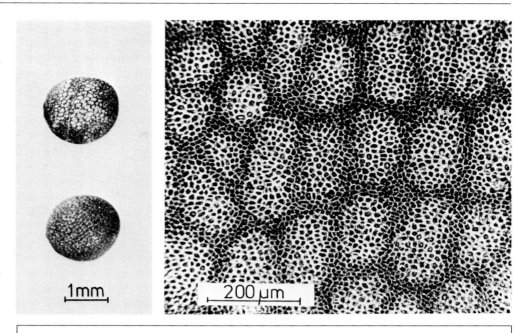

Abb. 311: Kleine, dunkle Samen mit feingrubiger Oberfläche

Abb. 312: Aufsicht auf die Samenschale mit kleinlumigen Palisadenzellen (Becherzellen) und durchscheinendem Muster der Großzellen

24–48 Std. lang an (Indikationen nach [2]).
Volksmedizinisch werden Senf-Präparate und Senföle auch bei Pleuritiden, Neuritis, bei rheumatischen Erkrankungen bei grippalen Infekten, gelegentlich bei Harnweginfektionen, als appetit- und verdauungsförderndes Gewürz (hier spielt auch die bakterizide Wirkung der Senföle eine wichtige Rolle!) genutzt.
Der Schwarze Senf, mehr noch der milder schmeckende Weiße Senf sind in gemahlener Form Grundlage des Speisesenfs oder des Mostrichs (Rezepte bei [1]).

Nebenwirkungen: Zu lange an der Applikationsstelle belassene Senfpflaster oder Senfwickel verursachen Blasenbildung, oft mit eiternden, schlecht heilenden Ulzerationen und Nekrosen. Das gilt besonders für empfindliche, prädisponierte Patienten. Außerdem sind bei schweren Kreislaufschädigungen, Krampfadern und anderen Venenleiden Senfpräparationen kontraindiziert [2].

Teebereitung: Entfällt. Zur Herstellung von Kataplasmen (Zubereitungen für Umschläge) s. Indikationen.

Phytopharmaka: Senfsamen sind in hautreizenden Pflastern und Kataplasmen enthalten. Senföle werden als Bestandteil von Einreibemitteln und bei Badezusätzen gebraucht.

Prüfung: Makroskopisch (s. Beschreibung) und mikroskopisch nach DAC 1979. Besonders charakteristisch ist die Aufsicht auf die Samenschale (Abb. 312) mit Palisadenzellen und durchscheinenden Großzellen. Stärke fehlt oder ist nur in Spuren vorhanden, ebenso fehlen Kristalle.
Gehaltsbestimmung nach DAC 1979 jodometrisch. Die in der Droge enthaltenen Glucosinolate müssen nach enzymatischer Spaltung mindestens

0,6% ätherisches Öl, berechnet als Allylisothiocyanat ergeben.

Verfälschungen: Selten vorkommend, mit den Samen anderer *Brassica*-Arten, z.B. *Brassica juncea* (L.) CZERN., Sarepta-Senf oder rumänischer Braunsenf, *Brassica cernua* MATSUM., chinesischer Senf u.a. Diese Samen sind nur schwer von schwarzem Senf zu unterscheiden, zur Untersuchung ist daher Spezialliteratur (und meist auch eine Polarisationseinrichtung zum Mikroskop) erforderlich [3]. Da aber alle diese Senfsamen Sinigrin enthalten, sind sie wohl eher als Substitution denn als Verfälschung zu betrachten.

Literatur:
[1] Hager, Band **3**, 4996 (1972).
[2] R. Hänsel und H. Haas, Therapie mit Phytopharmaka. Springer Verlag, Berlin etc. 1983.
[3] G. Gassner, Mikroskopische Untersuchung pflanzlicher Lebensmittel, 4. Aufl., Gustav Fischer Verlag, Stuttgart 1973.

Czygan

Sennesblätter Sennae folium (Ph. Eur. I), Folia Sennae

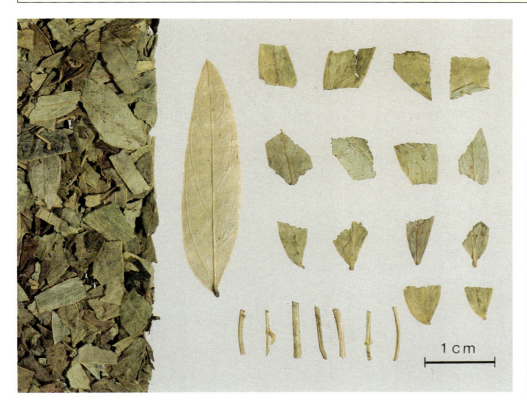

Abb. 313: Sennesblätter

Beschreibung: Die kurzgestielten, ganzrandigen, lanzettlichen bis schmal lanzettlichen Fiederblättchen sind 2–6 cm lang und 7–12 mm breit. Ihr Blattgrund ist asymmetrisch, ihre Spreite ist dünn, starr, zerbrechlich, hellgrün und erscheint kahl.

<u>Geruch:</u> Schwach, eigentümlich.

<u>Geschmack:</u> Anfangs süßlich, dann bitter.

2. AB-DDR: Folia Sennae
ÖAB: Folium Sennae
Ph. Helv. VI: Folium sennae

Stammpflanzen: *Cassia angustifolia* VAHL (liefert sog. Tinnevelly-Senna) und *Cassia senna* L. (= *Cassia acutifolia* DELILE, liefert sog. Alexandriner Senna), Caesalpiniaceae.

Synonyme: Senna leaves (engl.). Feuilles de séné (franz.).

Herkunft: *Cassia angustifolia* ist in Arabien heimisch, wird aber in großem Umfang in Indien kultiviert; *Cassia senna* ist in Nord- und Nordostafrika beheimatet und wird im Niltal angebaut. Die Drogenimporte kommen hauptsächlich aus Indien und aus dem Sudan.

Inhaltsstoffe: Etwa 3% Dianthronglykoside (die Sennoside A, B, C und D) und kleine Anteile Anthrachinonglykoside bes. Aloe-emodin-8-glucosid (nach Ph. Eur. I mind. 2,5% Hydroxyanthracenderivate, ber. als Sennosid B, nach 2. AB-DDR 2,4–3,0% Anthracenderivate, ber. als Dihydroxyanthrachinonmonoglucosid); etwa 10% Schleim; Flavonoide (bes. Kämpferolderivate); Naphthalinglykoside (biogenetische Vorstufen der Anthraderivate?); harzartige Substanzen (?).

Indikationen: Sennesblätter gehören zu den am häufigsten gebrauchten pflanzlichen Abführmitteln; man rechnet sie zu den hydragog und antiabsorptiv wirksamen Laxantien. Die Droge wird bei akuter Obstipation und in allen Fällen angewendet, bei denen ein weicher Stuhl bei der Darmentleerung angezeigt ist, also bei Hämorrhoiden, nach operativen Eingriffen im Rektum oder Analbereich, vor und nach Bauchoperationen, bei Analfissuren, zur Entleerung von Röntgenkontrastmitteln aus dem Darm usw. Über den Wirkungsmechanismus der Sennoside ist man relativ gut unterrichtet: sie entfalten ihre Wirkung erst im Zusammenspiel mit Darmbakterien [1–3], von denen sie hydrolytisch gespalten und zur Anthronstufe als eigentlicher Wirkform reduziert werden (s. auch unter Aloe).

Nebenwirkungen: Rotfärbung des Harns (harmlos) und Übergang eines Teiles der Anthraderivate in die Muttermilch (kann bei Säuglingen Durchfall auslösen) schon bei normaler Dosierung.

Überdosierung kann zu kolikartigen Bauchschmerzen und Abgang dünnflüssiger Stühle führen.

Längerdauernde Anwendung ist wegen der Gefahr einer Störung des Wasser- und Salzhaushaltes (Kaliumverluste!) zu vermeiden. Kontraindiziert ist die Droge bei Ileus (Darmverschluß), während der Schwangerschaft und bei Entzündungen in der Bauchhöhle. Wie alle Drogen mit Anthraderivaten sollten auch Sennesblätter nicht bei chronischer Obstipation angewendet werden.

Teebereitung: 0,5–2 g feingeschnittene Droge werden mit warmem oder heißem (nicht kochendem) Wasser übergossen und nach 10 min abgeseiht. Von vielen Autoren wird auch empfohlen, die Droge mit kaltem Wasser 10–12 Std. lang ziehen zu lassen und dann abzuseihen; als Begründung wird angeführt, daß dabei weniger „Harze" in Lösung gehen, die für Leibschmerzen verantwortlich ge-

Wortlaut der für die Standardzulassung vorgesehenen Packungsbeilage:

5.1 **Anwendungsgebiete**
Verstopfung: alle Erkrankungen, bei denen eine leichte Darmentleerung mit weichem Stuhl erwünscht ist, wie z.B. bei Analfissuren, Hämorrhoiden und nach rektalanalen operativen Eingriffen: zur Reinigung des Darmes vor Röntgenuntersuchungen, sowie vor und nach operativen Eingriffen im Bauchraum.

5.2 **Gegenanzeigen**
Sennesblätterzubereitungen sind nicht anzuwenden bei Vorliegen von Darmverschluß, während der Schwangerschaft und der Stillzeit.

5.3 **Nebenwirkungen**
Bei bestimmungsgemäßem Gebrauch nicht bekannt.
Bei häufiger und langdauernder Anwendung oder bei Überdosierung ist ein erhöhter Verlust von Wasser und Salzen, insbesondere von Kalium, möglich. Weiterhin kann es zur Ausscheidung von Eiweiß (Albuminurie) und Blut (Hämaturie) im Urin kommen sowie zur Pigmenteinlagerung in der Darmschleimhaut (Melanosis coli). Schädigungen von Darmnerven (Plexus myentericus) können ebenfalls auftreten.

5.4 **Wechselwirkungen mit anderen Mitteln**
Auf Grund erhöhter Kaliumverluste kann die Wirkung von Herzglykosiden verstärkt werden.

5.5 **Dosierungsanleitung und Art der Anwendung**
$1/2$–1 gestrichener Teelöffel **Sennesblätter** wird mit warmem oder heißem Wasser (ca. 150 ml) übergossen und nach etwa 10 min durch ein Teesieb gegeben. Der Tee kann auch durch Ansetzen mit kaltem Wasser und längerem Ziehen bereitet werden.
Soweit nicht anders verordnet, werden morgens und/oder abends vor dem Schlafengehen eine Tasse frisch bereiteter Tee getrunken.

5.6 **Dauer der Anwendung**
Sennesblätterzubereitungen sollen ohne Rücksprache mit dem Arzt nur kurzfristig eingenommen werden.

5.7 **Hinweis**
Vor Licht und Feuchtigkeit geschützt aufbewahren.

Sennosid A: R, R¹ = COOH (+)-Form
Sennosid B: R, R¹ = COOH Mesoform

Sennosid C: R = COOH R¹ = CH₂OH (+)-Form
Sennosid D: R = COOH R¹ = CH₂OH Mesoform

Im Dickdarm bildet sich in Umkehrung der Biosynthese unter dem Einfluß der glykosidspaltenden und hydrierenden Enzyme der Darmbakterien Rhein-Anthron, dem die hydragoge und antiabsorptive Wirkung zugeschrieben wird.
Aus: R. Hänsel u. H. Haas, Therapie mit Phytopharmaka, Springer-Verlag 1983.

macht werden. Nach eigenen Untersuchungen enthält ein 12-Stundenmazerat etwas mehr Sennoside als ein 10-Minuten-Infus (etwa 20% Unterschied).
Eintritt der Wirkung etwa 10–12 Std. nach Einnahme.
1 Teelöffel = etwa 1,5 g.

Teepräparate: Die Droge wird in Filterbeuteln (2 g) angeboten; unter bestimmten Namen als Monodroge bei verschiedenen Herstellern erhältlich, auch als sofortlöslicher Tee (Trockenextrakt) im Handel (z.B. Florisan® Instant Senna-Tee). Auch viele Instant-Abführtees enthalten Sennesblätterextrakt als Bestandteil (Solubilax®, Depuraflux®, Dr. Klinger's Bergischer Kräutertee® u.a.). Die Droge ist auch Bestandteil von „Schwedenkräuter"-Mischungen zum Ansetzen mit Alkohol.

Phytopharmaka: Die Droge ist in fein geschnittener oder gepulverter Form Bestandteil von mehr als 80 Fertigarzneimitteln, dazu kommen noch weitere, die Sennesblätterextrakt enthalten (mehr als 30). Diese Arzneimittel findet man hauptsächlich in der Gruppe der Laxantien, aber auch bei den Gallenwegstherapeutika, in „Maikurtees", „Entschlackungstees", zur „Blutreinigung" und in „Schlankheitstees".

Viele Fertigarzneimittel sind bereits auf einen bestimmten Sennosidgehalt eingestellt (pro Dosis meist 12–22 mg Sennosid B), ihnen sollte der Vorzug vor nicht standardisierten Präparaten gegeben werden [4]. Die aus der Droge isolierten Sennoside werden als Calciumsalze in Fertigarzneimitteln angewendet (Pursennid®, Silaxo® u.a.).

Es gibt zahlreiche Kombinationen mit Quellstoffen, mit anderen Anthraglykosiddrogen oder Verdau-

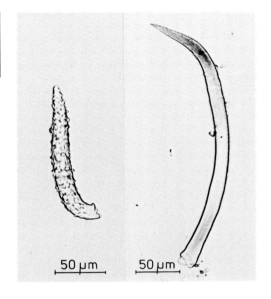

Abb. 314: Einzelliges Borstenhaar von *Cassia senna* (links; mit warziger Kutikula) und von *Cassia auriculata* (rechts)

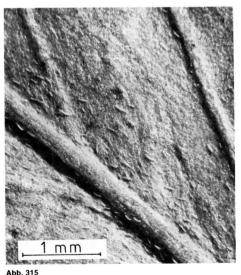

Abb. 315

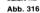

Abb. 316

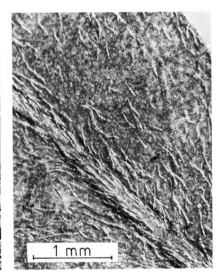

Abb. 317

Abb. 315: Blattunterseite von *Cassia senna* mit kurzen Borstenhaaren
Abb. 316: Blattepidermis mit überwiegend paracytischen Spaltöffnungen
Abb. 317: Blattunterseite von *Cassia auriculata* mit langer, dichterer Behaarung

ungsfermenten, z.B. Brufalax®, Laxatan®, Neda® Früchtewürfel, Kräuterlax®, Laxafix®, Cesralax®, Lax-Arbuz®, Laxherba®, Umkehr Bohnen 14®, Zet 26® u.v.a.

Prüfung: Makroskopisch (s. Beschreibung) und mikroskopisch nach Ph. Eur. I. Charakteristisch sind die überwiegend paracytischen Spaltöffnungen (Abb. 316), die einzelligen, dickwandigen, kutikular gewarzten, an der Basis gekrümmten Haare (Abb. 314), der isolaterale Blattquerschnitt, verschleimte Epidermiszellen, Kristallzellreihen und Oxalatdrusen.

Seit kurzem besteht die Möglichkeit, Tinnevelly-Senna und Alexandriner-Senna auch in gepulverter Form, ja selbst in Extrakten zu unterscheiden: beide Arten unterscheiden sich in ihrem Muster an Naphthalinglykosiden, was man mittels DC erfassen kann [5].

DC-Nachweis der Sennoside nach Ph. Eur. I.

Verfälschungen: Kommen heute kaum noch vor, auch die im Arzneibuch erwähnten Blätter von *Cassia auriculata* L. (Palthé-Senna) werden im Drogenhandel nur noch selten entdeckt; diese Verfälschung enthält keine Sennoside, man erkennt sie schon bei der Betrachtung mit der Lupe an der dichten Behaarung der Blattunterseite (Abb. 317, im Vergleich mit Sennesblättern Abb. 315), diese Haare erweisen sich als sehr lang (bis über 600 µm), nur wenig gewarzt und mehr in der Spitze gekrümmt (Abb. 314 im Vergleich mit Haaren der Sennesblätter). Palthé-Senna gibt mit 80%iger Schwefelsäure eine karminrote Färbung (Übergang des Leukoanthocyanidins Goratensidin in Oxoniumsalze [6]).

Literatur:
[1] M. Dreessen und J. Lemli, Pharm. Acta Helv. **57**, 350 (1982).
[2] M. Dreessen, H. Eyssen und J. Lemli, J. Pharm. Pharmacol. **33**, 679 (1981).
[3] K. Kobashi, T. Nishimura, M. Kusaka, M. Hattori und T. Namba, Planta Med. **40**, 225 (1980).
[4] H.G. Menßen, Dtsch. Apoth. Ztg. **122**, 2317 (1982).
[5] J. Lemli, J. Cuveele und E. Verhaeren, Planta Med. **49**, 36 (1983).
[6] Kommentar Ph. Eur. I/II.

Wichtl

Sennesfrüchte

Sennae fructus angustifoliae, Sennae fructus acutifoliae (Ph. Eur. I)
Fructus Sennae, Folliculi Sennae

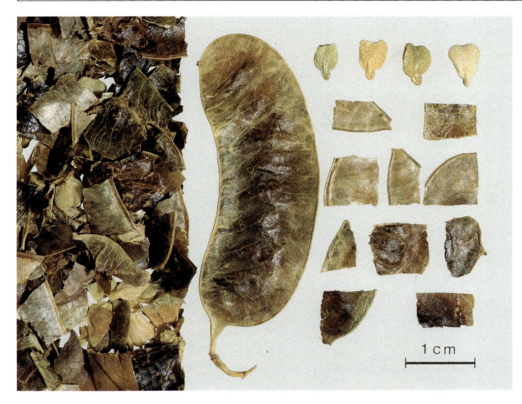

Abb. 318: Sennesfrüchte

Die flach zusammengedrückten, braungrünen oder graugrünen häutig-lederigen Hülsen sind bis 5 cm lang und etwa 15–18 mm (*Cassia angustifolia*) bzw. 20–25 mm (*Cassia acutifolia*) breit und schwach nierenförmig gebogen. Die beiden Fruchtblatthälften, die auf der ganzen Fläche aneinanderhaften, lassen sich nur schwer trennen. Die Hülsen enthalten gewöhnlich 7–10 Samen (*Cassia angustifolia*) bzw. 5–7 Samen (*Cassia acutifolia*), die annähernd herzförmig, weißlich bis graugrün und sehr hart sind und eine grubig netzrunzelige Oberfläche zeigen (Abb. 320)

Geruch: Schwach, eigentümlich.

Geschmack: Schleimig-süßlich, danach etwas bitter und kratzend.

2. AB-DDR: Fructus Sennae
ÖAB: Fructus Sennae angustifoliae;
Fructus Sennae acutifoliae
Ph. Helv. VI: Fructus sennae

Stammpflanzen: *Cassia angustifolia* VAHL (liefert Tinnevelly-Senna) und *Cassia senna* L. (= *Cassia acutifolia* DELILE) (liefert Alexandriner-Senna), Caesalpiniaceae.

Synonyme: Sennesbälge, Sennesschoten (beide Ausdrücke botanisch falsch!), Mutterblätter, Muttersennesblätter, Folliculi Sennae. Senna pods, Senna fruits (engl.). Gousses de séné, fruits de séné, follicules de séné (franz.).

Herkunft: Siehe Sennesblätter.

Inhaltsstoffe: Unterschiedlicher Gehalt an Sennosiden und anderen Anthrachinonderivaten je nach *Cassia*-Art, deshalb in Ph. Eur. I zwei verschiedene Monographien: Alexandriner-Sennesfrüchte (Sennae fructus acutifoliae) enthalten mind. 3,3% Hydroxyanthracenderivate, ber. als Sennosid B; Tinnevelly-Sennesfrüchte (Sennae fructus angustifoliae) enthalten mind. 2,2% Hydroxyanthracenderivate, ber. als Sennosid B. Dies sind Mindestgehalte nach Ph. Eur. I, die tatsächlichen Werte liegen für Tinnevelly-Sennesfrüchte bei etwa 3%, bei Alexandriner-Sennesfrüchten bei 4 bis 5%. Hauptbestandteil der Anthraderivate sind wie bei Sennesblättern die Dianthronglykoside Sennosid A, B, C und D; auch glucosereichere Verbindungen (Glucosennoside) kommen vor. Der Anteil an Anthrachinonglykosiden ist in den Früchten geringer als im Blatt, auch deren Zusammensetzung ist verschieden: in den Früchten überwiegt Rhein-8-monoglucosid, in den Blättern Aloeemodin-8-monoglucosid. Weiters Flavonoide (bes. Kämpferolderivate). Harzartige Substanzen (?).

Indikationen: Wie bei Sennesblättern, s. dort. Trotz des (im Vergleich zur Blattdroge) etwas höheren Anthraglykosidgehaltes wirkt die Fruchtdroge etwas milder (und wird deshalb z.B. bei Kindern bevorzugt verwendet); dies hängt weniger – wie früher vermutet – mit dem Fehlen von „Harzen" in den Sennesfrüchten zusammen, sondern damit, daß die Früchte nur wenig (stark wirksames) Aloeemodinglucosid enthalten.

Nebenwirkungen: Siehe Sennesblätter.
Teebereitung: Siehe Sennesblätter.
1 Teelöffel = etwa 2 g.

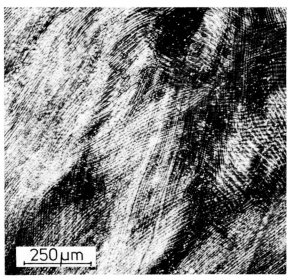
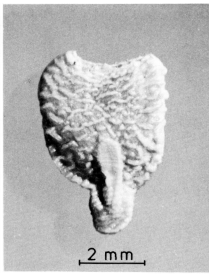

Abb. 319: Endokarp (Faserschicht) der Hülsenfrucht (polarisiertes Licht)
Abb. 320: Herzförmiger, netzrunzeliger Same

Wortlaut der für die Standardzulassung vorgesehenen Packungsbeilage:

5.1 Anwendungsgebiete

Verstopfung; alle Erkrankungen, bei denen eine leichte Darmentleerung mit weichem Stuhl erwünscht ist, wie z.B. bei Analfissuren, Hämorrhoiden und nach rektalanalen operativen Eingriffen; zur Reinigung des Darmes vor Eingriffen; zur Reinigung des Darmes vor Röntgenuntersuchungen sowie vor und nach operativen Eingriffen im Bauchraum.

5.2 Gegenanzeigen

Tee aus Sennesfrüchten ist nicht anzuwenden bei Vorliegen von Darmverschluß sowie während der Schwangerschaft und der Stillzeit.

5.3 Nebenwirkungen

Bei bestimmungsgemäßem Gebrauch nicht bekannt. Bei häufiger und langdauernder Anwendung oder bei Überdosierung ist ein erhöhter Verlust von Wasser und Salzen, insbesondere von Kalium möglich. Weiterhin kann es zur Ausscheidung von Eiweiß (Albuminurie) und Blut (Hämaturie) im Urin kommen sowie zur Pigmenteinlagerung in der Darmschleimhaut (Melanosis coli). Schädigungen von Darmnerven (Plexus myentericus) können ebenfalls auftreten.

5.4 Wechselwirkung mit anderen Mitteln

Aufgrund erhöhter Kaliumverluste kann die Wirkung von Herzglykosiden verstärkt werden.

5.5 Dosierungsanleitung und Art der Anwendung

Ein halber Teelöffel voll **Sennesfrüchte** wird mit warmem oder heißem Wasser (ca. 150 ml) übergossen und nach etwa 10 min durch ein Teesieb gegeben. Der Tee kann auch durch Ansetzen von 1 Teelöffel voll Sennesfrüchte mit kaltem Wasser und zwei- bis dreistündiges Ziehen bereitet werden.
Soweit nicht anders verordnet, werden morgens und/oder abends vor dem Schlafengehen eine Tasse frisch bereiteter Tee getrunken.

5.6 Dauer der Anwendung

Tee aus Sennesfrüchten soll ohne Rücksprache mit dem Arzt nur kurzfristig eingenommen werden.

5.7 Hinweise

Vor Licht und Feuchtigkeit geschützt aufbewahren.

Teepräparate: Die Droge befindet sich unter bestimmten Markenbezeichnungen verschiedener Hersteller im Handel, z.T. als Fertigarzneimittel (z.B. Vinco®) auch als Instant-Tee (Trockenextrakt aus den Früchten) erhältlich, z.B. Bekunis® Instant, Laxatan® Instant Abführ-Tee.
Die Droge ist Bestandteil der sog. Schwedenkräuter zum Ansetzen mit Alkohol.

Phytopharmaka: Reine Sennesfrüchte werden für sich (in gepulverter Form) als Fertigarzneimittel angeboten, z.B. Colonorm® Tabletten, oder in Form des Extraktes, z.B. Bekunis® Kräuter Dragees, Bekunis®-Verdauungsschokolade, Colonorm® Sirup, Palamkotta® (Pulver, Tabletten), Senpurgin® (Tabletten). Häufiger sind Sennesfrüchte oder daraus hergestellte Extrakte in Kombinationen enthalten (mehr als 100 Fertigarzneimittel), z.B. Agiolax®, Laxiplant®, Depuran®, Liquidepur®, Laxariston®, Floralax® u.v.a.

Prüfung: Makroskopisch (s. Beschreibung) und mikroskopisch nach Ph. Eur. I. Die äußere Fruchtwand besitzt eine dicke Kutikula und weist nur vereinzelt Spaltöffnungen und Haare auf. Die innere Fruchtwand, das Endokarp, besteht aus dicken, sich kreuzenden Fasern (Abb. 319). Recht gut lassen sich die Früchte auch durch die Oberflächenstruktur ihrer Samen unterscheiden: bei *Cassia angustifolia* weisen die Samen auf der Oberfläche meist quer verlaufende, nicht zusammenhängende Leisten auf; bei *Cassia senna*-Samen ist die Oberfläche durch ein zusammenhängendes Netz von Leisten bedeckt. DC-Prüfung nach Ph. Eur. I.

Verfälschungen: Kommen praktisch nicht vor.

Hinweis: Werden Sennesfrüchte (Fructus Sennae, Folliculi Sennae) ohne nähere Angabe verordnet, so sind Tinnevelly-Sennesfrüchte zu verwenden.

Wichtl

Sonnentaukraut   Droserae herba, Herba Droserae

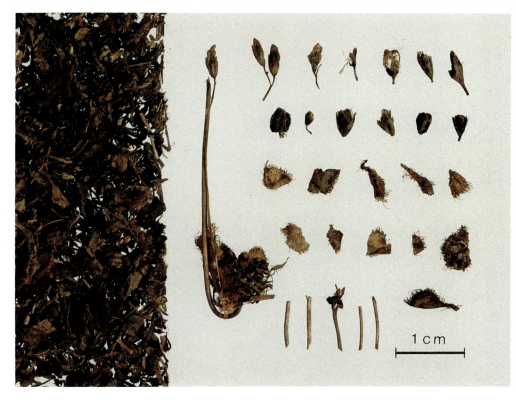

Abb. 321: Sonnentaukraut

Beschreibung: Die Schnittdroge ist gekennzeichnet durch Teile der runzligen, braunschwarzen Blättchen mit den langen haarförmigen, karminroten Tentakeln; durch die dünnen, fadenförmigen, glänzend rotbraunen Stengelstückchen; durch einzelne braune Blüten (obere Reihe Abb. 321) und schwärzliche eiförmige Fruchtkapseln mit zahlreichen spindelförmigen Samen. Häufig kleben auf den Tentakeln noch Chitinplättchen der verdauten Insekten.

Geschmack: Etwas bitter und adstringierend.

2. AB-DDR: Herba Droserae
Erg. B. 6: Herba Droserae

Stammpflanze: *Drosera rotundifolia* L. (Rundblättriger Sonnentau); Droseraceae (s. aber unter Anmerkung!).

Synonyme: Herba Rorellae, Herrgottlöffel, Edler Widerton. Sundew Herb, Youth wort, Rorelle (engl.). Herbe de droséra, Herbe de rossolis (franz.).

Herkunft: Im gemäßigten Eurasien (besonders Torfmoore) heimisch; die Droge wird aus Madagaskar, aus Indien, China und Spanien eingeführt.

Anmerkung: Alle *Drosera*-Arten (neben *Drosera rotundifolia* sind auch *D. intermedia* HAYNE ex DREWES, *D. angelica* HUDSON und der Bastard aus *D. rotundifolia* x *angelica* (= *Drosera* × *obovata* MERT. et KOCH ex RÖHLING) in Herba Droserae zu finden) stehen in Deutschland unter strengem Naturschutz. Die Droge des Handels stammt daher in der Regel von *Drosera ramentacea* BURCH. ex HARV. et SOND. (Afrikanisches Sonnentaukraut = Herba Droserae longifoliae, im 2. AB-DDR allein zugelassene Droge) die in Süd-, Ostafrika und Madagaskar heimisch ist. Diese Droge wird ausschließlich von wildwachsenden Pflanzen gewonnen. Beschreibung der Schnittdroge: Die wechselständigen Blätter sind rotbraun bis schwarz. Die Spreite ist verkehrteiförmig bis etwa 15 mm lang und bis etwa 4 mm breit, oft zusammengedrückt. Auf der Blattoberseite rote Haare (Tentakeln). Auf der Unterseite kleine weiße Haare. Die Spreite verschmälert sich spatelförmig in den bis 25 mm langen Blattstiel. Die Bruchstücke des Stengels fühlen sich wegen der Blattnarben (*D. ramentacea* bildet keine Rosette wie *D. rotundifolia*) rauh an. Außerdem enthält die Herbadroge Wurzel-, Blüten- und Fruchtkapselanteile.

Inhaltsstoffe: Vor allem 1,4-Naphthochinonderivate [1]: *Drosera rotundifolia* etwa 0,5%, besonders Plumbagin und Ramentaceon (in der frischen Pflanze als Glucoside, z.B. Rossolisid vorkommen), daneben Ramenton; *Drosera ramentacea* enthält die gleichen Verbindungen, zusätzlich noch Biramentaceon (= 2,2'-Dimeres des Ramentaceons), Gesamtgehalt aber nur etwa 0,25%. Außerdem Flavonoide [2].

Plumbagin: R = H
Ramenton: R = OH

Ramentaceon

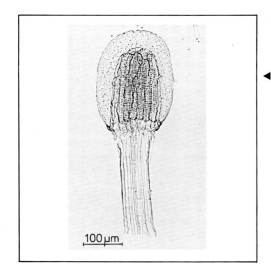

Abb. 322: Tentakelköpfchen mit großer Tracheidengruppe

Abb. 323: Kleines Drüsenhaar in der Aufsicht (zweizellig)

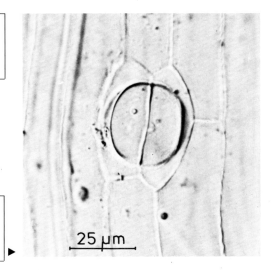

Indikationen: Wegen der broncholytischen, sekretolytischen und spasmolytischen Wirkung von alkoholischen Extrakten, aber auch von Plumbagin und Analogen [2, 3] wird die Droge gegen Affektionen der Atmungsorgane, insbesondere bei Bronchitis, Keuchhusten, allgemein bei Krampf- und Reizhusten (vor allem auch in der Pädiatrie) eingesetzt. An diesen antitussiven Effekten ist auch die bakteriostatische Wirkung der Naphthochinone (z.B. hemmt Plumbagin das Wachstum von Streptokokken, Staphylokokken, Pneumokokken) beteiligt [1, 3].

In der <u>Volksmedizin</u> gegen Asthma und (wegen proteolytischer Enzyme der Blatt-Tentakeln?) gegen Warzen angewendet [2].

Teebereitung: Es ist zu beachten, daß aus Herba Droserae ramentaceae hergestellte Zubereitungen höher dosiert werden müssen als die von Herba Droserae rotundifoliae, da der Gehalt an Naphthochinonen geringer ist.

1 g fein geschnittene Droge wird mit kochendem Wasser übergossen und nach 10 min abgeseiht. Als Broncholytikum 3–4mal täglich 1 Tasse Tee.
1 Teelöffel = etwa 0,4 g.

Phytopharmaka: Drogenextrakte werden, kombiniert mit anderen Drogenauszügen (Thymian, Anis, Fenchel etc.), in verschiedenen Fertigarzneimitteln der Gruppe Antitussiva verwendet, z.B. Eupatal® (Tropfen, Sirup), Pertussin® (Tropfen, Saft), Primotussan® (Tropfen), Makatussin® (Tropfen, Saft), Thymipin® (Tropfen, Saft, Zäpfchen, Balsam), Dinacode® (Hustensirup für Säuglinge), Droserin® (Kampfer-Liniment) u.a.

Prüfung: Makroskopisch (s. Beschreibung) und mikroskopisch nach Erg. B. 6. Besondere Kennzeichen sind die Tentakeln, deren Stiel aus mehreren Reihen gestreckter Zellen besteht und deren eiförmiges Köpfchen eine Gruppe von Tracheiden enthält (Abb. 322) sowie die ziemlich kleinen Drüsenhaare, die in der Aufsicht wie ein durch einen Strich geteilter Kreis aussehen (Abb. 323). Pollenkörner stachelig, meist in Tetraden.

Extrahiert man die Droge mit Chloroform, so erhält man eine gelbe Lösung, die sich auf Zusatz von Ammoniaklösung purpurrot färbt.

DC-Identitätsprüfung nach 2. AB-DDR; dabei wird die Droge mit angesäuertem Wasser einer Wasserdampfdestillation unterworfen und das Kondensat mit n-Pentan ausgeschüttelt. Man chromatographiert auf 0,5 mm Kieselgel G-Schicht mit Tetrachlorkohlenstoff-Ethylacetat (90 + 10) mit Juglon als Vergleichssubstanz (dessen Rf-Wert etwa 0,4). *Drosera ramentacea* (nach 2. AB-DDR allein zugelassen) zeigt zwei Zonen, eine gelbbraune bei Rf etwa 0,46 und eine nicht immer deutlich sichtbare rotviolette bei Rf etwa 0,24.

Verfälschungen: Da *Drosera rotundifolia* infolge des Artenschutzabkommens so gut wie nicht mehr im Handel erhältlich ist, muß man wohl auch die von *Drosera ramentacea* stammende Droge akzeptieren; s. dazu unter Herkunft. Andere *Drosera*-Arten sollten hingegen ausgeschlossen bleiben.

Zur Möglichkeit einer Unterscheidung mittels DC s. auch Schilcher [4].

Literatur:
[1] R. Luckner und M. Luckner, Pharmazie **25**, 261 (1970) und Kommentar DAB 7 – DDR.
[2] Hager, Band **3**, 723 (1973).
[3] Symposiumsbericht der Zyma GmbH (München) über die Pharmakologie von Naphthochinon-Derivaten 1978.
[4] H. Schilcher, Dtsch. Apoth. Ztg. **114**, 181 (1974).

Czygan

Spitzwegerichblätter, Spitzwegerichkraut

Plantaginis lanceolatae folium, herba

Folia, Herba Plantaginis lanceolatae

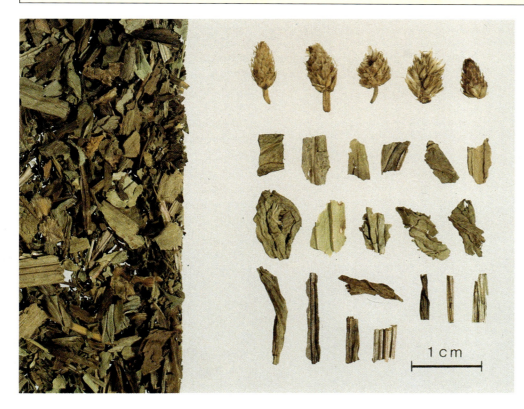

Abb. 324: Spitzwegerichkraut

Beschreibung: Hell- bis graugrüne, nicht oder schwach behaarte Blattstückchen mit fast parallel verlaufenden (Abb. 325) weißlich-grünen Nerven, die an der Unterseite deutlich hervortreten. Längsrinnige, grüne bis braunschwarze Blattstielteile sowie Bruchstücke der braunen, walzenförmigen Blütenähren mit dichten, trockenhäutigen Hochblättern (Abb. 324 obere Reihe).

Geschmack: Schleimig, etwas bitter und salzig.

2. AB-DDR: Herba Plantaginis lanceolatae
ÖAB: Folium Plantaginis
Ph. Helv. VI: Folium plantaginis
Erg. B. 6: Herba Plantaginis lanceolatae

Stammpflanze: *Plantago lanceolata* L. (Spitzwegerich), Plantaginaceae.

Synonyme: Heilwegerich, Wundwegerich, Herba Plantaginis angustifoliae. Plantain herb (engl.). Feuilles (Herbe) de plantain (franz.).

Herkunft: Verbreitet in ganz Europa, Nord- und Mittelasien. Die Droge stammt überwiegend aus Kulturen, nur z.T. aus Wildvorkommen. Importe kommen aus Bulgarien, UdSSR, Jugoslawien, Rumänien, Ungarn, Polen, DDR und Holland.

Inhaltsstoffe: Iridoidglykoside, darunter 0,3–2,5% Aucubin (= Rhinanthin) und 0,3–1,1% Catalpol (2. AB-DDR: 1,9–2,4% Aukubin). (Nach Hydrolyse geht Aucubin in dunkelbraun gefärbte Polymerisate über, die für die Dunkelfärbung nicht sorgfältig getrockneter Droge verantwortlich sind); Schleime; etwa 6,5% Gerbstoffe; Phenolcarbonsäuren: p-Hydroxybenzoe-, Protocatechu-, Gentisinsäure u.a.; Chlorogensäure, Neochlorogensäure; das Cumarin Aesculetin; Flavonoide, u.a. Apigenin, Luteolin und Scutellarein; über 1% Kieselsäure; Mineralstoffe mit hohem Zink- und Kaliumanteil. Das Vorkommen von Saponinen ist umstritten. Nach neueren Untersuchungen soll in den Blättern ein hämolytisch und antimikrobiell aktives Saponin vorkommen [1].

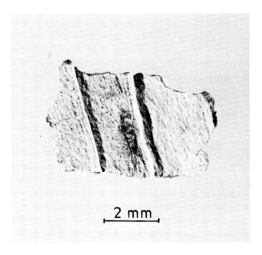

Abb. 325: Blattbruchstück mit scheinbarer Parallelnervatur

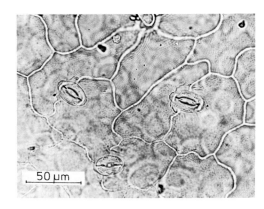

Abb. 326: Diacytische Spaltöffnungen

Wortlaut der für die Standardzulassung vorgesehenen Packungsbeilage:

6.1 **Anwendungsgebiete**
Zur Reizlinderung bei Katarrhen der oberen Luftwege.

6.2 **Dosierungsanleitung und Art der Anwendung**
Etwa 2 Teelöffel (ca. 3 g) voll **Spitzwegerichkraut** werden mit heißem Wasser (ca. 150 ml) übergossen und nach 10 min durch ein Teesieb gegeben.
Soweit nicht anders verordnet, wird mehrmals täglich 1 Tasse frisch bereiteter Aufguß getrunken.

6.3 **Hinweise**
Vor Licht und Feuchtigkeit geschützt aufbewahren.

Indikationen: Spitzwegerichkraut wird zur Reizlinderung bei Katarrhen der oberen Luftwege verwendet (muzilaginose Wirkung der Schleime, aber auch Gerbstoffwirkung).
Zur Behandlung von Entzündungen des Mund- und Rachenraumes werden Mazerate, Fluidextrakte und Sirup sowie der Preßsaft der frischen Pflanze und Pastillen verwendet.
In vitro wurde für kalt bereitete wäßrige Auszüge, für Fluidextrakte und für den Preßsaft aus frischen Blättern eine bakteriostatische und bakterizide Wirkung nachgewiesen, während wäßrige Abkochungen (Infuse, Dekokte) hier keine Wirkung zeigten [2, 3]. Die antibakterielle Wirkung wird von dem durch pflanzeneigene β-Glucosidase aus Aucubin freigesetzten Aglykon (Aucubigenin) oder einem daraus entstehenden Abbauprodukt (die Polymerisate sind wirkungslos) hervorgerufen. Bei der wäßrigen Abkochung wird die β-Glucosidase durch Hitzeeinwirkung zerstört und die hydrolytische Spaltung von Aucubin verhindert. Im Lochtest zeigt 1 ml einer 2%igen wäßrigen Lösung von Aucubin zusammen mit β-Glucosidase gegenüber *Staphylococcus aureus* die gleiche Wirksamkeit wie 600 I.E. Penicillin.

In der <u>Volksmedizin</u> wird der Preßsaft des frischen Krautes äußerlich als wundheilendes und entzündungshemmendes Mittel benutzt (antibakterielle Wirkung, Gerbstoffe). In gleicher Weise wurde eine aus getrockneten Blättern hergestellte Salbe (10% Blattpulver) verwendet [4]. Die Droge gilt auch als Hämostyptikum [5].

Nebenwirkungen: Bei bestimmungsgemäßem Gebrauch keine. Reines Aucubin soll bei innerlicher Verabreichung Gastroenteritiden und zentrale Lähmungserscheinungen hervorrufen können.

Teebereitung: 2–4 g geschnittene Droge werden mit kochendem Wasser übergossen (oder auch kalt angesetzt und kurz zum Sieden erhitzt) und nach 10 min durch ein Teesieb gegeben.
1 Teelöffel = etwa 0,7 g.

Teepräparate: Die Droge wird auch in Filterbeuteln (0,9 g) angeboten. Aus der Droge hergestellte Extrakte sind Bestandteil von sofortlöslichen Tees der Indikationsgruppe Antitussiva, z.B. Bronchostad®.

Phytopharmaka: Die Droge oder daraus hergestellte Extrakte sind Bestandteil vieler Fertigarzneimittel der

Gruppe Antitussiva/Expektorantia (etwa 25) und Bronchospasmolytika (2).

Prüfung: Makroskopisch (s. Beschreibung) und mikroskopisch. Beide Epidermen in Aufsicht unregelmäßig wellig-polygonal mit Spaltöffnungen, die von zwei bis vier Nebenzellen umgeben werden, ein Großteil davon mit zwei senkrecht zum Spalt orientierten Nebenzellen (diacytisch, Abb. 326). Die Kutikula zeigt oft eine grobe Faltung. Charakteristisch sind die „Gelenkhaare", Abb. 327 (besonders an den Nerven und am Blattrand auftretend). Seltener auch Gelenkhaare mit einer zweiten (oder weiteren) über die davorliegende Zelle gelenkartig oder klauenförmig übergreifenden Zelle. Häufig sind diese Haare an den „Gelenken" abgebrochen (Abb. 327). Des weiteren 35–40 µm lange Köpfchenhaare mit einzelligem Stiel und einem aus mehreren Reihen von kleinen Zellen bestehenden Köpfchen (Abb. 328), sowie sehr lange, dünnwandige, vielfach gedrehte Deckhaare mit häufig teilweise kollabierten Zellen.

Eine DC-Identitätsprüfung ist durch Auftrennung des Methanolauszugs und Nachweis von Aucubin nach Detektion mit Benzidin-Reagenz möglich (2. AB-DDR). Durchführung und abgebildetes Chromatogramm findet sich bei [6].

Durchführung: Die DC erfolgt auf Kieselgel 60 F_{254}-Schichten.

Untersuchungslösung: 0,30 g gepulverte Droge (Sieb 300–700) werden mit 5 ml Methanol versetzt. Die Mischung wird zum Sieden erhitzt, 60 s lang im Sieden gehalten und nach dem Abkühlen filtriert.

Vergleichslösung: 0,01 g Aucubin werden in 0,1 ml Methanol gelöst.

Auf eine Kieselgel-Schicht werden jeweils 20 µl der Untersuchungslösung und der Vergleichslösung bandförmig

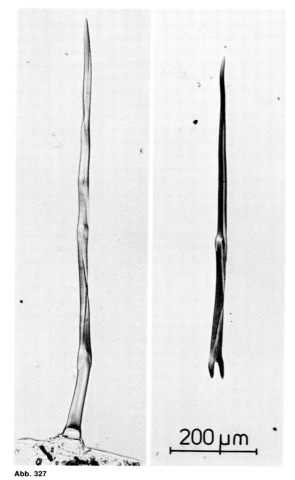
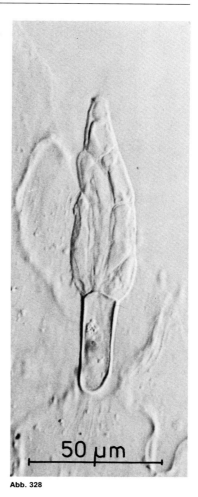

Abb. 327: Gliederhaare, deren einzelne Zellen gelenkartig verbunden sind (rechts, untere Zellen abgetrennt)

Abb. 328: Spitzzipfeliges, vielzelliges Drüsenhaar

(15 mm) im Abstand von 2 cm aufgetragen. Es wird über eine Laufstrecke von 12 cm mit n-Propanol-Toluol-Essigsäure (96%ig)-Wasser (25 + 20 + 10 + 10) entwickelt.

Nach vollständigem Entfernen des Fließmittels im Warmluftstrom wird die Platte mit einer Lösung von 0,05 g Benzidin und 10,0 g Trichloressigsäure in 100 ml Ethanol besprüht, 10 min lang im Trockenschrank auf 110 °C erhitzt und anschließend im Tageslicht betrachtet.

Das Chromatogramm der Probe zeigt einen graubraunen Fleck auf Höhe der Vergleichssubstanz im Rf-Bereich von 0,3–0,35. Im Rf-Bereich von 0,54 befindet sich ein violettfarbener Fleck und im Rf-Bereich von 0,15 liegt eine gelbe Zone. Weitere Flecken können vorkommen.

Verfälschungen: Kommen praktisch nicht vor. Früher gelegentliche Verwechslungen mit den ähnlich aussehenden *Digitalis-lanata*-Blättern lassen sich bei der mikroskopischen Prüfung leicht erkennen.

Literatur:

[1] D. Tarle, J. Petričič und M. Kupinič, Farm. Glas. **37**, 351 (1981); C.A. **96**, 40797 (1982).
[2] J. Ehlich, Dtsch. Apoth. Ztg. **106**, 428 (1960).
[3] M. Felklowá, Pharm. Zentralhalle **97**, 61 (1958).
[4] R.K. Aliew, J. Amer. pharm. Assoc., Sci. Ed. **39**, 24 (1950).
[5] E. Keeser, Dtsch. med. Wschr. **65**, 375 (1939).
[6] H. Wagner, S. Bladt und E.M. Zgainski, Drogenanalyse. Dünnschichtchromatographische Analyse von Arzneidrogen. Springer-Verlag, Berlin, Heidelberg, New York 1983.

Willuhn

Sternanis

Anisi stellati fructus, Fructus Anisi stellati

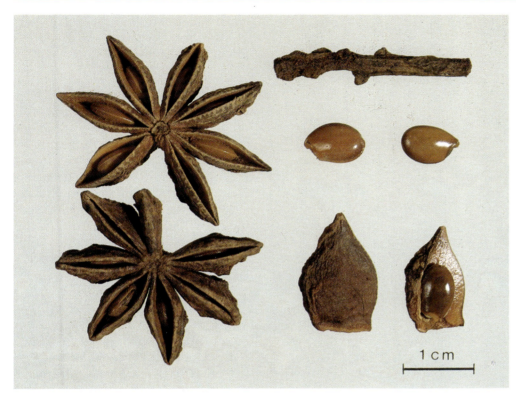

Abb. 329: Sternanis

Beschreibung: Rotbraune, korkig-holzige Sammelfrüchte, die aus 6–11, meist 8 sternförmig um eine ca. 6 mm hohe Achse (Columella) angeordneten, kahnförmigen, 12–20 mm langen, 6–11 mm hohen, meist ungleich entwickelten Teilfrüchtchen bestehen. Die in eine stumpfe Spitze ausgezogene Einzelfrucht ist außen graubraun und grob runzelig, innen glänzend rotbraun und glatt. Reif ist sie an der Bauchnaht aufgesprungen und läßt einen eiförmig zusammengedrückten, bis 8 mm großen Samen von glänzend kastanienbrauner Farbe erkennen. Die Fruchtsäule ist am oberen Ende flach vertieft und endigt meist in der Höhe der Karpellränder, am unteren Ende ist sie häufig mit dem gekrümmten Fruchtstiel verbunden. Die Schnittdroge besteht aus den harten, auf der Außenseite graubraunen, stark gerunzelten oder rauh höckerigen, auf der Innenseite rotbraunen, glatten, glänzenden Fruchtwandteilen und den ganzen, stark glänzenden, kastanienbraunen Samen und Bruchstücken derselben.

Geruch: Nach Anis.

Geschmack: Brennend würzig.

ÖAB: Fructus Anisi stellati
Erg. B. 6: Fructus Anisi stellati

Stammpflanze: *Illicium verum* HOOKER fil. (Sternanis), Illiciaceae, früher Magnoliaceae.

Herkunft: In Südasien heimisch; Anbau in den Tropen (u.a. China, Indochina, Japan, Philippinen). Die Droge wird aus China und Vietnam importiert.

Synonyme: Chinesischer Sternanis. Chinese anise, Star anise (engl.). Fruit d'anis étoile (franz.).

Inhaltsstoffe: 5–8% ätherisches Öl (ÖAB mind. 5,0%, ebenso Erg. B. 6), das vorwiegend im Pericarp lokalisiert ist; es besteht zu 80–90% aus trans-Anethol und enthält etwa 5% Monoterpen-Kohlenwasserstoffe (u.a. Limonen, α-Pinen, Linalool), die dem echten Anisöl praktisch fehlen. Im Gegensatz zu echtem Anisöl fehlt dem Sternanisöl auch der 2-Methylbuttersäureester des 4-Methoxy-2-(1-propenyl)-phenols (s. bei Anis [1]). Die Droge enthält weiters fettes Öl (besonders im Samen) und Gerbstoffe.

Indikationen: Sternanis wird vorwiegend als Aromatikum und Gewürz verwendet, seltener wie Anis als Stomachikum und Expektorans [2].
Sternanisöl wird in der pharmazeutischen Praxis und in der Lebensmittelindustrie wie das sehr teure und seit Jahren nicht ausreichend lieferbare echte Anisöl als Zusatz zu alkoholischen Getränken, Likören, Zahnpasten, Süßwaren, pharmazeutischen Präparationen, gelegentlich auch als Seifenparfüm benutzt.

Teebereitung: Wenig gebräuchlich. 0,5–1,0 g der unmittelbar vor Verwendung grob gepulverten Droge mit kochendem Wasser übergießen und nach 10 min abseihen.
1 Teelöffel = etwa 3,2 g.

Teepräparate: Sternanis ist Bestandteil von Teemischungen, die für die Glühwein-Bereitung bestimmt sind.

Phytopharmaka: Seltener als Anis Bestandteil von Fertigarzneimitteln in den Gruppen Antitussiva und Magen-Darm-Mittel.

Prüfung: Makroskopisch (s. Beschreibung) und mikroskopisch. Besonders

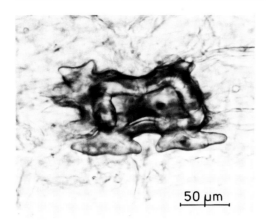

Abb. 330: Knorriger Astrosklereid aus dem Fruchtstiel

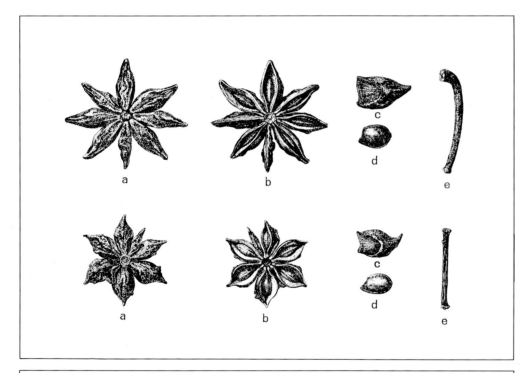

Abb. 331: Sternanis und Shikimi (Früchte, Samen und Fruchtstiele). Obere Reihe: *Illicium verum*. Untere Reihe: *Illicium religiosum* a Frucht von der Rückseite gesehen, b Frucht von der Oberseite gesehen, c einzelnes Teilfrüchtchen von der Seite gesehen, d herausgelöster Same, e Fruchtstiel. Natürl. Größe. Aus G. Gassner, Mikroskopische Untersuchung pflanzlicher Lebensmittel, 4. Aufl., G. Fischer Verlag, Stuttgart 1973.

charakteristisch sind die in der Columella und dem Fruchtstiel vereinzelt vorkommenden bis 200 μm langen und bis 150 μm breiten, verschieden stark verdickten und sehr verschiedenen, knorrig bis sternförmig gestalteten Steinzellen (sog. Astroskleraiden, Abb. 330). Die Samenschale besteht aus palisadenförmigen Steinzellen mit gelblichen, stark verdickten, verholzten und reichlich getüpfelten Wänden; sie sind bis 200 μm hoch und 50 μm breit. DC-Nachweis von Anethol im Sternanisöl s. Anis.

Eine Unterscheidung zwischen Sternanisöl und echtem Anisöl ist mittels DC möglich [3]; wenn beide Öle gemischt sind, ist dies nur gaschromatographisch nachzuweisen.

Verfälschungen: Als solche kommen die (durch den Gehalt an dem Sesquiterpen Anisatin giftigen) Shikimifrüchte von *Illicium anisatum* L. (= *Illicium religiosum* SIEB. et ZUCC.), Japanischer Sternanis, in Betracht. Diese sind im allgemeinen etwas kleiner, mehr gelbbraun, dickbäuchiger und breit klaffend; die Einzelfrüchte sind in der Seitenansicht scharf geschnäbelt und lassen eine deutlich nach oben gebogene Spitze erkennen. Astroskleraiden kommen nicht vor. Die Columella geht beim Sternanis bis oben durch, während sie bei den Shikimifrüchten nicht so weit reicht, so daß eine Vertiefung entsteht. Der Fruchtstiel ist gerade und nicht keulig verdickt. Die Ansatzstelle des Fruchtstieles weist bei Shikimifrüchten häufig einen Korkring auf, der beim Sternanis fehlt (Abb. 331). Shikimifrüchte schmecken nicht scharf nach Anis, sondern nur schwach bitter aromatisch, säuerlich und harzig, zuweilen kampferähnlich.

Aufbewahrung: Vor Licht geschützt, nur als Ganzdroge in dicht verschlossenen Gefäßen, nicht in Kunststoffbehältern (ätherisches Öl!).

Literatur:
[1] V. Formáček und K.-H. Kubeczka, Essential Oils Analysis by Capillary Gas Chromatography and Carbon-13-NMR Spectroscopy, John Wiley & Sons. Chichester etc. 1982.
[2] Hager, Band **5**, 228 (1976).
[3] Kommentar DAB 8, Anisöl.

Czygan

Stiefmütterchenkraut

Violae tricoloris herba, Herba Violae tricoloris

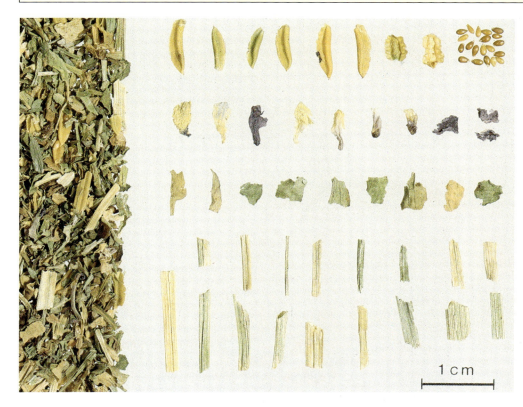

Abb. 332: Stiefmütterchenkraut

Beschreibung: Charakteristisch sind die tiefblauen und leuchtend gelben und/oder blaßviolett bis weißen, meist eingerollten Blüten und Kronblatteile. Häufig findet man gelbe bis gelbbraune, geschlossene oder der Länge nach dreiklappig aufspringende (loculizid) Fruchtkapseln (oder kahnförmige Teile davon) mit zahlreichen hellgelben, birnenförmigen Samen mit weißlichem Anhängsel (Elaiosomen, Abb. 333). Des weiteren dünne, kantig-rundliche, innen hohle Stengelstücke und hellgrüne, stark geschrumpfte Blattfragmente.

Geruch: Sehr schwach, eigentümlich.

Geschmack: Schleimig-süßlich.

ÖAB: Herba Violae tricoloris
DAC 1979: Stiefmütterchenkraut

Stammpflanze: *Viola tricolor* L. (Akker-Stiefmütterchen), Violaceae.

Synonyme: Ackerveilchen, Ackerstiefmütterchenkraut, Dreifaltigkeitskraut, Dreifaltigkeitstee, Freisamkraut, Freisamtee, Herba Jaceae, Herba Trinitatis. Heartsease herb (engl.). Herbe de pensée Sauvage, Pensée des champs (franz.).

Herkunft: In zahlreichen Unterarten, Varietäten und Formen heimisch in allen gemäßigten Zonen Europas und Asiens, von denen als Drogenlieferant vor allem die Subspecies *vulgaris* (KOCH) und *arvensis* (MURRAY) GAUDIN genutzt werden (letztere als Getreideunkraut fast über die ganze Erde verbreitet). Zur Drogengewinnung werden die oberirdischen Teile der Pflanzen zur Blütezeit von Wildstandorten gesammelt, z.T. jedoch auch kultiviert, so in Holland und Frankreich. Die Droge wird aus Holland importiert.

Inhaltsstoffe: 0,06 bis etwa 0,3% Salicylsäure und deren Derivate wie Salicylsäuremethylester und Violutosid (= Violutosin, das Glucosidoarabinosid des Salicylsäuremethylester).

Salicylsäuremethylester

Etwa 10% Schleime, zusammengesetzt aus Glucose (35%), Galaktose (33%), Arabinose (18%) und Rhamnose (8%). 2,5–4,5% Gerbstoffe. Flavonoide (DAC mind. 0.4%): Rutin (= Violaquercitrin), Violanthin, Scoparin, Saponarin, die C-Glycoside Vitexin, Saponaretin, Orientin und Isoorientin sowie Vicenin-2. Anthocyanidinglykoside; Carotinoide: Violaxanthin, Zeaxanthin u.a.; Phenolische Säuren: trans-Kaffee-, trans- und cis-p-Cumar-, Gentisinsäure, jeweils frei und gebunden. Cumarine: Umbelliferon. Geringe Mengen an Saponinen, Ascorbinsäure und a-Tocopherol.

Indikationen: Äußerlich und innerlich als Adjuvans bei verschiedenen Hauterkrankungen wie Ekzeme, Impetigo

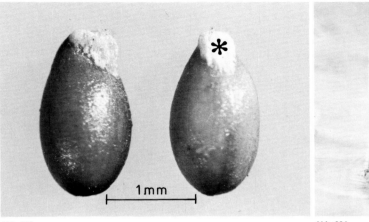
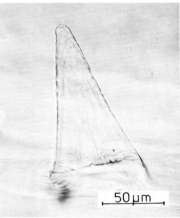

Abb. 333: Birnenförmige Samen mit kleinen, weißen Anhängseln (*; Elaiosomen) von *Viola tricolor*
Abb. 334: Eckzahnförmiges Haar mit Kutikularstreifen des Blattes

(Grindflechte), Akne und Pruritis. Die therapeutische Wirksamkeit bei gewissen Hautleiden konnte im Tierversuch (Ratte) objektiviert werden [1]. Weitere, aus der älteren <u>Volksmedizin</u> stammende Indikationsgebiete sind: Katarrhe der Luftwege, Keuchhusten, Halsentzündungen (Gurgeln) und fiebrige Erkältungen. Die Wirkstofffrage ist nicht geklärt. Diskutiert werden für die einzelnen Anwendungsgebiete die Salicylsäure und ihre Derivate, die bisher nicht identifizierten Saponine, die Flavonoide und Schleime.

In der <u>Volksheilkunde</u> gilt die Droge als sog. „Blutreinigungsmittel", d.h. sie soll eine stoffwechselfördernde Wirkung entfalten und wird deshalb als Adjuvans bei entsprechenden Indikationsgebieten eingesetzt, so als Diuretikum, Diaphoretikum und Purgativum sowie bei Rheuma (Salicylsäure?), Gicht und Arteriosklerose. Die diuretische Wirkung ist umstritten. Nach [2] wird nicht die Harnmenge vermehrt, wohl aber die Chloridausscheidung gesteigert.

Teebereitung: 1,5 g fein geschnittene Droge werden mit kochendem Wasser übergossen oder mit kaltem Wasser angesetzt und aufgekocht; nach 10 min abseihen.
1 Teelöffel = etwa 1,2 g.

Phytopharmaka: Droge und daraus hergestellte Extrakte sind Bestandteil einiger Fertigarzneimittel in den Gruppen Antitussiva, Cholagoga, Dermatika, Roborantia/Tonika, Umstimmungsmittel und Venenmittel.

Prüfung: Makroskopisch (s. Beschreibung) und mikroskopisch nach DAC 1979. Charakteristisch sind die Eckzahnhaare der Blätter (Abb. 334), Papillen, Flaschenhaare und buckelige Deckhaare der Kronblätter, kleeblattartig verdickte Endothecien und die etwa 50 µm großen, glatten Pollenkörner. Im DAC 1979 ist auch eine DC-Prüfung auf Salicylsäure angegeben, sowie eine Gehaltsbestimmung der Flavonoide.

Verfälschungen: Kommen in der Praxis nicht vor.

Literatur:
[1] Hager, Band **6C**, 484 (1979).
[2] H. Vollmer und R. Weidlich, Arch. exp. Pathol. Pharmacol. **186**, 574 (1936).

Willuhn

Wortlaut der für die Standardzulassung vorgesehenen Packungsbeilage:

6.1 Anwendungsgebiete
Als unterstützende Maßnahme zur Förderung der Schleimsekretion und Reizlinderung bei Katarrhen der oberen Luftwege.

6.2 Dosierungsanleitung und Art der Anwendung
Zwei Teelöffel (ca. 4 g) voll **Stiefmütterchenkraut** werden mit heißem Wasser (ca. 150 ml) übergossen und nach 10 min durch ein Teesieb gegeben.
Soweit nicht anders verordnet, wird mehrmals täglich 1 Tasse frisch bereiteter Teeaufguß zwischen den Mahlzeiten getrunken.

6.3 Hinweise
Vor Licht und Feuchtigkeit geschützt aufbewahren.

Süßholzwurzel

Liquiritiae radix (Ph. Eur. I). DAB 8, Liquiritiae radix sine cortice. Radix Liquiritiae

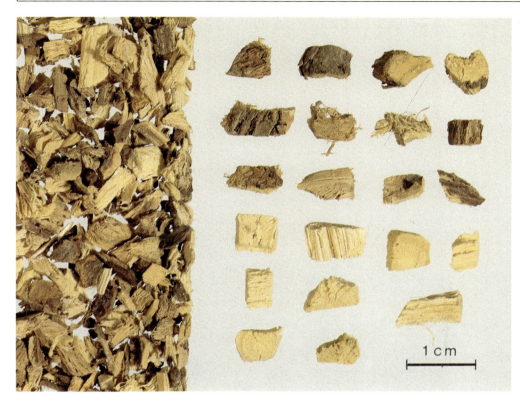

Abb. 335: Süßholzwurzel

Die Droge besteht aus den getrockneten, geschälten (DAB 8) oder auch ungeschälten (Ph. Eur. I) Wurzeln und Ausläufern (Stolonen).

Beschreibung: Die Schnittdroge ist durch mehr oder weniger würfelförmige, rauhfaserige, auffallend zitronengelb gefärbte Stücke charakterisiert, die sich in Längsrichtung leicht spalten lassen. Bei ungeschälter Droge finden sich Stückchen mit runzligen, grauen bis bräunlichen Korkfetzen.

Geruch: Schwach, aber charakteristisch.

Geschmack: Sehr süß, leicht aromatisch.

2. AB-DDR: Radix Liquiritiae
ÖAB: Radix Liquiritiae
Ph. Helv. VI: Radix liquiritiae

Stammpflanze: *Glycyrrhiza glabra* L. (Süßholz), Fabaceae.

Synonyme: Lakritzenwurzel, Spanisches Süßholz, Russisches Süßholz, Radix Glycyrrhizae, Rhizoma Glycyrrhizae nativum. Liquorice root, Sweet root (engl.). Reglisse, Racine de réglisse, Bois doux, Racine douce (franz.).

Herkunft: Heimisch mit verschiedenen Varietäten im Mittelmeergebiet, in Mittel- bis Südrußland, Kleinasien bis Persien. Die Droge stammt aus dem Anbau und wird aus der UdSSR, aus Iran, Türkei und China eingeführt.

Inhaltsstoffe: 2–15% Triterpensaponine, darunter vor allem Glycyrrhizin (Ammonium- und Calciumsalze der Glycyrrhizinsäure) und 24-Hydroxyglycyrrhizin, die 50- bzw. 100fach süßer als Rohrzucker schmecken. (Gehalt an Glycyrrhizinsäure nach 2. AB-DDR 3,0–5,5%; nach Ph. Eur. I mind. 25% wasserlösliche Anteile). Glycyrrhizinsäure liefert bei Hydrolyse Diglucuronsäure und das Aglykon Glycyrrhetinsäure. Daneben zahlreiche weitere Triterpensaponine, deren Aglykone z.T. bekannt sind, z.B. Glycyrrhetol, Glabrolid, Isoglabrolid u.a.

Triterpene und Sterole: β-Amyrin, Onocerin, Sitosterol, Stigmasterol. Über 30 Flavonoide und Isoflavonoide, u.a. Liquiritigenin, sein 4'-O-glucosid (= Liquiritin) u.a., das Chalkon Isoliquiritigenin, sein 4'-O-glucosid (= Isoliquiritin), Glabrol und sein 3'-Hydroxyderivat, die Isoflavonoide Neoliquiritin, Hispaglabridin A und B, u.a.; Cumöstane; Cumarine: Herniarin, Umbelliferon u.a.; Licobenzofuran.

Indikationen: 1. Als Expektorans mit sekretolytischer und sekretomotorischer Wirkung bei Husten und Bronchialkatarrhen, des weiteren bei Entzündungen der oberen Luftwege. Wirkstoffe sind die Saponine, vor allem die Glycyrrhizinsäure. Diese wirkt darüber hinaus bakteriostatisch und antiviral [1]. In Hühnerembryonen hemmen die *Glycyrrhiza*-Saponine das Wachstum von Influenza A-Viren [2]. Antimikrobiell wirken auch die Isoflavonoide Hispaglabridin A

Hispaglabridin A

18β - Glycyrrhetinsäure

Glabrol: R = H
3-Hydroxyglabrol: R = OH

Liquiritigenin: R = H
Liquiritin: R = Glucose

Isoliquiritigenin: R = H
Isoliquiritin: R = Glucose

und B, Glabridin [3, 4], desgleichen Licobenzofuran [5].

2. Als Antiphlogistikum und Spasmolytikum bei Gastritis und Magengeschwüren sowie auch als Ulkusprophylaktikum. Die experimentell und klinisch zweifelsfrei belegte therapeutische Wirksamkeit ist in ihrer Gesamtheit immer noch unvollständig erklärbar [6, 7]. Ein wesentlicher Wirkstoff ist die Glycyrrhizinsäure und ihr Aglykon Glycyrrhetinsäure, deren antiphlogistische Wirkung in vielen Modellen nachgewiesen worden ist. Sie hemmen nicht die Prostaglandinsynthese, wohl aber die Wanderung der Leukozyten zum Entzündungsort [8]. Beide Verbindungen sind für die mineralocorticoiden Effekte der Droge verantwortlich. Zwischen ihnen und den Nebennierenrindenhormonen bestehen Beziehungen, da u.a. diese Effekte nur gegeben sind, wenn zumindest noch ein Rest funktionsfähiger Nebennierenrinde vorhanden ist. An Rattenleberpräparaten wurde gezeigt, daß beide Verbindungen eine starke Hemmwirkung auf die Δ^4-5β-Reduktase haben, die in der menschlichen Leber eine wichtige Rolle bei der Regelung des Cortisol- und Aldosterol-Stoffwechsels spielt [9]. Das wesentliche Strukturelement für diese Hemmwirkung ist die 11-Oxogruppe. Derzeit darf angenommen werden, daß die Wirkung von Glycyrrhizin und Glycyrrhetin auf der Hemmung der Δ^4-5β-Reduktase-Aktivität basiert, wodurch die Ausscheidung von Corticosteroiden verzögert und die biologische Halbwertzeit von Corticosol und Aldosteron verlängert wird. Dies führt zu einem Synergismus dieser Hormone und Glycyrrhizin sowie Glycyrrhetin. In Rußland werden Süßholzzubereitungen zur Unterstützung der Langzeitbehandlung mit Cortison verwendet, wodurch die Steroid-Dosis und damit die Nebenwirkungen wesentlich niedriger gehalten werden können [10].

Diese indirekt corticoide Wirkung, die therapeutisch auch in Form des Bernsteinsäurehalbesters der Glycyrrhetinsäure (Carbenoxolon, = Biogastrone®), ausgenützt wird, ist jedoch nur eine Teilwirkung der Droge bei der Gastritis-Ulkus-Therapie. Auch entglycyrrhinisierte Extrakte wirken Ulkus-protektiv und sind wirksam bei der Behandlung von Magengeschwüren [Übersicht bei 11]. Sie setzen u.a. über eine direkte Hemmwirkung auf die Zellen (keine Unterdrückung der Gastrin-Freisetzung!) die Magensaftsekretion herab [12] und verhindern oder reduzieren durch Acetyl-Salicylsäure hervorgerufene Schleimhautentzündungen [13, 14]. Für Kombinationen der Glycyrrhizinsäure mit anderen Bestandteilen des Extraktes wurden synergistische Wirkungen bei der Anti-Ulkus-Aktivität nachgewiesen [15]. Hinzu kommt eine ausgeprägte, bei der gegebenen Indikation wünschenswerte spasmolytische Wirkung, die durch einzelne Flavonoide der Droge, insbesondere durch Liquiritigenin und Isoliquiritigenin hervorgerufen wird.

3. Aufgrund des intensiv süßen Geschmacks als Geschmackskorrigens für Arzneimittel, Lebensmittel und Genußmittel.

In abführenden Teemischungen verstärken Süßholzwurzeln die Wirkung von Anthrachinondrogen (Erhöhung der Benetzbarkeit des Darminhaltes wegen der hohen Oberflächenaktivität von Glycyrrhizin), weshalb diese geringer dosiert werden können.

Nebenwirkungen: Wegen der mineralcorticoiden Wirkung von Glycyrrhizin und Glycyrrhetin führen über längere Zeiträume eingenommene höhere Dosen (mehr als 50 g Droge täglich) zu Hypokaliämie, Hypernatriämie, Ödemen, Hypertension und Herzbeschwerden. In extremen Fällen kommt es zur Ausbildung von Pseudoaldosteronismus mit allen Erscheinungsformen [16]. Die Beschwerden verschwinden nach Absetzen der Droge innerhalb von einigen Tagen. Zubereitungen der Süßholzwurzel sollen nicht länger als 6 Wochen angewendet werden. Während dieser Zeit sollte auf die Zufuhr einer kaliumreichen Kost (z.B. Bananen, getrockneten Aprikosen) geachtet werden. Bei bestehendem Bluthochdruck sowie eingeschränkter Herz- und Nierenfunktion sollte vor längerer Anwendung der Arzt befragt werden. Aufgrund erhöhter Kaliumverluste kann die Wirkung von herzwirksamen Glykosiden verstärkt werden. Die längere Anwendung soll nicht gleichzeitig mit Spironolacton oder Amilorid erfolgen.

Teebereitung: 1–1,5 g der fein zerschnittenen oder grob gepulverten Droge werden mit kochendem Wasser übergossen oder auch mit kaltem Wasser angesetzt und kurz aufgekocht; nach 10–15 min durch ein Teesieb geben. Keine längerdauernde Anwendung (s. Nebenwirkungen)! 1 Teelöffel = etwa 3 g.

Teepräparate: Die Droge wird auch in Filterbeuteln (2 g) angeboten. Aus der Droge hergestellte Extrakte sind in Instant-Tees verschiedener Indikationsgebiete (Bronchialtees, Magentees, Abführtees) enthalten.

Phytopharmaka: Süßholzwurzeln oder aus ihnen hergestellte Extrakte sind in zahlreichen Fertigarzneimitteln der Gruppen Bronchialtherapeutika, Magen-Darm-Mittel, Leber- und Gallentherapeutika und Urologika enthalten, in einigen weiteren Präparaten auch als Geschmackskorrigens. Neben der geschnittenen und gepulverten Droge kommen u.a. der eingedickte wäßrige Extrakt (= Succus Liquiritiae oder Lakritz), entglycyrrhinisierte Extrakte (z.B. Caved S®), die isolierte Glycyrrhizinsäure (z.B. Nephulon E Aerosol) und partialsynthetisch abgewandelte Glycyrrhetinsäure (Carbenoxolon, Biogastrone®) zur Anwendung.

Prüfung: Makroskopisch (s. Beschreibung) und mikroskopisch nach Ph. Eur. I und DAB 8. Identitätsprüfung durch orangegelbe Färbung mit konz. Schwefelsäure sowie DC-Nachweis der Glycyrrhetinsäure nach Ph. Eur. I, Abbildung in [17]. Eine DC-Identifizierung ist auch über die Flavonoide möglich [18], dort auch farbige Abbildung des DC.

Verfälschungen: Kommen in der Praxis nicht vor.

Wortlaut der für die Standardzulassung vorgesehenen Packungsbeilage:

5.1 **Anwendungsgebiete**
Zur Schleimlösung und Erleichterung des Auswurfs bei Katarrhen der oberen Atemwege (Bronchitis).
Zur Unterstützung der Behandlung von krampfartigen Beschwerden bei Magenschleimhautentzündungen (chron. Gastritis).

5.2 **Gegenanzeigen**
Bei chronischer Leberentzündung, Leberzirrhose, Bluthochdruck und Kaliummangel im Blut sollte vor Anwendung von Süßholzwurzel der Arzt befragt werden.

5.3 **Nebenwirkungen**
Bei längerer Anwendung von Zubereitungen aus Süßholzwurzel kann eine vermehrte Wassereinlagerung mit leichten Schwellungen, besonders im Bereich von Gesicht und Fußgelenken, auftreten.
Die Natriumausscheidung wird vermindert und die Kaliumausscheidung ist erhöht. Eine Erhöhung des Blutdruckes ist ebenfalls möglich.

5.4 **Wechselwirkungen mit anderen Mitteln**
Zubereitungen aus Süßholzwurzel sollen bei längerer Anwendung nicht gleichzeitig mit kaliumsparenden Diuretika, wie z.B. Spironolacton oder Amilorid, gegeben werden. Aufgrund erhöhter Kaliumverluste kann die Wirkung von Herzglykosiden verstärkt werden. Durch verminderte Natrium- und Wasserausscheidung kann die Einstellung mit Arzneimitteln gegen Bluthochdruck erschwert werden.

5.5 **Dosierungsanleitung und Art der Anwendung**
Etwa 1 Teelöffel (2–4 g) voll **Süßholzwurzel** wird mit kochendem Wasser (ca. 150 ml) überbrüht, weitere 5 min zum Sieden erhitzt und nach Abkühlen durch ein Teesieb gegeben.
Soweit nicht anders verordnet, wird jeweils nach den Mahlzeiten eine Tasse Teeaufguß getrunken.

5.6 **Dauer der Anwendung**
Zubereitungen aus Süßholzwurzel sollen in hohen Dosen nicht länger als 6 Wochen angewendet werden. Während dieser Zeit sollte auf die Zufuhr einer kaliumreichen Kost (z.B. Bananen, getrockneten Aprikosen) geachtet werden.

5.7 **Hinweise**
Vor Licht und Feuchtigkeit geschützt aufbewahren.

Literatur:
[1] R. Pompei, C.A. **92**, 104967 (1980).
[2] V.A. Vichkanowa und L.V. Goryunova, C.A. **78**, 155107 (1973).
[3] L.A. Mitscher, Y.H. Park, S. Omoto, G.W. Clark und D. Clark, Heterocycles **9**, 1533 (1978).

[4] L.A. Mitscher, Y.H. Park und D. Clark, J. Nat. Prod. **43**, 259 (1980).
[5] X. Chang, Q. Xu, D. Zhu, G. Song und R. Xu, C.A. **97**, 20701 (1982).
[6] J. Lutomski, Pharmazie in unserer Zeit **12**, 49 (1983).
[7] M.R. Gibson, Lloydia **41**, 348 (1978).
[8] F. Capasso, N. Macolo, G. Autore und M.R. Duraccio, J. Pharm. Pharmacol. **35**, 332 (1983).
[9] Y. Tamura, T. Nishikawa, K. Yamada, M. Yamamoto und A. Kumagai, Arzneimittelforschung **29**, 647 (1979).
[10] H. Müller-Dietz, Arzneipflanzen in der Sowjetunion, 3. Lieferung. Osteuropa-Institut, Berlin 1966.
[11] R.N. Brodgen, T.M. Speight und C.S. Avery, Drugs **8**, 330 (1974).
[12] R. Hakanson, G. Liedberg, J. Oscarson, J.F. Rehfeld und F. Stadil, Experientia **29**, 570 (1973).
[13] W.D.W. Rees, J. Rhodes, J.E. Wright, I.F. Stamford und A. Bennett, Scand. J. Gastroenterol. **14**, 605 (1979).
[14] A. Bennett, T. Clark-Wibberley, I.F. Stamford und J.E. Wright, J. Pharm. Pharmacol. **32**, 151 (1980).
[15] S. Okabe, H. Kunimi, A. Nosaka, Y. Isshii, Y. Fujii und K. Nakamura, C.A. **92**, 159697 (1980).
[16] E. Röder, Dtsch. Apoth. Ztg. **122**, 2081 (1982).
[17] P. Pachaly, Dünnschichtchromatographie in der Apotheke, 2. Aufl., Wiss. Verlagsges., Stuttgart 1982.
[18] H. Wagner, S. Bladt und E.M. Zgainski, Drogenanalyse. Dünnschichtchromatographische Analyse von Arzneidrogen. Springer-Verlag, Berlin, Heidelberg, New York 1983.

Willuhn

Taubnesselblüten, weiße   Lamii albi flos, Flores Lamii albi

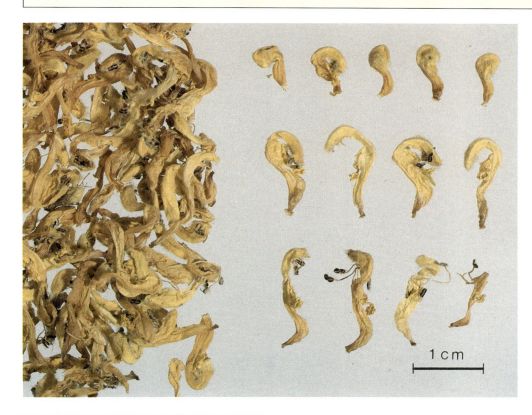

Abb. 336: Weiße Taubnesselblüten.

Die Droge besteht aus den getrockneten Kronblättern mit anhaftenden Staubblättern.

Beschreibung: Gelblichweiße, runzelig zusammengedrückte, 10–15 mm lange, zweilippige Blumenkronen, S-förmig gekrümmt. Die stark gewölbte Oberlippe ist, besonders gegen die Spitze hin, deutlich behaart. Die Unterlippe ist dreispaltig, mit in einen langen Zahn endigenden Seitenlappen. Die vier Staubblätter (die beiden oberen kürzer) sind bis zum Schlund der Blumenkronröhre verwachsen.

Geruch: Sehr schwach.

Geschmack: Kaum bitter.

Erg. B. 6: Flores Lamii albi

Stammpflanze: *Lamium album* L. (Weiße Taubnessel), Lamiaceae.

Synonyme: Weiße Nesselblumen, Weiße Bienensaugblüten, Flores Urticae mortuae. White Deadnettle flowers (engl.). Fleurs de lamier, Fleurs d'ortie blanche (franz.).

Herkunft: In Europa und Asien heimisch und verbreitet. Die Droge wird aus der CSSR, Polen und UdSSR importiert.

Inhaltsstoffe: Sehr unzureichend untersucht. Triterpensaponine; Schleimstoffe; Flavonoide, bes. Quercetin- und Kämpferolglykoside; Gerbstoff, vermutlich Rosmarinsäure und ähnliche Verbindungen; Spuren von ätherischem Öl.

Indikationen: Anwendung nur in der *Volksmedizin* im Sinne eines Expektorans bei Erkrankungen der Atemwege, zur Schleimlösung bei Katarrhen.
Auch bei klimakterischen Störungen, bei Fluor albus und Beschwerden des Urogenitaltraktes *volksmedizinisch* gebraucht. Umschläge mit abgekochter Droge finden bei Hautschwellungen, Beulen, Krampfadern und Gichtknoten Anwendung. Als „Blutreinigungsmittel".
Die Triterpensaponine dieser Droge zeigten im Tierversuch eine deutliche antiinflammatorische Wirkung, während der diuretische Effekt (mit deutlicher Kaliurie) weniger stark ausgeprägt war; bei i.v. Applikation zeigten die Saponine eine dosisabhängige hypotensive Wirkung [1].

Teebereitung: 1 g feingeschnittene Droge wird mit kochendem Wasser übergossen und nach 5 min durch ein Teesieb gegeben. Mehrmals täglich 1 Tasse Tee, mit Honig gesüßt als Expektorans.
1 Teelöffel = etwa 0,5 g.

Phytopharmaka: Die Droge ist nur in wenigen Fertigarzneimitteln verschiedener Indikationsgruppen enthalten.

Prüfung: Makroskopisch (s. Beschreibung) und mikroskopisch nach Erg. B. 6. Die Blütenblätter besitzen verschieden gestaltete Gliederhaare mit meist gekörnelter Kutikula, wobei die

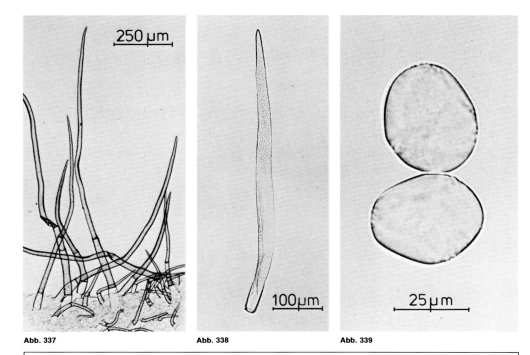

Abb. 337
Abb. 338
Abb. 339

Abb. 337: Mehrzellige Gliederhaare der Blütenblätter (untere Zelle häufig ohne Körnung der Kutikula)
Abb. 338: Schlauchförmiges Haar der Anthere mit punktierter Kutikula
Abb. 339: Kartoffelförmige Pollenkörner (tricolpat)

Basalzelle meist glatt ist (Abb. 337). Die Antherenhaare sind bis 800 µm lang, einzellig und weisen eine feine Punktierung auf (Abb. 338). Die Pollenkörner sind rund oder elliptisch, glatt, etwa 30 µm groß und tricolpat (Abb. 339).

Verfälschungen: Kommen in der Praxis kaum vor. Blüten verschiedener *Lonicera*-Arten besitzen rosarote Kronblatt-Teile.

Literatur:
[1] M. Kory, V. Hodisan, S. Toader und P. Gugu, Clujul Med. **55**, 156 (1982); ref. C.A. **98**, 46480 (1983).

Wichtl

Tausendgüldenkraut DAB 8, Centaurii herba, Herba Centaurii

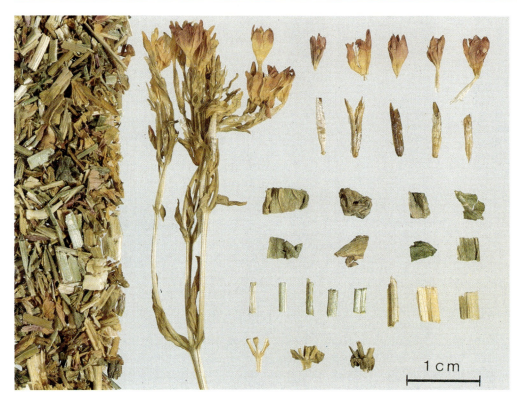

Abb. 340: Tausendgüldenkraut

Beschreibung: In der aus den oberirdischen Teilen blühender Pflanzen bestehenden Droge fallen vor allem die vierkantigen hohlen Stengelstückchen von meist gelblicher Farbe und die bis 8 mm langen, rötlichen Blüten auf. Fragmente der kleinen, glattrandigen und unbehaarten Blätter (gegenständig!) treten demgegenüber zurück. Gelegentlich finden sich 2-klappig aufspringende Kapseln (Abb. 341) und die daraus entlassenen, sehr kleinen Samen. Charakteristisch sind auch die (nach dem Ausstäuben) spiralig gedrehten Antheren der Staubblätter (Abb. 342).

Geruch: Schwach, eigenartig.

Geschmack: Stark bitter.

ÖAB: Herba Centaurii
Ph. Helv. VI: Herba centaurii

Stammpflanze: *Centaurium erythraea* RAF. ssp. *erythraea* (= *Centaurium minus* MOENCH, *Centaurium umbellatum* auct., *Erythraea centaurium* auct., non (L.) PERS.) (Tausendgüldenkraut), Gentianaceae.

Synonyme: Tausendgüldenkraut, Fieberkraut, Bitterkraut, Erdgallenkraut, Roter Aurin, Herba Chironiae, Herba Felis terrae. Herb of centaurium, Centaury tops (engl.). Herbe de centaurée (franz.).

Herkunft: Verbreitet in Europa, Nordamerika, Nordafrika und dem westlichen Asien. Die Droge wird aus Marokko, Jugoslawien und Bulgarien importiert.

Inhaltsstoffe: Kleine Mengen an intensiv bitter schmeckenden Secoiridoidglykosiden, besonders Swertiamarin, Swerosid, Gentiopikrosid und Centapikrin [1, 2]; bis 0,4% Flavonoide; Xanthonderivate (z.B. Methylbellidifolin); Phenolcarbonsäuren; Sterole; Triterpene; Spuren an Pyridin- und Actinidin-Alkaloiden [3].

Swerosid: R^1 = H, R^2 = H
Centapikrin: R^1 = m-Hydroxybenzoyl
R^2 = Acetyl

Swertiamarin

Gentiopikrosid

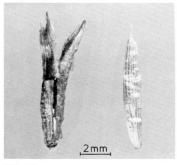 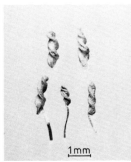 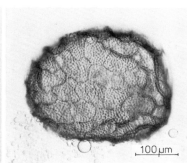

Abb. 341: Kapselfrüchte (links reif, rechts unreif) von *Centaurium erythraea*
Abb. 342: Schraubenförmig gedrehte Staubbeutel der Blüte
Abb. 343: Typischer Same mit warziger Schale

Indikationen: Als reines Bittermittel (Amarum purum) zur Anregung des Appetits, zur Erhöhung der Magensaftsekretion, besonders bei chronisch-dyspeptischen Zuständen und Achylie; schwächer wirksam als vergleichbare Drogen, z.B. Enzianwurzel.
In der <u>Volksmedizin</u> auch als Roborans und Tonikum.

Wortlaut der für die Standardzulassung vorgesehenen Packungsbeilage:

5.1 **Anwendungsgebiete**
Zur Förderung der Magensaftbildung (Gastritis mit mangelnder Magensäurebildung); Appetitlosigkeit.

5.2 **Dosierungsanleitung und Art der Anwendung**
1–2 Teelöffel (2–3 g) **Tausendgüldenkraut** werden mit siedendem heißen Wasser (ca. 150 ml) übergossen und nach 15 min durch ein Teesieb gegeben.
Soweit nicht anders verordnet, wird eine Tasse frisch bereiteter Teeaufguß nur mäßig warm $^1/_2$ Std. vor den Mahlzeiten getrunken.

5.3 **Hinweise**
Vor Licht und Feuchtigkeit geschützt aufbewahren.

Teebereitung: 1–2 g fein geschnittene Droge werden mit kochendem Wasser übergossen und nach 10 min abgeseiht. Von manchen Autoren wird auch mehrstündige Extraktion mit kaltem Wasser empfohlen.
1 Teelöffel = etwa 1,8 g.

Teepräparate: Die Droge wird auch in Filterbeuteln (1,0 bzw. 1,8 g) angeboten. Trockenextrakte der Droge sind in Instant-Tees der Indikationsgruppen Magen-Darm-Mittel und Leber-Galle-Mittel enthalten.

Phytopharmaka: Etwa 20 Fertigarzneimittel mit Drogenauszügen in den Gruppen Magen-Darm-Mittel und Cholagoga, sowie bei den Urologika (Canephron®).

Prüfung: Makroskopisch (s. Beschreibung) und mikroskopisch nach DAB 8. Charakteristisch sind die im Mesophyll zahlreich vorkommenden Oxalat-Einzelkristalle, gekreuzte Faserschichten aus der Fruchtwand und die kleinen braunen Samen mit feinpunktierter Epidermis (Abb. 343).
Nach DAB 8 und ÖAB Bitterwert mind. 2000, nach Ph. Helv. VI mind. 100 Pharmakopoe-Einheiten/g. Diese Bitterwerte werden nur bei entsprechendem Anteil an Blüten (die den höchsten Gehalt an Bitterstoffen aufweisen) erreicht.
Nach DAB 8 auch DC-Nachweis der Bitterstoffe.

Verfälschungen: Solche kommen sehr selten vor (mit anderen *Centaurium*-Arten) z.B. *Centaurium pulchellum* (SW.) DRUCE, dem zierlichen Tausendgüldenkraut, kenntlich an den deutlich gestielten Blüten. Da diese *Centaurium*-Art aber sehr ähnliche Secoiridoide enthält [4], kann man sie eher als Substitution einschätzen. Eine Unterscheidung mittels DC ist möglich [4]: ein methanolischer Extrakt von *Centaurium pulchellum* gibt bei der Trennung auf Kieselgel 60 F 254, silanisiert, mit wassergesättigtem Ethylformiat als Fließmittel einen deutlichen Xanthonfleck im mittleren Rf-Bereich, der bei *Centaurium erythraea* fehlt.

Literatur:
[1] W.G. van der Sluis und R.P. Labadie, Pharm. Weekbl. **113**, 21 (1978).
[2] W.G. van der Sluis und R.P. Labadie, Planta Med. **41**, 150 (1981).
[3] Kommentar DAB 8.
[4] W.G. van der Sluis und R.P. Labadie, Planta Med. **41**, 221 (1981).

Frohne

Teufelskralle   Harpagophyti radix, Radix (Tubera) Harpagophyti

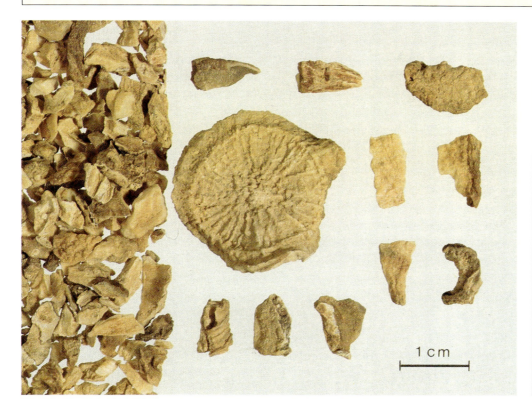

Abb. 344: Teufelskralle

Die Droge besteht aus den sekundären Speicherwurzeln (= Knollen der Seitenwurzeln).

Beschreibung: Die Ganzdroge besteht aus walzenförmigen, bis 6 cm dicken und bis 20 cm langen, gelblichgrauen bis hellrostfarbenen Stücken. Die Schnittdroge erinnert an geschnittene Pilze; die mehr oder weniger keilförmig oder fächerförmig zulaufenden Stücke haben eine gekrümmte Außenseite. Der Bruch der sehr harten Droge ist glatt, die Bruchfläche hornartig, hellgrau bis weißlich, auf der Querschnittsfläche fallen erhabene, zum Zentrum führende Binden auf. Die Markstrahlen sind nur undeutlich zu erkennen. Vereinzelt findet man dunkelgraue bis schwarze Stücke; eine solche Verfärbung weist auf eine Zersetzung der Inhaltsstoffe.

Geschmack: Bitter.

Stammpflanzen: *Harpagophytum procumbens* DC. und *H. zeyheri* DECNE (Teufelskralle), Pedaliaceae.

Synonyme: Afrikanische Teufelskralle (nach der Form der Früchte), Trampelklette. Devil's claw, Wood spider, Grapple plant (engl.). Tubercule de griffe du diable (franz).

Herkunft: In den Savannen der Kalahari Südafrikas und Namibias heimisch; von dort aus Wildsammlungen importiert (von O.H. Volk 1953 erstmals in Europa eingeführt).

Inhaltsstoffe: Die sekundären Speicherwurzeln beider Arten [2] enthalten Iridoide, hauptsächlich 0,1–0,3% des Iridoidglykosids Harpagosid, ein Zimtsäureester [3]; daneben Procumbid, Harpagid (möglicherweise ein Abbauprodukt des Harpagosids) und freie Zimtsäure. Die mit Wasser extrahierbaren Stoffe (u.a. Glucose, Fructose, Stachyose, Raffinose [4]) können bis 70% des Trockengewichts der Droge ausmachen; die nach dem DAB 8 bestimmten Bitterwerte liegen zwischen 5000 und 12000 [3]. In *H. procumbens* wurden außerdem u.a. n-Alkane, Sterole, Fette und Wachse nachgewiesen.

Harpagosid: R = trans-Cinnamoyl
Harpagid: R = H
Procumbid

Indikationen: Es liegen nur spärliche klinische und pharmakologische Untersuchungen vor. Geringe analgetische, antiphlogistische und antiarthritische Wirkungen des Gesamtextrakts konnten im Tierversuch (z.B. bei der künstlich gesetzten Formaldehyd-Arthritis der weißen Ratte [5], vgl. auch [6]) nachgewiesen werden. Inwieweit jedoch Harpagosid an diesen Effekten beteiligt ist, bleibt fraglich. (Zusammenfassung zur Pharmakologie und Toxikologie dieser Droge bei [7].) In der *Erfahrungstherapie* wird auf Erfolge bei der Behandlung von rheumatischen Beschwerden mit beiderseits subkutan lateral und medial am Kniegelenk injizierten Drogenextrakten hingewiesen [8]. Sicherlich sind die bitteren Iridoide für die Nutzung der Droge als Stomachikum verantwortlich. – In der *südafrikanischen Volksmedizin* wird die Droge bei Verdauungsstörungen als bitteres Tonikum, bei Bluterkrankungen, als Fiebermittel (Signaturenlehre, da bitter?), als Schmerzmittel und bei Schwangerschaftsbeschwerden genutzt. In Europa lauten die *volksmedizinischen* Indikationen: Stoffwechselkrankheiten, Arthritis, Leber-, Gallen-, Nieren-. Blasenleiden. Allergien und allgemeine Alterserscheinungen. Die immer wieder erwähnte Verwendung als Antidiabetikum sollte auch in der Erfahrungstherapie nicht propagiert werden.

Teebereitung: 4,5 g fein geschnittene oder grob gepulverte Droge mit 300 ml kochendem Wasser übergießen und 8 Std. bei Raumtemperatur stehen lassen, dann abseihen; in drei Portionen über den Tag verteilt einnehmen.

1 Teelöffel = etwa 4,5 g.

Teepräparate: Die Droge wird von mehreren Firmen, meist unter der Bezeichnung Teufelskralle-Tee, bzw. Harpago-Tee, in den Handel gebracht.

Phytopharmaka: In Form der gepulverten Droge oder des Extraktes ist Teufelskralle Bestandteil von Fertigarzneimitteln verschiedener Indikationsgebiete, als Kapseln, Tabletten, Tinktur, Salbe etc. angeboten.

Prüfung: Makroskopisch (s. Beschreibung), mikroskopisch nach [1] und mittels DC nach [3]: 0,1 g gepulverte Droge wird mit 10 ml Methanol im Wasserbad erhitzt und filtriert. Von dem Filtrat werden 5,0 ml bis zur Trockne eingeengt; der Rückstand wird in 1 ml Methanol gelöst, man trägt davon 10 bzw. 20 µl auf eine Kieselgel F_{254}-Schicht bandförmig (15 mm) auf. Daneben werden 10, 20 und 40 µl einer Lösung von 1 mg Harpagosid in 1 ml Methanol aufgetragen. Man entwickelt bei Kammersättigung mit dem Fließmittel Chloroform-Methanol (90+30) 15 cm hoch.

Detektion:
a) Nach Abtrocknen der Platten Fluoreszenzminderung bei 254 nm: es entstehen graue Höfe auf der gelbgrün fluoreszierenden Schicht.
b) Nach Abtrocknen der Platte Besprühen mit Dimethylaminobenzaldehyd-Lösung (1% in N-Salzsäure) und anschließend 15 min lang auf 105 °C erhitzen: die Iridoide erscheinen als blaugraue Zonen, Harpagosid liegt bei Rf etwa 0,5.

Ein einfacher „Tüpfeltest" auf *Harpagophytum*-Wurzel nach [9]: Phloroglucin-Salzsäure färbt Teile des Parenchyms von primärer und sekundärer Speicherwurzel grün.

Eine Unterscheidung zwischen primärer und sekundärer Speicherwurzel aufgrund des Harpagosidgehaltes setzt eine exakte quantitative Bestimmung dieses Iridoides voraus [3]. Zur mikroskopischen Differenzierung vgl. [1].

Ein Standardisierungsvorschlag [3] der Droge fordert folgende Mindestwerte: 0,5% Harpagosid; 50% mit Wasser extrahierbare Stoffe; Bitterwert 6000.

Verfälschungen: Gelegentlich durch harpagosidarme Primärwurzeln, extrahierte Sekundärwurzeln und stark bitter schmeckende Wurzeln anderer afrikanischer Pflanzen (z.B. *Elephantorrhiza* spec., eine Mimosacee, *Acanthosicyos naudianus*, eine Cucurbitacee) [3].

Aufbewahrung: Vor Feuchtigkeit geschützt in gut schließenden Behältern.

Literatur:
[1] O.H. Volk, Dtsch. Apoth. Ztg. **104**, 573 (1964).
[2] F.-C. Czygan und A. Krüger, Planta Med. **31**, 305 (1977).
[3] F.-C. Czygan, A. Krüger, W. Schier und O.H. Volk, Dtsch. Apoth. Ztg. **117**, 1431 (1977). Hier auch weitere Literatur, u.a. aus dem Arbeitskreis von P. Tunmann (Würzburg), der als erster intensiv *Harpagophytum procumbens* phytochemisch untersucht hat.
[4] K.H. Ziller und G. Franz, Planta Med. **37**, 340 (1979).
[5] B. Zorn, Z. Rheumaforsch. **17**, 135 (1958).
[6] O. Eichler und C. Koch, Arzneim. Forsch. **20**, 107 (1970).
[7] A. Erdös, R. Fontaine, H. Friehe, R. Durand und Th. Pöppinghaus, Planta Med. **34**, 97 (1978).
[8] S. Schmidt, Therapiewoche **13**, 1072 (1972).
[9] W. Schier und H. Bauersfeld, Dtsch. Apoth. Ztg. **113**, 795 (1973).

Czygan

Thymian   DAB 8, Thymi herba, Herba Thymi

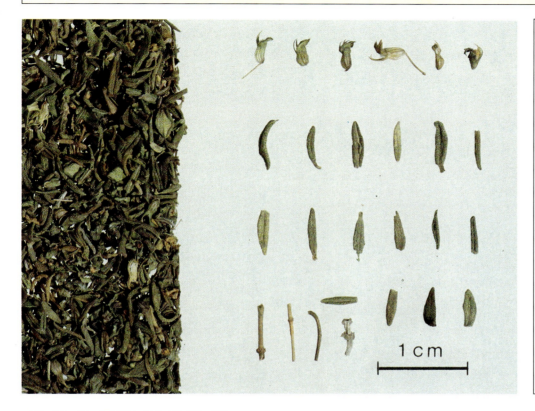

Abb. 345: Thymian

Die Droge besteht aus den abgerebelten Laubblättern und Blüten.

Beschreibung: Die Blätter von *Thymus vulgaris* sind lanzettlich bis eiförmig, ganzrandig und nur am Rand nach unten eingerollt. Oberseits sind sie grün, unterseits graufilzig, mit vielen Drüsen in grubigen Vertiefungen (Abb. 346). Am Grunde des kurzen Blattstieles befinden sich keine Wimpernhaare. Von den violetten Blüten sind nur die Kelche erkennbar, diese sind kurz behaart und tragen am Grunde weiße Borsten (Abb. 346).
Die Blätter von *Thymus zygis* sind ungestielt, lineallanzettlich bis nadelförmig und nadelförmig eingerollt. Sie sind beiderseits grün bis graugrün und behaart. Am Grunde befinden sich bis 1 mm lange Wimpernhaare. Von den weißen Blüten sind wie bei *Thymus vulgaris* nur die Kelche erkennbar, die von diesen praktisch nicht zu unterscheiden sind.

Geruch: Aromatisch, intensiv und charakteristisch.

Geschmack: Aromatisch, etwas scharf.

2. AB-DDR: Folia Thymi
ÖAB: Folium Thymi
Ph. Helv. VI: Folium thymi

Stammpflanzen: *Thymus vulgaris* L. (Echter Thymian) und *Thymus zygis* L. (Spanischer Thymian), Lamiaceae.

Synonyme: Für Echten Thymian: Garten-Thymian, Gemeiner Thymian, Thymianblatt, Römischer (Welscher) Thymian (Quendel), Kuttelkraut, Hühnerkohl. Common Thyme, Garden Thyme, Rubbed Thyme, Herb of Thyme (engl.). Herbe de thym (franz.).

Herkunft: *Thymus vulgaris:* In verschiedenen Unterarten und Formen in Mittel- und Südeuropa, in den Balkanländern und im Kaukasus beheimatet; in Mitteleuropa, Ostafrika, Indien, Türkei, Israel, Marokko und Nordamerika wird die Pflanze kultiviert [1–3]. *Thymus zygis:* Auf der Iberischen Halbinsel beheimatet; dort auch kultiviert [2]. Die Droge wird aus Spanien, Marokko, Frankreich, Bulgarien, Ungarn und der DDR importiert.

Inhaltsstoffe: 1,0–2,5% ätherisches Öl (DAB 8 mind. 1,2%, ÖAB und Ph. Helv. VI mind. 1,5%), das vorwiegend die isomeren Monoterpene Thymol (30–70%) und Carvacrol (3–15%) enthält (nach DAB 8 muß die Droge mind. 0,5% Phenole, ber. als Thymol enthalten, nach 2. AB-DDR 0,4–0,6% Phenole, ber. als Thymol); daneben kommen im ätherischen Öl noch andere Monoterpene wie p-Cymen, Camphen, Limonen u.a. [2, 3] vor. Die Zusammensetzung des ätherischen Öles kann in Abhängigkeit von der Herkunft der Droge und dem Erntezeitpunkt stark variieren [3, 4]. Beide Stammpflanzen liefern ähnlich zusammengesetztes ätherisches Öl, Unterschiede bestehen im Gehalt an Thymol-methylether: bei *Thymus vulgaris* beträgt dessen Anteil im ätherischen Öl ca. 1,4–2,5%, bei *Thymus zygis* nur etwa 0,3% [5].
Die Droge enthält außerdem Gerbstoffe (Labiatengerbstoff?), Flavonoide und Triterpene [2].

Thymian

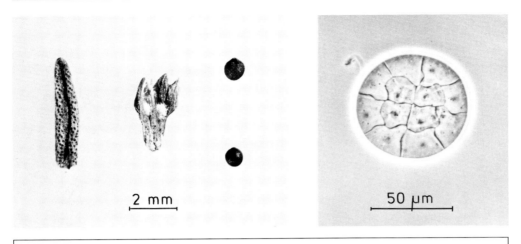

Abb. 346: Lanzettliches Blatt mit nach unten eingerollten Rändern (links). Blütenkelch mit weißen Schlundhaaren (Mitte) und eiförmig abgeflachte Samen (rechts)

Abb. 347: Lamiaceen-Drüsenschuppe mit 12(!) sezernierenden Zellen [Phasenkontrastaufnahme]

Indikationen: Aufgrund des Gehaltes an ätherischem Öl innerlich als Expektorans und Bronchospasmolytikum (z.B. bei akuten und chronischen Bronchitiden und Keuchhusten; allgemein bei Katarrhen der oberen Luftwege); es wird sowohl die Sekretion gesteigert als auch die Transportfunktion der Zilienbewegungen in den Bronchien erhöht [2, 6, 7]. Das wird zum einen reflektorisch vom Magen aus bewirkt, zum anderen durch einen direkten Einfluß auf die Bronchialschleimhaut, da das ätherische Öl zum Teil über die Lunge ausgeschieden wird. Hier kommt auch der antiseptische und antibakterielle Effekt des Thymols zum Tragen, das gegenüber vielen Mikroorganismen 25mal stärker als Phenol wirkt, aber im Gegensatz zu Phenol wegen seiner geringen Wasserlöslichkeit gewebsfreundlich ist [8, 9].

Äußerlich wird Thymian als hyperämisierendes, antibakterielles, aber auch desodorierendes Mittel bei Entzündungen des Mund- und Rachenraumes (als Mund- und Gurgelmittel) und als hautreizendes Mittel in Einreibungen, Badezusätzen und Kräuterkissen verwendet [1].

Die *Volksmedizin* nutzt die Droge nicht zuletzt wegen ihrer spasmolytischen Wirkung als Stomachikum und Karminativum, sowie als Diuretikum, Harndesinfizienz und als Wurmmittel.

Schließlich wird Thymian als Gewürz und in der Likörindustrie gebraucht [1, 3].

Nebenwirkungen: Thymian und seine Zubereitungen sind normalerweise ungefährlich. Es sollte aber darauf hingewiesen werden, daß bei der innerlichen Anwendung von Thymol (z.B. in der *Volksmedizin* als Wurmmittel) in therapeutischen Dosen (0,3–0,6 g, max. 1,0 g) Leibschmerzen und ein vorübergehender Kollaps auftreten können. Bei Enterokolitis, Herzinsuffizienz und in der Gravidität ist die interne Applikation von Thymol kontraindiziert [10].

Teebereitung: 1,5–2 g Thymian mit kochendem Wasser übergießen und nach 10 min durch ein Teesieb geben. 1 Teelöffel = etwa 1,4 g.

Phytopharmaka: Die Droge ist Bestandteil von Fertigarzneimitteln, Gruppe Hustentees; Trockenextrakte und Fluidextrakte findet man in vielen Präparaten der Antitussiva, z.B. Thymitussin® (Tropfen, Dragees), Thymipin® (Tropfen, Saft, Zäpfchen), Tussipect®, Pertussin®, Bronchicum® (alle jeweils Saft und Tropfen), Broncholind®, Pectamed®, Tolusot®, Astapect® (Tropfen), Perdiphen®, Equisil®, Ephetonin® (Saft) Melrosum® (Sirup), Tussamag® (Tropfen, Saft, Zäpfchen) u.v.a.

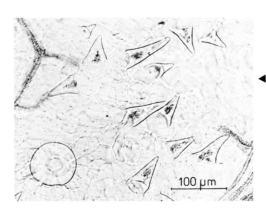

Abb. 348: Eckzahnförmige Haare mit feinen Oxalatnadeln; Drüsenschuppe (links unten)

Abb. 349: Kniehaare mit abgewinkelter Endzelle

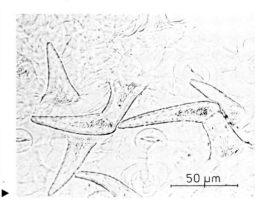

Wortlaut der für die Standardzulassung vorgesehenen Packungsbeilage:

6.1 Anwendungsgebiete

Bei Anzeichen von Bronchitis sowie bei Katarrh der oberen Luftwege.

6.2 Dosierungsanleitung und Art der Anwendung

1 Teelöffel voll **Thymian** wird mit heißem Wasser (ca. 150 ml) übergossen und nach etwa 10 min durch ein Teesieb gegeben.

Soweit nicht anders verordnet, wird mehrmals täglich eine Tasse frisch bereiteter Tee getrunken.

6.3 Hinweise

Vor Licht geschützt aufbewahren.

Prüfung: Makroskopisch (s. Beschreibung) und mikroskopisch nach DAB 8. Zu achten ist auf die Eckzahnhaare der Blattoberseite (Abb. 348), die häufig feine Oxalatnadeln enthalten, auf die Kniehaare der Unterseite (Abb. 349), die aber bei *Thymus zygis* fehlen, auf mehrzellige Deckhaare (sog. Spießhaare) und die Lamiaceen-Drüsenhaare, hier mit 12 Sekretionszellen (Abb. 347). DC-Identitätsprüfung nach DAB 8 oder nach [11].

Verfälschungen: Kommen praktisch nicht vor, jedoch sind Verwechslungen mit Quendel bekannt geworden. Zum Nachweis s. Quendel.

Aufbewahrung: Vor Licht und Feuchtigkeit geschützt, in dicht schließenden Behältern, nicht in Kunststoffgefäßen (ätherisches Öl!).

Literatur:

[1] Hager, Band **6c**, 161 (1979).
[2] Kommentar DAB 8.
[3] V. Formáček und K.-H. Kubeczka, Essential Oils Analysis by Capillary Gas Chromatography and Carbon-13 NMR Spectroscopy. John Wiley & Sons. Chichester etc. 1982.
[4] E. Schratz und H. Hörster, Planta Med. **19**, 160 (1971).
[5] W. Messerschmidt, Planta Med. **12**, 501 (1964). W. Messerschmidt, Planta Med. **13**, 56 (1965).
[6] C.O. v. d. Broucke und J.A. Lemli, Planta Med. **41**, 129 (1981).
[7] W. Müller-Limroth und H.H. Fröhlich, Fortschr. d. Medizin **98**, 95 (1980).
[8] D. Patáková und M. Chládek, Pharmazie **29**, 140 (1974).
[9] G. Fröhlich, Naturheilpraxis **35**, 1118 (1982).
[10] H. Braun, Heilpflanzenlexikon für Ärzte und Apotheker. Gustav Fischer Verlag, Stuttgart/New York 1981.
[11] P. Pachaly, Dünnschichtchromatographie in der Apotheke, 2. Aufl., Wissenschaftl. Verlagsges. mbH, Stuttgart 1983.

Czygan

Tormentillwurzel Tormentillae rhizoma, Rhizoma Tormentillae

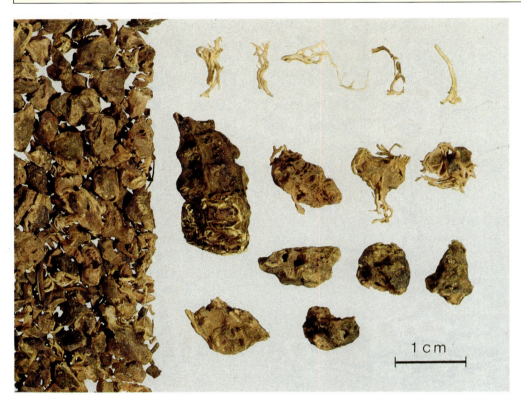

Abb. 350: Tormentillwurzel

Die Droge besteht aus dem von den Wurzeln befreiten Rhizom.

Beschreibung: Die Schnittdroge besteht aus dunkelrotbraunen, unregelmäßig höckerigen, sehr harten Rhizomstücken; sie sind z.T. mit schwarzbraunem Kork bedeckt und weisen weißliche Wurzelnarben auf. Einzelne löcherig durchbrochene Stücke lassen die sehr hellen Leitbündel der ausmündenden Wurzeln erkennen (Abb. 351), die manchmal auch isoliert vorkommen.

Geruch: Sehr schwach, angenehm.

Geschmack: Stark zusammenziehend.

ÖAB: Radix Tormentillae
DAB 6: Rhizoma Tormentillae

Stammpflanze: *Potentilla erecta* (L.) RAEUSCHEL (= *Potentilla tormentilla* STOKES; Aufrechtes Fingerkraut, Blutwurz), Rosaceae.

Synonyme: Blutwurz, Ruhrwurz, Tormentill. Tormentil (engl.). Rhizome de tormentille (franz.).

Inhaltsstoffe: Etwa 15% (bis über 20%) Gerbstoff vom Catechintyp, der bei Lagerung der Droge langsam in unlösliche Phlobaphene („Tormentillrot") übergeht; Catechintrimere [1]; das Pseudosaponin Tormentosid (Aglykon: Tormentillsäure); Chinovasäure; Spuren von ätherischem Öl, ansonsten ubiquitär vorkommende Substanzen.

Indikationen: Auf Grund des hohen Gerbstoffgehaltes ist die Droge ein gutes Adstringens: innerlich als Antidiarrhoikum bei akuter und subakuter Gastroenteritis, Enterokolitis und Dysenterie; äußerlich bei Schleimhautentzündungen im Mund- und Rachenraum zum Gurgeln oder Spülen bzw. als Pinselung (Tinktur). Die Droge wird als Austauschdroge für Ratanhiawurzel vorgeschlagen [2], der sie hinsichtlich des Gerbstoffgehalts sogar überlegen ist.

Teebereitung: 1–1,5 g fein geschnittene oder grob gepulverte Droge werden mit kaltem Wasser angesetzt und 15–20 min lang zum Sieden erhitzt; nach kurzem Stehenlassen durch ein Teesieb geben.
Bei Diarrhoe wird auch empfohlen, 2–4 g Pulverdroge, mit Rotwein aufgeschwemmt, einzunehmen. Als Antidiarrhoikum 3–4mal täglich 1 Tasse Tee oder Rotwein-Aufschwemmung. 1 Teelöffel = etwa 4 g.

Phytopharmaka: keine.

Prüfung: Makroskopisch (s. Beschreibung) und mikroskopisch. Da die Droge sehr hart ist, empfiehlt es sich, etwas Drogenpulver für die Mikroskopie zu verwenden. Charakteristisch sind Parenchymfragmente mit roten Gerbstoffzellen, mäßig große Oxalatdrusen, Gefäße mit seitlichen Perforationsplatten und kleinkörnige Stärke.
Auf die sehr nützliche, ausführliche Beschreibung von Staesche [3] sei hingewiesen.
Nachweis der Gerbstoffe: 0,1 g ge-

pulverte Droge werden mit 50 ml Wasser einige min lang geschüttelt; das Filtrat färbt sich auf Zusatz von 1 Tropfen Eisen(III)-chloridlösung intensiv grün bis blaugrün. Mit Vanillin-Salzsäure färben sich die Drogenteilchen rot.

Verfälschungen: Können gelegentlich vorkommen, und zwar mit Radix Bistortae (Rhizoma Bistortae, Knöterichwurzel, von *Polygonum bistorta* L.), einer Rhizomdroge, die ebenfalls 15–20% Gerbstoff enthält. Die etwa 1 cm dicken Stücke sind S-förmig gebogen (Ganzdroge). Auffällig ist die aus derbwandigen Parenchymzellen bestehende Rinde, die z.T. sehr große Interzellularen aufweist und eingestreut dünnwandige Zellen mit je einer großen Oxalatdruse enthält. Im Gegensatz zu Tormentillwurzel kommen nur ganz vereinzelt Holzfasern vor. Aufgrund des hohen Gerbstoffgehaltes wird Radix Bistortae von manchen Autoren als vollwertiger Ersatz für Tormentillwurzel, aber auch für Ratanhiawurzel angesehen.

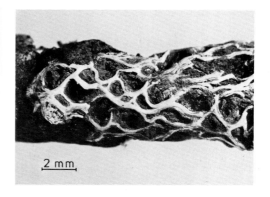

Abb. 351: Löcherig durchbrochenes Rhizomstück mit weißlichen Faser- und Gefäßbündeln

Wortlaut der für die Standardzulassung vorgesehenen Packungsbeilage:

7.1 Anwendungsgebiete
Nichtbakterielle Entzündungen von Zahnfleisch und Mundschleimhaut (Gingivitiden und Stomatitiden); Prothesendruckstellen; akute, unspezifische Durchfallerkrankungen.

7.2 Nebenwirkungen
Bei empfindlichen Patienten können nach Einnahme von Zubereitungen aus Tormentillwurzelstock gelegentlich Magenreizungen und Erbrechen auftreten.

7.3 Dosierungsanleitung und Art der Anwendung
Etwa 1 gehäufter Teelöffel (3–4 g) voll **Tormentillwurzelstock** wird mit kochendem Wasser (ca. 150 ml) übergossen, etwa 10 min im Sieden gehalten und noch warm durch ein Teesieb gegeben.
Soweit nicht anders verordnet, wird bei Durchfallerkrankungen 2–3mal täglich 1 Tasse frisch bereiteter Teeaufguß zwischen den Mahlzeiten getrunken.
Bei Schleimhautentzündungen im Mund- und Rachenraum wird mehrmals täglich mit dem lauwarmen Teeaufguß gespült oder gegurgelt.

7.4 Dauer der Anwendung
Die Anwendung sollte auf 3–4 Tage beschränkt werden. Sollten die Durchfälle länger anhalten, ist ein Arzt aufzusuchen.

7.5 Hinweise
Vor Licht und Feuchtigkeit geschützt aufbewahren.

Literatur:
[1] A. Byung-Zun, Dtsch. Apoth. Ztg. **113**, 1466 (1973).
[2] W. Schier, Dtsch. Apoth. Ztg. **121**, 323 (1981).
[3] K. Staesche, Dtsch. Apoth. Ztg. **108**, 329 (1968).

Frohne

Veilchenwurzel — Iridis rhizoma, Rhizoma Iridis

Abb. 352: Veilchenwurzel

Beschreibung: Das geschälte, weiße bis gelblichweiße, aus plattgedrückten Gliedern bestehende Rhizom ist meist 3–4 cm breit und etwa 10 cm lang. Auf der Oberseite sind undeutlich geringelte Blattnarben, auf der flacheren Unterseite runde Wurzelnarben sichtbar. Der ziemlich glatte Bruch läßt eine weiße Rinde und einen gelblichen, peripher deutlich punktierten Zentralzylinder erkennen. Die Schnittdroge besteht aus hellen, weißen bis gelblich-weißen, unregelmäßigen Stücken mit ziemlich glatten Bruchflächen, die nicht selten Wurzelnarben erkennen lassen (Abb. 353).

Geruch: Veilchenartig.

Geschmack: Schwach bitter und etwas scharf.

DAB 6: Rhizoma Iridis

Stammpflanzen: *Iris germanica* L. (Deutsche Schwertlilie), *Iris germanica* L. var. *florentina* DYKES, syn. *Iris florentina* auct. (Florentiner Schwertlilie) und *Iris pallida* LAM. (Blasse Schwertlilie), Iridaceae.

Synonyme: Iriswurzel, Zahnwurzel, Kinderwurzel, Schwertelwurz, Radix Iridis. Orris root, white flag root (engl.). Racine de violette, Rhizome d'iris (franz.).

Herkunft: Im Mittelmeergebiet heimisch, z.T. in Deutschland kultiviert. Die Droge wird aus Marokko und Italien importiert.

Inhaltsstoffe: Etwa 0,2 % ätherisches Öl, das die veilchenartig riechenden Irone (10–20 % des ätherischen Öles) enthält; Hauptbestandteile sind α-, β- und γ-Iron, daneben findet man weitere Stereoisomere (Neo-α-, Iso-α-, Neo-Iso-α, Neo-β, Neo-γ-, Iso-γ- und Neo-Iso-γ-Iron) [1]. Im übrigen enthält das ätherische Öl Myristinsäure, aromatische Aldehyde und Ketone, Sesquiterpene und Naphthalin. In der Droge sind Flavonoide und besonders auch Isoflavone (Irilon, Irisolon, Irigenin, Tectoridin, Homotectoridin u.a.) enthalten [2]. Kürzlich wurden die ersten in der Natur aufgefundenen bicyclischen und monocyclischen Triterpene in Rhizoma Iridis entdeckt, nämlich α- und δ-Irigermanal und Iridogermanal [3]. Auch C-Glucosylxanthone sind in der Droge nachgewiesen worden.

Indikationen: Die Droge wird vorwiegend in der *Volksmedizin* als Expektorans und Muzilaginosum bei Erkältungskrankheiten angewendet. Für einige Flavonoide der Veilchenwurzel (bes. für das Isoflavon Irigenin) sind kürzlich Hemmwirkungen gegenüber der c-AMP-Phosphodiesterase beschrieben worden [4].
Gedrechselte Stücke wurden (und werden z.T. noch) als Kaumittel für zahnende Kinder gebraucht; davon ist aus hygienischen Gründen abzura-

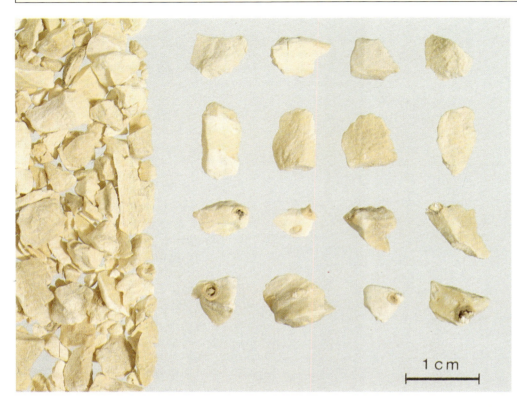

Irilon : R = H
Irisolon: R = CH$_3$

ten, da die befeuchtete Droge einen Nährboden für Mikroorganismen darstellt.

In geringem Umfang noch als Korrigens in verschiedenen Zubereitungen im Lebensmittel- und Kosmetika-Bereich, sowie zur Aromatisierung feiner Liköre und Bitterschnäpse gebraucht.

Teebereitung: Die Droge ist stets nur Bestandteil von Teemischungen.

Phytopharmaka: Die Droge ist Bestandteil mehrerer Hustentees und Bronchialtees, Extrakte werden in Fertigarzneimitteln der Gruppe Antitussiva gebraucht (z.B. Bronchitussin® [Tabletten] u.a.).

Prüfung: Makroskopisch (s. Beschreibung) und mikroskopisch. Als sehr charakteristisch gelten die Stärkekörner mit hufeisenförmigem Spalt (Abb. 354) und die ganzen oder zerbrochenen, ziemlich großen Oxalateinzelkristalle, sog. Styloide (Abb. 355). Das Parenchym ist getüpfelt und unverholzt, Steinzellen fehlen.

Verfälschungen: Kommen in der Praxis kaum vor. Sie wären bei der mikroskopischen Prüfung nachzuweisen.

Aufbewahrung: Lichtschutz und Ausschluß von Feuchtigkeit sind bei dieser Droge besonders wichtig, da sie sich sonst rasch gelb verfärbt (eventuell nachtrocknen ohne Anwendung von Wärme!).

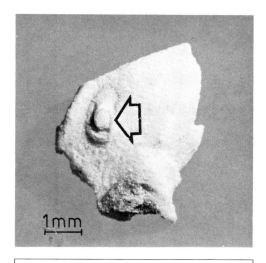

Abb. 353: Bruchstück des Wurzelstocks mit Seitenwurzel (Pfeil)

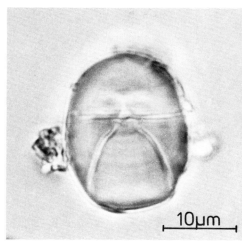

Abb. 354: Typisches Stärkekorn mit hufeisenförmigem Spalt

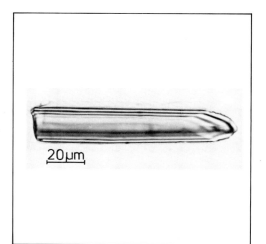

Abb. 355: Große Kristallstyloide aus Calciumoxalat

Literatur:
[1] P. Fusi und M. Bosetto Fusi, Fitoterapia **48**, 51 (1977).
[2] K.L. Dhar und A.K. Kalla, Phytochemistry **11**, 3097 (1972); **12**, 734 (1973).
[3] F.J. Marner, W. Krick, B. Gellrich, L. Jaenicke und W. Winter, J. Org. Chem. **47**, 2531 (1982).
[4] R. Nikaido, T. Ohmoto, U. Sankawa, T. Hamanaka und K. Totsuka, Planta Med. **46**, 162 (1982).

Wichtl

Vogelknöterichkraut Polygoni avicularis herba, Herba Polygoni

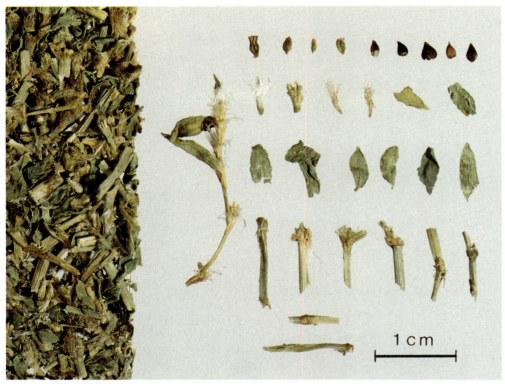

Abb. 356: Vogelknöterichkraut

Beschreibung: Der 0,5–2 mm dicke, zylindrische oder schwach kantige, längsstreifige Stengel trägt sitzende oder nur kurz gestielte, kahle, ganzrandige Blätter, in Form und Größe je nach Standortsform recht verschieden. Die zu Scheiden umgewandelten Nebenblätter (Ochrea), die für die Droge besonders typisch sind, zeigen die Form zerschlitzter, weißer, am Grunde brauner Häutchen. Die in den Blattachseln stehenden kleinen Blüten bestehen aus einem fünfspaltigen, grünlichweißen Perigon, das an den Spitzen häufig rot gefärbt ist. Die Früchte sind braune, dreikantige Nüßchen. Die stets vorhandenen Wurzeln sind dünn, bräunlich, mit vereinzelten haardünnen Nebenwurzeln (s. auch Abb. 357).

ÖAB: Herba Polygoni
Erg. B. 6: Herba Polygoni avicularis

Stammpflanze: *Polygonum aviculare* L. (Vogelknöterich), Polygonaceae.

Synonyme: Blutkraut, Homeriana-Tee, Weidemannscher Tee, Sanguinaria-Tee, Russischer Knöterichtee, Herba Sanguinalis, Herba Centumnodii. Herb of knotweed (engl.). Herbe de renouée des oiseaux (franz.).

Herkunft: Kosmopolit der gemäßigten Zonen. Die Droge wird aus osteuropäischen Ländern (UdSSR, Ungarn, Albanien, Bulgarien, Polen und Jugoslawien) importiert.

Inhaltsstoffe: Die Droge ist unzulänglich untersucht, ältere Angaben in der Literatur sind nicht zuverlässig. Gesichert ist das Vorkommen von Flavonoiden (etwa 0,2–1%, Derivate des Myricetins, Quercetins, Kämpferols u.a.), von etwa 1% Kieselsäure (davon etwa ein Fünftel wasserlösliche Silikate) und von etwa 4% Gerbstoff. Die Droge enthält Schleim, der bei der Hydrolyse vor allem Galakturonsäure und Arabinose, aber auch Rhamnose, Xylose und Galaktose liefert. Phenolcarbonsäuren, Anthocyane, Aminosäuren kommen vor [1].

Indikationen: Die Droge wird fast ausschließlich *volksmedizinisch* als Expektorans und Sekretolytikum bei Husten und Bronchialkatarrh verwendet, ferner als Adjuvans bei Lungenkrankheiten (wie andere kieselsäurehaltige Drogen), auch gegen Nachtschweiß bei an Tuberkulose erkrankten Personen. Weiters in der *Volksmedizin* als Diuretikum, als Hämostyptikum bei Blutungen verschiedener Art und bei Hautaffektionen.

Teebereitung: 1,5 g fein geschnittene Droge werden mit kaltem Wasser angesetzt, zum Sieden erhitzt und nach 5–10 min abgeseiht. Als Adjuvans bei Husten und Bronchialkatarrh 3–5mal täglich 1 Tasse Tee.
1 Teelöffel = etwa 1,4 g.

Phytopharmaka: Die Droge ist in mehreren Hustentees und Bronchialtees enthalten (z.B. Antussan®-Kombi u.a.), Drogenextrakte sind Bestandteil einiger Fertigarzneimittel der Gruppen Antitussiva (z.B. Tussiflorin® [Tropfen] u.a.), Diuretika u.a.

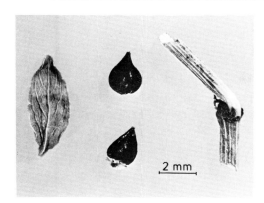

Abb. 357: Länglich-langzettliches Blättchen (links), 3kantige braun-schwarze Nüßchen (Mitte) und fein längsgestreiftes Stengelbruchstück mit Knoten (rechts)

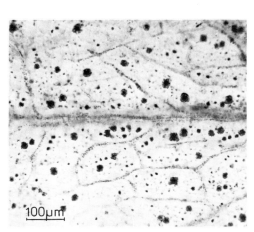

Abb. 358: Massenhaftes Vorkommen von Oxalatdrusen (z.T. sehr groß) im Blatt

Prüfung: Makroskopisch (s. Beschreibung) und mikroskopisch. Im Mesophyll der Blätter, aber auch im Stengel zahlreiche, z.T. sehr große Calciumoxalatdrusen (Abb. 358). Mit konz. Kalilauge färben sich die Blattepidermen und einige Mesophyllzellen beim Erwärmen rot bis rotviolett. Blattbruchstücke werden mit Eisen-(III)-chloridlösung fast schwarz gefärbt.

Verfälschungen: Kommen in der Praxis nicht vor.

Literatur:
[1] Hager Band **6A**, 814 (1977).

Wichtl

Wacholderbeeren   DAB 8, Juniperi fructus, Fructus Juniperi

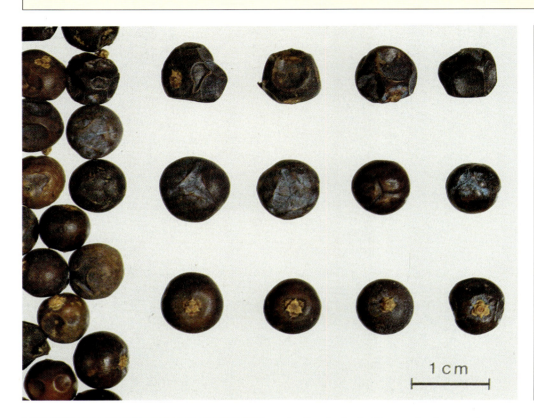

Abb. 359: Wacholderbeeren

Die Droge besteht aus den reifen, sorgfältig getrockneten Beerenzapfen (Scheinfrüchte).

<u>Beschreibung</u>: Kugelige, violette bis schwarzbraune, häufig bläulich bereifte Beerenzapfen, Durchmesser bis 10 mm. Am Scheitel ist ein dreistrahliger, geschlossener Spalt mit dazwischen liegenden, undeutlichen Höckern sichtbar. An der Basis befindet sich manchmal noch ein Stielrest. Im Inneren liegen in einem klebrigen Fruchtfleisch meist drei sehr harte, längliche, scharf dreikantige Samen (Abb. 360).

<u>Geruch</u>: Eigenartig würzig.

<u>Geschmack</u>: Süß, aromatisch-würzig.

---

2. AB-DDR: Fructus Juniperi
ÖAB: Fructus Juniperi
Ph. Helv. VI: Pseudofructus iuniperi

Stammpflanze: *Juniperus communis* L. (Gemeiner Wacholder), Cupressaceae.

Synonyme: Machandelbeeren, Kranewitterbeeren, Kaddigbeeren, Reckholderbeeren, Baccae Juniperi, Galbuli Juniperi. Juniper berries (engl.). Baies de genièvre (franz.).

Herkunft: In Europa, Nordasien und Nordamerika heimisch (in Deutschland und Österreich teilweise bzw. vollkommen geschützt). Die Droge wird aus Jugoslawien, Italien und Albanien importiert. Die Handelsbezeichnungen beziehen sich oft auf die Qualität, nicht auf die Herkunft: „italienische" Droge bedeutet besonders große, ausgelesene Beeren, die nicht unbedingt aus Italien stammen müssen.

Inhaltsstoffe: 0,5–2% ätherisches Öl (nach DAB 8 und ÖAB mind. 1,0%, nach 2. AB-DDR 1,2–2,0%, nach Ph. Helv. VI mind. 0,8%), mit Monoterpenen als Hauptkomponenten (bis 80% α- und β-Pinen, bis 5% Terpinen-4-ol, α-Terpineol, Borneol, Geraniol u.a.m.) und mit Sesquiterpenen (u.a. Cadinene), oft nur in Spuren!

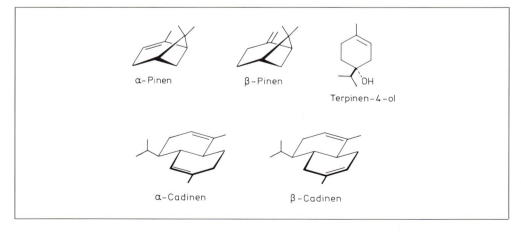

Die qualitative und quantitative Zusammensetzung des ätherischen Öls ist abhängig von der Herkunft und vom Reifegrad der Wacholderbeeren (z.B. fehlt häufig das in der Literatur angegebene 1,4-Cineol!) [1, 2]. Außerdem etwa 30% Invertzucker, 3–5% Catechingerbstoffe, Flavonoide und Leukoanthocyanidine [1].

Indikationen: Als Diuretikum und Harnantiseptikum, besonders bei chronischen und rezidivierenden Harnwegsentzündungen. Es kommt allerdings nur zu einer Wasserdiurese (der Verlust an Natriumionen ist gering), die man vor allem auf den Gehalt an Terpinen-4-ol zurückführt, das im Gegensatz zu den anderen Terpenen nicht gewebsreizend sein soll; es gilt als sicher, daß auch andere Monoterpene (besonders Pinen) an der Diurese beteiligt sind, da sich die Reizwirkung dieser Stoffe auf die Niere in einer Hyperämie der Glomeruli äußert, wodurch die Tätigkeit des sezernierenden Epithels stimuliert wird [1, 3, 4].

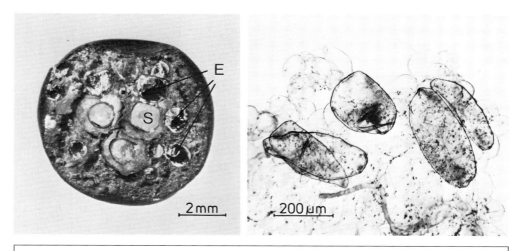

Abb. 360: Aufgeschnittene Frucht (Beerenzapfen) von *Juniperus communis* mit 3 harten Samen (S) und mehreren Exkretbehältern (E) im braunen, mehligen Fruchtfleisch

Abb. 361: Große verholzte Idioblasten des Fruchtfleisches („Tonnenzellen")

<u>Volksmedizinisch</u> als Stomachikum, Karminativum und als Gewürz bei dyspeptischen Beschwerden (bei der Standardzulassung ist nur diese Indikation erwähnt!). In der *Veterinärmedizin* ebenfalls als Diuretikum, zur Steigerung der Freßlust und als Bestandteil von „Kropfpulvern" [5].

Große Mengen der Droge werden als Gewürz gebraucht sowie in der Spirituosenerzeugung (Gin, Genever) und Likörindustrie [5].

Nebenwirkungen: Bei langandauernder Anwendung und bei Überdosierung (Veilchengeruch des Harns!) kommt es zu Nierenreizungen, gastrointestinalen Störungen, Hämaturie und zentralen Erregungserscheinungen. Wegen dieser Zellreizungen und Zellschädigungen ist die Droge bei entzündlichen Nierenerkrankungen, aber auch in der Schwangerschaft (in späteren Stadien der Gravidität können Uteruskontraktionen ausgelöst werden!) kontraindiziert [1, 4, 6].

Teebereitung: 0,5–2 g der frisch gequetschten Früchte werden mit kochendem Wasser übergossen und nach 10 min abgeseiht.
1 Teelöffel = etwa 3 g.
Nicht bei Nephritis anwenden, bei längerem Gebrauch Nebenwirkungen beachten!

Teepräparate: Trockenextrakte aus Wacholderbeeren sind in einigen sofortlöslichen Tees der Indikations-

---

Wortlaut der für die Standardzulassung vorgesehenen Packungsbeilage:

6.1 Anwendungsgebiete
Verdauungsbeschwerden wie Aufstoßen, Sodbrennen und Völlegefühl.

6.2 Gegenanzeigen
Wacholderbeerenzubereitungen sollen während der Schwangerschaft und bei Entzündungen im Nierenbereich (Nephritis, Pyelitis) nicht angewendet werden.

6.3 Nebenwirkungen
Bei magenempfindlichen Patienten können gelegentlich Reizungen mit Übelkeit und Magenschmerzen auftreten.

Hinweis:
Bei langdauernder Anwendung oder bei Überdosierung können Nierenschäden auftreten. Dies zeigt sich in Form von Schmerzen in der Nierengegend mit erhöhtem Harndrang, Schmerzen beim Wasserlassen sowie Ausscheiden von Blut und Eiweiß mit dem Urin (Hämaturie und Albuminurie).

6.4 Dosierungsanleitung und Art der Anwendung
Etwa ein Teelöffel (2–3 g) voll **Wacholderbeeren** wird zerquetscht, mit heißem Wasser (ca. 150 ml) übergossen und nach etwa 10 min durch ein Teesieb gegeben.
Soweit nicht anders verordnet, werden 3–4mal täglich 1 Tasse Tee getrunken.

6.5 Dauer der Anwendung
Tee aus Wacholderbeeren soll ohne Rücksprache mit dem Arzt nicht länger als 4 Wochen angewendet werden.

6.6 Hinweise
Vor Licht und Feuchtigkeit geschützt aufbewahren.

gruppen Diuretika und Urologika enthalten, z.B. Knufinke Blasen- und Nierentee Uro-K®, Harntee® 400, NB-tee Siegfried®, Teecura® Instant-Harntee u.a.

Phytopharmaka: Die Droge und aus ihr hergestellte Extrakte sind in mehreren Fertigarzneimitteln der Gruppe Diuretika, häufig in Kombination mit anderen harntreibenden Drogen (Birkenblätter, Schachtelhalmkraut, Petersilienfrüchte, Hauhechelwurzel etc.) enthalten.

Prüfung: Makroskopisch (s. Beschreibung) und mikroskopisch nach DAB 8: besonders ist auf das Vorhandensein der sog. Tonnenzellen (Abb. 361) zu achten. Sie fehlen anderen *Juniperus*-Arten (z.B. *J. oxycedrus, J. sabina*); DC nach DAB 8 bzw. [7]; quantitative Bestimmung des ätherischen Öls nach DAB 8 (dabei ist zerquetschte Droge einzusetzen!).

Verfälschungen: Solche kommen hin und wieder vor, mit den Früchten anderer *Juniperus*-Arten (*Juniperus oxycedrus* L., Früchte braun-rot, meist größer als Wacholderbeeren; *Juniperus sabina* L., Früchte fast schwarz, Durchmesser nur 5–8 mm). Da diesen Früchten die Tonnenzellen im Fruchtmus fehlen, sind sie sicher zu erkennen [1].

Aufbewahrung: Es empfiehlt sich, über einem geeigneten Trocknungsmittel getrocknete Wacholderbeeren für Teemischungen in dicht verschlossenen Gefäßen aus Glas oder Metall (nicht Kunststoff!) vor Licht geschützt vorrätig zu halten. Bei Bedarf sind sie durch ein Sieb zu reiben. Mischungen mit diesen zerkleinerten Wacholderbeeren unterscheiden sich durch ihre gleichmäßige Zerkleinerung von solchen vorteilhaft, die mit „leicht zerquetschten" Früchten hergestellt sind [5]. Der sehr hohe Verlust an ätherischem Öl nach der Zerkleinerung bzw. nach dem Zerquetschen der Früchte bedingt die Forderung des DAB 8, Pulver höchstens 24 Std. aufzuheben.

Literatur:
[1] Kommentar DAB 8, Wacholderbeeren.
[2] V. Formáček und K.-H. Kubeczka, Essential Oils Analysis by Capillary Gas Chromatography and Carbon-13 NMR Spectroscopy, J. Wiley & Sons, Chichester etc. 1982.
[3] G. Harnischfeger und H. Stolze, Bewährte Pflanzendrogen in Wissenschaft und Medizin. notamed Verlag, Bad Homburg/Melsungen 1983.
[4] R. Hänsel und H. Haas, Therapie mit Phytopharmaka, Springer Verlag, Berlin etc. 1983.
[5] Hager, Band **5**, 333 (1976).
[6] H. Braun, Heilpflanzenlexikon für Ärzte und Apotheker, Gustav Fischer Verlag, Stuttgart/New York 1981.
[7] P. Pachaly, Dünnschichtchromatographie in der Apotheke, 2. Aufl., Wissenschaftl. Verlagsges. m.b.H., Stuttgart 1983.

Czygan

Wacholderholz Juniperi lignum, Lignum Juniperi

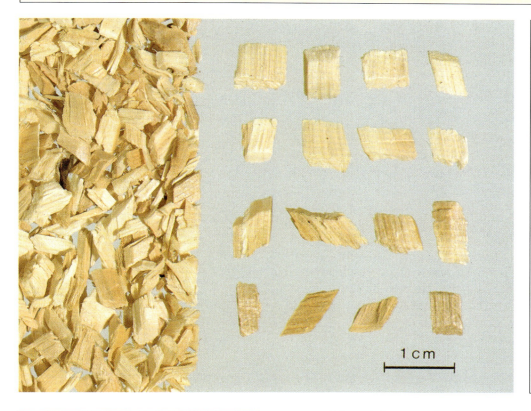

Abb. 362: Wacholderholz

Die Droge besteht aus dem Stamm-, Ast- und Wurzelholz.

Beschreibung: Weißgelbliche, hellgelbbraune bis rötlichgelbe Holzstückchen, oft in Würfelform, mit Resten der dünnen Rinde, die sich leicht ablösen läßt. Die Stücke sind feinfaserig, leicht spaltbar und zerbrechlich. An Querschnitten die Jahresringe gut erkennbar, an radialen Längsschnitten die Markstrahlen als feine Streifen sichtbar.

Geruch: Beim Erwärmen aromatisch, angenehm.

Geschmack: Aromatisch, würzig.

Erg. B. 6: Lignum Juniperi

Stammpflanze: *Juniperus communis* L. (Wacholder); Cupressaceae.

Synonyme: s. unter Wacholderbeeren; Juniper wood (engl.); Bois de genièvre (franz.).

Herkunft: s. Wacholderbeeren.

Inhaltsstoffe: Ungewöhnliche Diterpene (u.a. Sugiol, Xanthoperol, Communis-Säure), Sesquiterpene (u.a. Thujopsen, Pygmaein) u.a. Terpene im Holz, Longifolin u.a. Terpene in der Rinde. Außerdem Gerbstoffe (Gallocatechine), Lignane (u.a. Podophyllotoxin) und Stigmasterin [1, 2].

Indikationen: In der *Volksmedizin* als Diuretikum und Diaphoretikum; als sog. „Blutreinigungsmittel", bei Hautleiden, Gicht und Rheuma. Zu Räucherzwecken oft in gefärbtem Zustand (nach [3]).

Teebereitung: 3 g fein zerschnittene Droge werden mit kochendem Wasser übergossen und etwa 5 min lang im Sieden gehalten; anschließend

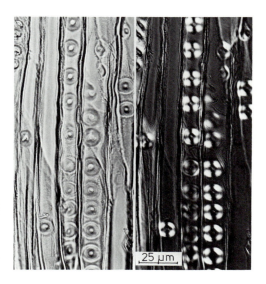

Abb. 363: Hoftüpfeltracheiden im Hellfeld (links) und polarisiert-optischen Dunkelfeld (rechts)

Sugiol

Xanthoperol

trans-Communis-Säure

Thujopsen

Pygmaein

Longifolin

Podophyllotoxin

10 min ziehen lassen, dann abseihen. 1 Teelöffel = etwa 2 g.

Phytopharmaka: Die Droge ist nur in wenigen Fertigarzneimitteln (Diuretika, Rheumatees, „Blutreinigungstees") enthalten.

Bei Oleum Juniperi e ligno, Oleum Juniperi pro usu externo, handelt es sich um ein über Wacholderholz destilliertes Terpentinöl oder um eine Mischung aus Oleum Juniperi und Oleum Terebinthinae im Verhältnis 1:9 (nach [3]); es muß heute, ebenso wie Terpentinöl selbst, als obsolet gelten.

Prüfung: Makroskopisch (s. Beschreibung) und mikroskopisch nach Erg. B. 6. Das Holz enthält Hoftüpfeltracheiden (Abb. 363) und Holzparenchym, jedoch keine Fasern und Gefäße.
Ein wässeriger Drogenauszug wird durch Eisen(III)-chloridlösung nicht verändert.

Verfälschungen: Kommen kaum vor; Verwechslungen oder Zumischungen von Laubhölzern sind an Gefäßen leicht nachzuweisen.

Aufbewahrung: Vor Licht und Feuchtigkeit geschützt, in Metall- oder Glasgefäßen, nicht in Kunststoffbehältern (ätherisches Öl!).

Literatur:
[1] H.T. Erdmann und T. Norin, In: L. Zechmeister, Fortschritte der Chemie organ. Naturstoffe **24**, 207 (1966).
[2] G. Harnischfeger und H. Stolze, Bewährte Pflanzendrogen in Wissenschaft und Medizin. notamed Verlag. Bad Homburg/Melsungen 1983.
   In [1] und [2] werden vor allem auch Untersuchungen von J.B. Bredenberg u. Mitarb. zitiert, die sich besonders mit den Inhaltsstoffen von Lignum Juniperi befaßt haben.
[3] Hager, Band **5**, 337 (1976).

Czygan

Walnußblätter   Juglandis folium, Folia Juglandis

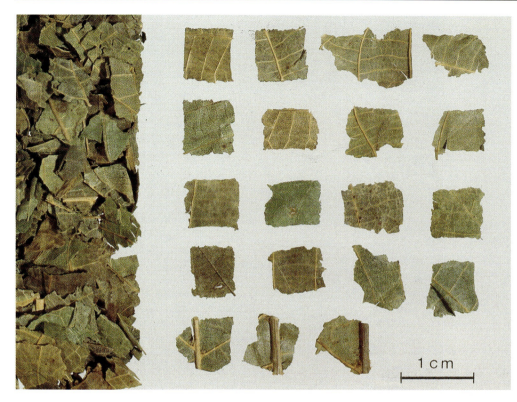

Abb. 364: Walnußblätter

Als Droge werden die von der Spindel befreiten, ganzrandigen Fiederblätter verwendet.

Beschreibung: Die Schnittdroge besteht aus beiderseits nahezu gleich bräunlichgrün gefärbten, brüchigen, ziemlich steifen, unbehaarten Blattfragmenten. In den Nervenwinkeln der Blattunterseite sind mit der Lupe kleine Büschel feiner Haare zu sehen (Abb. 365). Charakteristisch ist die Aderung auf der Blattunterseite: Auf den vom rotbraunen Hauptnerv abgehenden Seitennerven 1. Ordnung (Sekundärnerven) stehen die Seitennerven 2. Ordnung (Tertiärnerven) senkrecht (Abb. 367), wodurch eine charakteristische, mehr oder weniger rechteckige Felderung entsteht; innerhalb dieser Felder ist eine dichte, aber nicht hervortretende Netznervatur sichtbar.

Geruch: Schwach aromatisch.

Geschmack: Adstringierend, etwas bitter und kratzend.

DAB 6: Folia Juglandis

Stammpflanze: *Juglans regia* L. (Walnuß), Juglandaceae.

Synonyme: Nußblätter. Walnut leaves (engl.). Feuilles de noyer (franz.).

Herkunft: Heimisch in Südosteuropa, Kleinasien bis Nordindien, China und Zentralasien. In ganz Europa, Nordafrika, Nordamerika und Ostasien kultiviert. Importe der Droge aus der UdSSR, Jugoslawien und Albanien.

Inhaltsstoffe: Etwa 10% Gerbstoffe (Ellagtannine). Juglon (= 5-Hydroxy-1,4-naphthochinon), Hydrojuglon und dessen -4-O-glucosid. Juglon ist instabil und polymerisiert leicht zu braunen und schwarzen Pigmenten; es kommt deshalb in älteren Blättern und in der Droge nur in Spuren vor. Flavonoide, identifiziert wurden Quercetin, sein -3-O-galactosid (= Hyperosid, ca. 0,2%), -3-O-arabinosid und -3-O-rhamnosid (= Quercitrin), Kämpferol und sein -3-O-arabinosid. Gallussäure, Kaffeesäure, Neochlorogensäure. Etwa 0,01–0,03% ätherisches Öl, bestehend zu ~27% aus n- und iso-Alkanen (C_{19}–C_{31}), ~24% Fettsäuren (C_6–C_{20}) und ~50% Terpenoiden mit dem Sesquiterpen β-Eudesmol (21%) als Hauptkomponente sowie Monoterpenen (u.a. α- und β-Pinen, Borneol, Bornylacetat, Linalool u.a.).

Indikationen: Aufgrund des Gerbstoffgehaltes als Adstringens. Im Vordergrund steht die externe Anwendung (Bäder, Spülungen, Umschläge) bei Hautleiden wie Akne, Ekzeme, Scrophulose, Pyodermien und Ge-

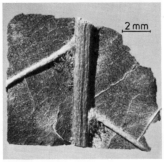
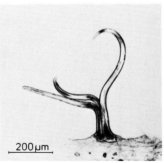
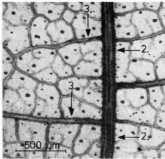

Abb. 365: In den Nervenwinkeln der Mittelrippe Büschel feiner Haare (Blattunterseite)
Abb. 366: Büschelig vereinte, einzellige, dickwandige Haare
Abb. 367: Die Tertiärnerven (3.) verlaufen rechtwinklig zu den Sekundärnerven (2.). Daneben zahlreiche Oxalatdrusen im Mesophyll

schwüren. Auch innerlich findet die Droge als Adjuvans bei diesen Krankheitsbildern Verwendung, des weiteren als Antidiarrhoikum.
In der *Volksmedizin* wird die Droge bei Magen-Darmkatarrhen, als Anthelmintikum und als sog. „Blutreinigungsmittel" verwendet.
Juglon [1] und auch das ätherische Öl [2] wirken antifungisch. Es gibt Hinweise dafür, daß der isolierte Inhaltsstoff Juglon bei i.p. Applikation an der Maus eine Hemmwirkung gegenüber Tumoren (z.B. Ehrlich-Ascites-Tumor) besitzt [3, 4].

Teebereitung: 1,5 g fein geschnittene Droge werden mit kaltem Wasser angesetzt, zum Sieden erhitzt und nach 3–5 min durch ein Teesieb gegeben. Innerlich als Adjuvans (s. Indikationen) bei Hauterkrankungen 1–3mal täglich 1 Tasse Tee. Für Umschläge und Spülungen eine Abkochung von 5 g Droge auf 200 ml Wasser.
1 Teelöffel = etwa 0,9 g.

Phytopharmaka: Walnußblätter bzw. daraus hergestellte Extrakte sind nur in wenigen Fertigarzneimitteln, meist als Adjuvans, enthalten in den Gruppen Umstimmungsmittel, Analgetika/Antirheumatika, Cholagoga, Magen-Darm-Mittel, Roborantia/Tonika u.a.

Prüfung: Makroskopisch (s. Beschreibung) und mikroskopisch. Man findet Spaltöffnungen mit vier Nebenzellen nur in der unteren Epidermis. Hier in den Winkeln zwischen Hauptnerv und Seitennerven 1. Ordnung einzellige, verdickte Haare, die zu Büscheln von drei bis fünf vereinigt sind (Abb. 366). Auf beiden Seiten Drüsenhaare mit ein- bis zwei- (seltener auch vier-)zelligem Stiel und zwei- oder vier-, seltener mehrzelligem Köpfchen sowie fast ungestielte Drüsenschuppen mit vielzelligem Köpfchen, den Labiatendrüsen ähnelnd. Im Schwammparenchym farblose Zellen mit großen Oxalatdrusen (Abb. 367).
Da die Droge verhältnismäßig viel Flavonoide führt, ist eine Identitätsprüfung auch über die DC-Auftrennung der Flavonoide möglich. Eine Vorschrift und farbige Abbildung des Chromatogramms finden sich bei [5].

Verfälschungen: Kommen in der Praxis nicht vor.

Literatur:
[1] V.L. Aizenberg, A.V. Gvozdov und F.A. Lisinger, Zh. Biol. Khim. 1972; C.A. **78**, 106417 (1973).
[2] A. Nahrstedt, U. Vetter und F.J. Hammerschmidt, Planta Med. **42**, 313 (1981).
[3] U.C. Bhargava und B.A. Westfall, J. Pharm. Sci. **57**, 1674 (1968).
[4] T.A. Okada, E. Roberts und F. Brodie, Proc. Soc. Exp. Biol. Med. **126**, 583 (1967).
[5] H. Wagner, S. Bladt und E.M. Zgainski, Drogenanalyse. Dünnschichtchromatographische Analyse von Arzneidrogen. Springer-Verlag, Berlin, Heidelberg, New York 1983.

Willuhn

Weidenrinde Salicis cortex, Cortex Salicis

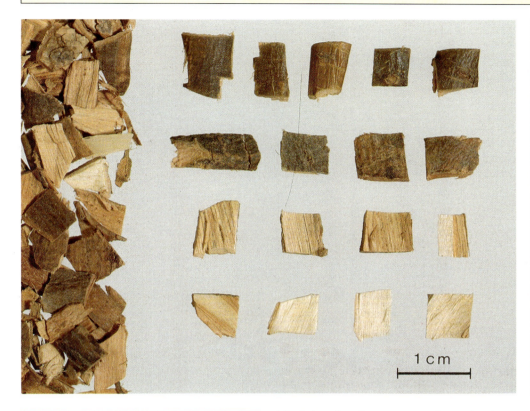

Abb. 368: Weidenrinde

Beschreibung: Die 1–2 mm dicken, manchmal röhrenförmig eingerollten Rindenstückchen besitzen eine glänzende, grünlichgelbe oder bräunlichgraue, glatte oder oft schwach längsgerunzelte Außenseite. Die glatte oder fein längsgestreifte Innenseite ist je nach Weidenart fast weiß, blaßgelb oder meist zimtbraun. Der Bruch ist zäh und aufgrund der vielen Fasern blättrig-grobfaserig.

Geschmack: Zusammenziehend, bitter.

Erg. B. 6: Cortex Salicis

Stammpflanzen: Verschiedene *Salix*-Arten, z.B. *Salix alba* L. (Silber-Weide), *Salix purpurea* L. (Purpur-Weide), *Salix viminalis* L. (Korb-Weide, Hanf-Weide), *Salix caprea* L. (Sal-Weide, Palm-Weide), *Salix nigricans* SMITH (Schwarz-Weide), *Salix fragilis* L. (Bruch-Weide), *Salix pentandra* L. (Lorbeer-Weide) u.a., Salicaceae.

Synonyme: Fieberweidenrinde, Maiholzrinde, Weißfelberrinde, Hartrinde, Knackrinde, Fellhornrinde, Kamprinde. Willow bark (engl.). Ecorce de saule (franz.).

Herkunft: Heimisch in Europa und Asien, z.T. auch in Nordamerika. Einfuhr der Droge aus Jugoslawien, Bulgarien, Ungarn und Rumänien.

Inhaltsstoffe: 1,5 bis über 11% Phenolglykoside mit je nach Stammpflanze qualitativ und quantitativ unterschiedlicher Zusammensetzung [1, 2]: In allen Arten Salicin (0,1–2%), daneben die acylierten Salicinderivate Salicortin (0,01–7,8%), Fragilin und Populin sowie Triandrin (0,5–6,7%), Salidrosid, Vimalin, Picein und Grandidentatin. 8–20% Gerbstoffe (Catechinartige und Tannine). Aromatische Aldehyde und Säuren: Vanillin, Syringaldehyd, Salicyl-, Vanillin-, Syringa-, p-Hydroxybenzoe-, p-Cumar-, Kaffee- und Ferulasäure. Salicylalkohol, Pyrocatechol. Flavonoide: Isoquercitrin, Naringenin, das Flavanonglykosid Isosalipurposid (=(−)-Naringenin-5β-O-glucosid) u.a.

Indikationen: Leichte fieberhafte Erkältungs- und Infektionskrankheiten (grippale Infekte), akute und chronische rheumatische Beschwerden, leichte Kopfschmerzen und durch Entzündungen bedingte Schmerzen. Für die Wirkung sind vor allem Salicin und die nach Abspaltung des Acylrestes in Salicin übergehenden Salicylglykoside der Droge verantwortlich, die eine „Pro-Drug" der Salicylsäure darstellen und wie diese antipyretisch, analgetisch-antirheumatisch und antiseptisch wirken. Salicin wird durch die Darmflora in Saligenin (Salicylalkohol) und Glucose gespalten. Saligenin wird resorbiert und im Blut bzw. in der Leber zu Salicyl-

[Strukturformeln: Salicin → (Darmflora) → Saligenin + Glucose → (Oxidation) → Salicylsäure; Salicortin; Fragilin: R = 6-O-Acetylglucose, Populin: R = 6-O-Benzoylglucose; Triandrin: R = H, Vimalin: R = CH$_3$]

säure oxidiert. Die Ausscheidung im Harn erfolgt überwiegend als Salicylursäure, daneben als Salicylglucuronid, Salicylsäure, Gentisinsäure und unverändertes Saligenin. Die Resorptionsrate von Salicin bzw. Saligenin beträgt über 86% und ergibt einen über mehrere Stunden konstanten Salicylatspiegel im Plasma [3, 4]. Die Weidenrinde ist der phytotherapeutische Vorläufer der Acetylsalicylsäure (Aspirin). Sie hat nach der synthetischen Darstellung der Salicylsäure an Bedeutung verloren. Zu Zeiten von Arzneimittelknappheit wurden mit ihr im klinischen Bereich beachtliche Erfolge erzielt [5].

Nebenwirkungen: Salicylat-Nebenwirkungen sind bei der durch die Droge zugeführten „Salicylat-Dosis" nicht zu befürchten. Mögliche gastrointestinale Beschwerden sind auf die Gerbstoffe der Droge zurückzuführen. Bei bestehender individueller Überempfindlichkeit gegenüber Salicylaten muß jedoch mit einer Auslösung der bekannten Reaktionen (Urtikaria, Rhinitis, Asthma, Bronchospasmen) gerechnet werden, obwohl die Reaktionsauslösung durch Natriumsalicylat als ungewöhnlich gilt und diese deshalb auch durch die Weidenrinde als gering einzustufen ist.

Teebereitung: 1 g der fein geschnittenen oder grob gepulverten Droge wird mit kaltem Wasser angesetzt, zum Sieden erhitzt und nach 5 min durch ein Teesieb gegeben. 3–5mal täglich 1 Tasse Tee.
1 Teelöffel = etwa 1,5 g.

Phytopharmaka: Weidenrindenextrakte sind Bestandteil einiger Fertigarzneimittel der Indikationsgebiete Analgetika/Antirheumatika, Hypnotika/Sedativa und Magen-Darm-Mittel.

Prüfung: Makroskopisch (s. Beschreibung) und mikroskopisch. Charakteristisch sind die bis 600 µm langen, sehr schmalen und dabei sehr dickwandigen Bastfasern, die von Parenchymzellen mit Einzelkristallen umgeben sind. Das Rindenparenchym ist starkwandig, grobgetüpfelt, oft perlschnurartig verdickt. Es führt große Calciumoxalatdrusen und färbt sich mit 80%iger Schwefelsäure rot. Die Markstrahlen in der sekundären Rinde sind einreihig. Steinzellen fehlen in der Regel, kommen jedoch bei *Salix alba* und *Salix fragilis* in der primären Rinde vor. DC-Trennsysteme zum Nachweis der Salicylglykoside finden sich bei [6].

Verfälschungen: Kommen praktisch nicht vor; man sollte darauf achten, daß neben salicinreichen Rinden auch solche im Handel sind, die nur sehr wenig Salicin enthalten. Allerdings ist die quantitative Bestimmung des Salicins nur nach aufwendiger Abtrennung von Begleitstoffen möglich, z.B. mittels HPLC [7].

Literatur:
[1] H. Thieme, Planta Med. **13**, 431 (1965).
[2] H. Thieme, Pharmazie **20**, 570 (1965).
[3] E. Steinegger und H. Hövel, Pharm. Acta Helv. **47**, 133 (1972).
[4] E. Steinegger und H. Hövel, Pharm. Acta Helv. **47**, 222 (1972).
[5] R.A. Mayer und M. Mayer, Pharmazie **4**, 77 (1949).
[6] R.C.S. Audette, G. Blunden, J.W. Steele und C.S.C. Wong, J. Chromatogr. **25**, 367 (1966).
[7] O. Sticher, C. Egloff und A. Bettschart, Planta Med. **42**, 126 (1981).

Willuhn

Weidenröschenkraut   Epilobii herba, Herba Epilobii

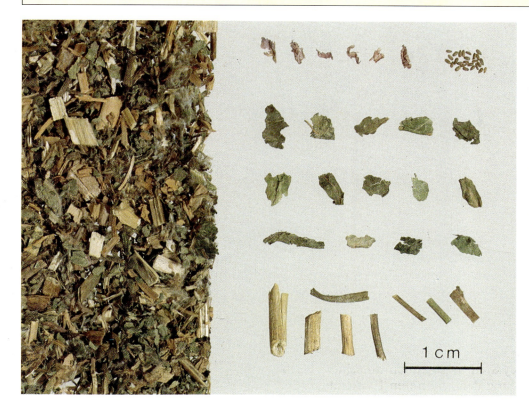

Abb. 369: Weidenröschenkraut

Beschreibung: Die Droge besteht meist überwiegend aus 1–3 mm dicken Stengelstückchen, tiefgrünen, zerknitterten Blattbruchstücken und nur wenig Blüten- und Fruchtanteilen. Die Stengel sind längsrinnig, z.T. fein drüsig behaart, die Blätter weisen eine undeutlich netzige Nervatur auf und sind je nach *Epilobium*-Art spärlich oder deutlich behaart, ganzrandig oder mit fein gezähntem Rand, Blütenteile blaßviolett. Die Früchte sind lange, auf vier Seiten aufspringende Kapseln, in denen zahlreiche, 0,5–2 mm lange, braune bis schwarze Samen liegen, die häufig einen Haarschopf tragen.
Geschmack: Adstringierend und etwas bitter.

Stammpflanzen: *Epilobium parviflorum* SCHREB. (Kleinblütiges Weidenröschen), *Epilobium montanum* L. (Berg-Weidenröschen), *Epilobium roseum* SCHREB. (Rosarotes Weidenröschen), *Epilobium collinum* S.G. GMEL. (Hügel-Weidenröschen) und andere kleinblütige Arten der Gattung *Epilobium*, Oenotheraceae [= Onagraceae].

Synonyme: Keine.

Herkunft: Die genannten Arten sind in Europa z.T. sehr verbreitet oder zumindest zerstreut vorkommend. Die Droge wird in Mitteleuropa von Sammlern aufgebracht, z.T. auch aus Jugoslawien und Rumänien importiert.

Inhaltsstoffe: Die Droge ist noch unzureichend untersucht, bzw. es liegen nur sehr wenige Publikationen vor. Nach eigenen, orientierenden Untersuchungen kommen reichlich Gerbstoffe (wahrscheinlich Gallussäurederivate) vor, weiters wurden Flavonoide (Kämpferol-, Quercetin- und Myricetinglykoside) und Triterpensäuren nachgewiesen [1–4].

Indikationen: *Bisher ausschließlich in der Laienmedizin* beim benignen Prostata-Adenom und den damit zusammenhängenden Miktionsstörungen. Es gibt, zumindest bisher, keine pharmakologischen oder klinischen Befunde über eine Wirkung oder Wirksamkeit der Droge oder isolierter Inhaltsstoffe. Hingegen sind auf Tagungen und Kongressen vereinzelt Erfahrungen und Beobachtungen mitgeteilt worden, die eine Besserung der Beschwerden nach Anwendung von Weidenröschentee nahelegen. Ob es sich dabei um eine Plazebowirkung handelt, ist nicht bekannt.
Anmerkung bei der Korrektur: Infuse von *Epilobium angustifolium* und von *Epilobium parviflorum* zeigen, wie kürzlich mitgeteilt wurde, im Tierversuch (perfundiertes Kaninchenohr) eine Hemmwirkung gegenüber der Prostaglandin-Biosynthese [6].

Teebereitung: 1,5–2 g fein geschnittene Droge werden mit kochendem Wasser übergossen und nach 10 min abgeseiht.
1 Teelöffel = etwa 0,8 g.

Phytopharmaka: Keine.

Prüfung: Nur durch Mikroskopie

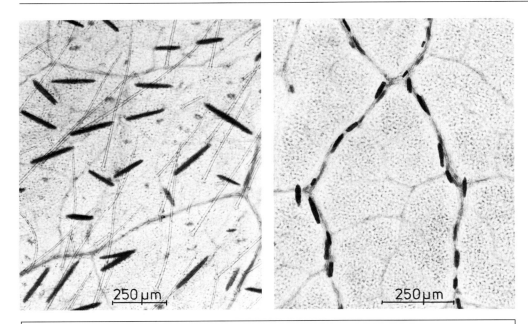

Abb. 370: Behaartes Blatt von *Epilobium parviflorum* mit gleichmäßig verteilten Raphidenzellen

Abb. 371: Weitgehend unbehaartes Blatt von *Epilobium angustifolium* mit Raphidenzellen, die stets den Nerven folgen

die Haare der Laubblätter (Abb. 373): Deckhaare und Schlauchhaare (diese fehlen bei den großblütigen Arten, früher als eigene Gattung *Chamaenerion* = Feuerkraut zusammengefaßt), Raphiden in Schleimzellen, die Zelle ganz ausfüllend oder viel kürzer als die Zelle, Abb. 370, 371 und 372), Narbe (kopfig-keulig oder vielspaltig), Epidermis der Samenschale (glatt oder papillös, Abb. 374), Vorkommen oder Fehlen von Anhängseln beim Samen.

Die folgende Tabelle gibt kurz einige wichtige Merkmale für die am häufigsten vorkommenden „kleinblütigen" Weidenröschen an [4].

Eine sehr ausführliche Beschreibung morphologischer und anatomischer Merkmale findet man bei [5].

Verfälschungen: Die von „großblütigen" *Epilobium*-Arten stammenden Drogen kommen im Handel häufig vor [4], in erster Linie *Epilobium angustifolium* L. (= *Chamaenerion angustifolium* SCOP.), kenntlich am besonders feinen Adernetz, dem völligen Fehlen von Schlauchhaaren und der Ausrichtung der Schleimzellen mit

möglich und sehr aufwendig, da die Unterscheidung zwischen „kleinblütigen" und „großblütigen" Arten es erforderlich macht, auf viele verschiedene Merkmale sehr genau (Messen der Länge und Dicke von Haaren, Raphiden etc.) zu achten; erschwerend kommt hinzu, daß *Epilobium*-Arten sehr leicht bastardisieren, über anatomische Merkmale dieser Bastarde ist jedoch nichts bekannt. Für die Unterscheidung geeignete Merkmale sind

	Deckhaare	Schlauchhaare	Schleimzellen mit Raphiden	Narbe	Epidermis der Samen
Epilobium parviflorum	Zahlreich, gerade, 250–500 µm lang, Kutikula glatt oder nur schwach gewarzt	Selten, nur auf jungen Blättern, 80–300 µm lang	Zahlreich, 100–150 µm, Raphiden zellfüllend	Deutlich vierspaltig	Papillös
Epilobium montanum	Am Blattrand und entlang der Nerven, 150–200 µm, zugespitzt, gekrümmt, kutikular gewarzt	100–200 µm lang, z.T. ohne Ausstülpung am köpfchenförmigen Ende	Etwa 150 µm, Raphiden nicht zellfüllend	Vierspaltig	Papillös
Epilobium collinum	Kurz, meist nur 80–150 µm, sichelförmig, Kutikula gestreift oder gewarzt	Kurz, 60–100 µm, an der Basis gebogen	100–150 µm, Raphiden zellfüllend	Undeutlich vierspaltig (Lupe!)	Papillös
Epilobium roseum	An der Basis gekrümmt, 200–300 µm, Kutikula deutlich gewarzt	Sehr selten, auf ganz jungen Blättern, nicht am Blattrand	Etwa 150 µm, Raphiden nicht zellfüllend	Keulig	Schwach papillös

Raphiden fast ausschließlich entlang der Nerven (Abb. 371) sowie *Epilobium hirsutum* L., kenntlich an den sehr langen (meist 500–1000 μm) Deckhaaren mit glatter Kutikula.

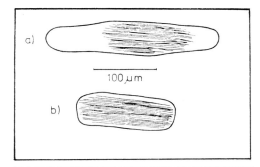

Abb. 372: Zellfüllende (b) und nichtzellfüllende (a) Raphiden

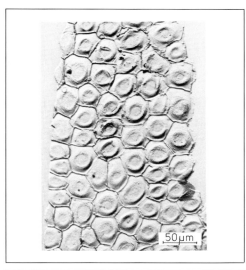

Abb. 374: Papillöse Epidermis der Samenschale

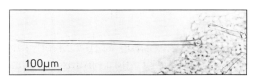

Abb. 373: Langes, spitzes Deckhaar und kürzere Schlauchhaare

Literatur:
[1] J.E. Averett, P.H. Raven und H. Becker, Amer. J. Bot. **66**, 1151 (1979).
[2] S. Huneck, Phytochemistry **6**, 1149 (1967).
[3] A. Hiermann, Sci. Pharm. **51**, 158 (1983).
[4] M. Wichtl und W. Tadros, Dtsch. Apoth. Ztg. **122**, 2593 (1982).
[5] J. Saukel, Sci. Pharm. **50**, 179 (1982); **51**, 115; 132 (1983).
[6] A. Hiermann, H. Juan und W. Sametz, Farm. Tijdschr. Belg. **61**, 282 (1984). Vortrag, Tagung der Gesellschaft für Arzneipflanzenforschung, Antwerpen 27. Juli 1984.

Wichtl

Weißdornblätter mit Blüten

DAB 8, Crataegi folium cum flore, Folia Crataegi cum floribus

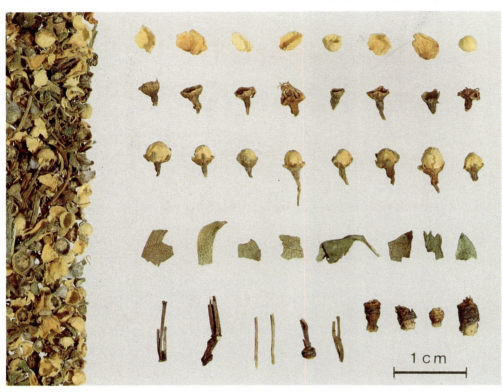

Abb. 375: Weißdornblätter mit Blüten

Beschreibung: Dunkelbraune, holzige Stengelstücke mit gestielten, mehr oder weniger stark gelappten Laubblättern; deren Rand nur leicht oder kaum gesägt. Die enge Netznervatur tritt vor allem auf der hellen Unterseite der Blätter deutlich hervor. Je nach *Crataegus*-Art sind die Blätter wenig oder stark behaart (s. Prüfung). Die Blüten besitzen einen bräunlichen oder graugrünen Achsenbecher, der am oberen Rand die fünf dreieckigen Kelchzipfel erkennen läßt. Die fünf gelblichweißen bis bräunlichen Kronblätter sind frei (oberste Reihe), rundlich oder breit eiförmig und kurz genagelt. Der mit dem Achsenbecher verwachsene Fruchtknoten trägt je nach *Crataegus*-Art ein bis fünf lange Griffel.

Geruch: Schwach duftend, eigenartig.

Geschmack: Etwas süß, leicht bitter und adstringierend.

Ph. Helv. VI: Folium crataegi

Stammpflanzen: *Crataegus laevigata* (POIR.) DC. [syn. *Crataegus oxyacantha* auct.] (Zweigriffeliger Weißdorn); *Crataegus monogyna* JACQ. (Eingriffeliger Weißdorn); *Crataegus pentagyna* WALDST. et KIT. ex WILLD. (Fünfgriffeliger Weißdorn); *Crataegus nigra* WALDST. et KIT. (Dunkler Weißdorn); *Crataegus azarolus* L. (Azaroldorn, Italienische Mispel); Rosaceae.

Synonyme: Hagedorn, Mehldorn, Weißheckdorn, Herba Crataegi. Hawthorn herb (engl.). Herbes d'aubépine avec fleurs (franz.).

Herkunft: *Crataegus laevigata* und *Crataegus monogyna* in ganz Europa, *Crataegus pentagyna* auf der Balkanhalbinsel, *Crataegus azarolus* im östlichen Mittelmeergebiet und *Crataegus nigra* in Ungarn und Jugoslawien beheimatet, z.T. kultiviert. Die Droge wird aus Bulgarien, Albanien, Jugoslawien, UdSSR, Rumänien und Polen importiert.

Inhaltsstoffe [1]: 1–3% oligomere Procyanidine (auch als Leukoanthocyanidine oder Pycnogenole bezeichnet), deren Struktur erst z.T. bekannt ist. 1–2% Flavonoide, wobei jede *Crataegus*-Art ihre eigene, spezifische Zusammensetzung aufweist, auch das Flavonoidmuster von Blättern und Blüten selbst innerhalb einer Art ist verschieden; neben Hyperosid und Vitexin-4'-rhamnosid als wesentlichen Komponenten kommen noch zahlreiche andere Flavonoide und Glycosylflavone vor. Weitere Inhaltsstoffe sind Amine (z.T. mit kardiotoner Wirkung [2]), Catechine, Phenolcarbonsäuren, Triterpensäuren, Sterole und Aminopurine.

Indikationen: Bei beginnender Herzinsuffizienz, insbesondere Koronarinsuffizienz, bei leichten Formen der Herzmuskelinsuffizienz (Stadium I–II nach New York Heart Association), beim noch nicht herzglykosidbedürftigen Altersherz, bei Druck- und Beklemmungsgefühl in der Herzgegend und bei leichten Formen von bradykarden Herzrhythmusstörungen. Vor der Anwendung sollte sichergestellt sein, daß die eben genannten Symptome keine organischen Ursachen haben (dann ist eine andere Medikation

Abb. 376: Blattunterseite von *Crataegus laevigata* (links) und *Crataegus nigra* (rechts; dicht behaart!)

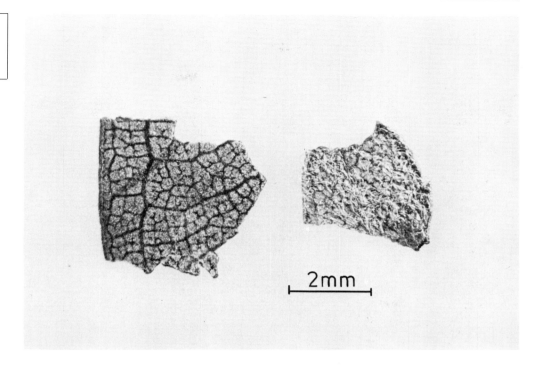

erforderlich!), deshalb darf auch Weißdorn nicht unkritisch zur Selbstbehandlung empfohlen werden.
Nach jahrzehntelangen Bemühungen um die Aufklärung der Wirkstoffe und der Pharmakodynamik gelten heute die oligomeren Procyanidine und die Flavonoide als die an der Wirkung maßgeblich beteiligten Inhaltsstoffe. In vielen pharmakologischen Untersuchungen [3, 4, 5] sind eine Steigerung der Koronardurchblutung, eine Zunahme der Myokarddurchblutung, die Toleranzsteigerung des Myokards gegen Sauerstoffmangel und eine positiv inotrope Wirkung (bzw. eine antagonistische Wirkung gegenüber einer durch Betablocker induzierten negativen Inotropie [6]) als für *Crataegus*-Extrakte charakteristisch beschrieben. Zurückzuführen sind diese Effekte auf eine bereits in niedriger Dosierung beginnende Hemmung der c-AMP-Phosphodiesterase und durch Wirkungen auf die Steuerung der intrazellulären Ca^{++}-Konzentration.
Obwohl nachgewiesen ist, daß die oligomeren Procyanidine auch bei oraler Gabe resorbiert werden, ist ihre empfohlene Tagesdosis von mind. 5 mg so gering, daß trotz ihrer pharmakologisch nachgewiesenen Potenz

Wortlaut der für die Standardzulassung vorgesehenen Packungsbeilage:

5.1 Anwendungsgebiete
Nachlassende Leistungsfähigkeit des noch nicht digitalisbedürftigen Altersherzens; Druck und Beklemmungsgefühl in der Herzgegend; leichte Formen von Herzrhythmusstörungen.

5.2 Dosierungsanleitung und Art der Anwendung
Ein Teelöffel voll **Weißdornblätter mit Blüten** wird mit heißem Wasser (ca. 150 ml) übergossen und nach etwa 20 min durch ein Teesieb gegeben.
Soweit nicht anders verordnet, werden 2–3mal täglich eine Tasse frisch bereiteter Tee getrunken.

5.3 Hinweise
Vor Licht und Feuchtigkeit geschützt aufbewahren.

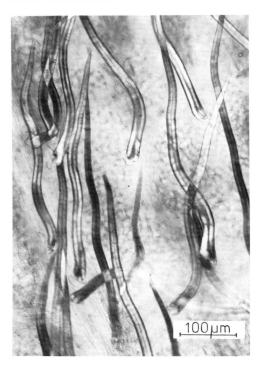

Abb. 377: Dickwandige Borstenhaare von *Crataegus nigra*

ihre Bedeutung für die Therapie (zumindest als alleiniger Wirkstoff) skeptisch zu beurteilen ist; offenbar liegt bei der therapeutischen Anwendung von *Crataegus* eine Kombinationswirkung mehrerer Inhaltsstoffe bzw. Inhaltsstoffgruppen vor [6, 7]. Empirisch ist die Beobachtung, daß bei der Kombination von *Crataegus*-Extrakt mit herzwirksamen Glykosiden deren Dosierung reduziert werden kann; entsprechende Präparate werden therapeutisch verwendet (z.B. Crataelanat® u.a.).

Nebenwirkungen: In therapeutischen Dosen nicht bekannt.

Teebereitung: 1–1,5 g fein zerschnittene Droge werden mit kochendem Wasser übergossen und nach 15 min abgeseiht. Anwendung 3–4mal pro Tag, kurmäßig über mehrere Wochen.
1 Teelöffel = etwa 1,8 g.

Phytopharmaka: Die Droge, vor allem aber aus ihr hergestellte Extrakte sind in mehr als 100 Fertigarzneimitteln enthalten, besonders in der Gruppe Kardiaka, Koronarmittel und Antihypertonika, aber auch Geriatrika, Tonika, Arteriosklerosemittel u.a.; Präparate, die nur *Crataegus*-Extrakt enthalten, sind meist auf oligomere Procyanidine standardisiert, z.B. Crataegutt® (Dragees, Tropfen, Ampullen), Eurython® (Tropfen) u.a., oder auf einen bestimmten Flavonoidgehalt eingestellt, z.B. Esbericard® (Dragees, Tropfen, Injektionslösung), Cratamed®, Oxacant® (Tropfen), Melicedin® N (Dragees) u.a. Wesentlich umfangreicher ist die Zahl der Präparate, die Weißdornextrakte als Bestandteil in Kombination mit anderen Drogenextrakten enthalten; auch hier sollte standardisierten Präparaten der Vorzug gegeben werden.

Prüfung: Makroskopisch (s. Beschreibung) und mikroskopisch nach DAB 8. Die Blätter der einzelnen *Crataegus*-Arten sind recht unterschiedlich dicht behaart (Abb. 376), *Crataegus nigra* und *Crataegus azarolus* sehr stark, besonders auf der Unterseite, die übrigen offizinellen Arten weit weniger; die Haare sind einzellig, dickwandig und lang (Abb. 377).
Im Mesophyll kommen Oxalatdrusen, seltener Einzelkristalle vor. DC-Prüfung auf Flavonoide nach DAB 8.

Verfälschungen: Kommen nur äußerst selten vor. Blüten von anderen *Crataegus*-Arten, von *Sorbus aucuparia* L. (Eberesche), von *Robinia pseudoacacia* L. sowie von *Prunus spinosa* L. (Schlehdorn) sind an abweichenden morphologischen und anatomischen Merkmalen zu erkennen [1].
Reine Blütendroge von *Crataegus* (Crataegi flos, Flores Crataegi) ist gelegentlich mit den sehr ähnlich aussehenden Schlehdornblüten oder Schwarzdornblüten (früher als Flores Acaciae = Flores Pruni spinosae im Erg. B. 6) verfälscht. Der einzige Unterschied: das Endothecium von *Crataegus* erscheint in kaltem Chloralhydrat rot gefärbt, das von *Prunus spinosa* hingegen nicht.

Literatur:
[1] Kommentar DAB 8, Weißdornblätter mit Blüten.
[2] H. Wagner und J. Grevel, Planta Med. **45**, 98 (1982).
[3] E.B. Thompson, G.H. Aynilian, P. Gora und N.R. Farnsworth, J. Pharm. Sci. **63**, 1936 (1974).
[4] A. Beretz, M. Haag-Berrurier und R. Anton, Plantes Méd. Phytothér. **12**, 305 (1978).
[5] H.P.T. Ammon und M. Händel, Planta Med. **43**, 105; 209; 313 (1981).
[6] R. Hänsel und H. Haas, Therapie mit Phytopharmaka. Springer-Verlag Berlin, Heidelberg, New York, Toronto 1983.
[7] M. Iwamoto, T. Sato und T. Ishizaki, Planta Med. **42**, 1 (1981).

Wichtl

Weißdornfrüchte

Crataegi fructus, Fructus Crataegi

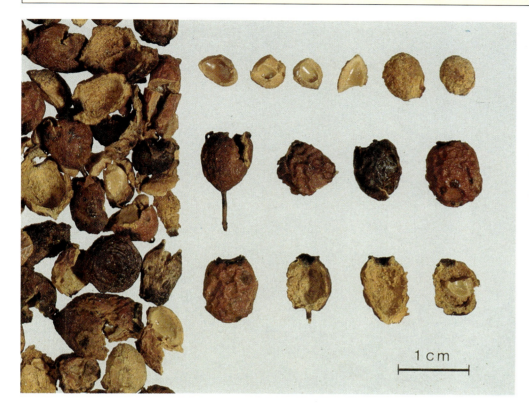

Abb. 378: Weißdornfrüchte

Beschreibung: Weinrote bis gelbbraune, eiförmige, grob- bis feinrunzelige, beerenartige Scheinfrüchte, die am oberen Ende 5 zurückgeschlagene Kelchzipfel tragen. Im Inneren ein braungelbes Gewebe („Fruchtfleisch") mit 1–3 harten, gelben Steinfrüchten („Samen"), z.T. zerbrochen (obere Reihe).

Geschmack: Süßlich-schleimig.

DAC 1979: Weißdornbeeren

Stammpflanzen: *Crataegus laevigata* (POIR.) DC. [syn. *Crataegus oxyacantha* auct.] (Zweigriffeliger Weißdorn) und *Crataegus monogyna* JACQ. (Eingriffeliger Weißdorn), Rosaceae.
Die drei anderen, nach DAB 8 für Blatt- und Blütendroge zugelassenen *Crataegus*-Arten sind nach DAC 1979 auszuschließen, wohl weil über sie zu wenig Erfahrungsmaterial vorliegt.

Synonyme: Weißdornbeeren, Hagedornbeeren, Mehlbeeren, Fructus Oxyacanthae, Fructus Spinae albae. Hawthorn berries (engl.). Fruits d'aubépine (franz.).

Herkunft: Siehe Weißdornblätter mit Blüten. Die Droge wird aus Bulgarien, Rumänien, UdSSR, Polen, Ungarn und Jugoslawien eingeführt.

Inhaltsstoffe: Sehr ähnlich wie bei Weißdornblättern mit Blüten, s. dort; das Mengenverhältnis der einzelnen Flavonoide und oligomeren Procyanidine untereinander ist jedoch von dem in Blättern verschieden (Früchte enthalten z.B. relativ mehr Hyperosid, Blätter relativ mehr Vitexinrhamnosid).

Indikationen: Wie bei Weißdornblätter mit Blüten, s. dort. Die Früchte werden, im Gegensatz zur Blatt- und Blütendroge, nicht zur Bereitung von Teegetränken verwendet, hingegen spielen sie bei der Herstellung von Fertigarzneimitteln eine größere Rolle als die offizinelle Droge.

Teebereitung: Aus der Fruchtdroge nicht gebräuchlich.

Phytopharmaka: Es gibt zahlreiche Fertigarzneimittel, in denen Extrakte aus dieser Droge, häufig vereinigt mit Extrakten aus Weißdornblättern und -blüten, einen wesentlichen Bestandteil bilden. Die etwa 100 Präparate findet man vor allem in den Indikationsgruppen Kardiaka, Koronarmittel, Antihypertonika, aber auch bei den Arteriosklerosemitteln, Geriatrika und Tonika.

Prüfung: Makroskopisch (s. Beschreibung) und mikroskopisch nach DAC 1979. Charakteristisch sind die einzelligen, dickwandigen Haare des Griffelpolsters (Abb. 379), die teilweise geknickt sind und in eine Spitze auslaufen. Im Fruchtfleisch findet man

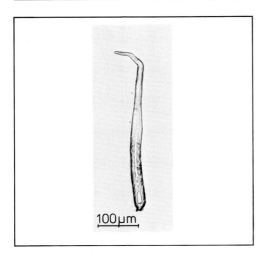

Abb. 379: Dickwandiges Haar des Griffelpolsters

Sklereiden, z.T. in Gruppen und Oxalatdrusen und Einzelkristalle.

DC-Prüfung auf Flavonoide, Catechine und Triterpene nach DAC 1979.

Verfälschungen: In der Praxis sehr selten. Nach DAC 1979 dürfen Früchte anderer als der genannten *Crataegus*-Arten nicht vorhanden sein; man erkennt sie daran, daß sie mehr als drei Steinkerne enthalten.

Wichtl

Wermutkraut DAB 8, Absinthii herba, Herba Absinthii

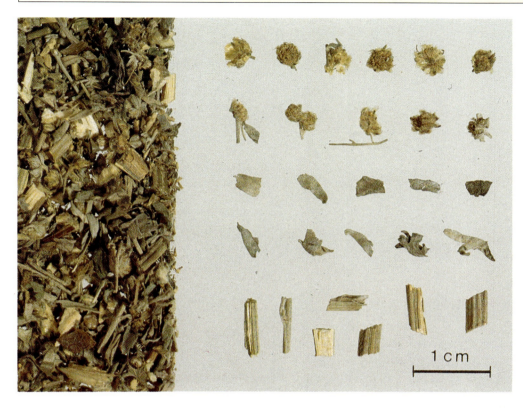

Abb. 380: Wermutkraut

Die Droge besteht aus den getrockneten Zweigspitzen der blühenden Pflanze mit nicht über 4 mm dicken Stengeln.

Beschreibung: Blattbruchstücke beiderseits fein behaart, daher silbrig-mattgrau aussehend, zum Teil ist noch die Herkunft von mehrfach fiederschnittigen Blättern zu erkennen: etwa 2 mm breite, lanzettliche, stumpfe bis zugespitzte Zipfel (Abb. 381) herrschen vor. Gelbe, annähernd kugelige Blütenköpfchen mit wenigen Rand- und vielen Röhrenblüten (Abb. 381), z.T. noch im Knospenstadium. Die Stengelstücke sind kantig, außen silbergrau, innen markig.

Geruch: Aromatisch, charakteristisch.

Geschmack: Aromatisch, stark bitter.

2. AB-DDR: Herba Absinthii
ÖAB: Herba Absinthii
Ph. Helv. VI: Herba absinthii

Stammpflanze: *Artemisia absinthium* L. (Wermut), Asteraceae.

Synonyme: Absinth, Bitterer Beifuß, Wurmkraut. Wormwood (engl.). Herbe d'absinthe (franz.).

Herkunft: Heimisch in trockeneren Gebieten Europas und Asiens. Die Droge wird aus der UdSSR, aus Bulgarien, Jugoslawien, Ungarn und Polen importiert.

Inhaltsstoffe: 0,15–0,4% Bitterstoffe und 0,2–0,8% ätherisches Öl als wertbestimmende Komponenten (Bitterwert nach DAB 8 mind. 15000, äther. Öl mind. 0,3%; nach 2. AB-DDR Bitterwert mind. 10000; nach ÖAB Bitterwert mind. 10000, äther. Öl mind. 0,3%; nach Ph. Helv. VI Bitterstoffe mind. 250 Pharmakopöe-Einheiten/g, äther. Öl mind. 0,25%). Die Bitterstoffe gehören zum Typ der Sesquiterpenlactone; die Hauptkomponente (0,20–0,28%) ist Absinthin (ein dimeres Guajanolid), weiters kommen Artabsin, Matricin, Anabsinthin u.a. Sesquiterpenlactone vor [1]. Das ätherische Öl enthält (−)-Thujon, (+)-Isothujon, Thujylalko-

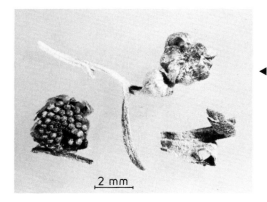

Abb. 381: Gelbes Blütenköpfchen (links), silbergraue Blütenknospe (Mitte) und fiederschnittiges Blattbruchstück (rechts)

Abb. 382: Asteraceen-Drüsenschuppen in der Aufsicht

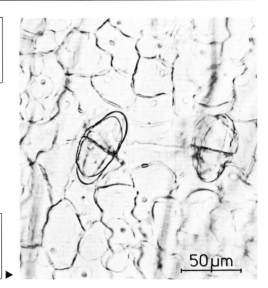

hol und dessen Ester sowie wechselnde Mengen Chamazulen und andere Sesqui- und Monoterpene [2].

In der Droge sind verschiedene Flavonoide nachgewiesen worden; das Vorkommen kleiner Mengen an Polyacetylenen ist wahrscheinlich.

Indikationen: Als Amarum aromaticum zur Appetitanregung, bei Störungen im Verdauungstrakt, z.B. bei Gastritis mit verringerter Säurebildung. Aufgrund der leicht hyperämisierenden Wirkung des ätherischen Öles auch bei chronischer Gastritis. Ferner als Karminativum, als Choleretikum und bei krampfartigen Störungen im Darm- und Gallenwegs-Bereich [3].

Nebenwirkungen: Nur bei Überdosierung zu befürchten; es handelt sich dabei im wesentlichen um Wirkungen des (toxischen) Thujons. Die Symptome sind Erbrechen, Magen- und Darmkrämpfe, Harnverhaltung, in schweren Fällen Benommenheit, Nierenschäden und zentrale Störungen. Thujon läßt sich durch Hochdruckextraktion mit überkritischem Kohlendioxid quantitativ aus Wermut extrahieren [4].

Wegen der Toxizität des Thujons sind alkoholische Wermut-Auszüge (Absinth-Liköre u.a.) in vielen Kulturstaaten verboten; wäßrige Drogenauszüge enthalten demgegenüber relativ wenig Thujon.

Teebereitung: 1–1,5 g feingeschnittene Droge werden mit kochendem Wasser übergossen und nach 10 min durch ein Teesieb gegeben. Zur Appetitanregung vor dem Essen, als Cholagogum nach dem Essen.

1 Teelöffel = etwa 1,5 g. Dosierung nicht überschreiten!

Teepräparate: Die Droge wird auch in Filterbeuteln (0,9–1,8 g) angeboten.

Phytopharmaka: Die Droge sowie aus ihr hergestellte flüssige und Trocken-Extrakte sind Bestandteil zahlreicher Fertigarzneimittel in den Indikationsgruppen Magen-Darm-Mittel, Cholagoga und Roborantia.

Prüfung: Makroskopisch (s. Beschreibung) und mikroskopisch nach DAB 8.

Neben dem Vorkommen von Asteraceen-Drüsenschuppen (Abb. 382)

Wortlaut der für die Standardzulassung vorgesehenen Packungsbeilage:

6.1 Anwendungsgebiete
Steigerung der Magensaftbildung (Gastritis mit mangelnder Magensäurebildung); Appetitlosigkeit; leichte krampfartige Magen-Darm-Galle-Störungen.

6.2 Nebenwirkungen
Bei bestimmungsgemäßer Anwendung nicht bekannt.

Hinweis:
In hohen Dosen eingenommen, können Zubereitungen aus Wermutkraut Vergiftungen hervorrufen mit Auftreten von Erbrechen, starken Durchfällen, Harnverhaltung, Benommenheit und Krämpfen.

6.3 Dosierungsanleitung und Art der Anwendung
Ein Teelöffel voll **Wermutkraut** wird mit heißem Wasser (ca. 150 ml) übergossen und nach etwa 10 min durch ein Teesieb gegeben. Soweit nicht anders verordnet, wird mehrmals täglich eine Tasse frisch bereiteter Tee $^1/_2$ Std. vor den Mahlzeiten getrunken.

6.4 Hinweise
Vor Licht und Feuchtigkeit geschützt aufbewahren.

sind vor allem die auf Blattober- und unterseite vorhandenen T-Haare (Abb. 383) typisch. Der Blütenstandsboden der kleinen Körbchen trägt Schlauchhaare mit mehrzelligem Stiel und langer, dünnwandiger Endzelle, die bis 1500 µm lang sein kann (Abb. 384).

Auf das Vorhandensein von Pollen ist zu prüfen. Sind keine oder nur ganz wenige Pollen zu finden (bei Drogen in Pulverform nicht selten!), so stammt das Material nicht wie vorgeschrieben von blühenden Pflanzen und ist deshalb nicht vollwertig.

DC-Prüfung des ätherischen Öles nach DAB 8.

Bestimmung des Bitterwertes nach DAB 8. Eine photometrische Bestimmung des Absinthingehaltes ist möglich [5].

Verfälschungen: Selten, aber gelegentlich doch vorkommend; meist handelt es sich um Beimengungen des Krautes von *Artemisia vulgaris* L. (Gemeiner Beifuß); die ähnlich dem Wermut gestalteten Blätter sind nur unterseits behaart und schmecken weit weniger bitter. Die T-Haare besitzen eine peitschenförmig gewundene Querzelle; Spreuhaare des Blütenstandsbodens fehlen.

Aufbewahrung: Vor Licht geschützt, kühl, trocken, in dicht schließenden Gefäßen, nicht aus Kunststoff (ätherisches Öl!).

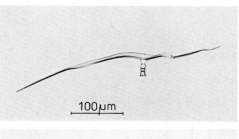

Abb. 383: T-förmiges Haar der Blatt- und Stengelbruchstücke

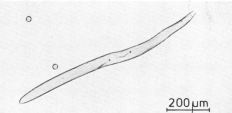

Abb. 384: Glattwandige Pollenkörner und bandförmiges Schlauchhaar des Blütenstandsbodens

Literatur:
[1] Kommentar DAB 8, Wermutkraut.
[2] O. Vostrowsky, Th. Brosche, H. Ihm, R. Zintl und K. Knobloch, Z. Naturforsch. **36c**, 369 (1981).
[3] H. Kreitmair, Pharmazie **6**, 27 (1951).
[4] E. Stahl und D. Gerard, Planta Med. **45**, 147 (1982).
[5] G. Schneider und B. Mielke, Dtsch. Apoth. Ztg. **118**, 469 (1978); **119**, 977 (1979).

Frohne

Wollblumen Verbasci flos, Flores Verbasci

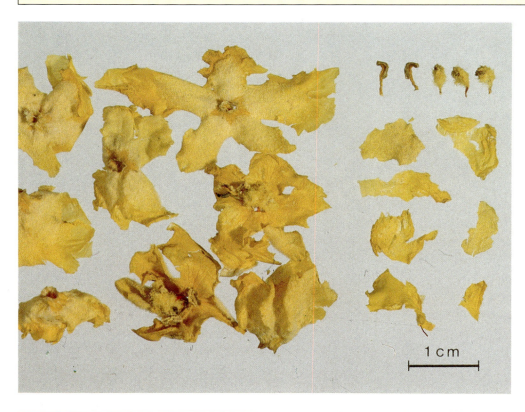

Abb. 385: Wollblumen

Die Droge besteht nur aus Korolle und Staubblättern.

Beschreibung: Gelbe, fünfzählige Blumenkronen mit zwei kleineren oberen und 3 größeren unteren, außen jeweils weißwollig behaarten Korollblättern sowie Fragmente davon. Vereinzelt rötlich-gelbe Staubblätter mit filzig behaarten Filamenten und quer aufsitzenden Antheren (= die 3 kurzgestielten oberen Staubblätter der Blüte) oder gelbe Staubblätter mit kahlen Filamenten (= die beiden langgestielten unteren Staubblätter der Blüte).

Geruch: Schwach honigartig.

Geschmack: Süßlich und schleimig.

ÖAB: Flos Verbasci
Ph. Helv. VI: Flos verbasci
DAC 1979: Wollblumen

Stammpflanzen: *Verbascum densiflorum* BERTOL. (= *Verbascum thapsiforme* SCHRAD., Großblumige Königskerze) und *Verbascum phlomoides* L. (Gemeine Königskerze), Scrophulariaceae.

Synonyme: Königskerzenblumen, Wollkrautsblumen, Himmelbrandstee, Windblumen, Flores Thapsi barbati. Verbascum flowers, Mullein flowers, Torch Weed flowers (engl.). Fleurs de bouillon blanc, Fleurs de molène (franz.).

Herkunft: Heimisch in Mittel-, Ost- und Südeuropa, Kleinasien, Nordafrika und Äthiopien. Die Droge stammt überwiegend aus Kulturen und wird aus Ägypten, Bulgarien und der CSSR importiert.

Inhaltsstoffe: Etwa 1,5–4% Flavonoide, darunter Apigenin, Luteolin und deren 7-O-Glucoside, Kämpferol, Rutin u.a. [1, 2]. Weiters Iridoide: Aucubin, 6β-Xylosylaucubin, Catalpol, 6β-Xylosylcatalpol, Methylcatalpol, Isocatalpol [3, 4]. Saponine (H.I. etwa 350): u.a. Verbascosaponin [5]. Sterole: Sitosterol, Stigmasterol. Carotinoide, Xanthophylle. Phenolische Säuren: Kaffeesäure, an Glucose gebundene p-Cumarsäure. Digiprolacton. Etwa 3% Schleime und 11% Invertzucker.

Indikationen: Bei Erkältungskrankheiten und Husten als mildes Expektorans, wobei die reizmildernde Wirkung der Schleime (Abdeckung von Epitheldefekten) und die expektorierende Wirkung der Saponine zusammentreffen. Eine Beeinflussung der muköziliären Aktivität konnte am Flimmer-Epithel-Präparat des Frosches nicht nachgewiesen werden [6].

Volksmedizinisch wird die Droge darüber hinaus als Diuretikum und Antirheumatikum sowie äußerlich zur Wundbehandlung verwendet. Die in den letzten Jahren identifizierten, biologisch aktiven Inhaltsstoffe (Flavonoide, Iridoide) scheinen diese Anwendung zu rechtfertigen [4].

Teebereitung: 1,5–2 g fein zerschnittene Droge werden mit kochendem Wasser übergossen (oder auch mit

kaltem Wasser angesetzt und zum Sieden erhitzt) und nach 10–15 min durch ein Teesieb gegeben.
1 Teelöffel = etwa 0,5 g.

Phytopharmaka: Wollblumen sind in vielen Teemischungen der Indikationsgruppe Antitussiva (Hustentees, Bronchialtees) enthalten, z.B. Kneipp® Husten-Tee, Salus® Bronchial-Tee, Extrakte der Droge auch in tassenfertigen Tees, z.B. Dr. Klingers Bergischer Kräutertee®, Husten- und Bronchialtee.

Prüfung: Makroskopisch (s. Beschreibung) und mikroskopisch nach DAC 1979. Besonders charakteristisch sind die Etagensternhaare der Korolle (Abb. 386) und die dünnwandigen, einzelligen Haare der Staubblätter mit einer gekörnten oder wellig-gestreiften Kutikula (Abb. 387).
Der Anteil an braun verfärbten Blüten sollte 5% nicht übersteigen. Quellungszahl, bestimmt mit gepulverter Droge, nach DAC 1979 mind. 9.

Verfälschungen: Kommen praktisch kaum vor. Die Blüten anderer *Verbascum*-Arten sind entweder deutlich kleiner oder fallen durch 5 gleichgestaltete, violett behaarte Staubblätter auf.

Aufbewahrung: Vor Licht geschützt, in dicht verschlossenen Gefäßen, zweckmäßig über Blaugel. Der Schutz vor Feuchtigkeit ist bei dieser Droge besonders wichtig, da sie sich sonst leicht aufgrund des Iridoidgehaltes braun bis dunkelbraun verfärbt.

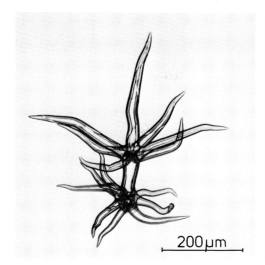
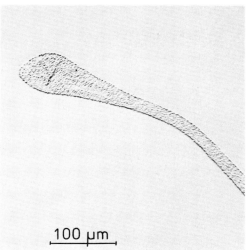

Abb. 386: Quirlästiges Etagensternhaar der Blütenblätter
Abb. 387: Einzelliges, keulenförmiges Haar der Staubblätter mit körniger Kutikula

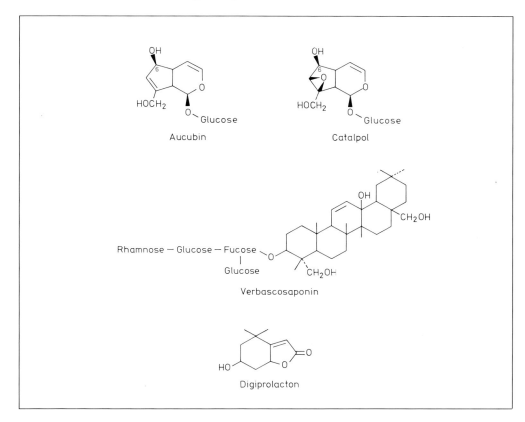

Literatur:
[1] R. Tschesche, S. Delhvi und S. Sepulveda, Phytochemistry **18**, 1248 (1979).
[2] V. Pápay, L. Tóth, K. Osváth und Gy. Bujtás, Pharmazie **35**, 334 (1980).
[3] L. Swiatek, O. Salama und O. Sticher, Planta Med. **45**, 153 (1982).
[4] K. Osváth, V. Pápay und L. Tóth, Herb. Hung. **21**, 141 (1982).
[5] R. Tschesche, S. Sepulveda und M. Th. Braun, Chem. Ber. **113**, 1754 (1980).
[6] W. Müller-Limmroth und H.-H. Fröhlich, Fortschr. d. Med. **98**, 95 (1980).

Willuhn

Zimt
Cinnamomi ceylanici cortex, Cortex Cinnamomi

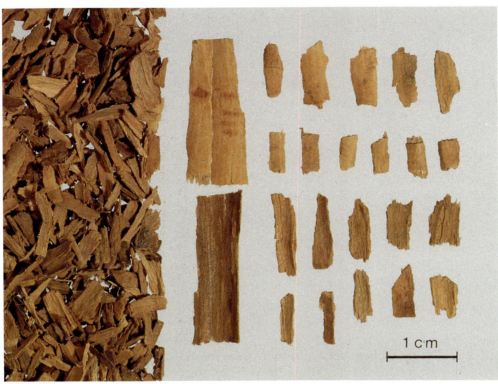

Abb. 388: Zimt

Die Droge besteht aus der von den äußeren Teilen befreiten, getrockneten Stamm- und Astrinde und aus der durch Abschaben von Kork und dem größten Teil primärer Rinde befreiten, getrockneten Rinde junger Wurzelschößlinge.

Beschreibung: 0,2–0,7 mm dicke, außen hellbraune, innen etwas dunklere, matte Halbröhren, oft ineinander gesteckt. Die Oberfläche ist längsstreifig, der Bruch kurzfaserig.

Geruch: Charakteristisch, angenehm aromatisch.

Geschmack: Brennend würzig, etwas süß und schleimig, nur wenig herb.

ÖAB: Cortex Cinnamomi ceylanici
Ph. Helv. VI: Cortex cinnamomi
DAB 7: Cortex Cinnamomi

Stammpflanze: *Cinnamomum ceylanicum* NEES ex WALL. (Ceylonzimt); Lauraceae.

Synonyme: Ceylonzimtrinde, Echter Zimt, Echter Kanel, Malabar-Zimt. Cinnamom bark, Ceylon cinnamom (engl.). Cannelle de Ceylan, Ecorce de cannelle de Ceylan (franz.).

Herkunft: Heimisch in Sri Lanka (?); kultiviert in Sri Lanka, auf den Seychellen, im südlichen Ostindien, in Indonesien, auf den Westindischen Inseln, in Süd-Amerika. Die Droge wird vor allem aus Sri Lanka, aber auch aus Malaysia, Madagaskar und den Seychellen importiert.

Inhaltsstoffe: 0,5–2,5% ätherisches Öl (ÖAB mind. 1,5%, Ph. Helv. VI mind. 1,4%) mit den Hauptkomponenten Zimtaldehyd (65–80%), Eugenol und trans-Zimtsäure (5–10%); daneben weitere Phenylpropane (u.a. Hydroxyzimtaldehyd, o-Methoxyzimtaldehyd) und Terpene (u.a. Limonen, a-Terpineol), außerdem Gerbstoffe und Schleime [1, 2, 3].

Indikationen: Gelegentlich, in Kombination mit anderen Drogen, als Stomachikum und Karminativum.

Die Droge wird in erster Linie aber als Geschmackkorrigens und als Gewürz verwendet, z.T. auch in der Likörbereitung.

In der *Volksmedizin* wird das ätherische Öl tropfenweise („Zimttropfen")

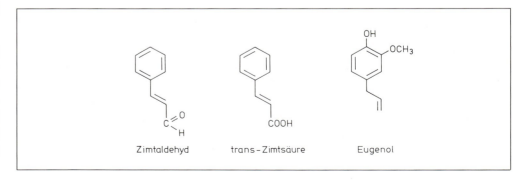

als Mittel bei Dysmenorrhoe und als Hämostyptikum gebraucht.

Das ätherische Öl besitzt antimikrobielle und fungizide Eigenschaften [3], die auf dem Gehalt an o-Methoxyzimtaldehyd beruhen dürften.

Nebenwirkungen: Bei bestimmungsgemäßem Gebrauch keine. In größeren Mengen bewirkt Zimtrinde (wie auch mittlere Dosen von Zimtöl) über eine Erregung des Vasomotorenzentrums eine Tachykardie, eine Erhöhung der Darmperistaltik, der Atemtätigkeit und der Schweißsekretion; diesem Erregungszustand folgt eine Phase zentraler Sedierung mit Schläfrigkeit und Depressionen [4].

Teebereitung: Wenig gebräuchlich; siehe dazu auch die Standardzulassung.

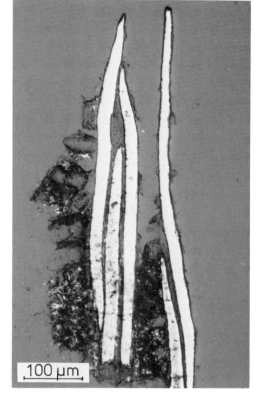

Abb. 389: Dickwandige Bastfasern und feinste Oxalatnadeln im angrenzenden Parenchym (leuchten auf im polarisierten Licht)

Wortlaut der für die Standardzulassung vorgesehenen Packungsbeilage:

7.1 Anwendungsgebiete

Beschwerden wie Völlegefühl, Blähungen und leichte, krampfartige Magen-Darm-Störungen; Magenbeschwerden, z.B. durch mangelnde Magensaftbildung.

7.2 Gegenanzeigen

Zimtzubereitungen sind beim Vorliegen von Magen- oder Darmgeschwüren und in der Schwangerschaft nicht anzuwenden.

7.3 Dosierungsanleitung und Art der Anwendung

1 kleiner Teelöffel (0,5–1 g) voll **Zimt** wird mit heißem Wasser (ca. 150 ml) übergossen und nach 10 min durch ein Teesieb gegeben.
Soweit nicht anders verordnet, wird 2–3mal täglich 1 Tasse Teeaufguß zu den Mahlzeiten getrunken.

7.4 Hinweise

Vor Licht und Feuchtigkeit geschützt aufbewahren.

Teepräparate: Die Droge ist Bestandteil von Teegemischen verschiedener Indikationsgebiete, aber auch Bestandteil von „Glühwein-Mischungen", auch in Aufgußbeuteln.

Phytopharmaka: Zimtrinde ist in einigen Fertigarzneimitteln, vorwiegend als Korrigens und Aromatikum enthalten, besonders in den Indikationsgruppen Stomachika und Karminativa.

Prüfung: Makroskopisch (s. Beschreibung) und mikroskopisch. Die Droge enthält lange, schlanke Bastfasern (Abb. 389), die im polarisierten Licht aufleuchten, sehr feine Oxalatnädelchen im Parenchym und – meist allseits verdickte – Steinzellen. Kork oder Steinkork darf nicht vorhanden sein und deutet auf Verfälschung mit chinesischem Zimt hin.

Verfälschungen: Kommen vor, besonders in der gepulverten Droge. In Betracht kommen Rinden anderer *Cinnamomum*-Arten: *C. aromaticum* NEES, syn. *C. cassia* BLUME (Chinesischer Zimt), der wesentlich dickere Rinde liefert (1–2 mm dick) und durch das Vorhandensein von Kork auffällt, dessen innere Lagen als Steinkork ausgebildet sind. Größere Mengen von Korkzellen und Verbände von solchen sind auch charakteristisch für Verunreinigungen durch ungenügend geschälten Zimt oder durch Schälabfälle.

Padang-Zimt [*Cinnamomum burmanii* BLUME], eine weitere Verfälschung, enthält im Gegensatz zum Ceylon-Zimt in den Markstrahlenzellen Kristallplättchen.

Zur Unterscheidung von Chinesischem Zimt und Ceylonzimt kann die Reaktion des Pulvers mit Barytwasser herangezogen werden. Wird je eine Probe auf dem Objektträger mit 2–3 Tropfen einer 10%igen wäßrigen Bariumhydroxidlösung befeuchtet, so

treten nach 1–2 min unter UV 366 nm unterschiedliche Fluoreszenzfarben auf. Der Chinesische Zimt zeigt intensiv gelblichgrüne Fluoreszenz, einzelne Fasern leuchten gelblich, andere hellblau bis blauviolett, das Parenchym erscheint dunkelrotbraun. Der Ceylonzimt zeichnet sich durch eine blasse, blaugrüne Farbe aus. Fasern und Parenchym weisen ähnliche Fluoreszenzfarben auf wie beim Chinesischen Zimt.
DC-Prüfung nach [5].

Aufbewahrung: Vor Licht und Feuchtigkeit geschützt, in gut schließenden Metall- oder Glasgefäßen, nicht in Kunststoffgefäßen (ätherisches Öl!).

Literatur:
[1] Kommentar DAB 7.
[2] V. Formáček und K.-H. Kubeczka, Essential Oils Analysis by Capillary Gas Chromatography and Carbon-13 NMR Spectroscopy. J. Wiley & Sons. Chichester etc. 1982.
[3] S. Morozumi, Appl. and Environm. Microbiol. **36**, 577 (1978).
[4] Hager, Band **4**, 54 (1973).
[5] P. Pachaly, Dünnschichtchromatographie in der Apotheke, 2. Aufl., Wissenschaftl. Verlagsges. m.b.H., Stuttgart 1983.

Czygan

Verzeichnisse

Indikations-Verzeichnis

Dieses Verzeichnis soll die Verbindung zwischen bestimmten, im Text häufiger genannten Indikationen und den in diesem Buch behandelten Teedrogen herstellen. Es ist nicht, oder jedenfalls nicht unmittelbar, für eine Selbstmedikation des Laien gedacht: dies wäre schon deshalb nicht möglich, weil z.B. die Angabe „bei Husten" eine differenziertere Behandlung erfordert, je nachdem ob ein trockener Reizhusten oder ein Husten mit viel zähflüssigem Auswurf vorliegt.

Es ist also in jedem Einzelfall notwendig, im Hauptteil bei den betreffenden Drogen nachzuschlagen und sich dort im einzelnen über Indikationen (und auch Nebenwirkungen) zu informieren. Das Verzeichnis gibt aber eine Übersicht, mit welchen Drogen in z.B. einem „Hustentee", einem „Magentee", einem „Abführtee" usw. zu rechnen ist, wobei in Teemischungen natürlich auch Drogen aus anderen Kategorien anzutreffen sind (in einem „Abführtee" außer den typischen Laxantien auch spasmolytisch oder karminativ wirksame Teedrogen).

In größeren Indikationsbereichen sind, je nach vorherrschender Wirkung, Unterteilungen in verschiedene Wirkungsqualitäten vorgenommen worden, entsprechende Stichworte sind dabei angegeben. Die Unterscheidung zwischen anerkannter und volksmedizinischer Anwendung ist auch hier beibehalten worden.
Die Reihenfolge, in der die Teedrogen genannt sind, entspricht etwa ihrer Bedeutung, d.h. wichtige Drogen werden zuerst (erste Spalte) angeführt.

Störungen im Magen-Darm-Bereich

Appetitanregend
Verdauungsfördernd
Stomachika
„Magentee"

Wermutkraut
Tausendgüldenkraut
Enzianwurzel
Pomeranzenschale
Schafgarbenkraut
Kalmuswurzel
Kardobenediktenkraut
Fieberkleeblätter
Bitterholz
Condurangorinde
Salbeiblätter
Andornkraut

Angelikawurzel
Kurkumawurzel
Pomeranzen, unreife
Rosmarinblätter
Hopfenzapfen
Isländisches Moos
Ingwer
Kümmel
Löwenzahnkraut
Römische Kamille
Sternanis
Zimt

Volksmedizinisch:
Thymian
Wacholderbeeren

Krampflösend **Entzündungswidrig** Spasmolytika Antiphlogistika „Magen-Darm-Mittel"	Kamillenblüten Schafgarbenkraut Pfefferminzblätter Süßholzwurzel Angelikawurzel Melissenblätter Kümmel Koriander Ammi-visnaga Früchte Galgantwurzel	Ringelblumen Malvenblätter Malvenblüten Eibischwurzel Pestwurzblätter Odermennigkraut Tormentillwurzel Gewürznelken Beinwellwurzel	*Volksmedizinisch:* Lavendelblüten Leinsamen Liebstöckelwurzel Quendel Safran Walnußblätter
Abführend Laxantia „Abführtee"	Sennesblätter Leinsamen Faulbaumrinde Rhabarber Sennesfrüchte Amerikanische Faulbaumrinde Hibiscusblüten (Aloe)		*Volksmedizinisch:* Hagebutten
Stopfend Obstipantia Antidiarrhoika „Stopfmittel"	Ratanhiawurzel Tormentillwurzel Heidelbeeren Brombeerblätter Eichenrinde Erdbeerblätter Salbeiblätter	Gänsefingerkraut Hohlzahnkraut Edelkastanienblätter Walnußblätter Frauenmantelkraut Odermennigkraut	*Volksmedizinisch:* Himbeerblätter Johanniskraut
Blähungswidrig Carminativa „Windtee" „Blähungstreibender Tee"	Kümmel Fenchel Anis Koriander Kamillenblüten Angelikawurzel Kalmuswurzel Pfefferminzblätter Römische Kamille	Schafgarbenkraut Salbeiblätter Dreilappiger Salbei Kurkumawurzel Wermutkraut Rosmarinblätter Zimt Gewürznelken	*Volksmedizinisch:* Ingwer Liebstöckelwurzel Thymian Wacholderbeeren Quendel Lavendelblüten Selleriefrüchte

Husten und Erkältungskrankheiten

Schleimlösend
Auswurffördernd
Sekretolytika
Sekretomotorika
„Hustentee"
„Bronchialtee"

Thymian
Süßholzwurzel
Fenchel
Anis
Ipecacuanhawurzel
Spitzwegerichblätter
Lindenblüten
Primelwurzel
Senegawurzel
Wollblumen
Sonnentaukraut
Seifenwurzel
Eucalyptusblätter
Ammi visnaga-Früchte
Alantwurzel

Bibernellwurzel
Primelblüten
Seifenrinde
Sternanis
Gewürznelken

Volksmedizinisch:

Quendel
Lungenkraut
Pestwurzblätter
Liebstöckelwurzel
Stiefmütterchenkraut
Taubnesselblüten, weiße
Edelkastanienblätter
Ehrenpreiskraut
Eisenkraut
Queckenwurzel
Veilchenwurzel
Vogelknöterichkraut
Ingwer
Heublumen

Hustenberuhigend
Antitussiva
„Bronchialtee"
„Hustentee"

Eibischwurzel
Malvenblüten
Huflattichblätter
Isländisches Moos
Malvenblätter

Gallenwegserkrankungen

Cholagoga
Cholekinetika
Choleretika
„Leber-Galle-Tee"

Javanische Gelbwurz
Boldoblätter
Pfefferminzblätter
Katzenpfötchenblüten
Kurkumawurzel
Löwenzahnkraut
Mariendistelfrüchte
Andornkraut
Schafgarbenkraut

Wermutkraut
Ammi visnaga-Früchte
Alantwurzel
Rosmarinblätter
Pestwurzblätter
Melissenblätter
Lavendelblüten
Ringelblumen
Rhabarber

Volksmedizinisch:

Kardobenediktenkraut
Teufelskralle

Nieren- und Blasenerkrankungen

Harntreibend
Diuretika
Harndesinfizientia
„Blasentee"
„Harntreibender Tee"
„Nieren- und Blasentee"

Bärentraubenblätter
Bruchkraut
Birkenblätter
Hauhechelwurzel
Orthosiphonblätter
Schachtelhalmkraut
Liebstöckelwurzel
Wacholderbeeren
Petersilienfrüchte
Brennesselkraut
Petersilienwurzel
Alantwurzel
Löwenzahnkraut
Ammi visnaga-Früchte
Goldrutenkraut
Hagebuttensamen
Maisgriffel

Volksmedizinisch:
Selleriefrüchte
Bärlappkraut
Wacholderholz
Queckenwurzel
Lindenblüten
Bohnenhülsen
Klettenwurzel
Katzenpfötchenblüten
Quendel
Eisenkraut
Eberwurz
Vogelknöterichkraut
Hagebutten
Hohlzahnkraut
Isländisches Moos
Teufelskralle
Wollblumen
Hennablätter

Psychische Störungen

Sedativa
„Nerventee"
„Beruhigender Tee"

Baldrianwurzel
Melissenblätter
Pfefferminzblätter
Hopfenzapfen
Lavendelblüten

Passionsblumenkraut
Johanniskraut
Liebstöckelwurzel
Selleriefrüchte

Volksmedizinisch:
Orangenblüten
Lindenblüten
Angelikawurzel
Safran

Verschiedene Indikationsgebiete, zur innerlichen und äußeren Anwendung

Entzündungshemmend **Antiphlogistika** **Antirheumatika** **„Antirheumatischer Tee"** **„Entzündungswidriger Tee"**	Weidenrinde Kamillenblüten Arnikablüten (äußerlich) Stiefmütterchenkraut Ringelblumen Beinwellwurzel (äußerlich) Bockshornsamen (äußerlich)		*Volksmedizinisch:* Johanniskraut Goldrutenkraut Eisenkraut Löwenzahnkraut Selleriefrüchte Wacholderholz Hauhechelwurzel Maisgriffel Teufelskralle Primelwurzel Wollblumen Seifenwurzel Heublumen (äußerlich)
Zur Wundbehandlung, nur äußerlich	Kamillenblüten Arnikablüten Eichenrinde Schafgarbenkraut Römische Kamille Johanniskraut Ringelblumen Beinwellwurzel Walnußblätter Bockshornsamen		*Volksmedizinisch:* Goldrutenkraut Eisenkraut Pestwurzblätter Lavendelblüten Andornkraut Rosmarinblätter Stiefmütterchenkraut Malvenblätter Malvenblüten Leinsamen
Bei Rachenentzündungen **Adstringierend** **Antiseptisch** **„Zum Gurgeln"**	Salbeiblätter Dreilappiger Salbei Kamillenblüten Römische Kamille Schafgarbenkraut Tormentillwurzel Ratanhiawurzel Thymian (Myrrhe) Arnikablüten Spitzwegerichblätter Beinwellwurzel Bibernellwurzel	Odermennigkraut Eberwurz Kreuzkraut Holunderblüten	*Volksmedizinisch:* Goldrutenkraut Stiefmütterchenkraut Kümmel

„Bei Menstruations-beschwerden"	Schneeballbaumrinde Gänsefingerkraut Kamillenblüten Römische Kamille Kreuzkraut Pestwurzblätter	*Volksmedizinisch:* Frauenmantelkraut Hirtentäschelkraut Schafgarbenkraut Alantwurzel Taubnesselblüten, weiße Petersilienfrüchte Petersilienwurzel Mistelkraut
Blutstillend **„Als Hämostyptikum"**	Hirtentäschelkraut Kreuzkraut	*Volksmedizinisch:* Schafgarbenkraut Spitzwegerichblätter Schachtelhalmkraut Vogelknöterichkraut Zimt
Für die sog. **„Kleine Herztherapie"** **„Als Herztonikum"**	Weißdornblätter mit Blüten Weißdornfrüchte Arnikablüten Melissenblätter (?) Ammi visnaga-Früchte (?)	*Volksmedizinisch:* Primelblüten
Zur „Anregung der Milchdrüsen" **„Als Galaktagogum"**		*Nur volksmedizinisch:* Fenchel Kümmel Eisenkraut Petersilienwurzel Petersilienfrüchte Isländisches Moos
„Als antidiabetischer Tee"		*Nur volksmedizinisch:* Bohnenhülsen Geißrautenkraut Kreuzkraut Heidelbeerblätter Salbeiblätter

Literatur-Verzeichnis

Außer den im Text wiederholt zitierten Büchern (Berger, Hager, Arzneibücher und deren Kommentare, s. Abkürzungs-Verzeichnis) seien nachstehend noch einige Bücher genannt, die zum Studium spezieller Fragen, z.T. aber auch allgemein von Interesse sind.

Arends J., Volkstümliche Namen der Arzneimittel, Drogen, Heilkräuter und Chemikalien, 16. Auflage. Springer-Verlag, Berlin-Heidelberg-New York 1971.

Braun H., Heilpflanzenlexikon für Ärzte und Apotheker, 4. Auflage. G. Fischer-Verlag, Stuttgart 1981.

Deutschmann F., B. Hohmann, E. Sprecher und E. Stahl, Pharmazeutische Biologie, Band 3, Drogenanalyse I: Morphologie und Anatomie. G. Fischer-Verlag, Stuttgart-New York 1979.

Fischer R. und Th. Kartnig, Praktikum der Pharmakognosie, 5. Auflage, Springer-Verlag, Wien-New York 1978.

Flück H. und R. Jaspersen-Schib, Unsere Heilpflanzen, A. Ott-Verlag, Thun 1978.

Frohne D., Anatomisch-mikrochemische Drogenanalyse, 2. Auflage. G. Fischer-Verlag, Stuttgart 1974.

Hänsel R., Pharmazeutische Biologie, 2 Bände, Springer-Verlag, Berlin-Heidelberg-New York 1980.

Hänsel R. und H. Haas, Therapie mit Phytopharmaka, Springer-Verlag, Berlin-Heidelberg-New York-Tokyo 1983.

Hörhammer L., Teeanalyse, Springer-Verlag, Berlin-New York-Heidelberg 1970.

Hoppe H.A., Taschenbuch der Drogenkunde, de Gruyter-Verlag, Berlin-New York 1981.

Menßen H.G., Phytotherapeutische Welt, pmi-pharm & medical inform. Verlags-GmbH, Frankfurt/M. 1983.

Pachaly P., Dünnschichtchromatographie in der Apotheke. Schnelle und einfache Identifizierung gebräuchlicher Arzneistoffe, Drogen, Extrakte und Tinkturen, 2. Aufl., Wissenschaftliche Verlagsgesellschaft mbH, Stuttgart 1983.

Pahlow M., Das große Buch der Heilpflanzen, Gräfe und Unzer-Verlag, München 1979.

Pahlow M., Meine Heilpflanzentees, Gräfe und Unzer-Verlag, München 1981.

Poletti A., H. Schilcher und A. Müller, Heilkräftige Pflanzen in Farbe. W. Hädecke-Verlag, Weil der Stadt 1982.

Schilcher H., Kleines Heilkräuter-Lexikon, Reform-Verlag, Bad Homburg 1980.

Schneider G., Pharmazeutische Biologie, Bibliographisches Institut, Mannheim-Wien-Zürich 1975.

Stahl E. und W. Schild, Pharmazeutische Biologie, Band 4, Drogenanalyse II: Inhaltsstoffe und Isolierungen. G. Fischer-Verlag, Stuttgart-New York 1981.

Steinegger E. und R. Hänsel, Lehrbuch der Pharmakognosie 3. Auflage, Springer-Verlag, Berlin-Heidelberg-New York 1972.

Teuscher E., Pharmazeutische Biologie, 2. Auflage, Akademie-Verlag, Berlin 1978, Lizenzausgabe F. Vieweg & Sohn Verlagsges. mbH Braunschweig, Wiesbaden 1979.

Wagner H., Pharmazeutische Biologie, Band 2, Drogen und ihre Inhaltsstoffe, 2. Auflage G. Fischer-Verlag, Stuttgart-New York 1982.

Wagner H., S. Bladt und E.M. Zgainski, Drogenanalyse. Springer-Verlag, Berlin-Heidelberg-New York 1983.

Weiß R.F., Lehrbuch der Phytotherapie, 4. Auflage. Hippokrates-Verlag, Stuttgart 1980.

Wichtl M., Die Pharmakognostisch-chemische Analyse, Akadem. Verlagsges., Frankfurt/M. 1971.

Sachverzeichnis

Sternchen beziehen sich auf Formeln

Aalhornblüten 162
Abführender Tee 9
Abführtee 374
Abkochung 20
Abkochungen 18, 29
Absinth 363
Absinthii herba 363
Absinthin 363, 363*
Absinth-Liköre 364
Acanthosicyos naudianus 336
8-Acetoxyartabsin 295
Acetoxyvalerensäure 67
Acetylintermedin 70, 70*
Acetyllycopsamin 70, 70*
Acevaltrat 67, 68
Achillea millefolium 295
Achillein 296
Achilleskraut 295
Achillicin 295, 296*
Ackergraswurzel 265
Ackerkraut 240
Ackermennig 240
Acker-Schachtelhalm 292
Ackerschachtelhalmkraut 292
Acker-Stiefmütterchen 325
Ackerstiefmütterchenkraut 325
Ackerveilchen 325
Ackerzichorienkraut 217
Acoron 181
Acorus calamus 181
– root 181
Actinidin 67
Adstringierend 377
Aesculetin 298, 298*
Afrikanische Malve 154
Agglomerationsverfahren 16
Agrimonia eupatoria 240
– *odorata* 240
– *procera* 240
Agrimoniae herba 240
Agrimony herb 240
Agropyren 265
Agropyron repens 152, 265
Alantkampfer 37
Alantolacton 37, 38, 38*
Alantolactone 38
Alantwurzel 37
Alantwurzelstock 37
Alchemilla vulgaris 123
– *xanthochlora* 123
Alchemillae herba 123
Alchimistenkraut 123
Aletwurzel 37

Alexandriner-Senna 311, 314, 315
Alexandriner-Sennesfrüchte 315
Alkanna root 40
Alkanna tinctoria 40
Alkannae Radix 40
Alkannarot 40
Alkannawurzel 40
Alkannin 40, 40*
Alkanninester 40, 40*
Alkermeswurzel 40
Alkylphthalide 212
Allantoin 70, 70*, 71, 220
Allylsenföl 308, 308*
Allyltetramethoxybenzol 251, 251*
Alnus glutinosa 115
Aloe 42
– Afrikanische 44
– **barbadensis 42**
– **capensis 42**
Aloe barbadensis 42
– *ferox* 44
– *perryi* 44
Aloeemodin 43*, 271, 271*
Aloe-emodin-8-glucosid 311
Aloeemodin-8-monoglucosid 315
Aloeextrakt 43
Aloenin 42, 43*
Aloès 42, 44
Aloesin 43*
Aloesine 42
Aloin 42, 44, 117*
Aloin (Barbaloin) 43*
Aloin-Derivate 116
Aloinosid B 43*
Aloinoside 44
Alpinia officinarum 127
Alpinia-Arten 128
Althaea officinalis 101
– *rosea* 102, 228
Althaeae radix 101
Altwurzel 37
α-Amanitin 229
Amarogentin 107, 107*, 108
Amaropanin 108
Amaroswerin 108
Amarum aromaticum 258
Amberwurzel 95
Amentoflavon 298, 298*
Amerikanische Faulbaumrinde 116
– Kreuzdornrinde 116

Ammeos visnagae fructus 45
Ammi majus 47
– *visnaga* 45
– *visnaga*-Früchte 305
Ammi-visnaga-Früchte 45
Ammiol 45, 46*
Amselbaumrinde 113
α-Amyrin 162, 163*, 217, 235, 298, 327
Anabsinthin 363
Andorn, Gemeiner 48
– Weißer 48
Andornkraut 48
Aneth doux 119
Anethol 53, 53*
trans-Anethol 53, 53*, 119, 119*, 323
Angelica archangelica 50, 213
Angelica root 50
Angelicae radix 50
Angelicin 50, 51*
Angelikawurzel 50, 214
Angeloyl-Neopetasol 249
Anis 19, **53**
– Kleiner 53
Anis vert 53
Anisaldehyd 53, 53*, 119
Anisatin 324
Anise seed 53
Anisi aetheroleum 53
Anisi fructus 53
– **stellati fructus 323**
Anisöl 323
– echtes 53
Anserinae herba 125
Anthemidis flos 186
Anthemis nobilis 186
– *odorata* 186
Anthocyane 154, 227
Anthophylli 134
Anthrachinonglykoside 271, 311, 315
Anthranilsäuremethylester 242
Antidiarrhoika 374
Antiphlogistika 374, 377
Antirheumatika 377
Antiseptisch 377
Antitussiva 375
Äpfelsäure 154
Apigenin 183, 191, 277, 278*, 366
Apigravin 304, 304*
Apii fructus 304
Apiin 251, 253

Apiol 251, 251*, 252, 253
Apium graveolens 304
Apiumetin 304, 304*
Aporphinalkaloide 83
Arbutin 62, 62*
Arbutosid 62
Archangelenon 50, 51*
Archangelicin 50, 51*
Arctiin 195
Arctin 194*
Arctium lappa 170, 194
– *majus* 194
– *minus* 194
– *tomentosum* 194
Arctostaphylos uva-ursi 62
Arenarin 191
Arenol 191, 192*
Aretsäure 194, 194*
Arnica chamissonis 56
Arnica flowers 56
Arnica montana 56, 57, 58
Arnicae flos 56
Arnidiol 217, 218*
Arnika, mexikanische 56, 58
Arnikablüten 56, 276
Arschkratzerl 141
Artabsin 363, 363*
Artemisia absinthium 363
– *vulgaris* 365
β-Asaron 181
Asarum europaeum 173
Ascaridol 83
Asclepias umbellata 94
L-Ascorbinsäure 141
Astragalin 56, 215, 249
Ätherisches Öl 37, 50, 53, 56, 67, 72, 83, 95, 119, 133, 183, 186, 212, 232, 238, 242, 244, 251, 253, 255, 258, 267, 274, 277, 280, 283, 286, 288, 290, 295, 304, 323, 337, 342, 346, 363, 368
Atropa belladonna 102, 195
Aucubin 60, 60*, 319, 319*, 321, 366, 367*
Aufbewahrung 5, 22, 23
Aufguß 20
Aufgußbeutel 14
Aufgüsse 18, 29
Augentrostkraut 60
Aukubin 319
Aurantii flos 242
– **fructus immaturus 260**
– **pericarpium 258**

Sachverzeichnis

Aurikeln 261
Aurin, Roter 333
Azaroldorn 358

Babenkern 203
Baccae Aurantii immaturae 260
– Juniperi 346
– Myrtilli 148
Baies de genièvre 346
– myrtille 148
Bakkenolid 249
Balderbrackenwurzel 67
Baldrian, Indischer 68
– Mexikanischer 68
Baldriantinktur 67, 68
Baldrianwurzel 67
Baldrinal 68*
Ballota-Arten 234
Balm gentle 232
– leaves 232
– mint 232
Barbados-Aloe 42
Barb-Aloin 42, 44
Bardanae radix 194
Bärenklauwurzel 74
Bärentraubenblätter 20, **62**
Bärlappkraut 65
Bastbaum 215
Bauchwehkraut 295
Bauernsenf 158
Bean 81
Begasungsrückstände 28
Beifuß, Bitterer 363
– Gemeiner 365
Beinbruchwurzel 70
Beinwellwurzel 70
Beinwurzel 70
Benediktenkraut 189
Bergapten 50, 51*, 72, 213, 253, 253*
Bergdistelwurzel 95
Bergfieberwurzel 107
Berg-Weidenröschen 355
Bergwohlverleih 56
Beruhigender Tee 8
Besenbirke 75
Betonicin 296
Bettseicherwurzel 217
Betula pendula 75, 76
– *pubescens* 75, 76
– *verrucosa* 75
Betulae folium 75
Beutelschneiderkraut 158
Bibernellwurzel 72
Bickbeerblätter 146
Bickbeeren 148
Bienensaugblüten, Weiße 331
Bigaradeblüten 242
Bigaradeschale 258
Biramentaceon 317

Birch leaves 75
Birke, Behaarte 75
Birkenblätter 75
α-Bisabolol 183, 184*
Bisaboloxide 183
Bisabolonoxid 183
Bischofskrautfrüchte 45
Bisdesmethoxycurcumin 205, 205*, 206
Bitter bark 116
– orange peel 258
– wood 77
Bitterdistelkraut 189
Bitterfenchel 119
Bitterholz 77
Bitterkleeblätter 121
Bitterkraut 333
Bitterorange 242
Bitterorangenschale 258
Bitterstoffe 189, 242, 363
Bittertee 8
Bitterwurz 107
Black alder bark 113
– haw bark 298
– mustard 308
– root 70
Blackberry leaves 89
Blankenheimer Tee 160
Blasentee 8, 376
Blätterflechte 175
Blaubeerblätter 146
Blaubeeren 148
Blaugummibaumblätter 111
Blausäure 210
Blei 30, 31
Blessed thistle 189
Blue gum leaves 111
Blutkraut 158, 178, 344
Blutwurz 340
Bockshornklee 79
Bockshornsamen 79
Bockskraut 129
Bockwurz 72
Bockwurzel 72
Bohnenhülsen 81
Bois amer 77
– de genièvre 349
– – quassia 77
– – santal rouge 288
– – Sassafras 290
– doux 327
Boldiblätter 83
Boldin 83, 83*, 84
Boldo folium 83
– leaves 83
Boldoblätter 83
Boldublätter 83
Borneol 277, 278*, 346
Bornylacetat 278*
β-Bourbonen 239

Bramble leaves 89
Brandlattich 168
Brasilianische Ipecacuanha 173
Brassica-Arten 310
Brassica cernua 310
– *juncea* 310
– *nigra* 308
Braunsenf, rumänischer 310
Brechwurzel 173
Brennesselkraut 85
Brennesselwurzel 87
Brohmbeere 89
Brombeerblätter 89, 157
Brombeere, Amerikanische 90
Bromus hordeaceus 152
Bronchialtee 375
Brotkümmel 201
brown mustard 308
Bruchkraut 91
Bruch-Weide 353
Brustalant 37
Brustlattich 168
Brustwurz 50
Buchs, Wilder 62
Buchsbaumblätter 64
Buckbean leaves 121
Buckthorn bark 113
Bulgarsenin 199
Burdock root 194
Bursae pastoris herba 158
Butter bur leaves 249
Butterblumenkraut 217
Butterfäßlein 141
Butterfly dock leaves 249
Butylidenphthalid 212, 213
Butylphthalid 213
3-Butylphthalid 212, 212*
Buxus sempervirens 64

α-Cadinen 346*
Cadmium 31
Calami Rhizoma 181
Calendin 274
Calendula-Blüten 276
Calendula officinalis 59, 274, 282
Calendulae flos 274
Calenduloside 274
Campher 277, 278*, 295
Cannelle de Ceylan 368
Cap-Aloin 42, 44
Capsella bursa-pastoris 158
Capsicum 282
Caraway 201
Carbenoxolon 328, 329
Carbenustee 189
Cardui mariae fructus 229
Carduus marianus 229
Carilen 95
Carlina acaulis 95

Carlina-Arten 96
Carlinae radix 95
Carlinaoxid 95, 95*
Carminativa 374
Carnosol 277, 278, 278*, 283, 286
Carotinoide 280
Cartagena-Ipecacuanha 173
Carthamus tinctorius 282
Carum carvi 201
Carvacrol 223, 267, 337, 337*
Carveol 201
Carvi fructus 201
(S)-(+)-Carvon 201, 201*
β-Caryophyllen 133, 232*, 239, 295
Caryophylli flos 133
Caryophyllus aromaticus 133
Cascara sagrada 116
Cascarosid A, B 117*
– C, D 117*
Cascaroside 116
Cassia acutifolia 311, 315
– *angustifolia* 311, 315
– *auriculata* 313, 314
– *senna* 311, 315
Castanea sativa 97
– *vesca* 97
– *vulgaris* 97
Castaneae folium 97
Catalpol 60, 99, 99*, 319, 319*, 366, 367*
Catechin 299
Cedrol 288
Celary fruit 304
Celerin 304
Centapikrin 333, 333*
Centaurea benedicta 189
Centaurii herba 333
Centaurium-Arten 334
Centaurium erythraea 333
– *minus* 333
– *pulchellum* 334
– *umbellatum* 333
Centaury tops 333
Cephaelin 173
Cephaelis acuminata 173
– *emetica* 174
– *ipecacuanha* 173
Cetraria ericetorum 175
– *islandica* 175
– *tenuifolia* 175
Cetrariae lichen 175
Cetrarsäure 175*
Ceylon cinnamom 368
Ceylonzimt 368
Ceylonzimtrinde 368
Chamaemelum nobile 186
Chamaenerion angustifolium 356
Chamazulen 183, 184*, 295, 364

Chamomile flowers 183
Chamomilla nobilis 186
– *recutita* 183
Chestnut leaves 97
Chinasäure 75*
Chinese anise 323
– ginger 127
Chlorogensäure 75, 75*, 163*
Cholagoga 375
Cholekinetika 375
Choleretika 375
Chrysophanol 113, 271, 271*
Cichorium intybus 219
Cineol 83, 111, 283, 285, 286, 111*
1,8-Cineol 111, 196, 196*, 277, 278*, 295
Cinnamom bark 368
Cinnamomi ceylanici cortex 368
Cinnamomum aromaticum 369
– *burmanii* 369
– *cassia* 369
– *ceylanicum* 368
Cinnamomum-Arten 369
Citral 232, 232*
Citronellal 232, 232*
Citronellol 232
Citronellöl 233, 234
Citrus aurantium subsp. *amara* 242
– *aurantium* subsp. *aurantium* 242, 258
– *sinensis* 242
Citrus-Arten 259
Cladonia-Arten 177
Clous de girofle 133
Cloves 133
Club moss 65
Cnici benedicti herba 189
Cnicin 189, 189*
Cnicus benedictus 189
Coffearin 80
Coltsfoot 168
Comfrey root 70
Commiphora molmol 238
Common blue berries 148
– blue berries leaves 146
– goats rues herb 129
– ladies mantle 123
– Thyme 337
Communis-Säure 349
trans-Communis-Säure 350*
Condurango bark 93
– **cortex 93**
Condurangoglykosid A$_1$ 93*
Condurangorinde 93
Conduritol 93
Cônes d'Houblon 165
Consoud root 70
Coriander 196

Coriandre 196
Coriandri fructus 196
Coriandrum sativum 196
Cornin 105*
Cortex Alni nigri 113
– **Aurantii 258**
– Avorni 113
– Cascarae sagradae 116
– **Cinnamomi 368**
– **Cinnamomi ceylanici 368**
– Condorango 93
– **Condurango 93**
– **Frangulae 113**
– Pomorum Aurantii 258
– **Quercus 103**
– **Quillajae 300**
– Rhamni americanae 116
– Rhamni frangulae 113
– **Rhamni purshianae 116**
– **Salicis 353**
– Saponariae 300
– **Viburni 298**
Couch grass root 265
Cowslip 261
Crataegi flos 360
– **folium cum flore 358**
– **fructus 361**
Crataegus-Arten 360, 362
Crataegus azarolus 358
– *laevigata* 358, 361
– *monogyna* 358, 361
– *nigra* 358
– *oxyacantha* 358, 361
– *pentagyna* 358
Crataegus-Extrakte 359, 360
Crocetin 280, 280*, 281, 282
Croci stigma 280
Crocin 280, 280*
Crocus 280
– electus 280
– hispanicus 280
– naturalis 280
– orientalis 280
Crocus sativus 280, 281, 282
Cryptocarya peumus 84
Cucurbita ficifolia 203
– *maxima* 203
– *mixta* 203
– *moschata* 203
– *pepo* 203
Cucurbitae Semen 203
Cumarine 72
Cumin de prés 201
Curaçao-Aloe 42
Curcuma domestica 131, 132, 205
– *longa* 131, 132, 205
– *xanthorrhiza* 131
– *zanthorrhiza*-Wurzelstock 131

Curcumae longae rhizoma 205
– **xanthorrhizae rhizoma 131**
Curcuma-Pulver 282
Curcumawurzelstock 205
β-Curcumen 131, 131*
ar-Curcumen 131, 131*
Curcumin 131, 131*, 132, 205, 205*
Curry 206
Curzerenon 238*
cyanogene Glykoside 210
Cymbopogon-Arten 234
p-Cymol 83
Cynodon dactylon 266
Cynorrhodon 141
Cynosbati fructus cum semine 141
– **semen 143**

Dage of Jerusalem 220
Dammarandienol 37, 38*
Dandelion root and herb 217
Darmwurz 37
DC 27
Decoct 20
Decocta 18
Dehydrodiconiferylalkohol 229
Dehydromatricariaester 186, 186*, 296*
2,3-Dehydrosilybin 229
Delphinidin-3-sambubiosid 154*
Depsidone 176
Desmethoxycurcumin 131*, 205*
11-Desoxyaloin 117*
Deutscher Kräutertee 156
Devil's claw 335
Dianthronglykoside 113, 271, 311, 315
Diarylheptanoide 127, 127*
Dickköpfe 186
Didrovaltrat 67, 68, 68*
Digiprolacton 366, 367*
Dihydrocarveol 201
11,13-Dihydrohelenalin 56, 56*
2,3-Dihydro-Quercetin 230*
Dihydrosamidin 46*
11,13-Dihydrotaraxinsäure-β-D-glucopyranosid 217
Dimeres Procyanidin 359*
Dioscin 79
Diosmetin 277, 278*
Distelkraut 189
Diuretika 376
Dodecanal 249
Dog rose fruits 141
– wood bark 113
Dogwood bark 116
Dollenkrautwurzel 194
Donavarwurzel 37

Doppelte Kamille 186
Dorant, Weißer 48
Dornapfel 141
Doronicum-Arten 59
Dosierung 18
Dover'sches Pulver 174
Dreifaltigkeitskraut 325
Dreifaltigkeitstee 325
Dreilappiger Salbei 285, 286
Drosera angelica 317
– *intermedia* 317
– *obovata* 317
– *ramentacea* 317
– *rotundifolia* 317
Drosera-Arten 318
Droserae herba 317
Drudenfuß 65, 235
Drudenkraut 65
Dünnschichtchromatographie 27
Dürrkraut 91
Duwock 294
Dyer's Alkanet 40

Eagle-vine bark 93
East Indian root 127
Eberesche 360
Eberwurz 95
Echimidin 70, 70*
Echinacea-Arten 11
Echte Kamille 183
Echter Salbei 283
– Thymian 337
Ecorce à aubepine 298
– d'aune noir 113
Ecorce de bourdaine 113
– cannelle de Ceylan 368
– cascara 116
– chêne 103
– condurango 93
– frangule 113
– fruit d'oranger amer 258
– quillaya 300
– saponaire 300
– saule 353
– viorne 298
Edelherzwurzel 37
Edelkastanienblätter 97
Edelsalbei 283
Edelwundkraut 138
Ehrenpreiskraut 99
Eibischblätter 226
Eibischsirup 101
Eibischwurzel 20, 101
Eichenlohe 103
Eichenrinde 103
Eingangskontrolle 25
Einzeldosis 18
Eisenkraut 105
Elcomarrhiza amylacea 94

Elder flowers 162
β-Elemen 37, 239
Elemenol 238*, 239
Elephantorrhiza spec. 336
Elfdock root 37
Elixir ad longam vitam 259
– aromaticum 281
Elymus repens 152, 265
Emetin 173
Engelkraut 56
English chamomile 186
En-in-dicycloether 183
cis-En-in-dicycloether 184*
trans-En-in-dicycloether 184*
Enzian, Gelber 107
– Ungarischer 107
Enzianwurzel 11, **107**
Epilobii herba 355
Epilobium angustifolium 355, 356
– *collinum* 355, 356
– *hirsutum* 357
– *montanum* 355, 356
– *parviflorum* 355, 356
– *roseum* 355, 356
Epilobium-Arten 356
8,9-Epoxy-10-isobutyryloxy-thymolisobutyrat 38*
Equiseti herba 292
Equisetolsäure 292, 292*
Equisetum-Arten 294
Equisetum arvense 292, 293, 294
– *palustre* 293, 294
Erbelkraut 109
Erdbeerblätter 109
Erdgallenkraut 333
Erdwurzel 95
Ergänzungsdrogen 8
Eriocitrin 258
Erythraea centaurium 333
Erzengelwurzel 50
Eßkastanie 97
Eßlöffel 19
Ethylenoxid 29
Ethylenoxidbehandlung 30
Eucalypti Aetheroleum 111
Eucalypti folium 111
Eucalyptol 111, 111*
Eucalyptus-Arten 111
Eucalyptus globulus 111
– leaves 111
β-Eudesmol 351
Eugenia caryophyllata 133
Eugenol 133, 133*, 368, 368*
Eugenolacetat 133
Eukalyptusblätter 111
Eupatorin 244
Euphrasia-Arten 60, 61
Euphrasia rostkoviana 60
– *stricta* 60

Euphrasiae herba 60
Euphrasy herb 60
Euphrosid 60, 60*
Extraktion, Art der 20
Eyebright herb 60

Fadenwurzel 37
Falcarinol 253, 253*
Fallkraut 56
Faradiol 217, 218*
Färbekraut, Ägyptisches 150
Färberdistel 281
Färberkrautwurzel 40
Farfarae folium 168
Faulbaumrinde 113
– **Amerikanische 116**
Feldgarbenkraut 295
Feldhopfenkraut 178
Feldkamille 183
Feldkümmel 201, 267
Feldpoley 267
Feldthymian 267
Fellhornrinde 353
Feminell 274, 282
Fenchel 19, 21, **119**
Fenchelholz 290
Fenchon 119, 119*, 120
Fennel fruit 119
Festuca pratensis 152
Feuerkraut 356
Feuilles d'alchémille 123
– d'eucalyptus 111
– d'Henné 150
– de barbiflore 244
– – boldo 83
– – bouleau 75
– – châtaigner 97
– – fraisier 109
– – framboisier 156
– – mauve 225
– – mélisse 232
– – menthe 255
– – menyanthe 121
– – myrtille 146
– – noyer 351
– – pétasite 249
– – plantain 319
– – raisin d'ours 62
– – romarin 277
– – ronce 89
– – sauge 283
– – sauge à trois lobes 286
– – séne 311
– – Senecion 198
– – trèfle des marais 121
– – tussilage 168
Fever tree leaves 111
Fieberbaumblätter 111
Fieberflechte 175
Fieberkleeblätter 121

Fieberkraut 333
Fiebertee 175
Fieberweidenrinde 353
Fieberwurzel 107, 127
Filterbeutel 14, 17
Fingerkraut 125
– Aufrechtes 340
Flabelliformin 65, 65*
Flachslinsen 209
Flachssamen 209
Flavedo aurantii amari 258
Flavonoide 75, 138, 162, 191, 199, 215, 216, 217, 220, 242, 247, 258, 261, 267, 274, 277, 283, 286, 292, 296, 311, 325, 327, 331, 333, 342, 344, 351, 353, 355, 358, 361, 366
Flavonolignane 229
Flax Weed herb 91
flaxseed 209
Flechtensäuren 176
Fleckenkraut 129, 220
Fleurs d'arnica 56
– d'oranger 242
– d'ortie blanche 331
– de bouillon blanc 366
– – camomille 183
– – camomille romaine 186
– – lamier 331
– – lavande 207
– – mauve 227
– – molène 366
– – pied de chat 191
– – primevère 261
– – souci 274
– – sureau 162
– – tilleul 215
– – tous les mois 274
Fliedertee 162
Fliegenholz 77
Flores Acaciae 360
– **Arnicae 56**
– – sine calycibus 56
– **Aurantii 242**
– **Calendulae 274**
– **Calendulae sine Calycibus 274**
– **Caryophylli 133**
– **Chamomillae 183**
– **Chamomillae Romanae 186**
– Crataegi 360
– **Croci 280**
– Gnaphalii arenarii 191
– **Graminis 152**
– **Helichrysi 191**
– **Hibisci 154**
– **Lamii albi 331**
– **Lavandulae 207**
– **Malvae 227**
– Malvae arboreae 228
– Naphae 242

– Paralyseos 261
– **Primulae 261**
– **Primulae cum Calycibus 261**
– **Primulae sine Calycibus 261**
– Pruni spinosae 360
– **Sambuci 162**
– Spicae 207
– **Stoechados 191**
– Stoechados citrinae 191
– Thapsi barbati 366
– **Tiliae 215**
– Urticae mortuae 331
– **Verbasci 366**
Flos anthemidis 186
– **Arnicae 56**
– **Aurantii 242**
– **Caryophylli 133**
– **chamomillae 183**
– **Chamomillae romanae 186**
– **Chamomillae vulgaris 183**
– **Croci 280**
– **Malvae 227**
– **millefolii 295**
– **sambuci 162**
– **Tiliae 215**
– **Verbasci 366**
Flowers of sandy immortelles 191
Foeniculi fructus 119
Foeniculum vulgare 119
Foenugraeci semen 79
Foenugraecin 79*, 80
Folia Anthos 277
– **Betulae 75**
– **Boldo 83**
– **Castaneae 97**
– **Citronellae 232**
– **Crataegi cum floribus 358**
– **Eucalypti 111**
– **Farfarae 168**
– **Fragariae 109**
– **Hennae 150**
– Herbae saccae 283
– **Juglandis 351**
– Lawsoniae 150
– **Malvae 225**
– **Melissae 232**
– Melissae citratae 232
– **Menthae piperitae 255**
– **Myrtilli 146**
– **Orthosiphonis 244**
– Petasites 249
– **Petasitidis 249**
– **Plantaginis lanceolatae 319**
– Roris marini 277
– **Rosmarini 277**
– **Rubi fruticosi 89**
– **Rubi idaei 90**, 156
– **Salviae 283**
– **Salviae trilobae 286**

- **Sennae 311**
- **Thymi 337**
- Trifolii aquatici 121
- **Trifolii fibrini 121**
- **Uvae ursi 62**
- Visci 235
- Vitis idaeae 147
Foliamenthin 121, 121*, 122
Folium Betulae 75
- **boldo 83**
- **crataegi 358**
- **Malvae 225**
- **Melissae 232**
- menthae 255
- **Menthae piperitae 255**
- menyanthidis 121
- **Menyanthis 121**
- **orthosiphonis 244**
- **Salviae 283**
- **Sennae 311**
- **Thymi 337**
- **Tussilaginis 168**
- **Uvae-ursi 62**
Follicules de séné 315
Folliculi Sennae 315, 315
Fragaria-Arten 110
Fragaria vesca 109
Fragariae folium 109
Fragilin 353, 354*
Frangula alnus 113
- bark 113
- *purshiana* 116
Frangulae cortex 113
Frangula-Emodin 113, 114*, 116
Frangulanin 113
Frangulin A 114*
- B 114*
Frangulin A, B 113
Frauendistelfrüchte 229
Frauenkraut 232
Frauenmantelkraut 123
Freisamkraut 325
Freisamtee 325
Friedelin 37
Fruchtsäuren 141, 148, 154, 155
Fructane 220
Fructus Ammi visnagae 45
- **Anisi 53**
- **Anisi stellati 323**
- **Apii 304**
- Apii hortensis 251
- **Aurantii immaturi 260**
- **Cardui mariae 229**
- **Carvi 201**
- Conii 54
- Nachweis in Anis 54
- **Coriandri 196**
- **Crataegi 361**
- Cynorrhoidi 141

- Cynosbati 141
- **Cynosbati cum Semine 141**
- Cynosbati sine Semine 142
- **Foeniculi 119**
- **Juniperi 346**
- **Myrtilli 148**
- Oxyacanthae 361
- **Petroselini 251**
- **Phaseoli sine Semine 81**
- Rosae 141
- **Sennae 315**
- **Sennae acutifoliae 315**
- **Sennae angustifoliae 315**
- Silybi mariae 229
- Spinae albae 361
Frühlinde 215
Frühstückstee 89
Fruit d'anis étoilé 323
- de céleri 304
- - chardon Marie 229
- - fenouil 119
- - Khella 45
Fruits d'aubépine 361
- d'oranger amer, verts 260
- de carvi 201
- - persil 251
- - séné 315
Fuchsisenecionin 198*, 199
Fuchskreuzkraut 198
Fucus Muscus islandicus 175
- Lichen catharticus 175
Fukinon 249, 249*
Fumarprotocetrarsäure 175*, 176
Fünffingerkraut 240
Furanochromone 45
7,6-Furanocumarine 253*
Furanoeremophilane 250
Furanogermacrene 238*
Furanopetasin 249*
Furocumarine 50, 51, 72, 213, 253, 304, 305
Furostanolglykoside 80

Galaktagogum 378
Galanga du chine 127
Galangae rhizoma 127
Galangal root 127
Galangol 127
Galbuli Juniperi 346
Galega officinalis 129
Galegae herba 129
Galegin 129, 129*
Galei 129
Galeopsidis herba 160
Galeopsis-Arten 161
Galeopsis ochroleuca 160
- *segetum* 160
- *speciosa* 161
- *tetrahit* 161

Galgantwurzel 127
Galium verum 267
Galloyl-dihydrocinnamoylglucose 272
Gänsefingerkraut 125
Gänsekresse 158
Gänserich 125
Garbenkraut 295
Garden Marigold 274
- sage leaves 283
- Thyme 337
Gartenangelika 50
Gartenbohnenhülsen 81
Gartenkoriander 196
Gartenmelisse 232
Garten-Petersilie 251, 253
Gartenringelblume 274
Gartensalbei 283
Gartenteppichsamen 251
Garten-Thymian 337
Gebärmutterwurzel 212
Geißklee 129
Geißrautenkraut 129
Geistwurzel 50
Gelbholzrinde 113
Gelbsuchtwurzel 205
Gelbwurz, Javanische 131
Gelbwurzel 205
Gelbwurzwurzelstock 205
Gemeines Seifenkraut 302
Gentiana-Arten 107, 108
Gentiana asclepiadea 107
- *lutea* 107
- *pannonica* 107
- *punctata* 107
- *purpurea* 107
Gentianae radix 107
Gentianose 108
Gentiobiose 108
Gentiopikrin 107, 107*
Gentiopikrosid 107, 107*, 108, 333, 333*
Gentisin 107, 108
Geraniol 196, 196*, 232*, 242
Gerbstoffe 89, 97, 103, 109, 123, 125, 138, 146, 148, 150, 156, 160, 215, 240, 255, 267, 269, 271, 283, 286, 300, 319, 325, 340, 344, 347, 349, 351, 353, 355, 368
Germacren-D-lacton 38*
Gesamtkeimzahlen 29
Gewürzfenchel 119
Gewürzkalmus 181
Gewürznägelein 133
Gewürznelken 133
Gewürzsafran 280
Gichtstockwurzel 212
Giftwurz 50
Gingembre 171

Ginger 171
- root 171
Gingerol 127, 127*, 171, 171*
Ginseng radix 135
- root 135
Ginsengwurzel 11, 135
Ginsenoside 135, 135*, 136
Glabrol 327, 328*
Glabrolid 327
Glandulae Lupuli 165
Glockenwurzel 37
Glückenwurzel 50
Glucofrangulin A 114*
- B 114*
Glucofrangulin A, B 113
Glucosennoside 315
Glucosinolate 308
Glycyrrhetinsäure 327, 328*, 329
Glycyrrhetol 327
Glycyrrhiza glabra 327
Glycyrrhizin 327
Glycyrrhizinsäure 327, 329
Glykoside cyanogene 210
Goldbloom 274
Goldblume 274
Golden rod 138
- Senecio 198
Goldrautenkraut 138
Goldrutenkraut 138
Goldwundkraut 138
Goratensidin 314
Gossypetin 261, 261*
Gousses d'haricot 81
Gousses de séné 315
Graecunine 79
Grain de lin 209
Graine de courge 203
- - Cynorrhodon 143
- - fenugrec 79
- - moutarde noire 308
- - pépon 203
- d'eglantine 143
Graminis flos 152
- **rhizoma 265**
Grandidentatin 353
Granulationsverfahren 16
Granulat-Tee 16
Grapple plant 335
Grasblüten 152
Graslinde 215
Graswurzel 265
Greek hay seed 79
- sage leaves 286
Griechische Heusamen 79
Griechischer Salbei 286
Grindtholzrinde 113
Große Kamille 186
Großer Enzian 107
- Heinrich 37

Grundheil 295
Grundheilkraut 99
Grundling 267
γ-Guanidino-n-buttersäure 194*, 195
Gummi Myrrha 238
Gummiresina Myrrha 238
Gürtelkraut 65
Gypsogenin 302
Gypsogensäure 91, 91*

Haarlinsen 209
Haarnesselkraut 85
Haarnesselwurzel 87
Haarwuchswurz 194
Hagebutten 141, 155
Hagebuttenkerne 143
Hagebuttennüßchen 143
Hagebutten-Samen 143
Hagedorn 358
Hagedornbeeren 361
Hainbutten 141
Hainkreuzkraut 198
Haltbarkeit 22
Hämostyptikum 378
Handwurzel 37
Hanfnesselkraut 85
Hanfnesselwurzel 87
Hanf-Weide 353
Hänge-Birke 75
Harman 247
Harmanalkaloide 247
Harmin 247
Harmol 247
Harnblumen 191
Harndesinfizientia 376
Harnkraut 91
Harnkrautwurzel 144
Harpagid 335, 335*
Harpagophyti radix 335
Harpagophytum procumbens 335
– *zeyheri* 335
Harpagophytum-Wurzel 336
Harpagosid 335, 335*, 336
Harpago-Tee 336
Hartharz 165
Hartrinde 353
Harz 238
Hasenpappelblätter 225
Hastatosid 105, 105*
Haudornwurzel 144
Hauhechelwurzel 144
Haustee, Deutscher 89
Hawthorn berries 361
– herb 358
Heartsease herb 325
Hechelkrautwurzel 144
Heerrabol-Myrrha 238
Heideflechte 175
Heidelbeerblätter 146

Heidelbeeren 148
Heidnisch Wundkraut 138
Heiligenbitter 50
Heiligengeistwurzel 50
Heiligenwurzel 50
Heilwegerich 319
Heilwurzel 70
Heinrich, Großer 37
Helenalin 56, 56*, 57
Helenalinester 56
Helenenkrautwurzel 37
Helenii Rhizoma 37
Helenin 37
Helichrysin A, B 191, 192*
Helichrysum angustifolium 193
– *arenarium* 191
– *stoechas* 193
Helichrysum-Arten 192
Hemp nettle 160
Henna leaves 150
– „neutral" 151
– „nicht färbend" 151
Hennablätter 150
Heracleum sphondylium 52, 74, 213
Herb dorée 198
– of centaurium 333
– of horse-tail 292
– of knotweed 344
– of Thyme 337
– St. Jacques 198
Herba Absinthii 363
– Achilleae albae 295
– Achilleae millefolii 295
– **Agrimoniae 240**
– **Alchemillae 123**
– **Anserianae 125**
– Betonicae albae 99
– **Bursae pastoris 158**
– **Cardui benedicti 189**
– **Centaurii 333**
– Centumnodii 344
– Chironiae 333
– Consolidae aureae 138
– Consolidae sarracenicae 138, 198
– Crataegi 358
– Doria 138
– **Droserae 317**
– Droserae longifoliae 317
– **Epilobii 355**
– **Equiseti 292**
– Eupatoriae 240
– **Euphrasiae 60**
– Felis terrae 333
– Fortis 138
– **Galegae 129**
– **Galeopsidis 160**
– **Herniariae 91**
– **Hyperici 178**

– Jaceae 325
– Jacobaeae 198
– Lappulae hepaticae 240
– Leontopodii 123
– **Lycopodii 65**
– **Marrubii 48**
– **Millefolii 295**
– **Passiflorae 247**
– Plantaginis angustifoliae 319
– **Plantaginis lanceolatae 319**
– **Polygoni 344**
– **Polygoni avicularis 344**
– **Pulmonariae 220**
– Rorellae 317
– Rubi idaei 156
– Salviae 283
– Sanguinalis 344
– Sanguinariae 158
– **Senecionis 198**
– Senecionis jacobaeae 198
– **Serpylli 267**
– Solidaginis virgaureae 138
– **Taraxaci 217**
– **Thymi 268, 337**
– Trinitatis 325
– **Urticae 85**
– **Verbenae 105**
– **Veronicae 99**
– **Violae tricoloris 325**
– **Virgaureae 138**
– **Visci 235**
– **Visci albi 235**
Herbe à la chardonette 198
– à la vierge 48
– à tous les maux 105
– au charpentier 295
– aux ladres 99
– aux poumons 220
– d'absinthe 363
– d'aigremoine 240
– d'ansérine 125
– d'aubépine avec fleurs 358
– d'eupatoire 240
– d'euphraise 60
– d'herniaire 91
– d'ortie 85
– de bourse à pasteur 158
– – centaurée 333
– – chardon benit 189
– – dent de lion 217
– – droséra 317
– – galéga 129
– – galéopside 160
– – gui 235
– – lycopode 65
– – millefeuille 295
– – millepertuis 178
– – passiflore 247
– – pensée Sauvage 325
– – pissenlit 217

– – plantain 319
– – prêle des champs 292
– – pulmonaire officinale 220
– – renouée des oiseaux 344
– – rossolis 317
– – séneçon 198
– – serpolet 267
– – thym 337
– – verge d'or 138
– – Véronique 99
– – Vervaine officinale 105
Herbst-Löwenzahn 219
Herkulessamen 203
Herkunft 3
Herniaria glabra 91
– *hirsuta* 91
Herniariae herba 91
Herniarin 91, 91*
Herniary 91
Herrgottlöffel 317
Herrgottsblut 178
Herzelkraut 158
Herzkraut 232
Hesperidin 258
Heterotheca inuloides 56, 57, 58
Hetscherln 141
Heublumen 152
Hexenbesen 235
Hexenkraut 65, 178
Hibisci flos 154
Hibiscin 154*
Hibiscus sabdariffa 154
Hibiscusblüten 154, 228
Hibiscussäure 154, 154*
Hiefen 141
Hilfsdrogen 8
Himbeerblätter 90, 156
Himmelbrandstee 366
Himmelschlüsselblumen 261
Hip 141
– seeds 143
Hirschhornflechte 175
Hirschkohl 220
Hirschmangold 220
Hirtentäschelkraut 158
Hispaglabridin A 327, 328*
Histamin 85
Hochwurzel 107
Hohlzahnkraut 160
Holderblüten 162
Hollerblüten 162
Holligold 274
Holunderblüten 162
Homeriana-Tee 344
Homoarenol 191, 192*
Honey plant 232
Hop grains 165
Hopfen 165
Hopfenblüten 165

Hopfendrüsen 165
Hopfenkätzchen 165
Hopfenmehl 165
Hopfenzapfen 165
Hops 165
Hornsamen 209
Horse willow 292
Huflattich 168
– falscher 249
– Großblättriger 249
Huflattichblätter 168
Hügel-Weidenröschen 355
Hühnerkohl 337
Humulen 239
Humulon 165, 166*
Humulus lupulus 165
Hundskamille, Römische 186
Hundszahngras 266
Hustentee 375
Hydrojuglon 351, 351*
Hydrojuglonglucosid 351*
Hydroxyanthracenderivate 271, 311, 315
p-Hydroxybenzylsenföl 308*, 309
β-Hydroxycyclocitral 280
4-Hydroxycyclocitral 280*
Hydroxygalegin 129
3-Hydroxyglabrol 328*
24-Hydroxyglycyrrhizin 327
16α-Hydroxymedicagensäure 91, 91*
1'-Hydroxysafrol 290
Hydroxyzimtaldehyd 368
18-Hydroxy-quassin 77
Hyperici herba 178
Hypericin 178, 178*, 179, 180
Hypericum barbatum 180
– *maculatum* 180
– *montanum* 180
– *perforatum* 178
Hypericum-Arten 180
Hyperin 178
Hyperosid 75, 75*, 162, 178, 215, 285, 358, 359*, 361

Illicium anisatum 324
– *religiosum* 324
– *verum* 323
Imanin 178
Immortellen, Gelbe 191
Immunstimulation 11
Imperata cylindrica 266
Indian Corn silk 223
Indigo tinctoria 150
Indigostrauch 150
Indikationen 4, 10, 373
Indikationsbereiche 12, 373
Indikations-Verzeichnis 373

Indischer Baldrian 68
– Nierentee 244
Infus 20
Infusa 18
Ingberwurzel 171
Ingwer 171
– Deutscher 181
Inhaltsstoffe 3
Inosit 265
Instant-Tee 14, 15, 16, 17
Intermedin 70, 70*
Inula helenium 37
Inulin 194, 217, 265
Ipecacuanha glycyphloea 174
– root 173
Ipecacuanhae radix 173
Ipecacuanhawurzel 173
– schwarze 174
Ipecosid 173
Iridis rhizoma 342
Iridogermanal 342
Iridoide 99, 105, 121, 335, 366
Iridoidglykoside 319
Irigenin 342
Irigermanal 342
Irilon 342, 342*
Iris florentina 342
– *germanica* 342
– *germanica* var. *florentina* 342
– *pallida* 342
Irisolon 342, 342*
Iriswurzel 342
Irone 342
Isländische Flechte 175
Isländisches Moos 20, 175
Isoalantolacton 37, 38, 38*
Cis-Isoasaron 181
Isobergapten 72, 73*
Isocatalpol 366
Isoeugenol-epoxyester 72, 73*
Iso-Eugenolmethyläther 181
Isoflavone 144, 342
Isoflavonoide 327
Isoglabrolid 327
Isohypericin 178
Isoimperatorin 50, 51*, 253, 253*
Isolactucerol 217
Isolichenin 175
Isoliquiritigenin 327, 328*
Isoliquiritin 327, 328*
Isoorientin 247
Isopetasin 249
Isopetasol 249, 249*
Isopimpinellin 72, 73*
Isoquercitrin 56, 138, 162, 215, 249
Isorhamnetin 274, 275*
Isosalipurposid 191, 192*, 353
(+)-Isothujon 363, 363*

Isovaltrat 68
Isovitexin 247
IVHD-Valtrat 67
Ixorosid 60

Jakobskreuzkraut 198
Jamaika-Bitterholz 77
Jambosa caryophyllus 133
Java tea 244
Javanische Gelbwurz 131
Javanischer Gelbwurzelstock 131
– Nierentee 244
Javatee 244
Johannisblut 178
Johanniskraut 178
Jonaskerne 203
Juglandis folium 351
Juglans regia 351
Juglon 351, 351*, 352
Jungfernkraut 91
Jungfrauenkraut 295
Juniper berries 346
– wood 349
Juniperi fructus 346
– **lignum 349**
Juniperus-Arten 348
Juniperus communis 346, 349
– *oxycedrus* 348
– *sabina* 348
Kaddigbeeren 346
Kaempferia galanga 128
Kaffeesäure 75*
Kaliaturholz 288
Kaliumsalze 244, 292
Kalmuswurzel 181
Kaltauszug 20, 21
Kamille 21
– Deutsche 183
– Doppelte 186
– Echte 183
– Große 186
– Kleine 183
– **Römische 186**
Kamillenblüten 14, 19, 183, 296
Kamillenkraut 14
Kampfer 196, 196*
Kämpferol 366
Kämpferol-dirhamnosid 261
Kämpferol-3-gentiotriosid 261
Kamprinde 353
Kanel, Echter 368
Kannenkraut 292
Kap-Aloe 42, 44
Karbensamen 201
Kardobenediktenkraut 189
Karkade 154
Karkadé 154
Karlsdistelwurzel 95
Käsekraut 225

Käsepappelblätter 225
Käsepappelblüten 227
Käsepappeltee 225
Katzenblutkraut 105
Katzenkraut 255, 295
Katzenminze 234
Katzenpfötchenblüten 191
Katzenwurzel 67
Keimzahlreduktion 29
Kernlestee 143
Kettenblumenkraut 217
Keulen-Bärlapp 65
Khella 45
Khella fruits 45
Khellenin 45, 46*
Khellin 45, 46, 46*
Khellinderivate 47
Khellinol 45, 46*
Khellinon 45, 46*
Khellol 45, 46*
Kidney-bean 81
Kieselsäure 85, 220, 240, 265, 292, 319, 344
Kinderwurzel 342
Klanner 196
Klapperschlangenwurzel 306
Kleberwurzel 194
Kleinblütiges Weidenröschen 355
Kleine Herztherapie 378
Klettendistelwurzel 194
Klettenwurzel 194
Klettenwurzelöl 195
Klissenwurzel 194
Knackrinde 353
Knollenblätterpilz 229
Knollenpetersilie 253
Knotengraswurzel 265
Knöterichtee, Russischer 344
Knöterichwurzel 341
Koemis koetjing 244
Kolben-Bärlapp 65
Kondorliane 93
Königskerze, Gemeine 366
– Großblumige 366
Königskerzenblumen 366
Königssalbei 283
Konradskraut 178
Kontamination 28
– *Mikrobielle* 29
– mit Pflanzenbehandlungsmitteln 31
– mit Schwermetallen 30
Kontaminationsprobleme 28
Korb-Weide 353
Koriander 196
Kraftwurz 56
Kraftwurzel 95, 135
Krameria-Arten 270
Krameria triandra 269

Kramperltee 175
Krampfkraut 125
Kranewitterbeeren 346
Krankrautblätter 277
Kranzenkrautblätter 277
Kratzbeere 89
Kräuterboden 22
Kräutertee, Deutscher 156
Kreidenelken 133
Kreuzkraut 198
Kriechwurzel 265
Küchen-Sellerie 304
Kuhblumenkraut 217
Kuhbohnen 79
Kuhhornsamen 79
kumis kuting 244
Kümmel 201
– Echter 201
– Gewöhnlicher 201
– Süßer 53
Kümmich 201
Kunststoffbehälter 23
Kürbissamen 203
Kürbschsamen 203
Kurkumawurzel 205
Kürwessam 203
Kuttelkraut 267, 337
Kwannin 50

Labiatengerbstoff 232, 233, 277, 278*, 283
Labstockwurzel 212
Lactone, makrocyclische 50
Lactucapikrin 217
α-Lactucerol 217
Ladrosid 99, 99*
Lagerdauer 24
Lagerhaltung von Drogen 22
Lagerung 22
Lakritz 329
Lakritzenwurzel 327
Lamii albi flos 331
Lamium album 86, 331
Laubholz-Mistel 235
Laufqueckenwurzel 265
Lavandinöl 208
Lavandula angustifolia 207
– *hybrida* 208
– *latifolia* 208
Lavandulae flos 207
Lavendelblüten 207
Lavendelöl 207, 208
Lavender flowers 207
Lawson 150, 151
Lawsonia inermis 150
Lawsoniae folium 150
Laxantia 374
Leber-Galle-Tee 375
Leberkraut, griechisches 240
Lectine 235

Leimmistel 235
Leinsamen 20, 209
Leinsamenmehl 210
Leinwanzen 209
Leitdrogen 8
Lemon balm 232
Lemongras 234
Leontodon autumnalis 219
Leukoanthocyanidine 215, 358
Leukodin 296, 296*
Levistici radix 212
Levisticum officinale 52, 212, 213
Levomenol 183
Lichen islandicus 175
Lichenin 175
Lichesterinsäure 176
Lichtschutz 22
Licobenzofuran 327
Liebstengelwurzel 212
Liebstöckelwurzel 212
Liebstockwurzel 212
Life root 198
Lignum floridum 290
Lignum Juniperi 349
– pavanum 290
– **Quassiae 77**
– **Santali 288**
– **Santali rubri 288**
– **Sassafras 290**
Ligusticumlacton 212, 212*
Ligustilid 212, 212*, 213
Lime tree flowers 215
Limonen 119*, 196, 196*, 242, 258, 304
(R)-(+)-Limonen 201, 201*
Limonin 260, 260*
(+)-Linalool 196, 207, 232*, 242
D-Linalool 196*
Linalylacetat 207, 242
Linamarase 210
Linamarin 209, 209*
Linase 210
Lindenblüten 215
Lindesten 238*
Lini semen 209
Linseed 209
Linum usitatissimum 209
Liquiritiae radix 327
– **radix sine cortice 327**
Liquiritigenin 327, 328*
Liquiritin 327, 328*
Liquorice root 327
Literatur-Verzeichnis 379
Liverwort 240
Löffel 19
Löffelmaße 19
Loganin 121
Lolium perenne 152

Longifolin 349, 350*
Lonicera-Arten 332
Lorbeer-Weide 353
Lotaustralin 209, 209*
Lovage root 212
Löwenfuß 123
Löwenzahnkraut 217
Löwenzahnwurzel 217
Luftfeuchtigkeit 22
Lungenflechte 175
Lungenkraut 11, 220
– Echtes 220
Lungentee 175, 220
Lungwort 220
Lupuli glandula 165
– **strobulus 165**
Lupulin 165
Lupulon 165, 166*
Luteolin 277, 366, 278*
Luteolin-7-glucosid 56
Lycodolin 65, 65*
Lycopodii herba 65
Lycopodin 65, 65*
Lycopodium 26
– *annotinum* 66
– *clavatum* 65
Lycopsamin 70, 70*

Macerata 18
Machandelbeeren 346
Magen-Darm-Mittel 374
Magendistelsamen 229
Magentee 373
Magenwurz 181
Maggiwurzel 212
Maiholzrinde 353
Maisgriffel 223
Maishaare 223
Maisnarben 223
Maize silk 223
– stigmas 223
makrocyclische Lactone 51*
Malabar-Zimt 368
Male speedwell wort 99
Mallow flowers 227
– leaves 225
Maltol 247
Malva neglecta 225, 226
– *silvestris* 225, 227
– *silvestris* L. ssp. *mauritiana* 227
Malvae flos 227
– **folium 225**
Malve, Mauretanische 227
– Wilde 225, 227
Malvenblätter 225
Malvenblüten 227
Malventee 154, 228
Malvin 227
Mannit 265

Mannogalaktane 79
Mannskraft 178
March trefoil leaves 121
Marienbettstroh 267
Mariendistelfrüchte 229
Marienkörner 229
Marienmantel 123
Marigold 274
Marrubii Herba 48
Marrubiin 48, 48*
Marrubium-Arten 49
Marrubium vulgare 48
Marsdenia cundurango 93
Marshmallow root 101
Matricaria chamomilla 183
– *recutita* 183
Matricariae flos 183
Matricariaester 296
Matricarin 183
Matricin 183, 184*, 295, 363
Mattenkümmel 201
Maydis stigma 223
Maypop 247
Mazerat 20
Mazerate 18, 29
Medicagensäure 91, 91*
Medicago sativa 145
Medizinalrhabarber 271
Mehlbeeren 361
Mehldorn 358
Melissa officinalis 232
Melissae citratum Oleum 234
Melissae folium 232
Melisse 232
Melissenblätter 232
Melissenöl, Indisches 234
Mentha arvensis var. *piperascens* 257
Mentha × piperita 255
Menthae piperitae folium 255
Menthe poivrée 255
Menthiafolin 121, 121*, 122
Menthofuran 255, 255*, 257
Menthol 255, 255*
Mentholester 255
Menthon 255
Menyanthes trifoliata 121
Meßokular 26
5-Methoxy-salicylsäuremethylester 263
Methylarbutin 62, 62*
Methylbellidifolin 333
2-Methyl-3-buten-2-ol 166, 166*
2-Methylbuttersäureester des 4-Methoxy-2-(1-propenyl)-phenols 53, 53*
Methylchavicol 53, 53*, 119, 119*
mexikanische Arnika 56, 58
Mexikanischer Baldrian 68

Mikrobielle Kontamination 29
Mikroorganismen 29
Mikroskop 26
mikroskopische Prüfung 26
Milchwurzel 70
Milfoil 295
Millefin 296, 296*
Millefolii herba 295
Minzenrost 256
Mispel, Italienische 358
Mistel 235
Mistelkraut 20, **235**
Mistelsenker 235
Mokka-Aloe 44
Monodesmethoxy-curcumin 131, 205
Monodrogen 7
Monotropein 62
Moor-Birke 75
Moosfarn 65
Mostrich 309
Mother of Thyme 267
Mottenkrautblumen, Gelbe 191
Moutarde noire 308
Mullein flowers 366
Mundholz 150
Mussaenosid 99*
mustard seed 308
Mutterblätter 315
Mutterkraut 255
Mutternelken 134
Muttersennesblätter 315
Myricetin-digalaktosid 75*
Myricetingalaktosid 75
Myristicin 251, 251*, 252, 253
Myrosinase 308
Myrrh 238
Myrrha 238
– vera 238
Myrrhe 238
– Echte 238
– Männliche 238
– Rote 238
– Weibliche 238
Myrrhentinktur 239
Myrtilli folium 146
– **fructus 148**

Nägelein 133
Naphthalinglykoside 311
1,4-Naphthochinonderivate 317
1,4-Naphtocholine 150
Naringenin 191
Naringin 258, 258*
Natal-Aloe 44
Nebenwirkungen 4
Nelkenöl 133
Nemorensin 199
Nemosenin 199
Nemosenin A 198*

Neohesperidin 258, 258*
Neohesperidose 258, 258*
Neomyrtillin 146
Neopetasol 249, 249*
Neoquassin 77
Nepeta cataria var. *citriodora* 234
Nerol 242
Neroli flowers 242
Neroliblüten 242
Neroliöl 242
Nerventee 9, 68, 376
Nesselblumen, Weiße 331
Nesselkraut 85
Nesselwurzel 87
Nettle leaves 85
– root 87
– wort 85
Nicaragua-Ipecacuanha 173
Nieren- und Blasentee 376
Nierentee Indischer 244
– Javanischer 244
Nobilin 186, 186*
Nodakenetin 304
Normalmaße 19
Normdosen 19
Novoimanin 178
Nubiablütentee 154
Nußblätter 351

Oak bark 103
Objektmikrometer 26
Obstipantia 374
Ochsenbrechwurzel 144
Ochsenzungenwurzel, Rote 40
Odermennigkraut 240
Odinskopfwurzel 37
Oldwurzel 37
Oleanolsäure 235, 298
Oleanolsäurederivate 281
Oleanolsäureglykoside 274, 275*
Oleum Angelicae 51
– Juniperi 350
– Juniperi e ligno 350
– Juniperi pro usu externo 350
– Petroselini 252
Ölkürbis, steirischer 203
o-Methoxyzimtaldehyd 368, 369
O-Methylpsychotrin 173
Onocerin 144, 144*, 327
Onocol 145
Ononidis radix 144
Ononin 144, 144*
Ononis spinosa 144
Opopanax chironium 238
Orange flowers 242
– immature 260
– peas 260
Orangen, Grüne 260

Orangenblüten 242
Orangetten 260
Oreoherzogia fallax 115
Orientin 247
Orris root 342
Orthosiphon-Arten 245
Orthosiphon spicatus 244
– *stamineus* 244
Orthosiphonblätter 244
Orthosiphonis folium 244
Osthenol 304, 304*

Packungsbeilage 33
Padang-Zimt 369
Palm-Weide 353
Palthé-Senna 314
Palustrin 292*, 294
Panama-Ipecacuanha 173
Panamarinde 300
Panax ginseng 135, 136
– *quinquefolius* 135, 136
Panaxoside 135
Papierbeutel 24
Pappelblumen, Blaue 227
Parsley root 253
Parsely seed 251
Pas d'âne 168
Passiflora-Arten 248
Passiflora incarnata 247, 248
Passiflorae herba 247
Passion flower 247
Passionsblume, Fleischfarbige 247
Passionsblumenkraut 247
Pastinaca sativa 74, 213, 254
Pastinak 254
Pastinakwurzel 74, 254
Payta-Ratanhia 269
Peganin 129
Pektin 258
Pensée des champs 325
Pépins de citrouille 203
Peponensamen 203
Peppermint 255
Pergaminbeutel 24
Pericarpium Aurantii 258
– **Aurantii amari 258**
Peru-Ratanhia 269
Pestizide 28, 31, 32
Pestwurzblätter 249
– Furan-Rasse 250
– petasinfrei 250
– petasinhaltig 250
– Petasin-Rasse 250
Petasin 249, 249*
Petasites albus 250
– *hybridus* 249
– *officinalis* 249
– *paradoxus* 250
Petasites-Arten 170, 250

Petasitidis folium 249
Petasol 249, 249*
Peterleinsamen 251
Peterleinwurzel 253
Petersilienfrüchte 251, 305
Petersilienwurzel 253
Petit galanga 127
Petroselini fructus 251
– **radix 253**
Petroselinum crispum 54
– – ssp. *crispum* 251
– – ssp. *tuberosum* 253
– *hortense* 251
– *hortense* ssp. *tuberosum* 253
– *sativum* 251
Peumus boldus 83, 84
Pfaffendistelkraut 217
Pfefferminzblätter 19, **255**
Pfefferminze 255
Pfefferwurzel 72
Pferdefuß 168
Pferdeschwanzkraut 292
Pferdewurzel 95
Pflanzenbehandlungsmittel 28, 31
– Kontamination mit 31
Pflanzenschutzmittel 28, 31
Phalloidin 229, 230
Phaseoli pericarpium 81
Phaseolus vulgaris 81
β-Phellandren 50
Phenolglykoside 353
Phenylalkanone 171, 172
Phlobaphene 19, 269
Phthalide 191
Physcion 113, 271, 271*
Phythaemagglutinine 235
Phytopharmaka 5
Picein 353
Picrasma excelsa 77
Picrocrocin 280, 280*
Pikrosalvin 277, 278*, 283
Pimpernell root 72
Pimpernellwurzel 72
Pimpinella alba 213
– *anisum* 53, 54
– *major* 72, 74
– *peregrina* 74
– *saxifraga* 72, 74, 213
Pimpinella-Arten 52, 74
Pimpinellae radix 72
Pimpinellin 72, 73*
Pimpkin seed 203
α-Pinen 50, 119*, 196, 196*, 251, 277, 295, 346, 346*
Placenta Seminis Lini 210
Plantaginis lanceolatae folium 319
– **lanceolatae herba 319**
Plantago lanceolata 319

Plantain herb 319
Plazebowirkung 11
Plumbagin 317, 317*
Plumperskern 203
Plutzersamen 203
Pockenraute 129
Podophyllotoxin 349, 350*
Polygala-Arten 307
Polygala senega 306
Polygoni avicularis herba 344
Polygonum aviculare 344
– *bistorta* 341
Polyine 253
Polyphenole 223
Pomeranze 242
Pomeranzen unreife 260
Pomeranzenschale 258
Pommeranzenschale 19
Ponticaepoxid 296, 296*
Populin 353, 354*
Potentilla anserina 125
– *erecta* 340
– *tormentilla* 340
Preiselbeerblätter 147
Presenegin 306
Primelblüten 261
Primelwurzel 263
Primrose flowers 261
– root 263
Primula elatior 262, 263
– *officinalis* 261, 263
– *veris* 261, 263
Primula elatior, Hauptsaponin 264*
Primulae flos 261
– **radix 263**
Primulasäure 261
Primulaverin 263
Primulaverosid 263
Primverase 261
Priverogenin A 264*
– A, B 263
– B 264*
Procumbid 335, 335*
Procyanidine 358, 361
Prominzen 255
Protocetrarsäure 175*, 176
Protohypericin 178
Protolichesterinsäure 175*, 176
20 S-Protopanaxadiol 135*
20 S-Protopanaxatriol 135*
Protoprimulagenin A 263
Prüfung 5, 25, 26
– dünnschichtchromatographische 27
– mikroskopische 26
Prunus padus 115
– *spinosa* 360
Pseudofructus iuniperi 346
– **rosae 141**

Pseudohypericin 178
Psoralen 213
Psychotrin 173
Pterocarpol 288
Pterocarpus santalinus 288
Puccinia malvacearum 225, 228
– *menthae* 256
Pulmonaire 220
Pulmonaria maculosa 220
– *mollis* 221, 222
– *officinalis* 220, 221
Pulmonariae herba 220
Pulverholzrinde 113
Pulvis Ipecacuanhae opiatus 174
Purgiermoos 175
Purpur-Enzian 107
Purpur-Weide 353
Purshiana bark 116
Pycnogenole 358
Pygmaein 349, 350*
Pyranocumarine 45
Pyrrolizidin-Alkaloide 70, 71, 168, 199

Quassia amara 77
– wood 77
Quassiae lignum 77
Quassiaholz 77
Quassin 77
Queckenwurzel 265
Quecksilber 31
Quendel 267
– Römischer 337
– Welscher 337
Quercetin 75*, 138, 229
Quercitrin 75, 75*, 138, 215
Quercus cortex 103
Quercus pedunculata 103
– *petraea* 103
– *robur* 103
– *sessiliflora* 103
Quick grass root 265
Quillaiae cortex 300
Quillaja bark 300
– *saponaria* 300
Quillaja-Extrakte 300
Quillajasäure 300, 300*, 302
Quitch grass root 265

Racine d'alcanna 40
– d'althée 101
– d'angélique 50
– d'aunée 37
– d'ipéca 173
– d'orcanette 40
– d'ortie 87
– douce 327
– de bardane 194
– – boucage 72

– – bugrane 144
– – carline acaule 95
– – dent de lion 217
– – gentiane 107
– – ginseng 135
– – (grand) consoude 70
– – guimauve 101
– – livèche 212
– – persil 253
– – pissenlit 217
– – polygala 306
– – primevère 263
– – ratanhia 269
– – réglisse 327
– – rhubarbe 271
– – saponaire 302
– – sénéga 306
– – valériane 67
– – violette 342
Radix Agropyri 265
– **Alkannae 40**
– – spuriae 40
– **Althaeae 101**
– Anchusae 40
– Anchusae tinctoriae 40
– **Angelicae 50**
– – sativae 50
– Apii hortensis 253
– Archangelicae 50
– Arctii 194
– **Bardanae 194**
– Bistortae 341
– **Calami 181**
– Cardopatiae 95
– **Carlinae 95**
– Carlinae gummiferae 96
– Carlinae silvestris 96
– Chamaeleontis albae 95
– Consolidae 70
– Cynagrostis 265
– Enulae 37
– et Folia Dentis Leonis 217
– **Gentianae 107**
– **Ginseng 135**
– Glycyrrhizae 327
– Graminis albi 265
– **Harpagophyti 335**
– Inulae 37
– **Ipecacuanhae 173**
– Ipecacuanhae amylaceae 174
– Ipecacuanhae nigrae 174
– Iridis 342
– Krameriae 269
– Lappae 194
– Laserpitii germanici 212
– **Levistici 212**
– Ligustici 212
– **Liquiritiae 327**
– **Ononidis 144**
– Paralyseos 263

– Pastinacae 254
– Personatae 194
– **Petroselini 253**
– Pimpernellae albae 72
– Pimpernellae hircinae 72
– Pimpernellae majoris 72
– Pimpernellae minoris 72
– Pimpernellae saxifragae 72
– **Pimpinellae 72**
– Pimpinellae franconiae 74
– Polygalae senegae 306
– **Primulae 263**
– **Ratanhiae 269**
– Rhabarberi 271
– **Rhei 271**
– Rhei sinensis 271
– **Saponariae 302**
– **Saponariae rubrae 302**
– Schinseng 135
– **Senegae 306**
– **Symphyti 70**
– Syriacae 50
– **Taraxaci 217**
– **Tormentillae 340**
– **Urticae 87**
– **Valerianae 67**
Raffinose 335
Rainblumen 191
Rainkümmel 267
Rama 154
Ramentaceon 317, 317*
Ramenton 317, 317*
Raspberry leaves 156
Ratanhia, Rote 269
Ratanhiae radix 269
Ratanhiarot 269
Ratanhiatinktur 269
Ratanhiawurzel 269
Rauhbirke 75
Reckholderbeeren 346
Redberry leaves 62
Red mustard 308
– sandal wood 288
– sanders wood 288
– sorrel 154
Reglisse 327
Rehkörner 79
Reng 150
Restharrow root 144
Retroisosenin 199
Rhabarber 271
– Südchinesischer 271
Rhabarberwurzel 271
Rhamni purshianae cortex 116
Rhamnus catharticus 115
– *fallax* 114, 115, 118
– *frangula* 113
– *purshiana* 115, 116
Rhamnus-Arten 118
Rhaponticin 273

Rhaponticosid 271*, 273
Rhapontigenin 271*
Rhapontik 273
Rhatany root 269
Rhei radix 271
Rhein 271, 271*
Rhein-Anthron 312*
Rhein-8-monoglucosid 315
Rheum-Arten 273
– rhaponticinhaltige 273
Rheumemodin 271, 271*
Rheum officinale 271
– *palmatum* 271
– *rhabarbarum* 273
– *rhaponticum* 273
Rhinanthin 319
Rhizoma Bistortae 341
– **Calami 181**
– Curcumae javanicae 131
– **Curcumae longae 205**
– **Curcumae xanthorrhizae 131**
– **Galangae 127**
– Glycyrrhizae nativum 327
– **Graminis 265**
– Graminis italici 266
– **Helenii 37**
– **Iridis 342**
– Pimpernellae 72
– Primulae 263
– Rhei 271
– **Tormentillae 340**
– Urticae 87
– **valerianae 67**
– **Zingiberis 171**
Rhizome d'acore vrai 181
– d'aunée officinale 37
– de calamé 181
– – chiendent 265
– – curcuma 205
– – galanga 127
– – gingembre 171
– – Témoé-Lawaq 131
– – tormentille 340
– – d'iris 342
Rhodanase 210
Rhubarb root 271
Richardsonia scabra 174
Ringelblume 282
Ringelblumen 59, 274
Rio-Ipecacuanha 173
Robinia pseudoacacia 360
Rohgummi 239
Rohschleim 239
Römische Hundskamille 186
Römische Kamille 186
Römischer Quendel 337
– Thymian 337
Rorelle 317
Rosa canina 141
– *pendulina* 141

Rosa-Arten 141
Rosarotes Weidenröschen 355
Roselle 154
Rosenbeere 141
Rosmadial 277
Rosmanol 277, 278, 278*
Rosmarein 277
Rosmarinblätter 277
Rosmarini folium 277
Rosmarinöl 278
Rosmarinsäure 232, 277, 278*, 283
Rosmarinus officinalis 277
Rosmarinwein 278
Rosmary leaves 277
Roßklettenwurz 194
Roßmalvenblüten 227
Rossolisid 317
Rotbeerkraut 109
Roter Aurin 333
Rotfärbewurzel 40
Rotsandelholz 288
Rubbed Thyme 337
Rubi fruticosi folium 89
– **idaei folium 156**
Rubus fruticosus 89
– *idaeus* 156
Rückstände 31, 32
– auf Teedrogen 28
Ruhrkrautblüten 191
Ruhrwurz 340
Ruhrwurzel 173
Rumex alpinus 108
Rupturewort 91
Russischer Knöterichtee 344
Russisches Süßholz 327
Rutaretin 304
Rutin 138, 162, 163*, 178, 215, 258, 325, 366
Rutinose 258

Sabdariff-Eibisch 154
Sabinen 295
Säckelkraut 158
Sacred bark 116
Saffron 280
Saflor 281, 282
Safran 280
– Amerikanischer 282
Safranal 280, 280*
Safranspitzen 280
Safrol 290
Sagenkraut 105
Sagrada bark 116
Sagradarinde 116
Saint Johns wort hardhay 178
Salbei, Dreilappiger 285, 286
– **Echter 283**
Salbeiblätter 283, 287
Salicin 353, 354, 354*

Salicis cortex 353
Salicortin 353, 354*
Salicylalkohol 353
Salicylglykoside 353
Salicylsäure 325, 353, 354*
Salicylsäuremethylester 325, 325*
Salicylursäure 354
Salidrosid 353
Saligenin 353, 354*
Salipurposid 191
Salix alba 353, 354
– *caprea* 353
– *fragilis* 353, 354
– *nigricans* 353
– *pentandra* 353
– *purpurea* 353
– *viminalis* 353
Salix-Arten 353
Salvia-Arten 285
Salvia officinalis 283, 285
– *triloba* 285, 286
Salviae folium 283
– **trilobae folium 286**
Salvigenin 286
Sal-Weide 353
Sambuci flos 162
Sambucus ebulus 164
– *nigra* 162
Sambunigrin 162, 163*
Samidin 45, 46, 46*
Samwurzel 135
Sandbeere 62
Sandbirke 75
Sanddistelwurzel 95
Sandelholz 288
– weißes 288
Sandgoldblumen 191
Sandimmortellen 191
Sand-Strohblume 191
Sandthymian 267
Sanguinaria-Tee 344
Sanguisorba minor 72
Sansibar-Aloe 44
Santali lignum rubri 288
Santalin A 288
– B 288
Santalum album 288
Saponaria officinalis 302
Saponariae rubrae radix 302
Saponarin 247
Saponine 91, 138, 261, 263, 265, 300, 302, 306, 327, 331, 366
Sarepta-Senf 310
Sassafras albidum 290
– *officinalis* 290
Sassafras lignum 290
– root 290
Sassafrasholz 290
Sauerkrautwurz 212

Schachtelhalmkraut 11, 292
Schadheilwurzel 70
Schafgarbenkraut 295
Schafrippenkraut 295
Scharfstoffe 171, 127
Scheuerkraut 292
Schierlingsfrüchte, 54
– Nachweis in Anis 54
Schlangenmoos 65
Schlangenwurz 37
Schlehdorn 360
Schlehdornblüten 360
Schleime 168, 194, 209, 215, 220, 225, 227, 265, 311, 319, 325, 344
Schleimtee 101
Schleimwurzel 101
Schließgraswurzel 265
Schlüsselblume, Blaue 220
– hohe 263
Schlüsselblumen 261
Schlüsselblumenblüten 261
Schlüsselblumenwurzel 263
Schmecker 255
Schmeerwurz 70
Schmerzwurz 70
Schminkbohne 81
Schminkwurzel 40
Schmuckdrogen 8
Schneeball, Gemeiner 299
Schneeballbaum, Amerikanischer 298
Schneeballbaumrinde 298
Schneeballrinde, Amerikanische 298
Schneewurzel 70
Schoßkraut 138
Schwalbenwurz, Weiße 264
Schwalbenwurz-Enzian 107
Schwarzbeeren 148
Schwarzdornblüten 360
Schwarze Senfsamen 308
Schwarzer Holunder 162
Schwarz-Weide 353
Schwarzwurz 70
Schwarzwurzel 70
Schwermetalle, Kontamination mit 30
Schwertelwurz 342
Schwertlilie, Blasse 342
– Deutsche 342
– Florentiner 342
Schwindelkraut-Samen 196
Schwindelkraut-Frucht 196
Schwindsuchttee 220
Scopoletin 72, 73*, 298, 298*
Scopolin 298, 298*
Scorzonera hispanica 70
Scouring rush 292
Scutellareintetramethylether 244

Secoiridoide 107, 121
Secoiridoidglykoside 333
Sedanenolid 212*, 213
Sedanolid 304, 304*
Sedanonsäure 304
Sedativa 376
Sedum maximum 70
Seicherwurzel 217
Seifenkrautwurzel 302
Seifenrinde 300
Seifenwurzel 302
Sekretolytika 375
Sekretomotorika 375
Selinen 304
Selleriefrüchte 304
Selleriesamen 304
Semen Absinthii dulcis 53
– Anisi 53
– Apii graveolentis 304
– Cardui mariae 229
– **Cucurbitae 203**
– Cumini pratensis 201
– **Cynosbati 143**
– Erucae 309
– Foeniculi germanici 119
– **Foenugraeci 79**
– **Lini 209**
– Peponis 203
– Petroselini 251
– Sinapeos 308
– **Sinapis 308**
– Sinapis albae 309
– **sinapis nigrae 308**
– Sinapis viridis 308
– Trigonellae 79
Semence de moutarde noire 308
Semences de carvi 201
Senecio aureus 198
– *jacobaea* 198
– *nemorensis* 198
– *vulgaris* 198
Senecio-Arten 200
Senecionin 198*, 199
Senecionis herba 198
Senega root 306
Senegae radix 306
Senegasaponine 306
Senegawurzel 306
Senemorin 199
Senf, Brauner 308
– chinesischer 310
– Französischer 308
– Grüner 308
– Holländischer 308
– Schwarzer 308
– Weißer 309
Senföle 308
Senfölglucoside 308
Senfpflaster 309
Senfsamen schwarze 308

Senfwickel 309
Senkirkin 168
Senkyunolid 212*, 213
Senna fruits 315
– leaves 311
– pods 315
Sennae folium 311
– **fructus acutifoliae 315**
– **fructus angustifoliae 315**
Sennesbälge 315
Sennesblätter 151, 311
Sennesfrüchte 315
Sennesschoten 315
Sennosid A 312*
– B 312*
– C 312*
– D 312*
Sennoside 311, 315
Serpylli herba 267
Sesamin 290
Sesquiterpenlactone 37, 56, 57, 183, 186, 189, 191, 295, 296, 363
Shepard's Thyme 267
Shepherd's purse herb 158
Shikimifrüchte 324
Shogaol 171, 171*
Shop vervain wort 105
Silberdistelwurzel 95
Silberkraut 123, 125
Silberlinde 216
Silber-Weide 353
Silikate 160, 265, 292
Silverweed 125
Silybin 229, 230, 230*
Silybinomer 229
Silybum marianum 229
Silychristin 229, 230*
Silydianin 229, 230*
Silymarin 229, 230
Sinalbin 308*
Sinapin 308*, 309
Sinapis alba 309
Sinapis nigrae semen 308
Sinau 123
Sinensetin 244
Sinigrin 308, 308*, 310
Sirupus Althaeae 101
– Aurantii amari 259
– emeticus 174
β-Sitosterol 37, 50, 85, 203, 327
Sloe bark 298
Snake root 306
Soap root 302
Soapwort root 302
Socotra-Aloe 44
Solidaginis herba 138
Solidago-Arten 140
Solidago canadensis 140
– *gigantea* 140

– *virgaurea* 138, 140
Sommer-Eiche 103
Sommerlinde 215
Sonnendistelwurzel 95
Sonnentau, Rundblättriger 317
Sonnentaukraut 317
– Afrikanisches 317
Sonnwendblume 274
Sonnwendkraut 178
Sorbus aucuparia 360
Spanischer Tee 160
– Thymian 337
Spanisches Süßholz 327
Spasmolytika 374
Spätlinde 215
Spechtwurzel 95
Species 7
– amaricantes 8
– anticystiticae 8
– carminativae 9
– germanicae 156
– laxantes 9
– sedativae 8, 9, 68
Speikwurzel 67
Speisesenf 309
Speiwurzel 173
Sphondin 72, 73*
Spinnendistelkraut 189
Spiritus Angelicae compositus 51
– Melissae compositus 233
Spiroether 183
Spirostanolglykoside 79
Spitzwegerichblätter 319
Spitzwegerichkraut 319
Sprühextrakt 15
St. Mary's thistle fruit 229
Stabilität 24
Stachelkrautwurzel 144
Stachydrin 296
Stachyose 335
Stachys-Arten 234
stags horn 65
Standardzulassung 5
Standardzulassungen 33
– Monographien zu 33
Star anise 323
Stechkörner 229
Steinlinde 215
Stemless carlina root 95
Stereolupe 26
Sternanis 323
– Chinesischer 323
– Japanischer 324
Sternanisöl 323
Steroidsaponine 79
Sterole 229
Stichsaat 229
Stichsamen 229
Stiefmütterchenkraut 325

Stiel-Eiche 103
Stigmasterol 327
Stigmata Maydis 223
Stigmates de mais 223
Stinkdill 196
Stipites Visci 235
Stockrose 228
Stoechados flos 191
Stolones graminis 265
Stomachika 373
Stopfmittel 374
Strobuli Lupuli 165
Strohblumen 191
Studentenblume 274
Style deblé de Turquie 223
Succus Liquiritiae 329
Suchtkraut 129
Sudan-Eibisch 154
Sudan-Tee 154
Südchinesischer Rhabarber 271
Sugiol 349, 350*
Sumpf-Schachtelhalm 294
Sundew Herb 317
Surinam-Bitterholz 77
Süßfenchel 119, 120
Süßholzwurzel 327
Sweet balm 232
– briar fruits 141
– Mary 232
– root 327
Sweet flag root 181
Swerosid 121, 333, 333*
Swertiamarin 333, 333*
Symphyti radix 70
Symphytin 70, 70*
Symphytum-Arten 70, 71
Symphytum asperum 70
– officinale 70
– peregrinum 70
– uplandicum 70
Synonyme 3
Syzygium aromaticum 133

Tagetes-Arten 282
Tamus communis 70
Tannenkraut 292
Taraxaci radix cum herba 217
Taraxacin 217
Taraxacolid-β-D-glucopyranosid 217
Taraxacolid-β-D-glucosid 218*
Taraxacum officinale 217
Taraxasterol 217, 218*
Taraxinsäure-β-D-glucopyranosid 217
Taraxinsäure-β-D-glucosid 218*
Tartschenflechte 175
Täschelkraut 158
Taschenknieper 158
Taubenkraut 105

Taubnesselblüten, weiße 331
Taumantel 123
Tauschüsselchen 123
Tausendgüldenkraut 333
– zierliches 334
Tausendkorn 91
Taxifolin 229, 230*
Tectoridin 342
Tee, Abführender 9
– „antidiabetischer" 378
– Antirheumatischer 377
– Beruhigender 8, 376
– Blähungstreibender 374
– Blankenheimer 160
– Entzündungswidriger 377
– Harntreibender 376
– Spanischer 160
– Weidemannscher 344
– Windtreibender 9
Teeaufgußbeutel 14
Teebereitung 4, 18, 21
Teedosen 24
Teefilterbeutel 14
Teegemische 17
Teelöffel 19
Teemischungen 7, 8, 17
Teepräparate 14, 21
Teetasse 18
Temoe lawak 131
Temu lawak 131
Tenuifolin 306
Terpinen-4-ol 346, 346*, 347
α-Terpineol 346
Tetrahydroridentin B 217, 218*
Teufelskralle 335
– Afrikanische 335
tewon lawa 131
Thallus Cetrariae islandicae 175
Thé de Java 244
Therapiemöglichkeiten 10
Theriakwurzel, 50
– Deutsche 72
Thujon 283, 284, 285, 286, 363, 363*, 364
Thujopsen 349, 350*
Thujylalkohol 363
Thymi herba 337
Thymian, 268, **337**
– Echter 337
– Gemeiner 337
– Römischer 337
– Spanischer 337
– Welscher 337
– Wilder 267
Thymianblatt 337
Thymol 267, 337, 337*, 338
Thymol-methylether 337
Thymus pulegioides 267
– *serpyllum* 267
– *vulgaris* 268, 337

– *zygis* 337
Tilia americana 216
– *argentea* 216
– *chinensis* 216
– *cordata* 215, 216
– *dasystyla* 216
– *euchlora* 216
– *mandschurica* 216
– *platyphyllos* 215, 216
– *tomentosa* 216
Tiliae flos 215
Tilirosid 215, 215*
Tinctura Aurantii 259
– Opii crocata 281
– Rhei vinosa 272
Tinnevelly-Senna 311, 314, 315
Tinnevelly-Sennesfrüchte 315
Toadpipe 292
α-Tocopherol 203, 229
p-Tolymethylcarbinol 131, 205
Torch Weed flowers 366
Tormentil 340
Tormentill 340
Tormentillae rhizoma 340
Tormentillrot 340
Tormentillsäure 340
Tormentillwurzel 270, **340**
Tormentosid 340
Totenblume 274
Toxalbumine 235
Trampelklette 335
Trauben-Eiche 103
Triandrin 353, 354*
Tridecadien-(1,11)-tetrain-(3,5,7,9) 194
trans-Tridecen-(2)-al-(1) 196, 196*
Trifolii fibrini folium 121
Trifolirhizin 144
Trigonella foenum-graecum 79
Trigonellin 79*, 80
Trigonellin-Reaktion 80
Trigonellosid 79
Triterpenbitterstoffe 260
Triterpensaponine 263, 327, 331
Triticin 265, 266
Triticum repens 265
Tubentee 14
Tubera Harpagophyti 335
Tubercule de griffe du diable 335
Tüpfel-Enzian 107
Tüpfelhartheu 178
Turmeric root 205
Turmeron 205, 205*
ar-Turmeron 205, 205*
Tussilagin 168
Tussilago farfara 168

Uganda-Aloe 44

Umbelliferon 50, 51*, 72, 91, 91*, 213
Umbrella leaves 249
Umlenkwurzel 37
ungewöhnliche Verunreinigungen 31
Unserer-Lieben-Frauen-Milchkraut 220
Ursolsäure 162, 163*, 240, 277, 286, 298
Urtica dioica 85, 87
– *urens* 85, 87
Urticae herba 85
– **radix** 87
Usninsäure 176
Uvae ursi folium 62

Vaccinium myrtillus 146, 148
– *uliginosum* 149
Valepotriate 67, 68
Valerenal 67
Valerensäure 67, 68, 68*
Valerian root 67
Valeriana-Arten 68, 69
Valeriana, edulis 68
– *officinalis* 67, 68
– *wallichii* 68
Valerianae radix 67
Valtrat 67, 68, 68*
Veilchenwurzel 342
Venezuela-Aloe 42
Verbasci flos 366
Verbascosaponin 366, 367*
Verbascum-Arten 367
Verbascum densiflorum 366
– flowers 366
– *phlomoides* 366
– *thapsiforme* 366
Verbena officinalis 105
Verbenae herba 105
Verbenalin 105, 105*
Verfälschungen 5
Veronica officinalis 99
Veronicae herba 99
Veronicosid 99, 99*
Verprosid 99, 99*
Verunreinigungen, ungewöhnliche 31
Verwendbarkeitsdauer 24
Viburni prunifolii cortex 298
Viburnum bark 298
– *opulus* 299
– *prunifolium* 298
Viburnumrinde 298
Vimalin 353, 354*
Vincetoxicum hirundinaria 264
– *officinale* 264
Viola tricolor 325
Violae tricoloris herba 325
Violanthin 325

Violaquercitrin 325
Violutosid 325
Violutosin 325
Virginische Schlangenwurzel 306
Visammin 45
Visammiol 45, 46*
Visci herba 235
Viscotoxine 235
Viscum album 235
Viscum-Lectine 236
Visnadin 45, 46, 46*
Visnagafrüchte 45
Visnagane 45
Visnagin 45, 46, 46*
Visnaginon 45, 46*
Vitamin C 141, 142, 156
– E 203
Vitexin 247, 359*
Vitexin-4'-rhamnosid 358
Vogelknöterichkraut 344
Vogelmistel 235
Vorratsgefäße 23

Wacholder, Gemeiner 346
Wacholderbeeren 346
Wacholderholz 349
Waldbrustwurz 50
Walderdbeerblätter 109
Wald-Erdbeere 109
Walderdbeerkraut 109
Waldhopfenkraut 178
Waldlinde 215
Waldmalvenblüten 227
Wald-Schlüsselblume 263
Waldwurz 70
Wallwurz 70
Walnuß 351
Walnußblätter 351
Walnut leaves 351
Walpurgiskraut 178
Wandläusekraut 196
Wanzendill 196
Wanzenkraut-Samen 196
Warzenbirke 75
Waschholz 300
Waschrinde 300
Waschwurzel 302
Wegdornrinde 113
Weg-Malve 225
Wegwarte, Gemeine 219
α-Weichharz, β-Weichharz 165
Weidemannscher Tee 344
Weidenrinde 353
Weidenröschen, Kleinblütiges 355
– Rosarotes 355
Weidenröschenkraut 355
Weinsäure 154
Weißbirke 75

Weißblechdosen 23
Weißdorn, Dunkler 358
– Eingriffeliger 358, 361
– Fünfgriffeliger 358
– Zweigriffeliger 358, 361
Weißdornbeeren 361, 361
Weißdornblätter mit Blüten 358
Weißdornextrakte 360
Weißdornfrüchte 361
Weiße Bienensaugblüten 331
– Nesselblumen 331
– Roßwurzel 95
– Taubnesselblüten 331
Weißfelberrinde 353
Weißheckdorn 358
Weißwurzel 101
Welscher Quendel 337
– Thymian 337
Welschkornhaare 223
Welschkornnarben 223
Wermutkraut 363
Wetterdistelwurzel 95
White Deadnettle flowers 331
– flag root 342
– horehound 48
– mistletoe 235

Whortleberry fruits 148
Widerton, Edler 317
Wiesenarnika, Nordamerikanische 56
Wiesenkümmel 201
Wiesenlattichkraut 217
Wiesenpflanzen-Dermatitis 305
Wiesen-Schlüsselblume 261, 263
wild chamomile 183
– Thyme 267
Wild strawberry leaves 109
Willow bark 353
Windblumen 366
Windtee 374
Windtreibender Tee 9
Winter-Eiche 103
Winterlinde 215
Wirksamkeitsnachweis 10, 11
witch meal 65
wolfs claw 65
Wolfsbeere 62
Wolfsklaue 65
Wolfsraute 65
Wollblumen 366
Wollkrautsblumen 366
Wood spider 335

Wormwood 363
Wundallheil 70
Wundbehandlung, äußerlich 377
Wundkraut 56, 99
Wundwegerich 319
Wundwurzel 70
Wurmkraut 363
Wurstkraut 267
Wurzelpetersilie 253

Xanthoperol 349, 350*
Xanthorrhizol 131, 131*
Xanthotoxin 50, 51*, 72

Yarrow Nosebleed 295
Yellow bark 116
– chaste weed 191
– gentian 107
Youth wort 317

Zahnstocherammeifrüchte 45
Zahnwurzel 50, 342
Zea mays 223
Zehrwurz 181

Zellophanbeutel 24
Zerkleinerungsgrad 23
Zerkleinerungsgrade 19
Ziegenhornkleesamen 79
Ziegenraute 129
Ziegensamen 79
Zimt 368
– Chinesischer 369
– Echter 368
Zimtaldehyd 368, 368*
Zimtöl 369
trans-Zimtsäure 368, 368*
Zimttropfen 368
Zingeron 171
Zingiber-Arten 172
Zingiber officinale 171
(−)-Zingiberen 171, 171*, 205, 205*
Zingiberis rhizoma 171
Zinnkraut 292
Zitronenkraut 232
Zitronenmelisse 232
Zitronensäure 154
Zitwer, Deutscher 181
Zweckenbaumrinde 113
Zwergdistelwurzel 95